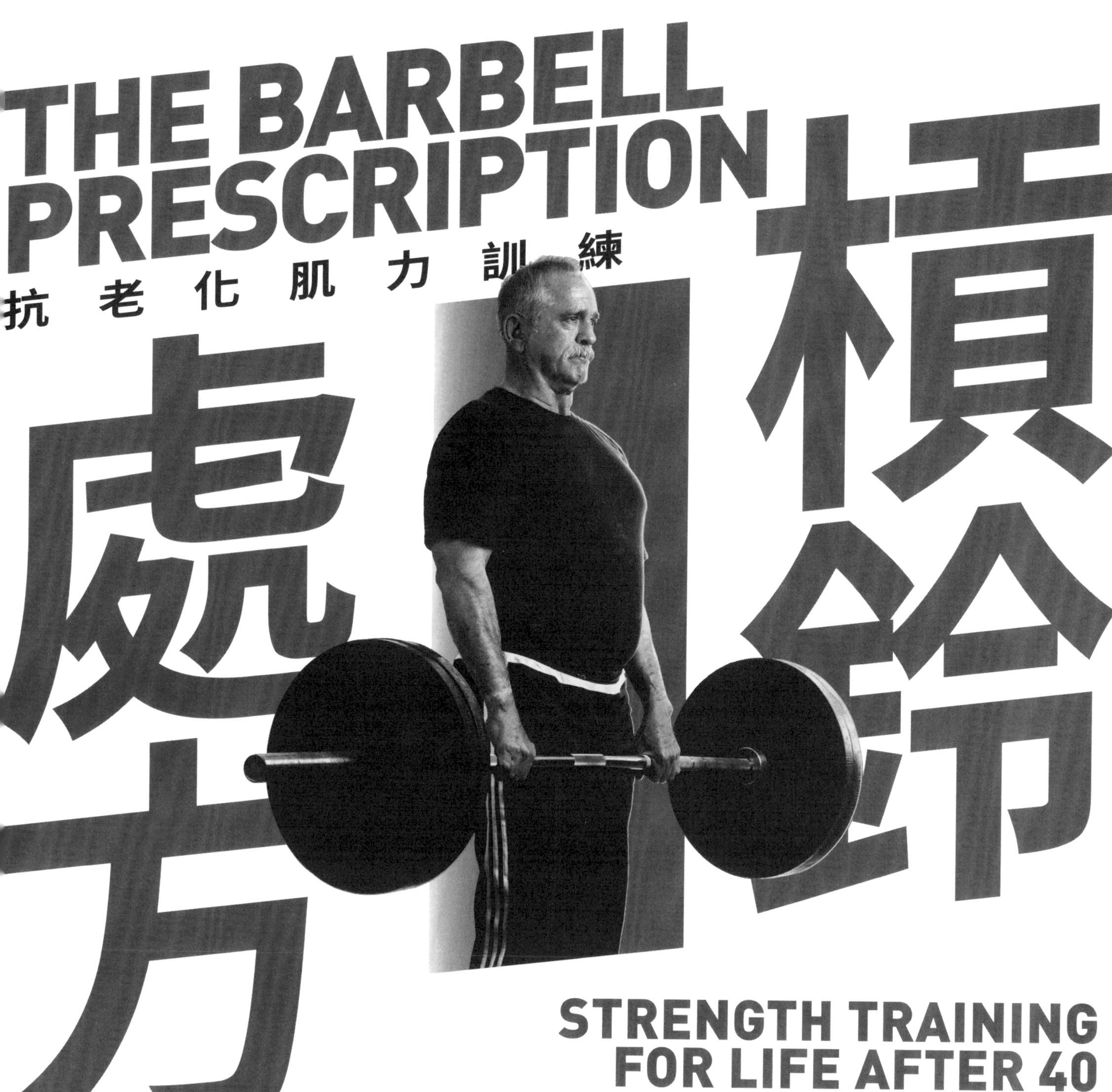

THE BARBELL PRESCRIPTION

抗老化肌力訓練

槓鈴處方

STRENGTH TRAINING FOR LIFE AFTER 40

作者｜強納森・蘇利文、安迪・貝克
譯者｜王啟安、何宜勳、吳峰旗、吳肇基、林靖倫、陳柏瑋、楊斯涵

JONATHON M. SULLIVAN & ANDY BAKER

楓書坊

審定序

抗老化必要處方

談蘇利文醫師，其人，其事，其書

『當教練的時候，我救的人可能比當醫生時還要多，而且是在來得及的時候。』

強納生．蘇利文是一位資深的急診科醫師，經常為了病患的性命跟死神搏鬥，在他處理過無數的外傷、重病、藥物過量和各種特異急症之後，他心中突然有了深深的感慨，雖然他已救過無數瀕死的性命，但是許多時候他多麼希望自己能夠更早一點接觸到患者，在他們尚未脆弱到命懸一線的時候就可以幫助他們好好活下去。但是，急診室裡的人生，就像所有幻化無常的世事一樣，沒有一件事情是可以及早預知的，往往患者會被送到他手裡，就是因為情況已經十萬火急，「千金難買早知道」這句話，他體驗得比任何人還要深切：急診室裡沒有早知道這件事，一切通常都已經刻不容緩，只能做最後的奮力一搏。

直到某一天，蘇利文醫師突然想到，如果我走出醫院，直接走入一般民眾的人生，告訴他們怎樣才能夠健健康康的活下去，活出生命的最高品質，是不是比起坐等在醫院裡看著人們躺在擔架上被送進來要積極得多？多年的醫療工作經驗除了讓他具備專業醫療知識之外，其實也讓他對現代醫學有過不少反思，美國的醫療體系統稱為「健康照護系統」（health care system），但是說來諷刺，醫療體系的專業其實是治療疾病，如果我們從醫療體系的實際工作來看，那其實是一個「疾病照護系統」（sick care system），換句話說，醫療體系絕大多數的專業和精力都用來對付疾病，但是對於如何追求並維持健康其實著墨不多。

蘇利文醫師發現，現代醫學有大量治療或控制病症的手段，包括藥物、手術等，這些手段可以幫助罹患疾病的人繼續活下去，但是生活的狀態通常很糟，被延長的壽命裡大多時候是在病榻當中痛苦掙扎，而且當人生步入這個階段的時候，越來越多的針與藥介入帶來越來越多的副作用，越來越多的副作用需要越來越多的針與藥，這是一個痛苦不堪的惡性循環，現代人的壽命之長，是古代人夢寐以求的，但是長壽的背後未必是古人幻想的幸福，許多人的長壽充滿了失能、病痛和頹喪。

要挽救這樣的現況，蘇利文醫師認為，我們需要一種藥物，這種藥物可以讓人持續強壯、持續健康、保持活力，而且要沒有不良副作用，服用過後不但能立即展現生命的活力，而且可以降低各種疾病發生的機會。聽起來不可思議，但是蘇利文醫師找到了，如果您已經知道這本書的標題，您應該已經猜到，沒錯，他發現了「槓鈴」這種處方。

槓鈴作為藥物，聽起來不可思議，但是實際上的道理卻很淺顯易懂。槓鈴是一種重量訓練器材，具有質量集中、易於抓握，而且可以按照需求大幅增加重量的訓練器材。而為什麼抵抗健康的退化，要使用槓鈴當作處方呢？因為在各種慢性的病痛發生之前，通常先發生的是身體結構組織的退化，而身體結構功能的退化，更精確來說，是人體的肌肉、骨質和神經系統的衰退，使人們失去活力，進而成為慢性病好發的族群。面對這樣的問題，可以利用一個競技運動員早就行之有年的方法來解決，就是重量訓練。

重量訓練可以增加肌肉質量、提升肌肉力量、提高骨骼密度，維持並強化神經系統對肌肉的控制能力。提升的肌肉量讓身體的代謝狀況跟著提升，逐漸增加的力量讓人即使步入中老年也可以持續保有行動能力，骨骼的進步使人遠離骨質疏鬆和骨折，優異的神經控制力讓人可以面對日常生活的大小意外。這些都是維持健康而且提升生活品質的關鍵，也都是現代醫學無法提供的效果。對一位想要真正提供「健康照護」的醫師來說，蘇利文認為他找到方法了，這個方法就是槓鈴處方，而他並不是說說而已，他真的辭去醫師的工作，開了一間訓練中心，開始真正在來得及的時候幫助更多人們。

《槓鈴處方》這本書，是蘇利文醫師嘔心瀝血之作，也是解釋現代人類如何對抗老化、持續追求生活品質並且邁向新的生活型態的重要著作。

怪獸肌力及體能訓練中心總教練 何立安

目錄 CONTENTS

前言

從極端風險中學習

很榮幸能受馬克．銳普托（Mark Rippetoe）之邀，為這本書撰寫前言。不過讀者也許想問：一位專門探究隨機問題與風險，以研究極端事件為主的學者，和肌力訓練有什麼關連？

銳普托在《肌力訓練聖經》中提供的訓練方法，正是奠基於極端事件的概念，0 也就是我們這個圈子所謂的「尾部風險」，指的是發生機率極低，但一發生就會帶來嚴重衝擊的稀有事件。一套系統會從極端事件中學習，也會進行自我校準與調整，以求防患未然，因應意料之外的巨大衝擊。我們的身體也不例外，人體就像一套風險管理系統，能隨時因應外部環境的變化，相較於一般事件，人體會更留意極端風險，並從中學習、改善。

如果要評估一座橋的載重能力，工程師並不會為了模擬實際交通路況，就將數百台汽車開到橋上，還刻意變化每一台汽車的款式和顏色。一般工程師會將幾台數十公噸的重型車開到橋上進行測試。這麼做也許無法了解各種既有風險，畢竟重型貨車的材料疲勞無法用肉眼看出，但是工程師能清楚掌握橋梁的整體安全性。

同樣的道理，航空公司如果要訓練機師，方法絕不是模擬機師的日常生活，讓他們呆站在停機坪上，有空閒跟空姐打情罵俏，之後上飛機只要啟動自動駕駛模式，便能舒服地往後一躺，開始盤算美好假期、想著買房買車或同事間的八卦。機師進行培訓時，會在暴風雨中進行飛行訓練，學習應付棘手的降落情況、解決錯綜複雜的問題，一樣是從極端風險中學習。

因此，在體能訓練上，除非是因為現實需求、治療需要或純粹為了休閒娛樂，否則每天身處同樣的環境、花大把時間重複同樣的動作，根本沒什麼意義。讓身體從極端事件開始學習，之後調整強度、不斷適應才是不二法門。

我自己也會執行銳普托設計的各種體能訓練，這也是他請我寫前言的另一個原因。所謂「切膚之痛」（skin in the game）便是指一個人要以身作則，自己做的菜自己得先試過，才有資格指導別人下廚。親自去做了，才能跟別人分享心得。我了解到，為了鍛鍊體能而做的事，和為了放鬆所做的事必須有所切分。我喜歡健行、散步、在海中游泳、騎腳踏車等戶外活動，但是我心裡明白這些活動不會讓我更強壯。這些活動也許有其必要，但目的不是培養肌力。散步對我來說就像睡覺一樣，是一種必要的放鬆之道。

我的風險研究剛好有一部份也與「複雜理論」重疊。複雜系統的第一個重點，在於系統並不是所有組成要件的總和；一套系統是各種交互作用的集合，不是個別反應加總而已。要鍛鍊身體，不能依靠單一、局部的肌肉動作。試著提起重物時，有些肌群的確會出較多的力，但你身上的每一寸肌肉都會參與其中，這些肌肉也會以我們無法理解的方式互相牽動。

這一套複雜的系統在任何情況下都能發揮作用，甚至包含做物理治療。我之前肩膀受傷，進行物理治療時，治療師多半喜歡用彩色彈力帶。我發現這種治療方式不僅浪費時間、操作又複雜。相較之下，模擬人體自然動作的槓鈴推舉與正手引體向上（初期搭配輔助），反而效果更好、更實用。既然槓鈴動作成效良好，物理治療師為什麼不讓你做呢？因為治療師得付診所租金，他們的經營思維也和健身房一樣：單一動作的固定式器材看起來比較高級、對外行人比較有吸引力。

此外，肌肉也不代表身體的全貌。由哥倫比亞大學教授杰拉德．卡森提（Gerard Karsenty）與同事領導的研究團隊，發現包含上百塊骨頭的骨骼系統其實是一種內分泌器官，能調節血糖、生育能力與肌肉生長，甚至會影響記憶力。因此，理想的運動除了徵召身體的每一寸肌肉，也會活動每一塊骨頭，讓骨骼系統承受重量壓力，事先為外部事件做好準備。

人體是一部非常複雜的機器，我們難以理解實際運作的生理機制，因此鍛鍊身體的方法務求扎實、經得起時間考驗。從古至今，科學家提出多種關於肌肉生長的理論，各家學派有如潮汐，來來去去，營養科學的理論也持續演進。最歷久不衰的是支持偶爾進行間歇性斷食的理論。雖然學界理論不斷推陳出新，講求直觀的現象學卻會留下。換言之，雖然科學主流與解讀觀點會隨時間改變，但未來兩千年內，講求從極端中學習、漸進式超負荷的全身性訓練仍能有理想成效，而且屢試不爽。正如兩千五百年前，古希臘傳奇摔跤手「克羅托那的米羅」（Milo of Croton）每日將一頭公牛扛在肩上，隨著公牛長大，他也成為最強壯的力士。

——納西姆．尼可拉斯．塔雷伯（Nassim Nicholas Taleb）

（《黑天鵝效應》、《反脆弱》、《隨機騙局》作者）

簡介 阻力不是無用的

一場靜謐的革命正悄悄改變我們對老年人體適能和健康的看法。如今，我們對於衰老的觀念正在轉換，包含醫生和患者應該如何看待衰老，如何延遲它最糟的影響 —— 以及應該如何與之*共存*。關於高齡化健康運動的陳舊認知，已被最新的研究推翻，從內到外轉變了。我們一直都知道訓練對健康很重要，但是，我們對人體可以承受的活動類型和強度有了新的想法，同時也確認訓練最能促進老年人的健康。

我們可以簡單地總結這些新想法：*健康的老化就是強壯的老化*。這幾十年來，我們一直以為運動就是有氧，就是耐力、體適能，但是*肌力*訓練早已捲土重來。武術家、衝浪者、舞者、自行車騎者、划船者、滑雪者，甚至一些聰明的跑者都加入了以往足球和橄欖球運動員才會使用的重訓室。人們愈來愈明白肌力對於運動表現、活動度、日常功能、傷害預防和健康的重要性，因此重新對重量訓練、運動選項與技術、課程設計以及以增強肌力為目標的營養方針產生了興趣。簡而言之，健身專業人士、運動員、一般大眾甚至一些警覺性高的醫生，都再次承認並看重***阻力訓練*** —— 提升肌力和爆發力的訓練。

對於中老年人來說，這種影響可能是最深刻的，舉起重物一直被大多數人視為年輕人的遊戲，尤其是年輕*男性*的遊戲。但是情況改變了。近年來，我們看到關於老年人、女性、兒童以及患有疾病（從糖尿病、高血壓、充血性心臟衰竭到帕金森氏病）的人群進行阻力訓練之生物醫學證據呈爆炸式增長。 這些不斷增長的數據告訴我們，每個*可以*重訓的人都*應該*要重訓。其中特別強調 40 多歲及以上的人。

肌力訓練可以減緩、阻止甚至逆轉衰老的許多退化性影響：肌肉和肌力的流失、骨質流失、韌帶鬆弛、關節功能障礙以及活動度和平衡的下降。健康的老人會保留甚至增加健康的功能性組織，而不是讓脂肪取代失去的肌肉量。你可以把每一次肌力訓練都想像成是存錢進「退休計畫」帳戶：為你的退休生活儲蓄強壯的肌肉、堅硬的骨骼和充分的活動度。與退休儲蓄一樣，訓練對於那些提早開始並堅持下去的人來說，收益最大。但最近的研究顯示，即使是老年人也可以變得更強壯、更強大，進而改善他們的健康和生活品質。

本書是針對 40 多歲、50 多歲、60 多歲及以上人士所做的阻力訓練綜合治療處方。它適用於這個年齡層的每個人，所有希望能享受高齡生活的人，以及他們的醫生、教練、朋友和家人。在第一部中，強納森．蘇利文博士將提供證據證明，*肌力訓練對於老化的健康至關重要*。最有效及合理的肌力訓練是由少數幾個多關節槓鈴和體能訓練組成的課程，它能增強肌力、增加爆發力、增加功能性組織、優化新陳代謝和心血管循環，並改善生活品質。在第二部中，蘇利文博士和安迪．貝克教練將概述這些訓練動作，指出執行的基本要素，解釋其基本原理，並描述如何改變或補強這些訓練，以滿足 50 歲以上學員的需求。在第三部中，貝克教練和蘇利文博士將為 40 歲以上的成年人提供詳細的訓練計畫，並示範壓力－恢復－適應週期的基礎結構，以及如何讓這些計畫適應每一個人的需求，無論學員是高齡、虛弱、或者是體能不佳。

本書的目的不是指導您如何執行這些訓練動作。雖然動機強的人可以透過閱讀、學習、自行練習進而學會，但是這些動作最好能在一個有能力的教練指導下習得。對這些動作的詳盡描述與解釋本身就可以寫成一本書，而這本書其實早已經被寫過了。我們將更進一步提供讀者這些動作的描述，解釋其基本原理，並引導你如何正確學習執行這些動作。你會明白為什麼值得付出努力來學習一個以槓鈴為基礎的阻力訓練課程，以及為什麼它是最強大、最合理、最簡單、最安全又最有效的健身方法。您將了解如何完成一週 2 ～ 3 天的訓練課程，以及如何將訓練、睡眠和營養計畫融入健康的老年生活之中。

本書既是使用說明，也是訓練手冊。一個基於實證案例的理論與實作，可以說明*為什麼*你應該投入時間和精力來學習基本的槓鈴和體能訓練方法，以及*如何*將*那些*訓練融入完整且實際的終生訓練計畫。

我們大多數人都在「衰老就該從舞台退場」的觀念下長大，即使是相對活躍的 50 多歲和 60 多歲的健康成人，也都仍孱弱，他們肌肉變得單薄，骨骼也很脆弱，更何況大多數人甚至不是*那麼*健康。長久以來，我們一直認為衰老是需要過得輕鬆一點的理由，應該避免過度活動的「危險」，接受無可避免的退化，並從事適合自己年齡的活動，比如在高爾夫球場上打幾個洞或是每週在公園蹣跚散步兩次。

重量訓練？在我這個年紀？*你瘋了嗎？*

是時候改變這一切了。現在有另一種截然不同的選擇，變得強壯不會恢復你的視力、改善你的禿斑、縮小你的前列腺或撫平你的皺紋，我們也無法承諾完美的健康，甚至延壽，衰老*總是*以衰弱和死亡告終。壞運氣和疾病甚至可能擊倒最強壯的人，正如一個糟糕的市場可能毀掉一個明智的投資者一樣。但變老，甚至變*很老*，都不必等同脆弱、失去自主能力、虛弱和痛苦。事實上，處在老化的路上，保存健康組織是*必要*，而且可以辦到的。嚴守紀律、努力地訓練並憑藉一點點運氣，我們可以將衰老的發病率壓縮成生命週期中非常小的一小部分，讓我們活著的最後幾年仍能夠保持強壯和活力。我們的晚年可以不用像落入一個萎縮的病態脂肪坑一樣，反之，我們任何時候都應該要像在訓練力竭前的最終反覆那樣，強壯、有力、有用，並堅持到底。

雖然時間最後會勝利。但我們希望能說服你，抵抗並非徒勞無功。

Part 1

為什麼

從運動處方到訓練計畫

Chapter

1

病態老化表現型

The Sick Aging Phenotype

長壽從未如此簡單，如果你能從人類歷史年表中選擇在哪期過你人生的第四、第五或第六個十年，現在將是你最好的選擇。從沒有這麼多人能夠活得如此長壽舒適，又得以安全地抵禦從自然界而來的威脅，同時還保留這麼多牙齒。當然，凡事有好也有壞，後現代時期的老化，可能會製造出世界上前所未有、最長壽的「老年人」，但也可能伴隨糟糕且愈來愈常見的適應不良老化症候群，或者我們可以稱之為病態老化表現型（Sick Aging Phenotype）。病態老化表現型是一個相互關聯且又協同運作的複合體，其中包括了代謝症候群、肌肉和骨骼流失、衰弱、失去生活功能和獨立性，以及不斷增加的藥物使用量，這一切都在破壞老年人的健康和生活品質。在本章中，我們將看到對老年人來說，生活在一個充滿神奇藥物、閒暇、富足及和平的世界裡，事情會壞到多麼糟糕。

健康的威爾和病弱的菲爾

表現型（phenotype）是個冷僻但是有用的名詞，它是生物學的術語，由希臘語：phainen ＋ typos，或「show」＋「type」所構成。這是生物體的「顯現型態」：也就是當我們看著該生物體時所觀察到的外觀、特徵、行為及所有結構和生物化學特性。要區分生物的表現型和**基因型**（**genotype**），靠的是編碼在 DNA 中的遺傳指令（基因）。同物種的兩個生物體若具有相同或幾乎相同的基因型，將傾向具有非常相似的表現型，但是，他們的表現型也可能非常不同。

容我舉個例子：一對同卵雙胞胎，威爾和菲爾。威爾和菲爾都是從同一顆受精卵發育而來的。同一個精子，同一個卵子，同一個嬰兒的藍圖。在發育早期的某一個時間點，受精卵分裂產生兩個所有基因的 DNA 序列都完全相同的胚胎。就基因上來說，威爾和菲爾完全相同：***他們擁有一樣的基因型***，當他們還是孩童時，他們看起來一模一樣，連父母都很難辨別他們，他們利用相同的外表來惡作劇，每年復活節媽媽都讓他們穿著同款式的趣味兔子套裝，連他們的性格看起來都很相似。

換句話說，在胚胎發育時期、童年及青春期，威爾和菲爾展現出驚人相似的表現型。這並不奇怪，因為他們的表現型最主要是受到基因型所影響。畢竟基因是提供生物發展和整體構造的原始碼。

讓我們快轉 55 年。威爾和菲爾的基因型會發生什麼變化？***什麼都沒有***。他們仍然具有完全相同的基因型（儘管有一些宇宙射線、跳躍基因〔transposons〕和病毒感染）。但是，當我們走出時間機器，我們會發現他們的表現型有著巨大的不同。

威爾有著較少見的表現型。他是一個狂熱的運動者，他喜歡釣魚、健行和攀岩。他計畫下個夏天第四次去爬大提頓峰。為了保持最好的狀態，威爾去健身房訓練他的肌力和體能。他有點過度注重健康，吃了很多瘦肉、魚、綠色蔬菜和水果，他喜歡用新鮮的食材烹飪。他的體脂率大約為 17%，體重是非常結實的 210 磅。他很強壯而且看起來很**棒**。他定期接受醫生的檢查，他唯一的藥物是每天低劑量的 aspirin，偶爾服用 acetaminophen 來止痛以及 sildenafil 治療輕度勃起功能障礙，他的性生活很**棒**。他有一點關節炎，在 2007 年時切除手臂上的黑色素瘤。總體來說，他非常健康。除非遇到車禍、傳染病大流行或是奇怪的小行星，不然他將會繼續享受非常健壯的 30 年。直到 88 歲時與 67 歲的女朋友在蘇格蘭高地健行時，突然死於出血性腦中風。

威爾的雙胞胎兄弟菲爾則有著較常見的表現型。他抽菸、喝酒，花大量時間看他的大屏幕電視。這週末，他正計畫看第四遍第三季***星際大爭霸***。為了保持最好的狀態，他喝很多百事可樂，並且一絲不苟地更新他的 Netflix 清單。他是 Domino's Pizza 和 Doritos 的狂熱愛好者，他喜歡用冷凍食材和微波爐烹飪。他的體脂肪破表 —— 脂肪量約為體重的 48% —— 比他的雙胞胎兄弟重了大約 70 磅，達到 283 磅。他不喜歡看醫生，雖然他經常因為胸痛、疲勞、關節痠痛或皮膚感染而去急診室就診。自從歐巴馬執政以來，他就沒有真正的勃起過。他患有第二型糖尿病、關節炎、糟糕的血脂肪和高血壓。但他還不知道，在他的冠狀動脈左前降支有個正在倒數計時的定時炸彈。三年後，當他在看***終極警探***電影馬拉松時，這個病灶將阻斷流向菲爾左心室的血液。他在住進心臟科加護病房六週後死亡，得年 58 歲。

—— 相同的基因型，非常不同的表現型。

更明確地說，威爾和菲爾有著不同的***老化表現型***和不同的***死亡表現型***。菲爾的老化表現型是難看且悲慘的災難，但他的兄弟則是健康老化的典範。威爾的死亡表現型是令人羨慕的：他健康、有活力、積極、快樂，直到生命第九個十年末的那一刻，腦幹中一條疲憊的小血管在美好旅程途中將他關閉停機。威爾將他的死亡過程壓縮到大約只有 7 秒。

菲爾正在死亡的過程中，在心臟病發作後，他將在醫院待上痛苦的六個星期，對抗心因性休克、肺炎、令人討厭的褥瘡、敗血症和各種惡劣且痛苦的侵入性醫療處置。當血栓從充滿脂肪、長期未充分使用的腿部靜脈脫落時，宣示***他***人生最後的旅程將在住院的第 43 天結束，血塊快速地由下腔靜脈流到他的右側心臟，卡在他的肺主動脈，導致血流完全阻塞，仁慈地讓他從這悲慘的現實中掙脫。幸運的是菲爾有藍十字保險。所以他的家人不需要支付美金 185,000 元的帳單，這意味著大約 30 年後威爾可以負擔得起去蘇格蘭健行。

健康的威爾和病弱的菲爾都是***現代***的表現型。在過去的歲月裡，戰爭、饑荒和傳染病是人類的災難。天花、白喉、霍亂、麻疹、痢疾、瘟疫、瘧疾、流行性感冒、肺炎、腦膜炎、蜂窩性組織炎、結膜炎、牙齒膿腫和其他微生物疾病摧毀了個人、族群，甚至整個文明[1]。時至今日，造成白喉、麻疹和其他許多傳染病的生物體可以透過疫苗接種來加以控制，群體免疫力甚至可以保護那些沒有接種過的人。衛生和乾淨的水源減少了霍亂和痢疾此等橫掃全部人口的怪獸，只剩下大多數感染者都可以倖存下來的零星疫情。肺炎、腦膜炎、蜂窩性組織炎和結膜炎因為抗生素治療而逐漸消失[2]。在工業化社會中，傳染病不再是導致死亡的主要原因[3]，雖然少數愚蠢的好事者正在努力抵消這些進步[4]。富足、長壽和懶惰產生愈來愈多***現代***老化和死亡表現型，目前為止，人類死因的榜首主要是心血管疾病（包括中風）[5]。癌症是第二名，糖尿病、阿茲海默（Alzheimer's）失智症和呼吸道疾病排在其後。在傳染病殺死我們的之前，各類疾病傾向於對高齡和健康不佳的人下手[6]。

在工業化的社會中， 健康的威爾和病弱的菲爾是非常好的指標，他們指出了老化和死亡表現型區間的兩個極端。不幸的是，表現型在這個區間內並不是以大多數人在中間的典型常態曲線來分布，而是遠離威爾、靠向菲爾[7]。幾千年來，「一般」人類的基因型***大致上***沒有什麼變化，但在後現代時代，工業化國家的人類表現型正在經歷驚人而有害的轉變[8]。比起人類歷史上的任何時候，威爾的健康老化表現型更容易實現。但菲爾的**病態老化表現型**，如下面所定義，正逐漸成為常態。

因為這不是基因型而是表現型的轉變，大多數科學家和醫生已經得出結論，將這緩慢的公共衛生災難，直接歸咎於環境和行為的變因[9]。我相信這個結論一般而言是正確的，雖然細節仍存在相當大的爭議，尤其考慮到文化影響、醫療介入和飲食所扮演的角色[10]。看起來現代老化表現型對一些外在和行為的變項非常敏感。本書針對身體運動（physical exercise）這主題深入探討。但在我們開始之前，先仔細看看我們正在面對什麼樣的問題。

病態老化表現型

病態老化表現型很複雜，但可以用幾個名詞來概括：**代謝症候群（metabolic syndrome）**、**肌少症（sarcopenia）**、**骨質缺乏（osteopenia）**、**衰弱（frailty）**和**多重用藥（polypharmacy）**。每個沉重的術語都在召喚潛伏於嚴峻情勢中的怪獸，這全都可能在形容我們所有人的未來。在本節中，我們將簡要介紹病態老化表現型如何發展為一場真實的惡夢。

代謝症候群

代謝症候群是已開發國家中不健康老化的關鍵因素[11]（以及一些未開發國家，不健康的生活方式是西方國家有利可圖的外銷品之一）[12]。這場瘟疫影響了北美 25 ～ 30% 的人口[13]。在醫學中，***症候群***是一系列傾向於同時發生的症狀、現象和異常狀況。代謝症候群的診斷有不同的定義和臨床標準，這取決於你來自哪裡以及你讀了誰的著作[14]。但一般認定的代謝症候群的***生理***組成如下所列。

代謝症候群的組成

1. **內臟型肥胖（Visceral obesity）**—— 內臟周圍堆積脂肪。這種變化與明顯的**軀幹肥胖（truncal obesity）**有高度相關，以相當粗糙的指標，如腰臀比例或 BMI 來定義。
2. **胰島素阻抗（Insulin resistance）**和**高血糖（Hyperglycemia）**—— 細胞失去對胰島素訊號的敏感性會導致許多紊亂。包括特徵為血糖控制不佳的糖尿病或前期糖尿病狀態。

3. **高血壓（Hypertension）**—— 升高的血壓。
4. **血脂異常（Dyslipidemia）**—— 血清中紊亂的三酸甘油酯（triglyceride）（脂肪）和高密度脂蛋白（HDL）／低密度脂蛋白（LDL）（膽固醇〔cholesterol〕）濃度。
5. **發炎反應（Inflammation）**—— 這不是典型的代謝症候群，也沒有被用在大多數公認的定義中。我把它包括在內是因為愈來愈多研究了解到，代謝症候群涉及細胞和生物防禦機制的慢性過度活化，進而引起疼痛和組織破壞[15]。

我在當急診醫師的日子充滿了這些悲劇，來到急診室的病人多半有著不成比例的肥胖、高血壓和糖尿病。因為有肥胖、高血壓和糖尿病的人更容易以各種不舒服的方式生病。有代謝症候群或其組成的人更容易變得衰弱[16]、罹患中風、心血管疾病、心臟病發[17]、產生心臟衰竭[18]、腎衰竭[19]、患有勃起功能障礙[20]、憂鬱症[21]，失去獨立自主的能力以及過早死亡[22]。

這是怎麼發生的？代謝症候群的生成是複雜的，關於這場惡夢的研究正在進行中。代謝症候群在生物學的完整論述超出本書範圍，但值得概述這個災難如何發生。大多數的權威非常著重在**肥胖症**[23]，而這正是我們要開始的地方。

肥胖症（Obesity）。肥胖症在代謝症候群的發展過程中扮演的角色相當複雜，到底肥胖症和代謝症候群是有著因果關係，還是其實肥胖症只是一個過度進食且沒有運動習慣的人發生能量平衡異常的**生物標記（biomarker）**。***肥胖本身***未必會導致代謝症候群。我們都知道有些體格微胖的人依然活躍、充滿生氣和活力。他們多了一些重量，但也因為健康良好而容光煥發。此外，肥胖症本身就涵蓋多重因素，包含基因、生活方式、環境、社會、心理和文化問題。這些複雜的關聯本身就值得寫成一、兩本書，但依照本書的目的，我們會聚焦在人的行為如何影響體重，因為基因和文化背景都在我們的掌控之外。

影響我們體重的行為是我們吃了***什麼***、吃了***多少***，還有我們經由身體活動及運動***燃燒掉多少能量***。

顯然地，關於運動我們會談論很多，關於飲食我們會談論少一些些，而關於實際上我們一點也無法控制的因素則不會去談論。這裡我希望你可以獲得的觀念是，軀幹肥胖 —— 大腰圍、鮪魚肚、啤酒肚、***脂肪體表現型*** —— 與代謝症候群的產生有高度的相關性。這在流行病學文獻中已經得到證實，從內臟和軀幹脂肪堆積導致代謝症候群可能影響機制已經有許多文獻證明 —— ***毫無異議，肥胖就是問題的根源***[24]。

所以菲爾靜態且飲食過量的生活方式使能量平衡發生紊亂，導致不健康的內臟脂肪累積，降低了身體組織對胰島素的敏感性。這種**胰島素阻抗**是代謝症候群的核心[25]。

胰島素阻抗和高血糖。胰島素是由胰臟的專門細胞所分泌之胜肽（peptide）（短蛋白質），也就是我們大多數人知道調節血糖的荷爾蒙。在用餐時，胰島素會被分泌到血流中。在此循環系統，胰島素和細胞表面的受體相互作用，如同鑰匙和鎖。胰島素與這些鎖結合，打開**葡萄糖運輸蛋白（glucose transporters）**，將**葡萄糖**（簡單的六碳糖）由血流運送到細胞內部。

顯然地，血液中的胰島素濃度下降會阻止葡萄糖被細胞吸收，導致糖分在血液中累積。但是***減少細胞對胰島素訊號的敏感性***也可以達到相同效果。在這種病況下的血液胰島素濃度，會呈現正常甚至是升高，但是因為細胞對胰島素訊號的反應遲鈍，所以血糖仍然很高（圖 1-1）。

這就是代謝症候群中發生的事情。雖然有基因和環境的作用，但似乎***光是生活型態本身***就足以引發這種胰島素阻抗狀態[26]。進食過量和靜態生活方式（直白地說，就是吃太多，而且整天坐在你的屁股上）打亂了身體的能量平衡。很顯然你的體重將會增加，但身體的代謝反應卻在暗中為害。因為持續供應多餘的食物能量壓倒了胰島素訊號傳導系統，導致所謂的胰島素受體「向下調節」。在這個模型中[27]，胰島素受體從細胞膜上被移除，代表可以接受胰島素鑰匙的鎖變少了，而可用於從血流中移除葡萄糖的葡萄糖運輸蛋白也跟著變少了。

這比你所想的更具災難性，因為胰島素不僅僅是葡萄糖調節荷爾蒙，它的影響比這更深遠、更基本。胰島素是一種**生長因子**[28]，當它和受體結合時，不僅會觸發葡萄糖攝取，在細胞化學和基因層級也是一個強大的生長及生存反應網路。胰島素訊號會告訴組織其正處於進食狀態，它會告訴身體現在是適合生長、發育、修復的環境。胰島素阻抗在進食過量和靜態生活方式下，會傳送生物體***沒有進食***這個不當且矛盾的訊息[29]。

胰島素阻抗廣泛而災難性的影響概述如圖 1-2。胰島素阻抗如何導致菲爾的高血糖並不難理解，接下來就是全面引發糖尿病。其他的一些後果較不明顯，但同樣具有破壞性。

升高的血壓。胰島素敏感性的減少會促成菲爾血管組織（blood vessels）發生生物學變化。包括形成動脈及靜脈內層的細胞，和幾乎全部的微血管管壁[30]。胰島素訊號傳導紊亂抑制了這些細胞釋放一氧化氮（nitric oxide）。一氧化氮是參與血管張力調節的重要訊號分子，簡單地說，它使血管放鬆，有降低血管阻力和降低血壓的作用。代謝症候群患者體內一氧化氮的釋放被抑制，導致血管張力增加、血壓升高[31]，產出**高血壓**這個沉默的殺手，給菲爾的心臟帶來壓力。心臟必須更努力「推動」以抵抗增加的負荷。隨著每一次心跳，增加的壓力讓他的腦部、視網膜、腎臟和動脈不知不覺地累積傷害。值得一提的是，一氧化氮釋放紊亂也是促成菲爾勃起功能障礙的因素[32]。

發炎反應。最近的研究顯示代謝症候群和全身性發炎反應有強烈關聯。發炎反應促使動脈粥狀硬化惡化及諸多組織發生退化改變[33]，也加速病態老化表現型的發展。

在肥胖症和代謝症候群並行的狀況下，發炎反應產物的主要來源之一就是脂肪本身。我們現在知道脂肪細胞（***adipocytes***）可以釋放出許多具有不良影響的產物，包括腫瘤壞死因子 α（TNF-α）、介白素 -6（interleukin-6）和 C 反應蛋白（C-reactive protein）。脂肪細胞也會釋放數量異常的**脂肪激素（adipokines）**（源自脂肪細胞的訊號分子），進一步惡化代謝症候群的連鎖反應及交互作用[34]。這種組織釋放訊號分子進入血液而影響生理（無論好壞）的過程，生理學家稱之為**內分泌**作用。換句話說，在菲爾的肥胖症和代謝症候群之下，***他的脂肪組織表現得像是異常的腺體***，產生不健康的脂肪激素這個「荷爾蒙」，加速菲爾全身的病理作用[35]。

血脂異常。最後，代謝症候群似乎還會促發血脂異常，血液中三酸甘油酯（脂肪）和「壞膽固醇（LDLs）」的血清濃度增加，廣泛被認為是血管疾病發生的主要原因，最終會導致心臟病發和中風。不過血脂異常及血管疾病的相關性比過去更具爭議，部分是因為用來矯正血脂異常的藥物效果好壞混雜[36]，部分是因為低脂飲食對於眾多人口中的心臟病發率[37]，若有影響也只是中等程度而已；另一部分則是因為這個主題的科學文獻似乎一團混亂[38]。我相信代謝症候群確實會導致血管疾病的發生，但不僅僅是因為血清中三酸甘油酯和膽固醇的濃度升高。生物系統很複雜，任何特定的表現型總是多種因素綜合的結果。因此，血管疾病似乎更有可能是由幾種主要導致代謝症候群的因子***一起造成***的結果[39]。***血脂異常***和***高血壓***和***發炎反應***和***紊亂的胰島素訊號***共同作用導致了血管疾病，

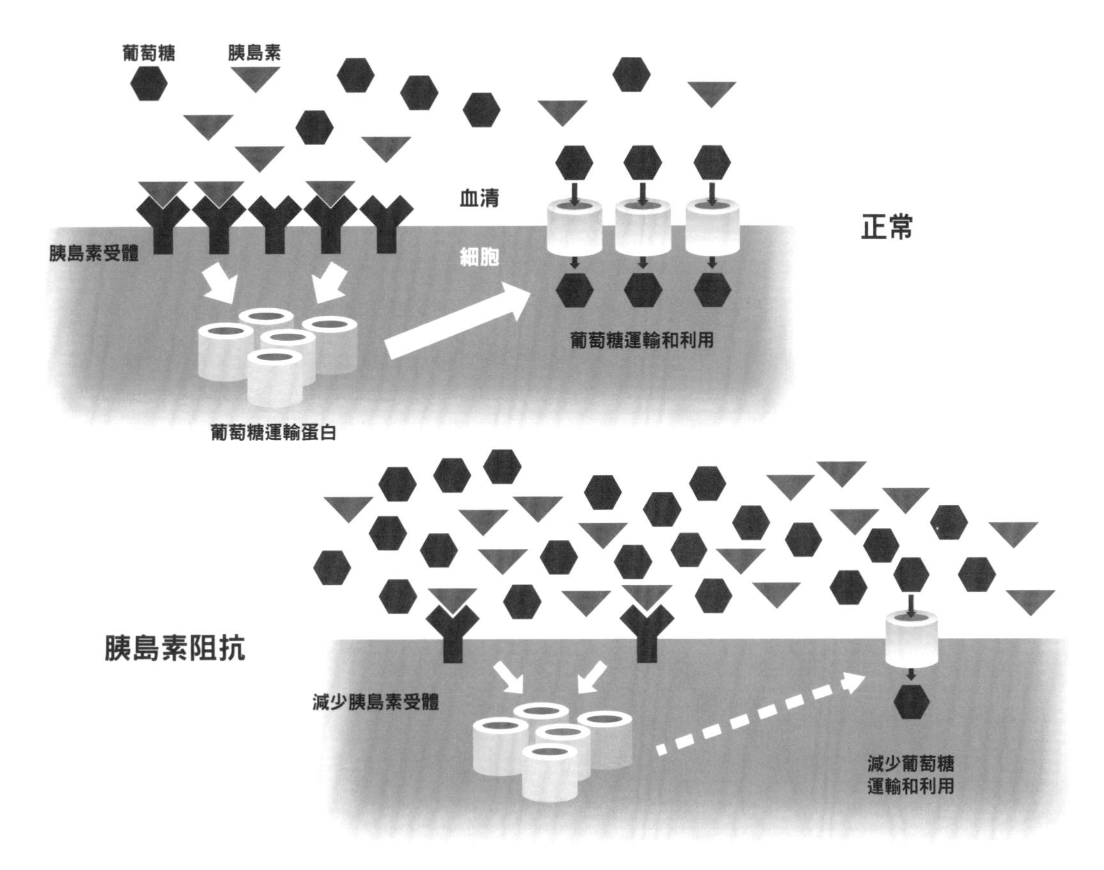

圖 1-1 胰島素在健康和疾病中的訊號傳導。在正常狀態下（上圖），血糖升高會引發胰島素釋放。胰島素和細胞膜上豐富的受體（Y 形）結合，觸發胰島素訊號將葡萄糖運輸蛋白送到細胞膜上，這使葡萄糖得以運送到細胞中。在胰島素阻抗和第二型糖尿病中（下圖），胰島素受體被「向下調節（downregulated）」，也就是從細胞膜上被移除。儘管血清胰島素和血糖濃度異常高，然而稀少的胰島素受體表示只有少數胰島素訊號傳導以及少量葡萄糖運輸。

以及即將降臨到菲爾的生活的所有不幸。

簡而言之，這就是代謝症候群，它已經夠糟糕了，但病態老化表現型更糟糕。

肌少症和骨質疏鬆症

肌肉質量的減少（**肌少症**）和骨骼密度流失（**骨質缺乏症**）並不是代謝症候群所致，但他們都是同路人，其臨床影響早就被公認，皆是病態老化表現型的核心特徵，且既是原因也是結果。菲爾的靜態生活方式甚至在他發生代謝症候群之前就先導致肌肉質量減少。事實上，***肌肉組織的喪失可能是他在病態老化表現型道路上邁出的第一步***。肌肉質量下降的同時，也使他的肌肉葡萄糖利用率及肌肉胰島素訊號傳導下降了。並且，像脂肪一樣，肌肉也像是一種腺體，會釋放出稱為**肌肉激素**（**myokines**）的特殊訊號分子。菲爾在失調的狀態下，他的肌肉激素形式也可能是異常的。異常的肌肉激素形式如何促進代謝症候群（以及隨後的病態老化表現型）目前仍然不清楚。但愈來愈多的數據顯示，肌少型肥胖症和代謝症候群會一起為害作惡。你很少單獨找到後者，幾乎都是和前者一起出現[40]。

因為胰島素是一種生長因子，負責傳導合成代謝作用的訊號，因此可以預期胰島素敏感性降低會對生長和修復產生破壞性的影響。與此相關的例子就是**肌肉萎縮**——因肌肉細胞和結締組織萎縮而導致肌肉質量減少，以及肌少症——肌肉細胞本身的流失。肌肉萎縮可以逆轉，可一旦肌肉細胞死亡，就很難，甚至不可能恢復。

菲爾的靜態生活方式進展到代謝症候群，是造成肌肉流失的完美劇本——而且還會進一步減少全身的胰島素敏感性。沒有被使用、缺乏訓練的肌肉開始讓胰島素受體向下調節，由於胰島素訊號傳導減少，身體被認為是處在飢餓狀態，因此停止蛋白質合成，肌肉開始消耗自己來為身體的其他部分提供卡路里和胺基酸，結果是逐漸喪失肌肉組織和肌力。活動變得更疲累、更不舒服，更加不活躍。

還有很多諸如此類的事。

這種惡性循環不僅影響肌肉，還會影響許多組織。肌腱和韌帶失去韌性，變得更加脆弱，更容易拉傷受損。軟骨，一種因為生長和修復緩慢而惡名昭彰的組織，變得愈來愈薄弱。甚至連神經組織也會在老化時逐漸退化，生長因子刺激及胰島素敏感性下降是腦萎縮和癡呆症的部分原因[41]。

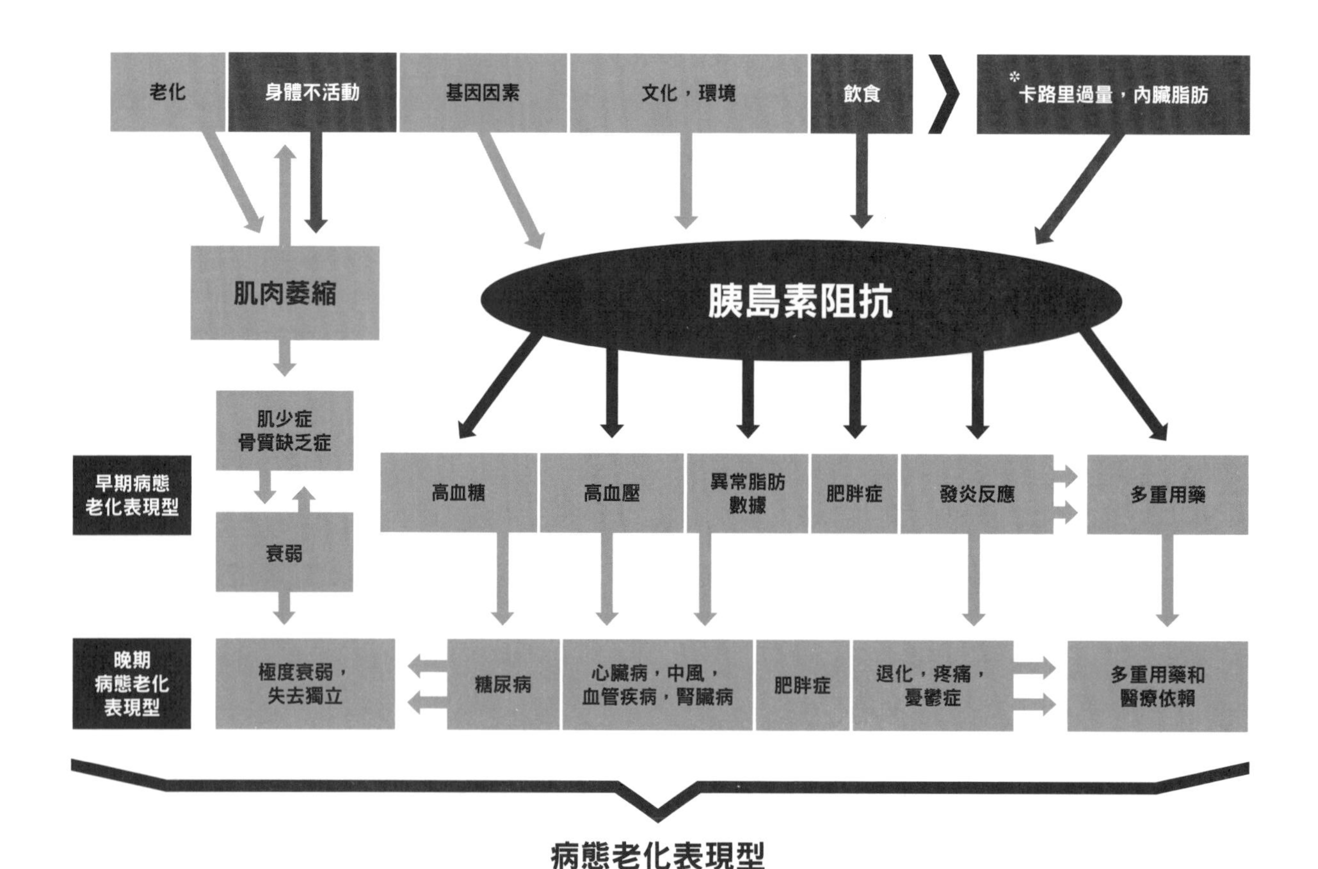

圖 1-2 病態老化表現型的發展。由於飲食、缺乏運動，以及基因和其他因素而產生的異常高能量平衡（上層），促使肥胖症、「病態肥胖」、胰島素阻抗和代謝症候群的惡化。隨著這種老化表現型的進展（中層），其組成變得愈來愈糾結且有加乘效果，導致頑強的最終階段（下層），以全面發作的糖尿病、心血管疾病、衰弱和肌少症為特徵。

衰弱

病態老化表現型現在成為焦點。我們看到菲爾是如何從僅僅是體重過重和不活動逐漸邁向後續的情況，他的胰島素訊號被破壞，他的血壓逐漸升高，他的肌肉慢慢消瘦，他的肌力下降，他的骨頭更易碎，他的組織更容易發炎和退化，他的血液中充滿了脂肪，使之變得黏稠並呈草莓奶昔的顏色。（毫不誇張，我見過這種奶昔很多次）。

菲爾的健康嚴重受損，但他的惡夢才剛開始而已。

高血糖最終會惡化成完全發作的糖尿病，菲爾需要口服降血糖藥物如 metformin 或 glyburide 來控制他的血糖。這些藥物只是暫時有效，沒有辦法真正根治菲爾的疾病，而且這些藥物有明顯且可能致命的副作用。最終，菲爾將獲得他的第一劑胰島素、注射筒和針頭，但好戲才正要開始。

菲爾的血壓升高，惡化成嚴重的高血壓，醫生讓他服用至少三種降血壓藥物。現在菲爾絕對有必要用這些藥物來避免血管破裂，但副作用讓他不時有點頭暈，這進一步加強了他的靜態生活傾向。

菲爾的肌少症仍持續惡化，他的身體肌肉質量應該要布滿大量胰島素受體且是食物能量的主要消耗者，但此時他的肌肉正在變成虛弱、瘦到青筋暴露、有胰島素阻抗、充滿脂肪且功能失調的肉類。菲爾的運動能力已經從差勁變成無用，隨著每公克肌肉組織的流失，他扭轉局面的機會就跟著減少。菲爾從不會舉起任何比披薩更重的東西，他的骨骼無事可做，因此他的骨質密度正在快速下降。骨質缺乏症一直是肌少症的同伴。菲爾從虛弱惡化到全面性的**衰弱**[42]。對菲爾來說，任何一點疼痛、感冒或擦傷都將會擊垮他。

菲爾***很容易受傷***。

全身性發炎反應使得菲爾進入慢性疼痛的黃昏境界。他的關節嘎吱作響又疼痛不已，他剩下的肌肉那麼痠痛，他的肌腱及韌帶鬆軟無力，容易受傷且癒合緩慢。菲爾的膝蓋痛、背痛、脖子痛、肩膀痛、頭痛、皮膚脆弱，還患有長期腸胃不適。

菲爾的血脂異常促使醫生開始讓他服用 statins 以降低膽固醇。現有證據顯示 statins 可以產生讓醫生自我感覺良好的脂肪數據（實驗室報告的數字）。儘管如此，證據同樣顯示，在統計學上菲爾不太可能從這種療法獲得任何益處[43]。他最終會成為因 statins 而導致肌肉疼痛的人之一[44]，使他更不可能在末日來臨之前開始運動計畫，而 statins 對他的糖尿病也沒有奇效[45]。

事情已經失控。高血壓、糖尿病、發炎反應和血脂異常正在對菲爾全身的血管系統及重要組織造成嚴重傷害。他的腎臟和視網膜顯示出受損的表徵，心臟及大腦中的動脈充滿退化性斑塊。他總是疼痛，他的肌力、運動耐受性和靈活度跟他的生活品質一樣都像是一坨屎。他已經好幾年沒有性生活了，即使出現奇蹟般的豔遇，服用藍色小藥丸，他也仍然無法勃起，這又是另一場噩夢。

多重用藥

多重用藥這個詞的意思是「很多種藥物」。這是老化人口的現代流行病，有害甚至會致命[46]，而這是菲爾病態老化表現型牆上的最後一塊磚。當我看到這種表現型的病患出現在急診室時，他們總是帶著一整個塑膠袋的強效藥物，其中許多會產生互相拮抗或增效的不良作用。

菲爾的藥物清單很典型：

insulin 治療糖尿病 —— 早晚各一次。菲爾每天自己注射兩次。一天之中，當他的血糖失控時，他也使用短效型胰島素，而這經常發生。

Metformin 治療糖尿病 —— 早晚各一次。有一些輕微的副作用，雖然非常罕見，但有可能引起致命的乳酸中毒（lactic acidosis）。

Cardizem 治療高血壓。鈣離子通道阻斷劑（calcium channel blocker），抑制菲爾在運動時心搏過速（tachycardia）（增快心率）的狀況，如果他曾有任何運動的話。

Chlorthalidone 治療高血壓。輕效的利尿劑。

Lisinopril 治療高血壓。血管張力素轉換酶抑制劑（ACE inhibitor）。

Vicodin 治療慢性疼痛。「維生素 V」。菲爾已經成癮。

Celebrex 治療疼痛。不像 Vicodin 那麼可口，可能會增加死亡的風險。

Zantac 治療慢性消化不良。菲爾每點一份披薩就得多吃一顆。

Senna 治療菲爾因不活動和 Vicodin 成癮所造成的便祕。

Simvastatin 治療高膽固醇血症（hypercholesterolemia）。會使菲爾的糖尿病更加難以控制，同時使他的肌肉疼痛，但無法讓他的動脈更健康。

Fibrate 治療高三酸甘油酯血症（hypertriglyceridemia）。

SSRI 治療憂鬱症。

Quetiapine 治療情緒和睡眠障礙。

小劑量 aspirin 治療冠狀動脈疾病。抗血小板治療。

Clopidogrel 治療冠狀動脈疾病。另一種抗血小板藥物，菲爾很容易瘀青和出血。

Furosemide 治療慢性腿部腫脹。另一種利尿劑。菲爾必須一直去小便。

Albuterol 治療慢性阻塞性肺病（chronic obstructive pulmonary disease）（COPD，吸菸所造成）。菲爾在抽 Marlboros 香菸之餘，每天都得吸他的「噴藥罐」好幾次。

Prednisone 治療慢性阻塞性肺病。這種抗發炎作用減少了菲爾發作 COPD 的機率。但會惡化他的糖尿病、肥胖症、骨質疏鬆症和肌少症。這給了他一個非常引人注目的「水牛肩」，並且增加了他月亮臉的傾向。

這種藥物大雜燴似乎幫助菲爾艱難緩慢地度過一天又一天。其中一些藥物實際上是不必要或是多餘的，而且有很多潛在的危害交互作用。雖然在大多數的情況下，菲爾需要依靠這些藥物來維生，以應付他剩下的人生。***但是這些藥物對於所要治療的潛在病因沒有任何益處***。在他藥盒裡的簡陋藥劑只能維持表面數值並緩解症狀，菲爾的真正問題都沒得到解決。

結局

菲爾的病態老化表現型沒能有好的結局。若沒有發生意外如交通事故、伊波拉疫情或全球戰爭，它只能以***病態死亡表現型***來結束。

很快地，菲爾衝擊般的血壓就會在冠狀動脈左前降支（寡婦製造者）上的其中一個動脈粥狀硬化斑塊上產生裂縫。這種裂縫會導致血小板凝集，使血小板血栓上形成血塊，接著變大阻止血流通過動脈，使得心臟肌肉缺乏氧氣和燃料，導致嚴重的心臟病發作，我們見過這個故事如何結束。在好好的照料之下，這種心臟病發作的一年死亡率對所有人來說在 5 ～ 18% 之間[47]，但菲爾並不屬於其中，他的身體一團糟，而且他沒有生理儲備可以反擊。他的肥胖症、糖尿病、血液循環不良及缺乏一般肌力所帶來的併發症，使他在為期六週的住院過程中飽受煎熬。菲爾從來沒有機會從他的心臟病發作中存活下來，因為他有上流社會醫生所稱的***生理儲備不足***。私底下我們稱之為 3Ps：***低劣的原生質（Piss-Poor Protoplasm）***。

然而這一切都是可以預防的。在菲爾斑塊破裂的那一刻，他的兄弟，威爾，正和他的朋友在鎮上的另一端打籃球。請記住這***兩個人是同卵雙胞胎***，他們有一樣的基因型。他們在同一棟房子裡長大，他們上同一所學校，他們吃一樣的美式肉塊，他們有著相同的文化背景，他們是複製人，***他們有相同的 DNA***，他們是一模一樣的兩個人，但他們最終卻有截然不同的老化和死亡表現型。

任何認為這跟行為無關的人，在這場爭論中註定是失敗的一方[48]。威爾對待身體的方式就像是法拉利，並且從來不會交出鑰匙；菲爾對待身體的方式就像是出租車，而他從不在乎自己軀體的所有權。他放棄了自然界給予他最偉大的禮物：在他出生時就擁有的肌肉、骨骼、血液和大腦這完美神奇的機器。而他放棄了他的身體，他的身體也放棄了他。

我希望你能從上述的恐怖故事中領會一些重點。首先，菲爾的自我毀滅不是一個美好、俐落、線性的過程。這比較像是慢動作的火車事故。菲爾的死是一連串相互聯繫、相互依存的漫長過程的最終點。在不知不覺中開始，體重有一點增加，除脂體重有一點流失，運動能力有一點下降，血糖和血壓有一點升高。在這個階段，菲爾的外在和自身感受幾乎沒有變化。雖然他必須買更大件的長褲，他的活力也不再和以前一樣，但這沒有什麼大不了。在十年之中，這些過程已經發展為臨床上認定的疾病和中度功能虛弱；在二十年之中，惡化成全面發作的糖尿病、嚴重的高血壓、病態肥胖症、陽萎、慢性疼痛、失能、衰弱、多重用藥、悲慘的生活品質和最後殺了他的冠狀動脈疾病。

第二，菲爾的故事雖極端但常見。依照許多因素，包括基因的不同，很多人都比菲爾承受了更久代謝症候群的困擾及其併發症，其中有些人能活到 60、70 歲，換句話說，他們罹病的時間比菲爾更長。

許多其他老年人沒有這種極端的病狀，但如果沒有介入，他們未來仍然面臨著肌少症、骨質缺乏症、虛弱和衰弱。換而言之，隨著老化，他們的肌肉將會萎縮，他們的骨頭將會變得易碎，他們將會愈來愈虛弱，而他們對於創傷、疾病、甚至日常生活壓力的抵抗力，都使他們面臨不斷增加的病況以及失去自主能力的風險。我們都見過這種老化的中間表現型：不是健康的威爾，也不是病弱的菲爾，而是稱之為老瘦鳥表現型，又稱為骨瘦如柴型或海倫阿姨型（Aunt Helen），我們有些人會稱之為「削瘦的肥胖」。這些人看起來不胖，但是除脂體重（lean mass）（骨骼和肌肉）對於脂肪的實際比例並不健康。現在有些證據指出，這種***正常體重的肥胖症***表現型也會有新陳代謝調節不良和心血管疾病的風險[49]。即使沒有高血壓、糖尿病和心臟病的困擾，削瘦的肥胖也不會讓他們過他們可以且應該擁有的生活：充實、有活力而且健康。

親愛的讀者，你們費勁閱讀這些，現在該是時候暫停一下並且容我向你們脫帽致敬。這是一個阻困重重且令人沮喪的章節，充滿讓我們感覺到絕望的、又科學又困難的老化概念和想法。但那是因為我的重點集中在菲爾，以及他在什麼地方出錯。

但是不要忘記威爾，菲爾的同卵雙胞胎，在 80 幾歲末仍然與他的女友一起在高地健行。菲爾可以擁有另一個未來，我們大多數人亦然，而這就是本書的目的。

不過，詳細描述這些發生在菲爾身上以及正發生在我們許多人身上的事情，仍然是發人深省的。病態老化表現型似乎是自我強化：虛弱及衰退驅使更多的虛弱和衰退，流失愈來愈快，直到什麼都沒有留下。病態老化表現型潛在的複雜和協同作用之病理過程迫使我們要問：在什麼時候阻止火車脫軌為時已晚？

好問題，簡短的回答是「我們不知道。」這取決於多種因素，包括個人因素，尤其是個人對於改變的決心、意志和內在力量。但有一件事是確定的：事情愈是失控，你就需要***愈強效的醫療***來減緩惡化，我們在這章節前面所討論的就是這種醫療。

Chapter 2

運動醫療

Exercise Medicine

我們現在來仔細研究一下，做什麼可以將病態老化表現型轉變成健康老化表現型，或是一開始就避免病態老化表現型的發展。這個目標需要最有效的醫療：運動醫療（exercise medicine）。從分子、細胞層級到神經精神健康領域，運動對每一層生物組織都有益處。本章將說明一些運動醫療和標準醫學治療之間的重要區別，這兩者都有其獨特的效果和特性。運動是實際可以根治病態老化表現型的醫療，而不僅僅是治療其症狀。這些觀察皆會讓我們知道我們需要一個合理規畫運動處方的方式。

現代醫學：我們如何躲過梅毒，卻迎來心臟衰竭

現代衛生保健的問題之一，是對***醫學***是什麼，或至少應該是什麼，有著深刻的誤解。當我說「醫學」時，我指的是這個詞的兩層含義：醫學是**治癒及保持健康的藝術和科學**；醫學是**特別開立處方的治療或作為**。不言而喻，西方醫學幾個世紀以來，在了解及治療疾病擁有非凡進步之後，已經進入收益遞減和重新評估的時代。病菌理論（germ theory）、生理學和細胞生物學的進步、無菌技術、公共衛生、抗生素和診斷影像的革命已經改變了醫學藝術。手術從理髮師等級的表演進步為科學領域，讓人類能對許多結構性疾病做出矯正，例如從先天性心臟缺陷到重大創傷。現代藥理學操縱生物體的各個層面，從電生理學到內分泌學到勃起，給了 21 世紀醫生在對抗疾病和不適的戰爭中前所未見的資源。

現代醫學、公共衛生與營養的進步，帶給人類更長的壽命……但也造就人類史上最高峰的肥胖症、癌症、心血管疾病和糖尿病。我們不再死於梅毒和天花了，但我們死於心臟衰竭、中風、心肌梗塞或失智症。一種特別悲慘的現代老化表現是 65 歲在護理之家的扭結餅（pretzel）：尿布、失智、不能動的四肢扭曲得像是枯死的樹枝，充滿疼痛、管灌餵食、慢性脫水，僅能保持活著直到保險停

止給付為止，最後因為要讓出床位給更有利可圖的替補者而被允許死亡，這種爛事藉由現代醫學保持死人呼吸的能力提升而不斷延續。

我們活得更久，而且更舒適，但未必讓我們受的苦更少。醫學應該維護生命和緩解人類的苦痛，它在前者做得很好，但後者似乎是一個更棘手的問題。

什麼是醫療？

此問題其中一個重要部分是現代思維將「醫療」視為你從醫生或藥局所得到的東西。「醫療」幾乎變成「藥物」及「健康照護」的同義詞，意味著「去醫生那看看要吃什麼藥」。但這觀點不僅有害而且仍然持續著。謝天謝地，現代醫學正在重新評估，設法破除這個觀點。在傳統社會中，「醫療」涵蓋廣泛的作為，從治療傷病到維持健康、活力，以及與社會、自然和精神世界結合。「醫療」可以是酊劑、藥水、敷劑或夾板；它也可以是一種儀式餐宴、咒語、狩獵活動、部落舞蹈或朝聖。這一切看起來似乎非常古怪，有些古老或原始的醫療的確效果堪慮，但它反應了醫療及保健的不同觀點：***我們生活的方式本身就是一種醫療***。保健與康復來自藥丸、藥水和粉劑的扭曲觀念其實是新的，對我們而言並沒有比惡靈疾病理論（Evil Spirit theory of disease）來得更好。當然，除非你是從事藥品或營養補充品的生意。但是那些傢伙到這裡應該已經讀不下去了。

醫療不是***藥物***的同義詞。

我們已經看到了這一點。菲爾的藥物是針對他的血壓、糖尿病、關節炎、糟糕的血脂肪、疼痛、憂鬱症、氣喘與動脈阻塞。這讓某一些人賺了不少錢，卻無法阻止菲爾墮入人間煉獄以及早死。這些藥物都能有效的達到其設計目的 —— 出現讓菲爾的醫生面帶微笑的數據變化，他的血糖降低了，他的血壓看起來更正常，他的血脂肪數據更接近於美國心臟醫學會（American College of Cardiology）所希望看到的，他的抗憂鬱藥物完全按照預期改善了他的神經傳導物質，利尿劑減少了腿部腫脹，讓他得以尿得像一匹賽馬，Hydrocodone 使他慢性死亡的身體和心理折磨變得可一笑置之。

但沒有任何一種藥物使菲爾***更健康***。這些藥物調整了他的生理，減緩了他的症狀，甚至可以幫助他多活了一段時間，但並沒有減少他的痛苦。「***痛苦（Suffering）***」，字首有個大寫的 S。而菲爾的***症狀***（symptoms）可能被緩解，但這無法消除他還在受苦受難這明確的事實：他會過早老化、衰弱、肥胖、性無能以及對各式各樣的藥丸成癮。

回想一下我們對於病態老化表現型的檢視，就很容易理解為什麼會這樣。菲爾的藥丸都沒能解決導致健康不佳的多種根本因素：身體不活動、表觀遺傳（epigenetic）及環境因素、飲食、老化、肥胖症和肌少症。菲爾的藥物可以緩解疾病對他的影響，但無法根除病因。

不要誤會：我是個醫生，而且我很高興我們有這些藥物。高血壓患者***需要***降血壓藥物，糖尿病患者***需要***胰島素或口服降血糖藥物來控制他們血液中的葡萄糖，抗憂鬱藥、止痛藥、血管升壓劑、荷爾蒙療法、抗癌藥、抗生素 —— 沒有這些藥物，我為病患減緩痛苦、維護生命和保存肢體的能力，不會比兜售水蛭和水銀的古代藥師更好。但令人感到痛苦的是，我察覺到這些藥物的侷限性。

現代藥物沒辦法根治病因，也永遠不會。

因為健康永遠不會來自藥丸。

運動：世界上最有效的醫療

回到這對雙胞胎的故事。回想一下，當菲爾試圖把所有的藥丸都塞進他那超大尺寸的藥盒時，他的兄弟威爾正在採取他自己的醫療，這種醫療是一種備有高強度（vigorous）運動的健康生活形式。事實上，他們是雙胞胎，具有完全相同的基因，但為什麼他們最終會變得如此不同？我們最好的解釋是***他們的生活方式***不同，而其中最大的不同是***運動***。

每次威爾拿起啞鈴、去散步、去小徑健行、做臥推或在公園裡跑步，都與他和他兄弟之間的表現型做出了區別。簡而言之，威爾正在使用比菲爾所有藥丸加起來更強而有效的醫療，而且他樂在其中。

醫生總是建議為了健康要運動，然而對身體活動和規畫運動處方的相對重視程度上，幾千年來發生了很大的變化。在公元前4世紀，希波克拉底說，「光靠吃不會讓人維持健康，他還必須要運動，食物和運動能協同產生健康。」在公元3世紀，蓋倫強調了健康、預防疾病和矯正某些疾病對平衡生活之重要性。運動對健康的重要性一直是醫學模式的核心特徵，直到19世紀末、20世紀初為止，在新成功的病菌理論、無菌技術及手術的鼓舞下，現代醫學的重點開始轉向***治療疾病***而不是***維持健康***，治癒而非預防[1]。從20世紀的後半開始，我們看到愈來愈多對這種模式失敗的不滿，規律的高強度運動對於健康之影響也受到愈來愈多的認同，比任何現代醫學的影響都更深遠。

運動是世界上最有效的醫療。這並不是一個新穎的論點[2]，但它經常被忽視。那是因為正如我們所見，現代「醫療」的概念幾乎與「藥物」同義。而運動無法讓醫生和製藥公司賺大錢。有別於使用藥物，運動涉及到的是讓你從屁股坐著的狀態站起來，並且為自己做一些事情。我們可以抱怨很多事，但無論如何，在一天結束時，我們每個人都要為自己的健康負責。

世界上沒有任何藥物比得上運動醫療的效果，沒有任何藥物可以在這樣低成本、少副作用的情況下，為這麼多器官系統帶來如此效益，讓我們來做個快速的檢視。

肌肉骨骼健康

運動醫療最明顯的影響是改善肌肉組織及骨骼系統的健康。不同類型的運動能給予肌肉和骨骼組織不同的益處，但都會促進肌肉代謝、肌肉耐力和不同程度的肌肉質量、肌力及爆發力。負重運動可以改善骨質密度[3]、關節功能[4]、肌腱彈性與強度[5]、活動度[6]和整體身體功能[7]。規律的高強度運動將身體的肌肉組織變成對胰島素敏感的大型代謝工廠[8]，同時也是卡路里和蛋白質的貪婪消費者。最近，我們還了解到運動對肌肉內分泌（荷爾蒙）特性的影響[9]。

心血管健康

規律的高強度運動對心血管健康之影響在這數十年已經被充分地闡明了解[10]。運動改善了心搏輸出量，降低休息時的心率，抑制高血壓惡化，並造就更好的血脂肪數據[11]，似乎也減緩了周邊血管疾病的發展，包括冠狀動脈和腦血管疾病[12]，隨之也減少了心臟病發作和中風的風險。

新陳代謝健康

運動會直接瞄準代謝症候群和現代老化表現型的根源，運動可以增加能量消耗、減少內臟脂肪，把肌肉變成燃燒卡路里的烤箱，還能改善胰島素敏感性。由於這些原因，它已經被認可是代謝症候群和第二型糖尿病的主要治療方法之一[13]。這對血糖、血壓、血脂肪和全身性發炎反應有深遠的影響，運動加強了生長因子的作用[14]，促進肌肉質量增加並減緩器官系統老化，包括中樞神經系統[15]。在糖皮質類固醇、甲狀腺荷爾蒙、發炎介質和性類固醇的改變也已被全面闡明[16]。***運動改變了新陳代謝的狀態***。

細胞健康

運動透過多種途徑來促進細胞的健康。因為高強度運動而反應的合成代謝和生長因子可減緩組織萎縮，促進更健康的能量新陳代謝，同時也減少因為自由基所造成的細胞損傷。***自由基***是高活性分子，會對細胞膜、胞器、細胞生物化學和基因物質本身造成巨大的傷害。自由基的***氧化壓力（stress）***造成了許多疾病狀態，包括癌症和心血管疾病，這已是公認的事實，而且有大量研究指出在老化過程中的諸多退化改變，會逐漸減少身體中和這些自由基的能力[17]。

這裡有一個有趣的矛盾：激烈的身體活動實際上會***增加***自由基之生成，就像引擎高速運轉時會產生更多的廢氣和熱量。但是規律的高強度運動***減少***了細胞自由基壓力及傷害[18]。這似乎是運動引起的氧化壓力，實際上促進了健康的生物化學適應，增加了細胞對自由基的耐受性[19]。

神經健康

老化和病態老化表現型對身體的摧殘非常糟糕，而失去神經和認知功能是其中最殘酷的衰退。這是現代化醫療特別無能為力的區域，直到最近我們才開始了解老化的退化性神經疾病、腦萎縮、失智和神經功能喪失。對大腦老化有效的藥物治療可能還要再等幾十年。

幸運的是，運動醫療顯示，即使在這個困難的區域運動也很有用處。運動的影響對生長因子釋放[20]、神經傳導物質系統[21]、血管訊號分子、抗氧化分子、新的細胞發電廠（**粒線體**）成長[22]、新血管的增生及大腦血管疾病惡化方面的益處（如同在心臟），都被引用為運動促進大腦健康、對抗認知障礙與影響失智症發展的機制[23]，包括阿茲海默（Alzheimer's）失智症[24]。運動可以增加大腦的可塑性，減少老化時大腦組織的減損[25]，有愈來愈多為中風[26]及帕金森氏症（Parkinsonism）[27]病患開立的運動處方。總括來說，研究文獻強烈指出運動對於老化時維持大腦功能至關重要[28]。

心理健康

心理和「精神」健康是最重要的領域。如前所述，當一個人考慮到風險、成本和效益的機率時，運動可望成為最好的醫療，研究指出身體活動和心理健康兩者之間有很強的相關性[29]。根據報告，睡眠、認知功能、情緒和生活品質都會對運動產生反應[30]。然而，值得指出的是，在所有的健康領域中，這是其中最難用可靠、可重複方式來進行檢驗的一種。例如，「生活品質」似乎是個難以衡量的項目，一個人的***天堂***可能是另一個人的***地獄***。但總結來說，已有明確的證據指出運動、心理健康和更好的生活都傾向於一起存在，應該沒有人會對此感到驚訝。

特定疾病狀態

一項迅速發展的研究顯示了身體運動對於廣泛病理之病患的正面影響，其中包括：高血壓[31]、心臟衰竭[32]、腎臟病[33]、癌症[34]、糖尿病[35]、憂鬱症[36]、骨質缺乏症[37]、關節炎[38]及失智症[39]。在某些情況下，運動的影響對於已經確立的疾病狀態主要的功效是緩解，在其他情況下，運動可能會減緩甚至逆轉現有的疾病進程，但運動的主要效用還是在於預防疾病的能力。任何疾病狀態一旦被確立了，很可能會產生影響結構、表觀遺傳和系統性的變化，使逆轉變得困難或完全不可能，最好的治療方法首先就是**不要生病**。運動明顯降低了發生代謝症候群和心血管疾病的風險，況且還有一個吸引人的（但不是確定的）證據，運動發揮了對抗癌症和預防某些形式失智症的效果。

運動醫療的獨特性

運動確實是一種有效的醫療：低成本、幾乎沒有副作用和禁忌症（幾乎每個人都可以做某些形式的運動），並且完全不受美國聯邦醫療保險（Medicare）不給付的影響。與任何藥物都不同，它對治現代老化表現型和代謝症候群的根源。但運動醫療及標準醫學治療之間還是有重要的差異，檢視這些差異是有必要的。

運動醫療能自主執行

是的，我知道你自己服用藥丸，雖然味道糟糕且不方便，但這還算是一個直截了當的系列動作：打開瓶子，倒出你的藥丸，喝開水吞下。胰島素依賴型糖尿病患者必須更加恪守，每天還得多花幾分鐘來監測血糖，並且自己注射胰島素。其他現代藥物及治療需要更具侵入性或耗時的過程，當然，必須由專家來執行。

運動醫療則完全不同，它需要的時間和精力比倒出藥丸和注射胰島素更多，你必須靠自己執行。無論是你單獨在自己的地下室健身，上商業加盟的健身房，或聘請私人教練都是如此。除非你親自到場並從事活動，否則不會有治療效果。***這個醫療要由你自己負責***，這需要你用其他現代醫學治療所不曾有的方式來投入參與。實際上，這個自我執行的要求正是運動醫療的主要好處之一。運動需要病人以建設性和治療性的方式讓自己的身體參與，而不是把身體託付給醫生的診療或藥物。主動參與也讓病患有掌握自身健康的感覺，可以使病患對自己的健康和身體產生一定程度的控制權與責任感。一個適度執行的運動醫療需要病患對解剖學、生理學和適應能力有更深刻的理解。簡而言之，運動醫療就是要將人與其身體，以沒有任何藥物或被動治療可以實現的方式加以整合。

運動醫療減少了其他醫療的需求

這對現代醫療來說是不尋常的。在第 1 章裡所敘述的「多重用藥流行病」，是現代藥物治療的侷限性的副產品。大多數的藥物治療症狀，而不是疾病；這些藥物有副作用，會導致更多的症狀，因而需要用更多藥物來治療副作用，以此類推，運動醫療實際上是藉由預防或減緩疾病進程，來減少對其他醫療的需求。

終生治療

在這方面，運動醫療類似於現代藥物的***現況***，而不是大家對藥物的看法。的確，許多急性疾病主要是傳染病，可以用適當的治療來解決。但是急性疾病如盲腸炎、結膜炎、手臂骨折或膿瘡等，都不是病態老化表現型的重要特徵。不健康的老化主要是慢性代謝、心血管和退化性疾病。許多病患都有同樣的印象，至少在一開始時，一個療程就可以扭轉因為濫用、忽視、內在老化過程、基因或運氣不好所帶來的疾病，但情況往往並非如此。糖尿病、高血壓、退化性疾病、各種內分泌疾病及某些基因疾病都需要終生醫療，若病患忽視這個就要自負後果。

運動醫療是有效的，但是當病患停止執行，效果就會逐漸消失。即使當我們用運動療法取得了罕見的好成效 —— 例如，病患能夠減少或停止他的糖尿病或高血壓藥物 —— 潛在的疾病不是被「治癒了」，老化和退化永遠不能被治癒，只是***被控制***了。身體不活動是病態老化表現型的主要驅動因素，只能被規律且高強度的終生運動所治療。它是***醫療***，但它不是***治癒***的方法。

倒置劑量

想想我們服用大多數藥物的方式，如果病患變嚴重，我們增加劑量；若變得更糟，則再加上另一種藥物。如果病患好轉，醫生會試圖（或者應該）減少藥物的劑量和種類。

運動醫療則完全相反。當運動醫療使用得當，***病患變得更健康時劑量會跟著增加***。我們由虛弱和失能（deconditioned）開始，於是我們展開運動計畫。我們的肌力和體適能改善了，因此我們可以更努力健身，增加劑量。增加的劑量會進一步提高我們的肌力與體能，讓我們可以再次增加劑量。

這種運動醫療的「倒置劑量」非常重要。它說明了**漸進式超負荷**原則，這是運動醫療實行的基礎，構成了***運動***和***訓練***之間的關鍵區別，我們將在下一章詳細探討。

邁向運動處方

在此刻，讓我們退一步並且進行評估。我們已經看到現代老化表現型的主要構成是代謝症候群、心血管疾病、肌肉質量減少、骨質密度降低、失去功能、衰弱和退化。我們已經看到只有一種醫療，運動醫療，比起任何現代醫療所能提供的藥物或介入，對於這種表現型更能有效預防和治療。

當然，到目前為止我們所討論的運動醫療，都用很一般的術語來表達。運動包含了一大堆活動：在公園散步、馬拉松、武術、瑜伽、網球、排球、舉重、皮拉提斯、交際舞、Crossfit。***什麼樣的***身體活動應該是老化個人的首選？

這顯然是一個複雜的問題，而且在很大程度上取決於個人因素。這些因素中最主要的是個人偏好、耐受性、能力和資源。如果一個人不能或不想做運動，則「理想」的運動處方毫無用處。但總的來說，老年人明顯可以從運動醫療中獲益最多，增強胰島素敏感性、增加肌肉質量、增進骨質密度、增強關節完整性和肌腱強度，運動醫療給予所有器官系統一切益處，並且隨著「病患」愈來愈好，可以精確安全地調整愈來愈高的劑量。

在接下來的章節中，我們將會更詳細看待這個問題。當我們完成的時候，我們不止是要達成給老年人的運動處方，我們還要去顛覆對***現代老化能***的整體看法。

Chapter 3

從處方到計畫：安全性和劑量調配

From Prescription to Program: Safety and Dosing

如果運動是最有效的醫療，那什麼是最有效的配方？什麼是對老年人適當的運動處方？在本章中，我們將考量對 40 歲、50 歲、60 歲及更年長者的合理運動醫療處方要求。我們將研究這些要求的首要兩項：安全與治療窗口（therapeutic window）。這使我們不得不檢視***運動***和***訓練***之間的關鍵區別。這些考量得到的結論是，最有效和合理的運動處方必須採取精確的長期訓練***計畫***形式，這意味著我們的訓練方法必須面對老年人訓練時的挑戰性和變動性。

運動處方的要求

我們已經看到靜態生活方式直接且實質上造成了病態老化表現型，以及運動為何是對抗這種慢速發展災難的有效醫療。當然，***你已經知道這些了***。你可能還不知道代謝症候群、肌少症、表現型或胰島素敏感性，但是你***知道***你需要運動。你會知道是因為朋友、家人、醫生和媒體經常告訴你要如此。你也在生物學的層級知道它，因為你不是天生就該坐在你的屁股上，你生來是為了活動，生命就是活動，運動是我們健康的基礎。

但是，***運動***是一個廣泛而模糊的術語，而且包涵了許多錯誤觀念。在最基本的程度上，運動是身體活動，散步是運動、瑜伽是運動、清理車庫是運動，慢跑、舉重、劍擊、羽毛球和皮拉提斯也都是，所有這些都比當個沙發馬鈴薯要好。但顯而易見的是，並非所有形式的運動都一樣。換句話說，運動醫療有不同的配方，有不同的劑量強度、執行方法、功效和副作用。有些運動醫療和最強的化學治療一樣有效具體；其他運動醫療則像是咳嗽糖漿：總是比沒有來得好，也許有點安慰劑效應，但最終是無效且無關緊要的[1]。就像任何一種醫療一樣，下錯運動處方或不正確地執行，產生實質上的害處[2]。

那麼，我們要如何對老年人開立運動醫療處方呢？有許多參數需要考慮。

一般運動處方準則

1. **我們的運動醫療必須安全。**我相信在這裡不會有任何爭議。
2. **我們的運動醫療必須有寬廣的治療窗口**，意思是應該要有廣泛的有效劑量，從開始治療時的低劑量到我們變得更健康時的高劑量。
3. **我們的運動醫療必須是全面性的。**我們的運動處方要盡可能地整合完整。
4. **我們的運動處方必須具體且有效對抗病態老化表現型：**它應該藉由保持或恢復肌力、爆發力、耐力、活動度、平衡感和功能，來解決代謝症候群、減少內臟脂肪、停止或逆轉肌少症和骨質缺乏症，同時藉由保存或恢復肌力、爆發力、耐力、活動度、平衡感和人體功能來對抗衰弱。理想情況下，它也應該能減少額外的藥物需求（多重用藥）。
5. **我們的運動處方應該是有效且盡可能簡單。**但是不要簡單過頭了。處方必須要實用、容易並且省時。這將促進持續性、樂趣及長期成功。

當我們看到前述的要求時，我們開始意識到***僅僅動一動***作為處方對於老年人來說是不夠的。是的，每週去散步三次遠遠好過什麼都沒做，但它不是夠強大或功能夠多的醫療，足以擊敗和改變病態老化表現型。另一方面，鐵籠裡的綜合格鬥對大多數老年人來說則是有害的過量「運動醫療」。

安全性

這是我們第一個要求。會增加受傷或疾病風險的運動處方是搞錯方向的。如果你 50 多歲而且喜歡拳擊，這很棒，你可以做你想做的事，同時做些其他運動。但一般而言，會導致鈍挫傷害、無預期的扭身或轉向的活動、高引力位能（懸崖跳水），或會讓血中氣體外溢的方案（水肺潛水）並不適合當作**一般運動處方（General Exercise Prescription）**。一般運動處方理應是一個可以安全推薦給幾乎所有老年人的運動計畫。我***真的***不是說老年人不應該從事這些活動，但謹慎是好事。我並不是說這些活動的目的不符合***運動醫療***，而是其安全性不如其他替代方法。當然還有其他的原因，我們後續會說明。

那麼，什麼是安全的運動醫療？

運動安全性的組成

動作模式。運動安全性主要取決於組成活動的***動作模式***。老年人的運動處方不應該包含極端、具衝擊性或不自然的動作模式。***太極拳***是個在全世界都受到老年人歡迎的運動處方[3]，因為它需要習藝者運用到完整自然的活動範圍，不會對老化的關節施加過度壓力，它所涉及的力量適中且可預測，而這是「低衝擊」活動的典型範例：沒有跳躍、重踏、落下或擊打。雖然***太極拳***缺乏其他的條件，但它符合***安全***運動處方的清單[4]。體操、***跆拳道***和花式滑冰就不是太理想的選擇。

動態和環境。這些因素強烈影響了活動安全性。戶外活動涉及暴露於自然環境與幾乎無止境的障礙與危險。健行、衝浪和登山自行車都是很棒的運動，但本質上有一定程度的風險。足球、武術、網球和其他動態的運動需要突然的、爆發性的動作和不可預測的衝擊、扭身及轉向，因而受傷的可能性更高。你可以看到這些因素與我們第一項要求的關係：動作模式。阻止一顆足球入網或是接網球的發球，都會讓關節的力矩和力的向量有非常快速、突然的變化。如此高度動態的活動本質上增加了受傷的可能性。再說一次，這些都是很棒的運動，如果可以在你的生活中帶來意義和樂趣，你當然應該去從事。但這些並不是***一般***運動處方的理想選擇。

無論是使用自由重量或機械，肌力訓練都是***非常***安全的運動方式[5]，只要你正確的選擇和執行動作。適當的肌力訓練是在受控制的（通常是室內）環境中進行，最近在不穩定表面上使用重量的熱潮，已經徹底在科學文獻中被揭穿，並且死有餘辜[6]。肌力訓練傳統上是在穩定的表面上，執行自然且活動度完整的運動，使用小心選擇且隨時間增加的負荷。所以，設計得當的肌力訓練計畫，能夠避免不可預測的力量、衝擊和關節力矩。因此正確的肌力訓練非常安全，而且任何年齡層都可以接受。單單是這一個特性，就足以讓我們注意到肌力訓練是運動處方的重要選項。

劑量調配範圍。最後，為了安全起見，活動應該要有寬廣的劑量範圍，從非常低到非常高。像柔道或短跑類的活動根本無法在低強度時良好執行，對老年人來說不夠安全，因而無法成為任何一般運動處方的主要組成。很多時候運動劑量的可調配能力還會因為其他重要理由而顯得很重要，因此我們把它當作主要準則之一。

劑量調配：治療窗口

理想的運動醫療應該有寬廣的**治療窗口**。也就是說，它應該要有大範圍、安全且有效的劑量調控，不僅只是達到安全準則而已。如同我們在第 2 章所見，運動醫療應該包含漸進式超負荷原則，由低劑量開始，當個體變得更健康後再逐漸增加劑量。這個準則實質上且明確地排除了大部分活動，包括許多常用於運動處方的活動。

例如，你如何調配打網球的劑量來當作運動醫療？或是***太極拳***？或是壁球？從實務來看，簡短的答案是「真的辦不到」。你可以從事並享受這些美好的活動，享受其好處而且變得更加熟練，但那不是我們所要討論的。

讓我們試試另一個例子。你怎麼調配***行走***的劑量當作運動醫療？這似乎是一個更容易處理的問題。兩種方法馬上出現在腦海中。首先是增加我們行走的**強度**（**intensity**）。換句話說，增加我們行走的速度、我們的步伐跨度、我們的手臂擺動。也許在腳踝上放一些重量或者走更陡峭的路，增加強度意味著每一步要比在低強度時更加困難。

另一種選擇是增加行走的**訓練量**（**volume**）。很簡單，這表示走更長的距離或時間，或是走得更頻繁。用一定的強度，我們以行走 2 英里取代 1 英里，加倍我們行走的訓練量。

這兩種方法都增加了行走醫療的劑量。當然，如果我們願意，可以用或多或少的比例來改變強度和訓練量。例如以 250 瓦的功率輸出（強度）行走 4 公里（訓練量），會得到「訓練量－強度」的乘積 —— 劑量 —— 1000 瓦－公里[7]；我們也可以將強度加倍（500 瓦）、訓練量減半（2 公里），這會保持我們訓練量－強度的劑量乘積常數為 1000 瓦－公里。然而，這會改變我們健身的***品質***。這比一開始習慣用的模式強度更高、訓練量更低（而且更接近於***跑步***）。就和藥物一樣，甚至當劑量相同時，改變配方或執行方法也能改變運動醫療的根本性質和效果[8]。就像鉀是重要的營養素為生命所必需，但用快速靜脈輸液投予時是致命的。

碰巧的是，用行走作為老年人的運動處方，在實際上的劑量範圍很有限。它當然可以被當成低劑量的運動處方來使用，但強度只能增加到變成***跑步***之前，而訓練量只能增加到你覺得無聊透頂、你的腳開始疼痛、或者你變身成為阿甘，發現自己在一條荒無人煙的高速公路上向前跑。而跑步有一個類似行走的缺點，它的劑量範圍確實比行走寬廣，這讓它成為一種比較好的運動醫療，但強度只能增加到你變成***衝刺***之前，而增加訓練量就意味著距離、時間以及鞋子與肌肉、關節的磨損。跑步還有其他的問題，我們將會在之後討論到。

現在請注意，我們對運動劑量的檢視帶來了一個非常重要的概念：訓練變項（training variables）。

訓練、運動和練習

訓練變項是我們可以操作的因子，根據漸進式超負荷原則來調整運動醫療的劑量，可以增進我們有效使用這種醫療的能力。我們剛剛看到兩個這樣的變項，訓練量和強度。其他的訓練變項[9]包括（但不止限於）頻率（frequency）、訓練間隔（work interval）、組間休息（rest interval）、組數（set number）、反覆次數（repetition number）、動作速度（speed of movement）、恢復間隔（recovery interval）、運動順序（exercise order）、週期化（periodization）和專項性（specificity）。在第三部中，我和安迪．貝克教練會告訴你在增強身體素質的長期計畫中，最重要的訓練變項是如何被操作的。目前我們的討論有一個細微的轉變，我們正由談論***運動（exercise）轉而談論訓練（training）***。這差異是非常重要的，如同***訓練***和***練習（practice）***之間的差異。在本書中，我們使用了銳普托定義的這些術語[10]。

運動正如我們所看到的，是比較廣泛的術語。運動只是站起來並且四處走動，是「從事健身」，是一場網球比賽、是洗車、是遛狗，是動得汗流浹背。它比選擇靜態生活更加健康，並且在適當的情況下是被鼓勵的。

相反的，**訓練**是特殊形式的運動。***訓練是操作訓練變項的運動，是以改善一個或多個一般身體素質（General Fitness Attributes）為目標的長期計畫的一部分***。越野滑雪選手為增加耐力而訓練，格鬥選手為增加爆發力而訓練，體操選手為增加柔軟度而訓練，而足球選手為增加除脂體重和肌力而訓練。

請注意，我不是說要訓練足球選手改善丟擲技術。同樣的，也不是去訓練劍擊選手閃避、拳擊手揮拳或舞者旋轉。這些是在田徑場、溜冰場、體操墊上**練習**的運動專項***技巧***（sport-specific skills）。就如同花式滑冰選手不需要練習劍術，劍擊選手不需要練習蛙式游泳。

但是所有運動員都需要***訓練一般身體素質***。許多不同的作者對於體適能和身體表現特性的不同，已經提出長度及細節不等的清單。但是就本文而言，我們將定義一般身體素質為**肌力（strength）**（產生力量的能力）、**爆發力（power）**（快速施展力量的能力，包括速度的性質）、**耐力（endurance）**（或「持久力〔stamina〕」，能從事持續性身體活動的能力）、**平衡感（balance）**（靜態或動態地在重心上保持穩定位置的能力）、**活動度（mobility）**（柔軟度、敏捷度及協調性）和**身體組成（body composition）**（最粗略的表達方式是 BMI，或除脂與脂肪體重的比例）[11]。一般身體素質常見於幾乎所有運動或身體表現的努力上 —— 這就是為何你會發現大學籃球隊的女生和摔跤隊的男生，做著和海軍陸戰隊偵察部隊隊員同樣的肌力與體能訓練。

運動專項技巧是靠***練習***得到的，而一般身體素質是靠***訓練***得到的[12]。

現在我們可以知道，為什麼雖然網球、***太極拳***和排球是很棒的運動，但不適合作為一般運動處方。這些運動不是***訓練***而是***練習***。你可以培養技巧，而且不可否認，每一項運動都順便增進了一些身體素質。練習***太極拳***在某種程度上可以發展肌力、活動度和平衡感。但是這樣的活動對於***最佳***且***逐漸***發展成整個範圍的一般身體素質沒有效果。一旦運動員經由***練習***精通了一項特定運動，增進表現的最佳方法是***訓練***一般身體素質。另一方面，訓練過這些身體素質的人會有更好的準備，更有效且安全地練習選定的運動。

我希望你注意別的事情。針對***運動訓練計畫的要求，將會和我們為一般運動處方所列舉的那些相同***。一位教練想要訓練他的劍擊選手、足球選手或花式滑冰選手的肌力、活動度和耐力，需要該計畫是**安全**的。在練習完美的三周跳、撐竿跳或爭球，或在競賽時使用這些技術皆可能遭受傷害，風險是運動固有的一部分，但在***訓練***中受傷則是相當不同的事情。一名讓運動員在***準備***練習和比賽時受傷的教練應該被貶為失業人口。

一個好的教練若要微調（titrate）或**調配（dose）**運動員的訓練，可著重在訓練季的早期去發展一般身體素質，並在競賽接近時改變重點來維持這些素質，使運動員可以專注在技巧和競賽。再次強調，我們的注意力被吸引到肌力訓練。***肌力訓練完美地符合這一要求***，因為它可以非常精確地增加人體動作模式的負荷。

教練希望訓練計畫是**全面**和整合的，使用盡可能簡單的計畫來涵蓋優化表現所需要的所有身體素質。就像我們想要能有效對抗病態老化表現型的**特定**運動處方一樣，教練想要的訓練計畫是能夠產生最適合運動項目的身體素質。所有運動員都需要強壯、有力、靈活和優異的體能。但是越野滑雪選手比劍擊選手更需要耐力，體操選手比網球選手更需要爆發力，而花式滑冰選手比線衛（linebackers）需要更多活動度。

最後，教練會想要一個**簡單**而且有效的計畫，讓運動員可以發展並保持身體素質，同時專注在技巧、練習和競賽。

這些聽起來很熟悉嗎？

等一下，你說，***稍等***。這本書是關於老年人的運動。我們什麼時候開始談論***訓練運動員***了？

實際上，我從一開始就在談論它。我只是沒有使用這些語詞。因為坦白說，我不想把你嚇跑。但已經到讓思想大幅翻轉的時刻了。

最極限的運動員

讓我們來回顧一下。我們一開始先驚懼地看著恐怖的病態老化表現型，然後覺得：必須改變些什麼。運動醫療的概念是世界上最有效的醫療，這相當於丟給我們一條救生索。從那裡，我們開始有條不紊地搜尋最適合預防、停止和逆轉病態老化表現型的運動處方。那引導我們思考關於調配運動醫療劑量的問題，我們看到了調配劑量的考量，以及我們該如何去操作訓練變項。對於運動員、士兵和其他從事廣泛種類的體育、格鬥、執法及其他活動的專業人士而言，訓練變項是世界各地的教練和訓練員用來增進一般身體素質的方式。

讓我們重新思考一下這些一般身體素質：肌力、爆發力、活動度、平衡感、耐力、身體組成，這些素質是所有希望獲勝的運動員都在尋求的。而這些素質是通用的，我們在增進這些素質時，也改善了*任何*運動員、警察、士兵或消防員的身體表現基礎。

或是阿嬤。

或是爸爸、老公、看護、媽媽、護士、承包商、退役軍人、拉比（Rabbi）、老師，雜貨店員。

因為，真的，誰***不***需要強壯、有力、靈活和健康？誰不需要健康的身體、強壯的骨骼、靈活的關節和極佳的穩定性與平衡感？誰***不***需要所有的一般身體素質？

更重要的是：***誰比你更需要這些東西***？你正值中年，或許已經超過了。時間正在消磨著該由訓練改善的一般身體素質：你的肌力、你的爆發力、你的肌肉質量、你的骨質密度、你的平衡感。你不為獎盃而競爭，但你喜歡衝浪，或和你的孩子們玩耍，或在工作中跟上激進分子的步調。體適能（fitness）不是專屬於運動員的名詞。**體適能**是個術語，用來描述生物體的準備及能力，以面對生活和環境的身體需求。所以你需要一般身體素質，即使你不是運動員。

或者你是？

運動員（athlete）這個字是由希臘語ἀθλητής而來，**運動員**，源自於「獎（prize）」這個字。在古典奧林匹克時代，這個字的***實際***意義就像是「競爭者」，也像「鬥士」[13]。古代奧林匹克運動會與深厚的文化、政治及宗教意義 —— 生命的全部 —— 有密切關聯，而且賭注高昂。勝利者也許可獲得終生居所、豐厚的衣服和食物，他的功績還會被紀錄在當代的編年史中。競爭者必須在宙斯面前宣誓他已經***訓練***了至少 10 個月。競賽所喚起的，與其說是現代運動場的熱血，不如說是古代戰場的危險：摔跤、拳擊、標槍投擲、馬車競速和***重裝步兵賽跑（hoplitodromos）*** —— 一場全副武裝的賽跑。失敗者（和勝利者）可能會殘廢、毀容，甚至死亡。比賽是生活的反應，和生活一樣都很殘酷。

在我們的文化中，想到「運動員」時，我們想的是贏得或輸掉比賽的人，然後回家。而現在，你更像是古代的奧林匹克選手，正在為了更大的獎賞參加更高風險的比賽。賭注高到不能再高，不論你喜不喜歡，***你在競賽場上***，跟時間、萎縮、衰敗和疾病搏鬥，這是一場死亡競賽。

從老年人到長青運動員

這就是我一直在談論的觀點改變，當我們往前進的時候，它將改變我們的態度。從現在開始，我們將不再認為你是一個需要被治療的老年人，而是一個需要接受訓練的***老化運動員*** —— **長青運動員（Masters Athlete）**。我們有了相同的處方，但在本質和效益上有極大的差異。運動醫療不是被動接受藥物、治療、手術或各種體內小裝置。這種醫療必須由你自己掌握，***因為這就是治療的一部分***。

運動醫療必須安全、有效、高效率、可量化，有精確的處方並執行，方能達到特定的生理和機能目標。

這就叫做***訓練***。

訓練是為了***運動員***。

無論你的年紀多大，無論你的殘疾、你的肌力、耐力、活動度或其他狀況，你都可以訓練。就像任何運動員一樣，你可以從你所在的地方開始，並且以此為基礎來發展。如果你肥胖、虛弱、生病、僵硬……***倘若起身訓練，那你仍然算是個運動員***。這種苦難和阻礙不會隨便離開，而是會成為你的對手，因此必須要處理。你***必須***開始把自己想成一名長青運動員，參與其中最苛刻和殘酷的運動：變老。

你競爭的獎品不是現金、榮譽、名望、獎盃或更長的壽命。

沒有醫療，包括運動醫療、另類醫療或任何飲食介入的方式，被證明可以顯著延長***人類***的健康壽命。運動醫療也許可以防止疾病讓你縮短生命，但它不會延長你的***自然***健康壽命。任何真正老年醫療的效果，包括運動醫療，不是增長壽命而是***壓縮罹病***：縮短我們在死亡過程中生病和失能的部分，使之成為我們生命中愈來愈小的一個片段[14]。你運動的目標是維持健康到最後，這就是***運動員***這個字所內含的***獎賞***。

你不是要參加這個比賽更***久***。你是要***更好***地參加這個比賽。

老化是一項極限運動，而你被迫參賽。你可以坐在板凳上假裝它不是真的，你可以祈求藥丸減輕你的痛苦和恐懼，你也可以向其他對手投降，坐以待斃。

或者……你可以***投入***比賽。但如果你想投入比賽，就得像是奧林匹克選手在宙斯面前宣誓他的誓詞一樣，你必須要***訓練***。而從你開始訓練的那一刻起，你就成為一名***運動員***。

比賽開始。

Chapter 4

多做阻力，少做耐力：全面性訓練

Enduring Resistance, Resisting Endurance: Comprehensive Training

一個合理的運動處方 —— 或訓練計畫 —— 必須是全面性的。這就是我們第三個處方準則，在本章將說明以提升肌力為目的的阻力訓練需要提供最完整、適用於生物學和功能性的訓練模式。肌力訓練可以促進有益的身體適應，其效果橫跨了一般身體素質及能量系統的光譜，其可達到的程度是任何其他形式的身體訓練皆無法匹敵的。更重要的是，肌力訓練所產生的功能性、生物化學以及組織層級的適應，對促進長青運動員的最佳表現與健康來說正是重點。在肌力訓練中增加低訓練量、高強度的體能訓練，可以使其效果涵蓋所有一般身體素質的計畫。

全面性訓練

我們在前一章檢視了前兩個運動處方準則，得到了顯而易見的結論，就是處方應該是**安全**的，而且我們看到了安全性的決定因素，包括了動作模式、動態和環境。

安全性因素也可以由我們的第二個準則來決定：微調，或**調配**運動醫療的能力。對這個準則的檢視讓我們考慮到了訓練變項，從那裡我們得到長青運動員這個想法。對於參與老化極限運動的運動員來說，適當的運動處方是合理操作訓練變項，以朝向長期優化一般身體素質，包括：肌力、爆發力與耐力等等。

運動的確是一種有效的醫療，但我們應該更進一步。我們的處方必須***指明***醫療配方、執行方法、劑量調配，以及治療的目標，就像運動員的訓練計畫指明了運動選項、強度、訓練量、頻率和表現目標。對我們來說，***運動處方和訓練計畫是一樣的意思***。

讓我們繼續詳細探討我們的處方／計畫，從下一個準則開始：

3. 完整。我們的運動處方／訓練計畫必須要有全面性。

我們需要一個全面、整合並完整的計畫，這是本章的重點。我們將看到不同類型可供長青運動員使用的訓練計畫，及其如何影響一般身體素質的各個層面。這些計畫將反過來影響生物能量系統的檢視，及其在肌肉組織層級的表現方式。我們將會看到各肌肉組織的不同，這更像一個複雜的結構，不同的肌肉細胞類型所使用的能量和產生力量的方式都不同。隨著我們老化，主要失去的肌肉是對於肌力比較重要的肌纖維，而非耐力，這將對我們的訓練處方產生直接影響。你可能會覺得這樣的內容很有挑戰性，我希望你跟我一樣覺得它很引人入勝，而我保證會說得讓你容易理解。

訓練模式和身體素質

我們需要一個計畫來直接命中所有的一般身體素質：肌力、爆發力、活動度、平衡感、耐力和身體組成，而我們有足夠多的選項。

阻力訓練

顧名思義，這種訓練使用某種形式的阻力讓肌肉必須收縮以抗衡之，到目前為止，就像大多數的運動科學家和生物醫學研究者一樣，我已經或多或少使用了「肌力訓練」同義的術語。我將繼續以這種方式來使用這個術語，但其實阻力訓練還可以用來發展其他的身體素質，包括耐力、爆發力和活動度[1]。

事實上，***所有***形式的運動都是基於阻力。沒有肌肉活動就沒有運動，肌肉要產生動作或發出力量，必須活動來***對抗***某種東西——也就是阻力。儘管如此，且讓我們同意一件事，就如同在大多數關於這個主題的文獻中，我們將交互使用「阻力訓練」和「肌力訓練」這兩個術語。

阻力運動的種類繁多，依特性分為阻力的類型、使用的運動、特定的訓練目標、計畫設計和其他變項。例如，有你可以用手臂及腿部來拉長的可愛「肌力訓練」彈力帶，你甚至可以用它來「蹲舉」。我們發現了多到令人眼花撩亂的機械種類，例如 Nautilus 和它的相似物，容易使用且幾乎可以活動到你身體的每個肌肉和關節。你們都見過 Bowflex、Soloflex、Shake Weight、ThighMaster 及各式各樣的愚蠢小裝置，其中大部分都會被送入舊貨店、車庫拍賣場或垃圾掩埋場——它們從來沒有讓人變得更強壯。當然還有自由重量（free weights），但是自由重量本身也涵蓋了種類廣泛的運動和訓練目標。槓鈴、啞鈴和壺鈴可用來獲得一般肌力，發展爆發力、肌肉耐力、肌肉肥大或「一般體能」；也可以被用來浪費時間及開創急診醫師、骨科醫師和物理治療師的業績——知道你在做什麼是很重要的。

到目前為止，你不太可能沒猜到，本書的重點是肌力訓練，顯然我們之後會對它做很多說明。但現在，讓我們來看看其他選項。

耐力訓練

耐力訓練的重點在於有氧體能，以及在長距離產生相對低強度動作的能力。這種訓練類型的典型是 **LSD**，或**慢長距離（Long Slow Distance）**運動，例如跑步、健行、越野滑雪、騎自行車、游泳等等。這種訓練相對於肌力訓練，不會產生高水準的肌力和爆發力，但可以優化心血管健康和組織氧氣輸送，並讓運動員在長時間內有體力產生低或中等的功率輸出。

活動度和平衡感訓練

這種類型的訓練包括瑜伽、***太極拳***、各種形式的伸展及平衡練習等等。這些訓練如廣告般傳播。例如，***太極拳***已經被證實可以預防老年人跌倒[2]；瑜伽練習對於活動度和平衡感有深遠的影響。但這些訓練模式不會促進耐力[3]、肌力[4]或爆發力發展。

高強度間歇訓練

HIIT，或稱為高強度間歇訓練（ high-intensity interval training），是目前非常流行的體能訓練方法，與利用 LSD 耐力訓練所促進的低強度有氧體能訓練不同。這種形式的訓練是在短時間內進行非常高強度的運動，並配合短暫休息，或與低強度運動互相交替。其變化包括 Tabata 訓練、Fartlek 間歇、Gibala 訓練、Peter Coe 訓練、Timmons，在寬鬆定義上還包含了 Crossfit[5]。訓練的差異在於所使用的活動（衝刺、舉重、騎自行車等等）、目標強度（用主觀指標、心率、乳酸值等等）以及運動和休息間隔的次數及持續時間。HIIT 可以促進脂肪燃燒及改善身體組成的原因，推測是因為它可以誘發長時間的代謝性「後燃（afterburn）」現象，不過確切機轉仍然存在著爭議[6]。HIIT 提升有氧耐力的程度與 LSD 相似，但訓練時間較少[7]。

干擾效應

此刻，我們的運動處方配方可能看起來直截了當，這些類型的每項訓練重點似乎都特定而明確。肌力訓練建立力量特質，耐力訓練建立耐力，活動度運動建立活動度等等。這有什麼問題嗎？針對所有一般身體素質顯然都已經發展出特定形式的運動了，如果我們想在訓練計畫中包含所有基礎，就用某種方式簡單地把這些模式結合起來。但是，就像人生中的其他事情一樣，它實際上更複雜一些。

讓我們看看浮現在大多數人腦海中最重要的兩項身體素質：肌力和耐力，這就變得很明顯了。當我們想到任何種類的身體表現，大多傾向於觀察這兩個身體特質，而且所有運動員都以不同的比例擁有此特質。這麼看來，顯然長青運動員必須訓練這兩個項目。

問題是，肌力和耐力的**同步訓練（concurrent training）**給我們帶來了一些理論與實務上的根本困難。簡而言之，認真的肌力訓練和 LSD 耐力訓練會出現**干擾效應（interference effects）**[8]。肌力訓練及 LSD 訓練使用不同的能量系統，需要來自不同種類的肌纖維的表現。這看起來像是一件好事（更全面），但事實證明，肌力和 LSD 的同步訓練可能會切按到一個新陳代謝的切換鍵，即所謂的 **AMPK-Akt 開關**（圖 4-1）。在某種程度上，這有利於有氧耐力適應，但會以失去長期肌力適應為代價[9]。這對老化肌肉在細胞層級是有影響的。換句話說，肌力訓練和 LSD 訓練促進不同肌肉表現型的發展，也促進了不同的運動表現型。「有氧」運動員（馬拉松選手、自行車選手、越野滑雪選手）可以表現出非凡的耐力，但他們通常較缺乏肌力和爆發力；「無氧」運動員（短跑選手、鉛球選手、舉重選手、摔跤選手、劍擊選手）則被訓練在短時間內可以產生高功率輸出。儘管如此，一個有趣現象是，爆發力運動員往往比未經訓練的人擁有更好的耐力，而那些在 LSD—有氧區間內訓練的人，卻不會變得更有力量或更有爆發力。隨著我們繼續探討，這種現象將更清楚。

AMPK-Akt 開關是典型***生物***干擾效應的基本原因，而同步訓練讓我們不得不面對***實務上***的干擾效應。簡單來說，肌力訓練和耐力訓練相互競爭寶貴的訓練時間。要變得強壯，必須同時大量投入積極訓練和訓練之間的恢復時間。建立肌力和肌肉需要長期的訓練計畫，因為它需要增加新的組織。肌力訓練是一個建構工程；耐力訓練則是需要組織重塑，但更多的是重新編寫有氧代謝酶的表現、增加粒線體數量及改善肌肉的血液循環等等。耐力的建立可以比肌力***快***得多，但衰退的速度也更快，因此需要投入持續的訓練時間以維持耐力。

因此，面對這兩個主要的特質，我們的運動處方必須明確指出訓練的重點在哪裡，雖然會***出現***生物和實務的干擾使我們不能兩全其美。看起來，長青運動員可以訓練肌力或耐力，但不是兩者。所以，到底要練哪一個？

就算不是非黑即白（其實根本就是），讀者也應該明白我的結論。的確，正如我們將會看到的，

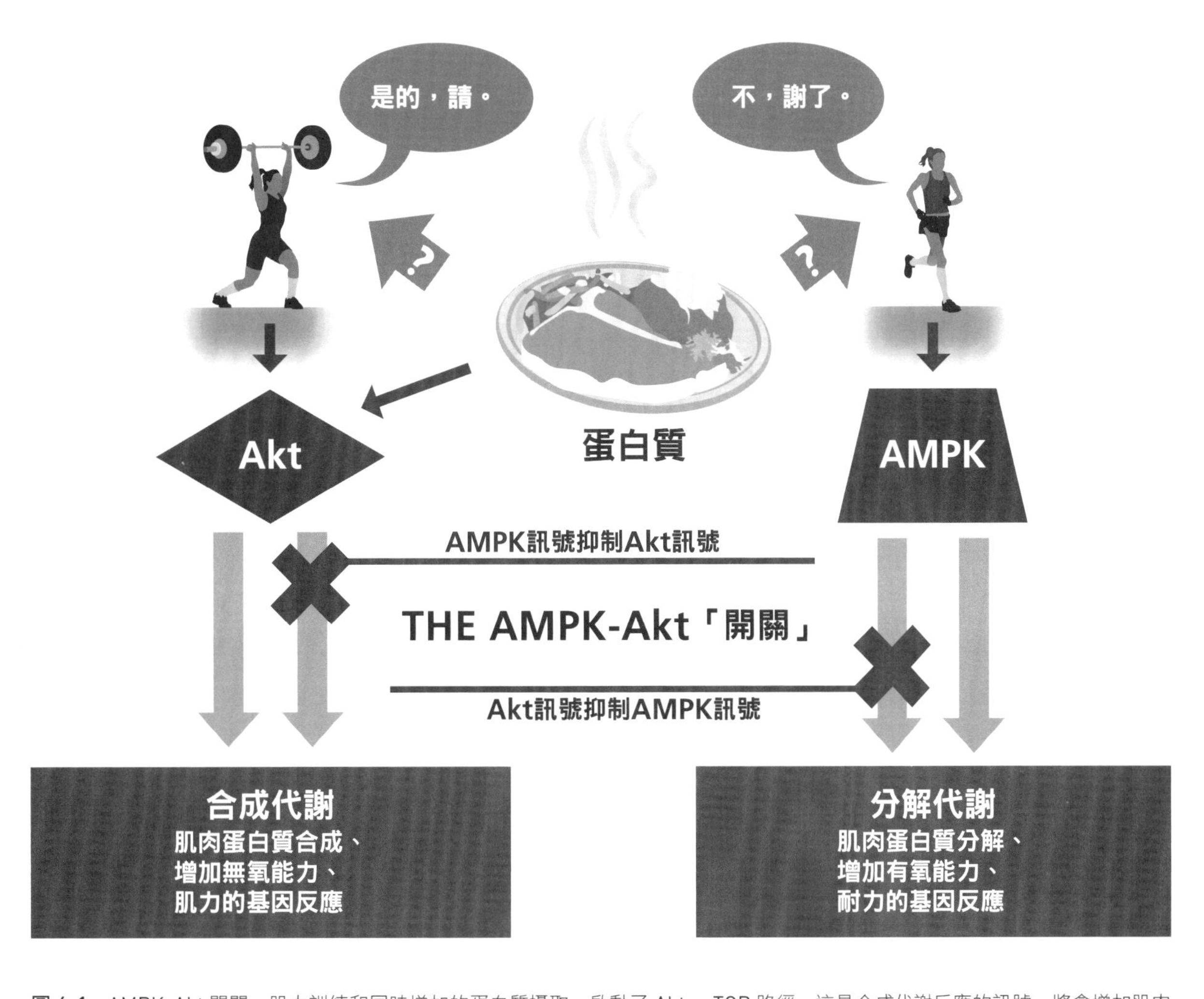

圖 4-1 AMPK-Akt 開關。肌力訓練和同時增加的蛋白質攝取，啟動了 Akt-mTOR 路徑，這是合成代謝反應的訊號，將會增加肌肉質量和肌力。有氧耐力訓練則會啟動 AMPK 路徑，這是減少肌肉蛋白質合成、增加粒線體及增進有氧能力的訊號。較低的卡路里和蛋白質攝取量常常和此種增強 AMPK 訊號的訓練方式相關。啟動任何一個路徑都會抑制另一個，所以這被比喻為切換鍵或是「開關」。這張圖大大簡化了這些複雜的訊號事件，而這些作用的機轉和實務重要性仍然是當前積極研究與激烈爭論的領域。

長青運動員需著重肌力訓練超過耐力，這是合理而且符合實證的方式。但是我們的分析也將使我們繞過表面上肌力對上耐力的兩難困境。***我們可以，而且必須兩者兼得***。

為了了解這如何成為可能，我們需要先知道生命系統是如何使用和轉換能量。我們需要對**生物能量學**（bioenergetics）有基本的理解。

生物能量學概論

了解生命系統如何獲得以及使用能量，是理解任何運動的基礎，所有認真看待體適能的人都無法沒有它還能做出明智的決定，就像你在生活中缺乏常識就無法做出明智的決定。我只會用幾頁篇幅幫助你了解這些，當我講解完畢，你將更明白究竟你的身體在活動時是如何運作的，而且你會恍然大悟，為什麼***生物能量學***這個詞聽起來這麼偉大。

我將從問題的全貌開始講解，而我多麼希望我在讀醫學院的時候可以從這個地方開始學起。我將向你展示整座森林、森林中的重要路徑，以及轉折的路標。但是首先，我將告訴你***我們要在森林中尋找什麼***，這是最重要的項目，是所有生物能量學的基礎，它就是 ATP。

ATP：生命過程的能量

ATP 是**三磷酸腺苷**（**adenosine triphosphate**）的縮寫，是生命系統中媒介能量交換的分子，沒有它就什麼都做不了。糖和脂肪可能是細胞的能量來源，但是能量必須以 ATP 的形式才能被利用。當細胞需要做某事或製造什麼的時候，它不能只使用糖或脂肪分子，就像你到 Walgreens 連鎖藥局，用 Walgreens 金幣買阿斯匹靈一樣。食物中的能量必須儲存成 ATP 的形式才是可以被使用的能量[10]，事實上，很多人只會簡單稱之為「細胞的能量貨幣」，***不會***有人多談論 ATP 幾句。但你瞧——我剛剛做到了。

顧名思義，ATP 是腺苷與三個磷酸基團結合的分子。對於腺苷，或甚至磷酸沒有任何特別重要的事需要知道。重要的是 ATP 只是相對較小的分子，有三個磷酸基團以長鏈的形式懸掛在腺苷上。就這個說明而言，我們可以把腺苷認為是惰性的磷酸鏈平臺。圖 4-2 展示了詳盡的細節。

現在，我想讓你認識關於那條磷酸鏈的一些事情，我把它標示成幾個小球。前兩個磷酸是經由平淡、低能量的鍵結附著在腺苷平臺上。第三個磷酸，不尋常地經由鬆弛的彈簧附著在第二個磷酸上，而且相當不穩定。以這種粗糙的方式看待 ATP 會讓我的大學理化教授感到沮喪、痛苦，並因此尖叫。但沒關係，反正我從沒喜歡過他。我的不安定球模型可以完美地符合我們的說明，因為它強調了鍵結最後的磷酸，***末端磷酸***，正在因能量而抖動，這是化學能，可以讓細胞用來***做事情***的能量。

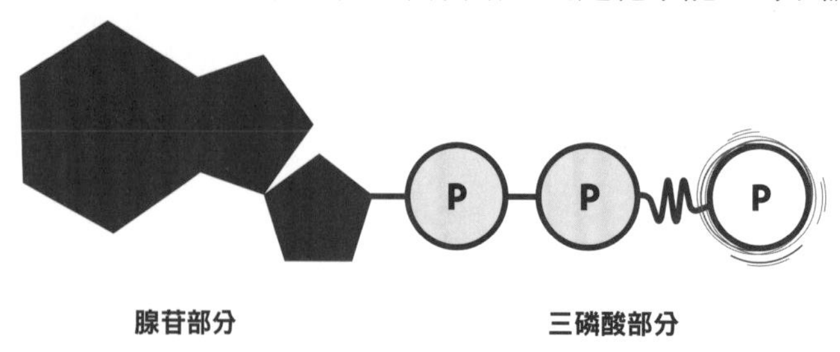

圖 4-2 ATP—三磷酸腺苷。第三個磷酸經由高能鍵結連接分子的其餘部分，包含生命作用所需的能量。

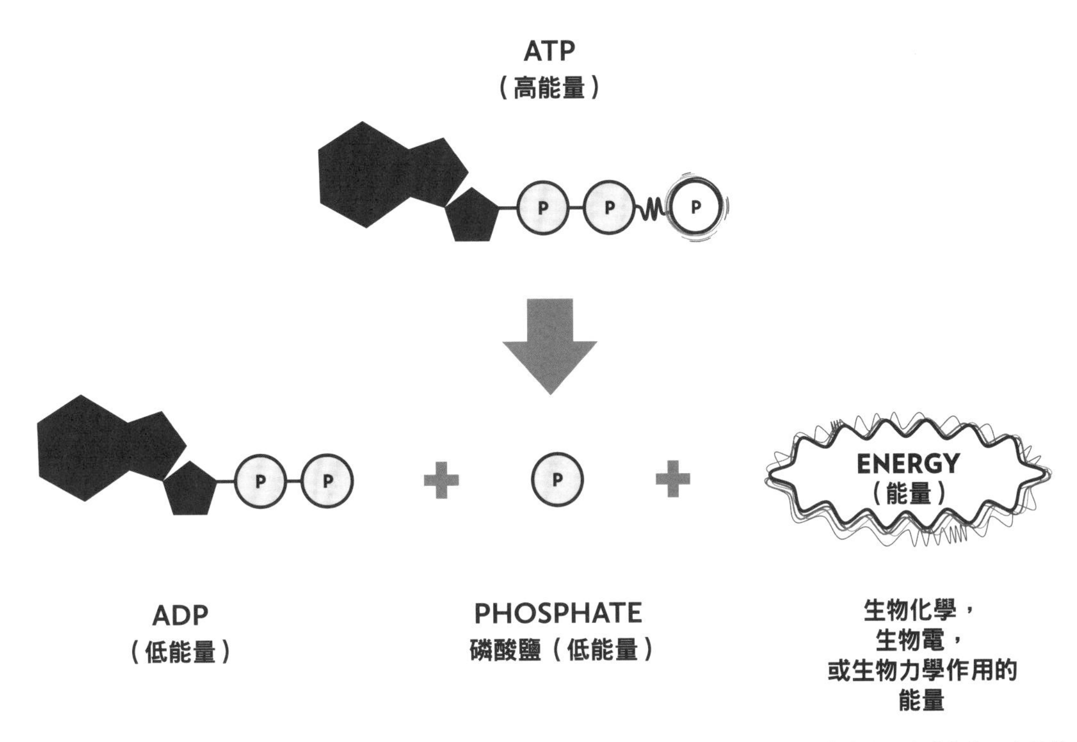

圖 4-3 ATP 的能量轉移。釋放第三個磷酸來轉移能量進行生物作用，例如充電神經元、進行生物化學反應或收縮肌肉組織。

做什麼事情呢？做***生物化學反應***。任何細胞的所有作用都會歸結到生物化學作用。細胞將化學物質轉變成其他化學物質。就像 White 先生在行動實驗室中以本生燈做出漂亮的藍色甲基水晶；你需要能量來源才能在你的細胞中進行生物化學作用。能量是 ATP 的形式，生物運動也是如此。當肌肉細胞收縮時，它使用 ATP 來驅動生物化學反應產生動作[11]。

ATP 藉由失去不穩定的第三個磷酸來做到這一點，它將鍵結中的能量轉移到某些依靠能量的生命作用上，例如酶反應、驅動神經元的電氣活動或驅動肌纖維的動作。沉思一下圖 4-3。

當 ATP 失去末端磷酸（稱為 ***ATP 水解***或***去磷酸化***），不穩定鍵結中的能量在受到控制的特定方式下釋放，轉移到另一個分子或與之作用。例如，細胞可能需要結合一整串胺基酸來合成蛋白質。這是一個耗能作用，而且要使用 ATP。在肌肉收縮的情境中，是因為 ATP 轉移能量到互相拉扯的肌絲而產生動作[12]。

在任何這樣耗能的作用之後，ATP 被使用掉了。它現在是 **ADP**，或稱為二磷酸腺苷（adenosine diphosphate），一種能量低得多的分子。ADP 需要充填（***再磷酸化***），才能讓細胞的生物化學反應和生命作用獲得持續供應的能量。

為 ADP 充填並維持高濃度的 ATP 就是生物能量學的全部。你攝取的食物中的能量不能用於生命作用或動作，除非它被重新包裝成 ATP 的形式。如果你密切關注 ATP 的生產，新陳代謝將更有系統。記住，我們要看全貌。

讓我們從一個甜甜圈開始講起。

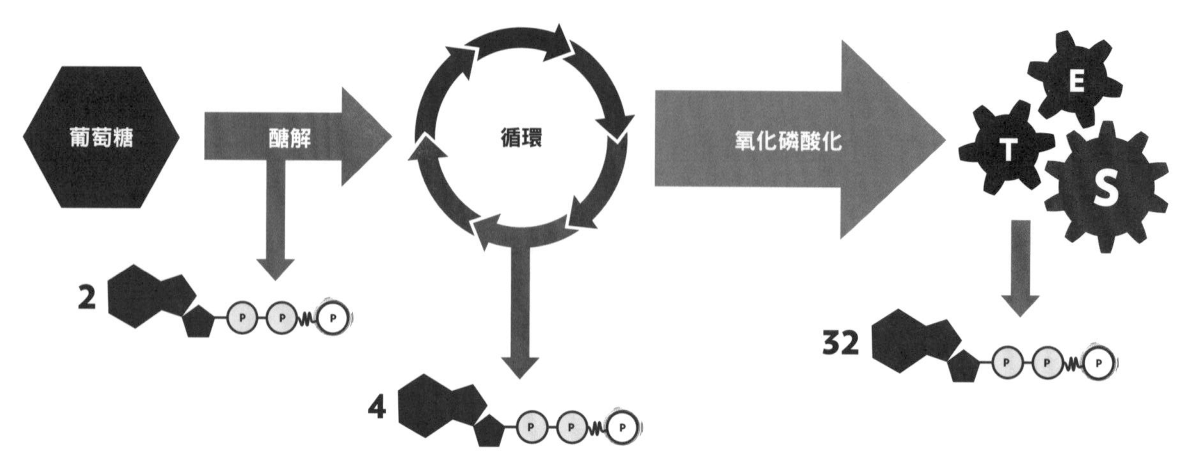

圖 4-4 葡萄糖能量代謝概述。葡萄糖能量的轉換分為三個主要步驟：醣解（glycolysis）、Krebs 循環和氧化磷酸化（oxidative phosphorylation）。每個葡萄糖分子在這三個步驟最多可以分別產生 2、4 及 32 個 ATP 分子。

葡萄糖和脂肪代謝：如何將甜甜圈轉換成 ATP

如果你仔細思考，會發現甜甜圈真是太可怕了，這就是為什麼大多數人都不去分析它。這是一塊含糖的麵團在深油炸鍋裡炸熟，然後塞滿或塗上更多的糖。這是一種有養分的垃圾團，是令人憎惡的東西，也是有毒的環形碳水化合物和脂肪。它的能量非常密集，除非你馬上去運動，否則它會讓你在書桌前血糖爆錶，並把脂肪直接送到你的鮪魚肚裡。

但它含有大量的食物能量，***而且非常好吃***。我們用它來舉例。

當你吃甜甜圈時，來自唾液腺、胃及胰臟的酶會幫忙把這可怕的東西分解掉，變成其構成物的碳水化合物和脂肪分子。經由其他酶和胰島素的作用，甜甜圈的分子在血液中循環，最終以**葡萄糖**和**三酸甘油酯**的形式送到你身體的飢餓細胞。葡萄糖（一種單糖）和三酸甘油酯（脂肪）接著被轉換成 ATP。存在這些分子化學鍵中的能量，被轉換用來充填 ADP 的高能末端磷酸以生成 ATP。

將葡萄糖的能量重新包裝成 ATP 發生於三個重要的步驟。

1. **醣解**。葡萄糖迅速分裂成兩個片段，製造 2 個 ATP 和一些高能電子。
2. **Krebs 循環**。葡萄糖片段被化學氧化（「燃燒」）產生更多高能電子和 ATP。
3. **氧化磷酸化**：最大效益的步驟。細胞將氧氣和所有從前兩個步驟得來的那些熱電子結合，創造出「電流」以產生更*多* ATP。

就這樣。這就是森林，碳水化合物代謝和生物能量學的全貌。你用醣解將葡萄糖分成片段和高能電子，在 Krebs 循環中你燃燒那些片段以獲得更多的電子，然後你用所有那些熱電子作為「燃料」來驅動 ADP 充填成 ATP。我們必須更深入了解這三個步驟，以獲得進一步所需要的基本細節。請保持專注，如果你記住了圖 4-4，那麼你就不會在樹林裡迷失方向。

醣解。字面上的意思是「打斷葡萄糖」，而這正是所發生的事情。在醣解的最後，葡萄糖已經被切割成兩個稱為***丙酮酸（pyruvate）***的片段，有些能量被轉換用來產生兩個 ATP 分子，其餘的能量被轉換成存在於***電子載體（electron carriers）***的高能電子（圖 4-5）。那些電子將在之後的步驟中被使用以產生更多 ATP。

Krebs 循環。由葡萄糖分裂所產生的丙酮酸片段，進入細胞中稱之為**粒線體**（**mitochondrion**）的特殊部分。粒線體是一個小型發電廠，香腸型的細胞電池。它是將食物中的大部分能量轉變成 ATP 的地方。在粒線體中，葡萄糖的丙酮酸片段會被進一步作用，進入一個稱為 Krebs 循環的生物化學迴圈。在 Krebs 循環中，丙酮酸被化學氧化（「燃燒」，非常真實的化學感）以產生更多的 ATP 和更多的熱電子（圖 4-6）。

氧化磷酸化。粒線體發電廠中有許多用膜分開來的隔間。許多由醣解和 Krebs 循環產生的高能電子形成某種電流，在氧氣的協助下製造橫跨這些膜的電位。換句話說，粒線體產生一個實際的***電壓***[13]，就像小電池似的。和任何電池一樣，它可以作功 —— 具體來說，用來把 ADP 充填成 ATP（圖 4-7）。

有氧 vs. 無氧。現在，我想讓你注意到關於這三個步驟的一些事：第一個步驟和另外兩個截然不同。醣解不同於之後的兩個步驟，不在粒線體電池中發生，而是在細胞的***細胞質***液體中（可以說是共同區域）。粒線體這個細胞發電廠，是消耗所有氧氣和實際完成所有「燃燒」的地方。

醣解沒有直接消耗氧氣。傳統上醣解被認為是**無氧**的。除此之外，這也表示它不是非常有效率，而且在最終由葡萄糖代謝所製造的 ATP 中，它產生的量很少。一個葡萄糖分子經由醣解產生 2 個 ATP 分子，其餘的能量仍然存在於丙酮酸片段和高能電子中。

在粒線體中發生的這兩大步驟，不同於醣解，Krebs 循環和氧化磷酸化***都需要氧氣才能作用***[14]。因此，粒線體的能量代謝被認為是**有氧**的，這些過程比醣解更複雜，代謝葡萄糖所製造的 ATP 絕大部分在此階段產生。將醣解而來的丙酮酸片段投入粒線體火爐中，每一分子葡萄糖最終可產生（理論上）約 36 個 ATP。加上原先那 2 個來自醣解的 ATP，一個葡萄糖分子***理論上***最多可生成大約 38 個 ATP，其中大部分都是在粒線體中製造[15]。

現在，告訴你一個小祕密：事實上，這三個步驟沒有一個是真的無氧。細菌確實可以在沒有氧氣的環境下進行醣解，而且你體內的一些細胞也可以，包括肌肉。但你不是細菌，人類的醣解和氧氣代謝密切相關。若沒有粒腺體代謝來燃燒掉熱電子和丙酮酸，醣解將會停止。說醣解為「無氧」，而在粒線體中的過程為「有氧」其實有點誤導，而針對我們的目的來說，這樣的說法等於是畫錯了重點。

所以我想指出在這些過程之間另一個更實質的差異。醣解有***非常快***的潛力。出於這個原因，且人類的醣解實際上總是在氧氣的存在下與有氧作用***一起***進行，因此最好稱之為***快速醣解***而不是***無氧醣解***。快速醣解無法製造很多 ATP，但能快速地產出。反過來說，粒線體的作用比醣解慢得多[16]。消耗氧氣的粒線體可以製造大量 ATP，也比醣解持續更長的時間，但它無法如此快速提供能量，記住這點是很重要的。

碳水化合物就講到這裡為止。那甜甜圈裡的脂肪呢？在粒線體中，脂肪分子以非常類似於葡萄糖代謝的方式獲得化學能。它從另一個稱為 **β 氧化**（**beta oxidation**）的循環過程開始[17]。這個過程將脂肪酸分解成短片段，由電子載體獲得一些能量。如同由葡萄糖而來的丙酮酸一樣，脂肪酸片段[18]會被運送到 Krebs 循環之中[19]製造 ATP 和更多的電子載體。再一次，那些高能電子被送入粒線體電池的氧化磷酸化路徑，以驅動更多 ATP 的產出。就像碳水化合物的有氧代謝一樣，脂肪的有氧代謝比醣解慢得多，但產量也多得多。例如，一個棕櫚酸（palmitate）分子，我們甜甜圈中更可惡的脂肪之一，會產生超過 100 個 ATP，脂肪的能量非常高。

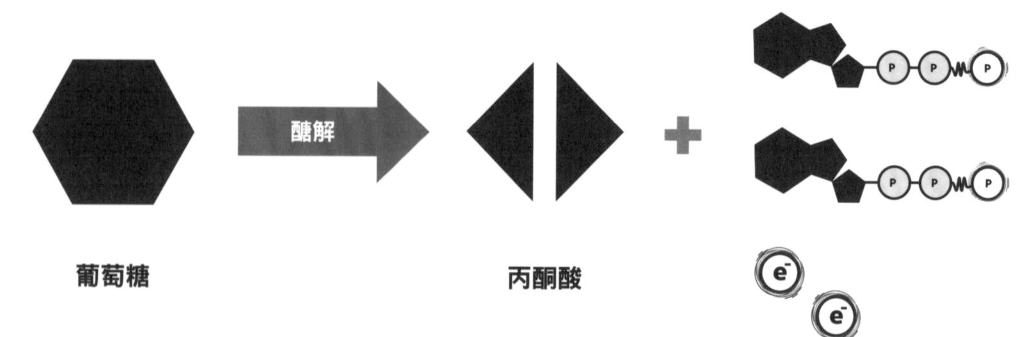

圖 4-5 醣解。這種快速的多步驟作用將葡萄糖分解成 2 個丙酮酸分子，產生 2 個 ATP 和 2 個電子載體。

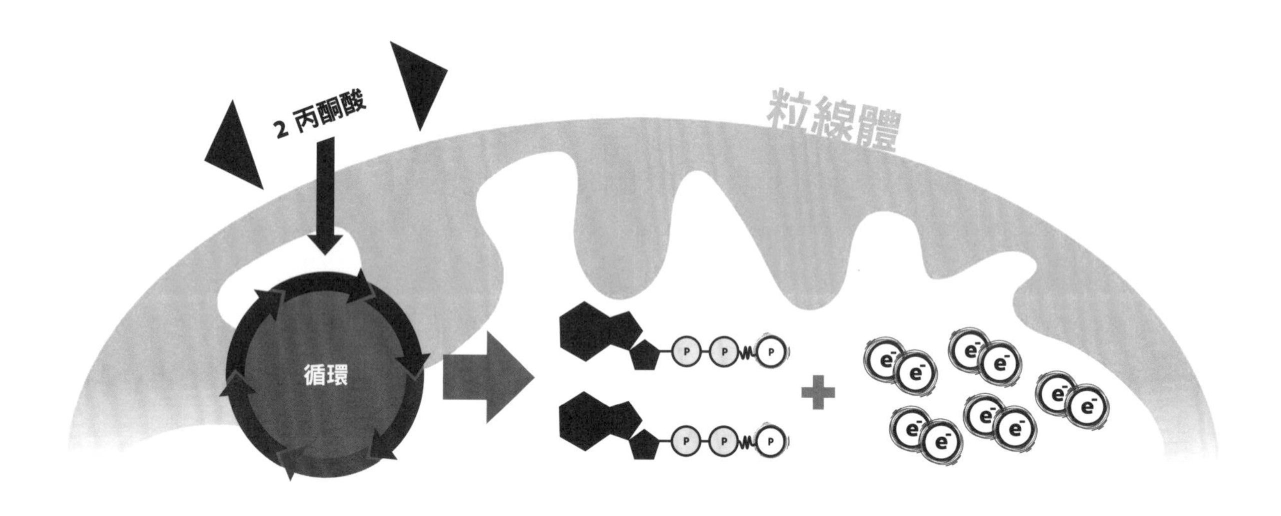

圖 4-6 Krebs 循環。來自醣解的 2 個丙酮酸分子被運送到粒線體火爐。看吧，在 Krebs 循環中，丙酮酸被氧化用來製造 2 分子 ATP、10 分子的高能電子載體和二氧化碳（未標示於圖中）。

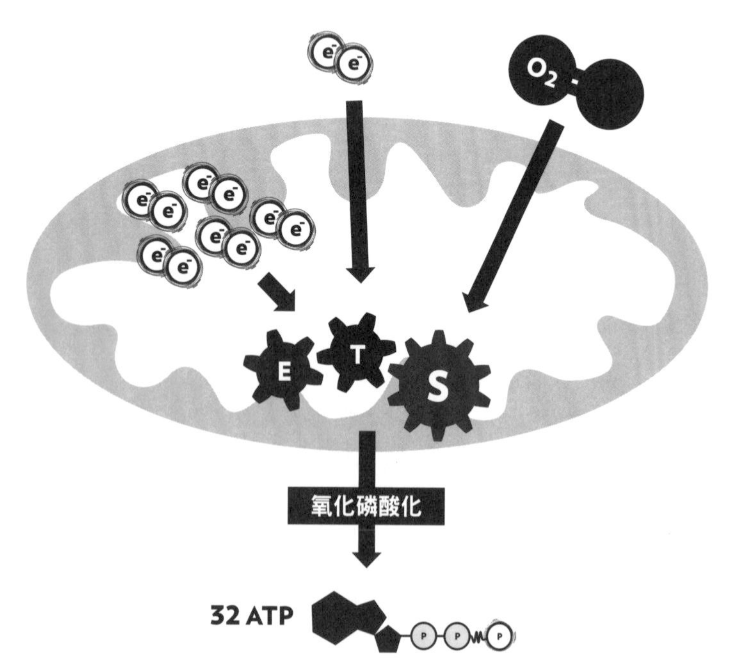

圖 4-7 氧化磷酸化。在粒線體中，由醣解和 Krebs 循環所產生的高能電子結合氧氣來驅動電流，又稱為電子傳遞系統（electron transport system）（ETS）。這個電流驅動了高能磷酸鍵的生成，並且將 ADP 轉換為 ATP。

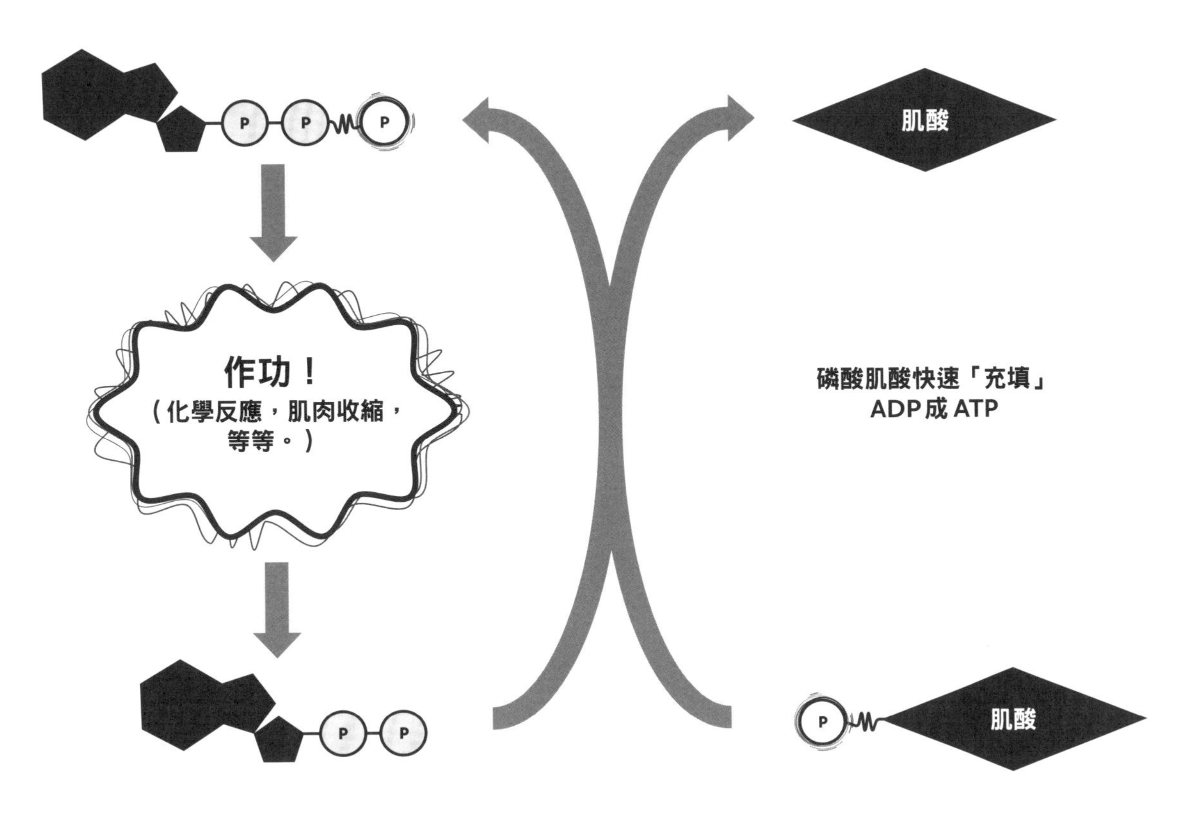

圖 4-8 磷酸原（phosphagen）能量系統。已經存在於肌肉中的 ATP 可以在非常短的時間內被立即使用。肌酸存有高能磷酸，可以在短時間、高能量需求下快速充填和循環 ATP。

磷酸原系統：立即能量和快速充填

我們必須思考一個在生物能量學裡更重要的作用。當細胞急切地需要能量，而醣解來不及供應時，就會動用已經存在於細胞中的 ATP。這些 ATP 將迅速耗盡，但整體能量水準由**磷酸肌酸**（creatine phosphate）系統維持。此時在肌肉、腎臟和神經組織中可以發現高濃度的肌酸。肌酸可以結合高能磷酸，使其作用為 ATP 的快速充填系統。當 ATP 被使用時，例如肌肉收縮，它幾乎是立即被磷酸肌酸分子充填（圖 4-8）。

這是單一步驟的作用，甚至比醣解更簡單，它不需要運送 ADP 去粒線體裡填充，也不需要氧氣。它是「無氧」。我們再度面對這個虛假的術語，因為存儲在磷酸肌酸中的能量和大多數的 ATP，最終都是來自粒線體（「有氧」）的新陳代謝。如同醣解，重點不在於這個系統「無氧」，而是它很***快速***。這個使用立即可用的 ATP 及磷酸肌酸的作用統稱為**磷酸原能量系統**[20]。

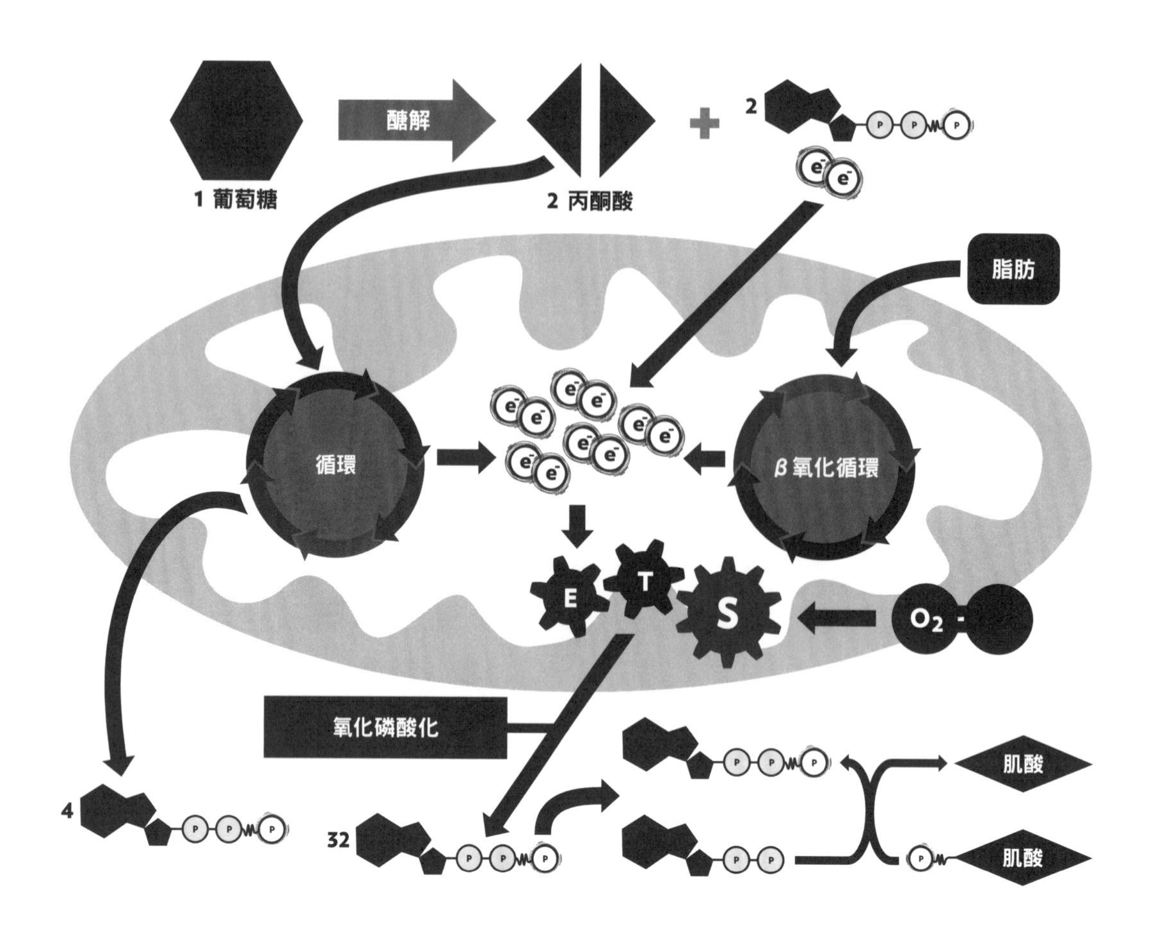

圖 4-9 能量代謝概述。醣解（步驟 1）分裂葡萄糖產生 ATP、高能電子和丙酮酸。丙酮酸、電子和脂肪都進入粒線體。丙酮酸在 Krebs 循環中被「燃燒」（步驟 2），製造少量 ATP 和更多的熱電子。脂肪在 β 氧化循環中被「燃燒」（另一步驟 2），生成 Krebs 循環中會用到的電子及片段。來自醣解、Krebs 循環和 β 氧化的電子被送入 ETS，在那裡與氧氣發生氧化磷酸化作用，僅僅一個葡萄糖就能大量製造 32 個 ATP（步驟 3）。大多數 ATP 最終會進入細胞質，並於該處被使用。被使用後，它可以經由肌酸循環被快速充填。請注意：粒線體內發生的一切都是有氧的；粒線體外發生的一切都是無氧的。所有過程中製造的 ATP 都填充了一個共用的能量池，且這些過程皆為同時作用。對此你現在比大多數醫生都了解得更多了，幹得好。

我們對生物能量學的描述雖然概略且簡化，但也足以使我們更進一步了。如圖 4-9 所示。它看起來非常嚇人！但實際上遠遠沒有那麼複雜，至少沒有比你的有線電視遙控器、退稅單或是你和你配偶的關係還複雜。如果你做個深呼吸並且瞇著眼睛看一會兒，你將會發現其實你不但認識而且也能理解這個謎題的所有部分。圖 4-9 沒有介紹任何新的內容，只是演釋了分子如何結合在一起。

混合能量策略

從前述內容，我們可以知道細胞有三大能量系統來供應生命作用所需的 ATP。

粒線體系統（由 Krebs 循環和氧化磷酸化所組成）使用氧氣在粒線體慢燉鍋中燃燒碳水化合物和脂肪片段，利用氧氣從我們吃的食物中產生大部分的 ATP。

另外兩個能量系統在粒線體外面工作。***快速醣解***在沒有***直接***使用氧氣的作用下迅速分裂葡萄糖，高速製造少量的 ATP。更快速的是***磷酸原系統***。磷酸原系統是由已經存在於細胞中的 ATP 和我們之前檢視過的磷酸肌酸循環所組成。肌酸循環不製造 ATP，而是存儲高能磷酸，以便在高強度能量消耗時快速填充 ADP。

這是一個非常有效率的混合能量策略，提供細胞全域功率輸出及替代燃料的使用策略。就像是能源基礎設施一樣，使用一點太陽能、一點煤碳和一些核能，提供給所有消費者相同形式的能源 —— 電力 —— 細胞的混合能量策略也是如此，以相同形式供應所有能量，就是 ATP。

現在，ATP 就是 ATP，無論它從哪裡來。來自有氧代謝的 ATP 可以用於任何生物化學反應，就像來自醣解的 ATP 一樣，這是***能量貨幣***，細胞可以隨心所欲使用它。我想強調一下，***這些能量系統永遠一起工作***，根據細胞和生物體的需要，這些能量系統可以各種比例共同作用，去填充一個共同的 ATP 池並維持細胞 ATP 含量相對穩定。這些能量系統之間的功能差異不是其製造的能量***類型***，而是***如何***製造能量。

這裡有兩個重要的考慮因素：能量系統的功率輸出，以及能量系統的容量。

功率（**power**）是能量提供的速率，而**容量**（**capacity**）是無論速率如何，系統可以生產的總能量。試想兩個電池，我們稱之為 **C** 和 **P**。電池 C 有大容量。接上馬達，它將以適中的速度驅動馬達整個下午。

電池 P 的容量甚至沒有電池 C 的十分之一。它只能驅動相同的馬達幾分鐘，但速度要快得***多***[21]。即使電池 P 的***容量***很小，但它的***功率***遠遠超過電池 C。

相同的，身體的能量系統具有非常多樣的光譜，但容量和功率呈現反向性的相關性。我們生活中大部分時間都在光譜上有氧的那一端。你正沉浸其中，閱讀、散步、工作、跑步和睡覺都發生在這低功率、高容量的有氧能量系統。這些活動不需要高功率輸出，所以可以由粒線體慢燉鍋以適中速度、穩定連續產出的 ATP 支應。如果我們決定走得更快或更努力，我們可以逐漸提高功率輸出範圍，從低到中高。然後我們會呼吸得更快，消耗更多氧氣，在我們的粒線體中燃燒更多糖和脂肪，製造更多 ATP 以滿足更高的需求。粒線體能量系統在低到中等的功率範圍內不僅有效能且具有非常高的容量。這是我們主要的能量供應來源。***我們是有氧生物***。

然而，有許多活動需要的功率輸出比粒線體代謝所能提供的更高。你想一想，例如 200 米短跑、摔跤比賽或一組伏地挺身。這些活動的功率需求將會快速消耗掉在你肌肉中的 ATP 和磷酸肌酸（磷酸原系統），而粒線體將無法足夠、快速大量生產新的 ATP 來跟上，但是你的肌肉可以經由快速醣解來分裂葡萄糖。每個葡萄糖僅提供 2 個 ATP 而不是 38 個，但它在你需要時可以***立即***提供能量。在耗盡醣解所能提供能量的容量前，你在這種高功率系統下最多可以用最大強度活動 1 ～ 2 分鐘。它的效能不高、容量很低，但它因為功率強大而相當快速。

對於更高的功率輸出需求，肌肉可以轉向磷酸原系統，使用磷酸肌酸來快速充填 ATP。當運動生理學家在談論這個系統時，他們通常是著重在人體功率輸出的極端狀況：衝刺、跳高、鉛球和舉重。這些活動需要在非常短的時間內表現出巨大的力量。例如，傑出的抓舉（槓鈴經由一個快速的動作從地板上舉起到過頭）比實際上任何其他人類的動作都需要更多身體爆發力，因為它在不到 1 秒的時間內長距離移動了奧林匹克重量，抓舉幾乎完全依靠磷酸原能量系統來完成。

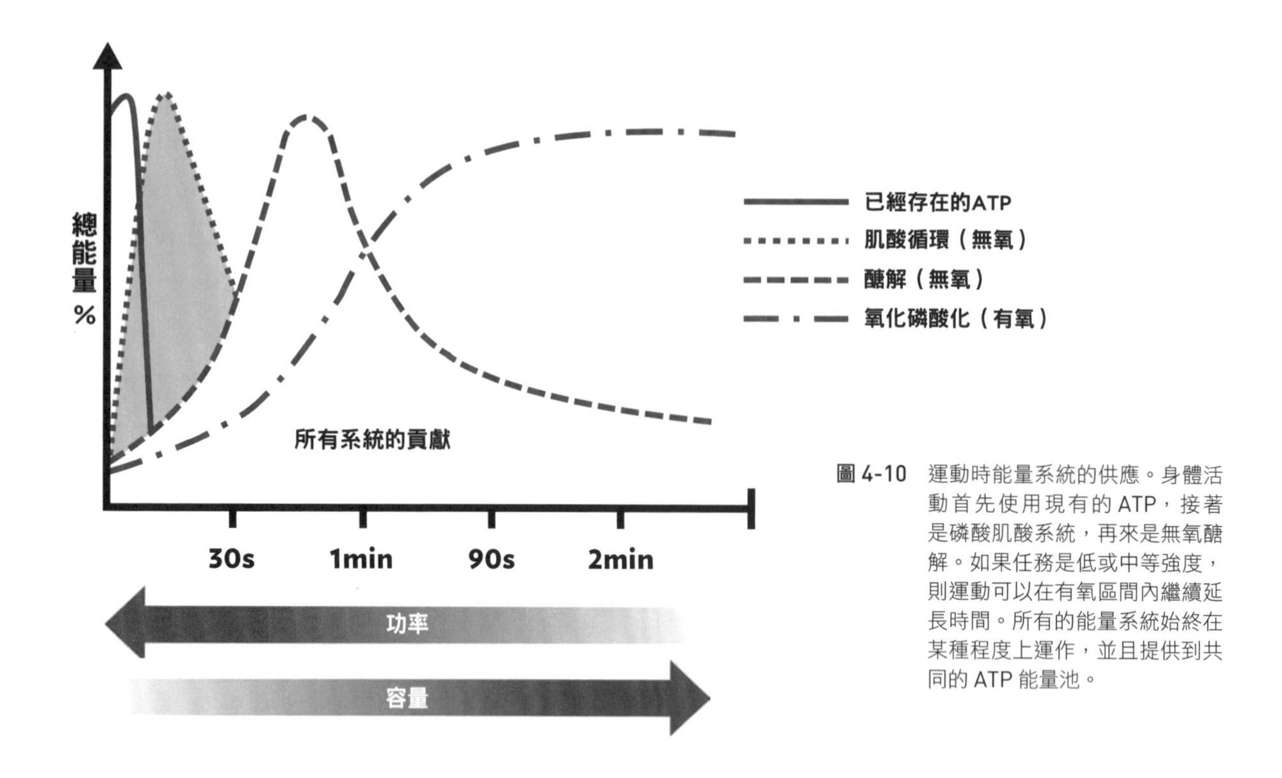

圖 4-10　運動時能量系統的供應。身體活動首先使用現有的 ATP，接著是磷酸肌酸系統，再來是無氧醣解。如果任務是低或中等強度，則運動可以在有氧區間內繼續延長時間。所有的能量系統始終在某種程度上運作，並且提供到共同的 ATP 能量池。

但是細胞對於磷酸原系統有更平實、實用的功率需求，從汽車裡鑽出來其實也需要功率，抬起你大部分的體重快速由坐姿到站姿也需要功率，它主要發生在磷酸原系統內。從危險的狀況下跳開、為你的孩子丟球、把你的狗從垃圾中拉出來……都是快速、有力的動作，需要快速功率及磷酸原系統的參與。

大多數的身體組織都有有氧和無氧能力，但少數重要者例外。紅血球沒有粒線體，因此是絕對的無氧。腦組織是眾所周知依靠於有氧能力，只要剝奪氧氣幾分鐘就會導致永久性的腦損傷。到現在為止，你應該已經很清楚肌肉組織會使用能量系統的全部區間，但任務的功率—容量需求將決定哪個能量系統占有主導地位（圖 4-10）。這個能量使用區間不止表現在肌肉的生物化學，也表現於組織構造的層級；明確地說，是在肌肉細胞層級。這對於老化運動員來說是一個至關重要的課題，正如我們現在即將看到的。

生物能量學，肌纖維類型和老化

骨骼肌在各個層級的構成都是極其複雜和美麗的組織，不過我確定你將會因為我們目前並不需要深入檢視肌肉組織的結構而感到鬆一口氣。肌肉組織可以被簡單理解為「很多束再集結成束（bundle of bundles）」，它是實際的收縮單元，也就是產生動作的組成是**肌絲（myofilaments）**，由一串**肌動蛋白（actin）**和**肌凝蛋白（myosin）**彼此互相滑動以縮短肌肉，過程中會消耗 ATP。這些肌絲被集結成**肌原纖維（myofibrils）**，再集結到一起成為肌細胞。肌細胞超乎尋常地長和細，通常被稱為纖維（fibers）。一條**肌纖維**只是單一個肌細胞。肌纖維集結成**肌束（muscle fascicles）**，肌束在結締組織的鞘膜中集結形成完整的肌肉（圖 4-11）。

因此肌肉是一束肌束，肌束是一束纖維，纖維是一束肌原纖維，肌原纖維是一束細絲。現在讓我們將注意力轉移到纖維 —— 肌細胞。

肌纖維類型和能量系統

現在我們面臨一個對於所有運動員都深切重要的課題，尤其是長青運動員。事實證明，並非所有肌細胞都一樣。正如有些運動員和運動項目是「有氧」，而有些則比較「無氧」，所以肌纖維或多或少也有專項化。骨骼肌是由各種肌纖維**類型**所組成，其生物化學和生理特性是不同的。你可能聽過「慢縮（slow twitch）」和「快縮（fast twitch）」肌纖維。「慢縮」纖維是低功率肌細胞，富含粒線體和氧化（有氧）酶。因此「慢縮」纖維具有相當高的容量，可以持續行進一整天。事實上，「慢縮」纖維就是「耐力纖維」。另一方面，「慢縮」纖維是細小的纖維且較為無力。因為是「慢縮」，這類肌纖維無法快速產生力量，這意味著缺乏爆發力。生物學家稱這些為 **I 型肌纖維**。

「快縮」纖維被稱為 **II 型肌纖維**，有兩種形式，即一般所謂的「有氧快縮」和「無氧快縮」。對我們來說，這兩種形式的 II 型纖維大同小異，都缺乏 I 型兄弟的耐力能力。不過「快縮」纖維能夠高速進行醣解且富含磷酸肌酸，比 I 型纖維更大、更強壯，也更有爆發力。生物學家稱之為 **IIa 型**（「有氧快縮」）和 **IIx 型**（「無氧快縮」）。這些肌纖維類型的性質總結在表 4-1 中。

纖維類型的相對含量和分布顯然會關係到表現。據說「短跑選手是天生的，而馬拉松選手是練出來的」。短跑選手必須在功率區間的高功率輸出這一端來表現，最優秀的短跑選手其肌肉活組織檢查顯示了 II 型纖維的優勢[22]。這種纖維優勢具有強大的遺傳因素，而且事實證明，幾乎沒有辦法改變它。如果你的腿並非與生俱來就有大比例的 II 型纖維，你將不會是一個傑出的短跑選手。***就是這樣***。

當然，你可以成為一個***更好的***短跑選手。你可以用訓練來增加你擁有的 II 型纖維大小和徵召程度，經由訓練你也可以將一些 IIa 型纖維轉變成 IIx 型纖維，反之亦然。但是***大多數***運動生理學家都同意，你不能把 I 型轉變成 II 型，而且你將無法顯著增加快縮對慢縮纖維的數目比例[23]。

然而，不應忽視訓練能增加纖維***大小***的

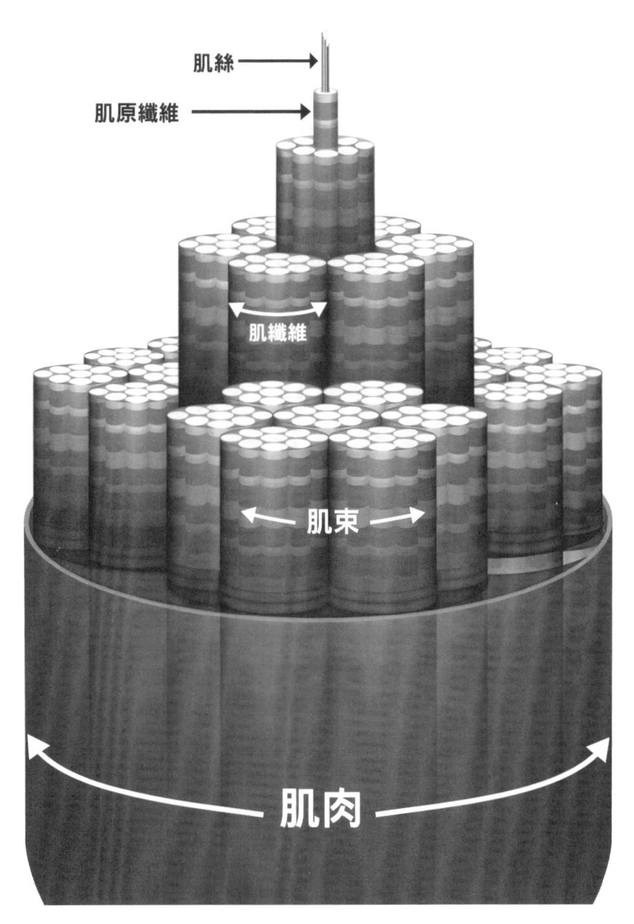

圖 4-11 骨骼肌的美麗結構。肌肉是個複雜的組織，我們或許能以分層的「很多束再集結成束」來描述。一塊完整的肌肉是一束肌束，肌束是一束肌纖維，肌纖維實際上就是肌細胞。肌細胞是有高度次序性的一束肌原纖維，肌原纖維則是一束肌絲，肌絲由肌動蛋白和肌凝蛋白所組成。肌細胞有三種類型，將在以下篇幅討論，而這三種類型都可以在單一塊肌肉中發現。

潛力，雖然我們可能無法改變纖維類型的***數目***比例，但可以增加纖維類型的***橫截面積***比例。換句話說，經由從事著重在特定肌纖維類型的訓練，我們可以增加任一種纖維類型所組成的肌肉面積和肌肉質量。因此，如果我們從事 LSD 耐力訓練，著重於低功率 I 型纖維，那些纖維將會變得略大，有更豐富的粒線體，並覆蓋著更多微血管，而高功率 II 型纖維將會傾向變小。這就是耐力運動員的肌肉表現型[24]。如同短跑選手、舉重選手或摔跤選手會增加他們的 IIa 型和 IIx 型纖維大小，以顯現出更高功率的肌肉表現型，這會比耐力肌肉表現型更大更有力量。

老化和 II 型肌纖維萎縮

所有的這一切，對於我們運動處方／訓練計畫的配方來說都非常重要。老化的特徵是逐步減少肌肉質量，但肌肉流失在不同類型的纖維之間各不相同[25]。***老化時***肌肉質量的減少主要是 II 型肌纖維的減少，這些肌纖維是最大、最有力量和最有爆發力的肌纖維，也是最適於無氧代謝的。在狹義上來說，***老化和耐力訓練對於肌肉組織有類似的影響***，都會減少 II 型纖維的相對質量，或甚至是數量。

這是一個非常令人擔心的觀察。即使是又老又萎縮的肌肉，都還存有 I 型纖維且可以持續被訓練，隨著年齡增長，我們增進有氧能力及耐力的潛力***相對***保存得較好。但是失去 II 型纖維意味著失去發展力量及爆發力的潛力，甚至會失去有意義地訓練這些素質的能力。這尤其具有毀滅性，因為這些是對老化運動員最重要的一般身體素質[26]（事實上，這也是對所有的競技運動員最重要的）——II 型纖維。

但為時未晚。更精確地說，即使在老化的肌肉中，***II 型纖維並沒有完全流失***。看一下 Nilwik 等人[27]在 2012 年發表的重要研究報告，顯示老化伴隨的肌肉質量下降幾乎完全是基於 II 型肌纖維體積的縮小——***而不是數量之減少***。Nilwik 的團隊為了確認纖維類型，針對 25 名健康年輕男性和 25 名健康老年男性進行肌肉活組織檢查。毫無意外地，他們發現老年受試者的肌肉小於年輕受試者，其大小差異幾乎完全歸因於老年人的 II 型纖維較小。接著讓老年受試者接受為期六個月的肌力訓練計畫，他們的肌肉自然地變大了，研究者發現隨之增加的 II 型纖維大小完全說明了這個改變。Verdijk[28] 和 Frontera[29] 的相關研究也發現了類似的結果。

肌纖維類型

類型／子類型	I 型	IIa 型	IIx 型
通俗說法	「有氧慢縮」	「有氧快縮」	「無氧快縮」
纖維大小	小	中	大
粒線體密度	很高	高	低
微血管密度	高	中	低
耐力	高	中	低
肌力／爆發力	低	高	很高
磷酸肌酸	低	高	很高
醣解能力	低	高	很高
有氧能力	高	中	很低
無氧能力	很低	高	很高
老化萎縮程度	中	高	高
有助於	**長、慢、無聊：** 長跑、越野彈簧高蹺比賽、瑜伽馬拉松、與孫子在迪士尼樂園等等。	**短而激烈：** 網球、足球、角力、爬樓梯、逃離危險、追逐孫子等等。	**激動的爆發：** 鉛球、跳高、歡呼雀躍、舉重、奧運級噴嚏、拋擲孫子等等。

表 4-1 肌纖維類型。生物能量學的功率一容量區間反應在組織層級，I 型纖維（低功率有氧）、IIa 型纖維（高功率一有氧／無氧）和 IIx 型纖維（超高功率無氧）。

簡而言之，老化肌肉的特徵是先***萎縮***高功率的 II 型纖維，而這些纖維的萎縮會不成比例地造成老化時肌肉質量和肌肉的流失。幸運的是，似乎有一群萎縮的 II 型纖維像鬼魂似的殘留在老化肌肉中，這些纖維仍然對訓練刺激有反應。高強度、高功率、「無氧」區間，特別是肌力訓練，讓長青運動員能保留這種脆弱的纖維類型，或者，如果 II 型纖維已經萎縮了，可以將之送回人世間，使其變得更大更強。這表示高強度訓練，特別是肌力訓練，可以對老化運動員肌肉質量和肌力的維持產生強大影響，這是有氧耐力訓練根本無法達到的。

肌力之外：其他身體素質

我們來評估看看。這一章我們由運動處方的第三個準則開始：一個重視身體素質的**全面性**訓練計畫。這立即讓我們面對生物學及實務上的爭論，就是訓練到底應該要著重肌力還是耐力。正如我們所看到的，這種緊張是更深層結構的表現，是肌肉組織組成和生物能量系統的層級。

在這個關頭，老化過程中不幸的生物現況，指出了肌力訓練應該優先於有氧耐力訓練。肌力訓練讓我們位於能量區間的高強度端，且能促進搶救、保留和發展出變老時不成比例流失的寶貴高功率 II 型肌纖維，讓我們維持肌肉質量及功能的能力極大化。

那很棒。***但是肌力訓練真的是運動處方最全面的方式嗎***？畢竟，除了肌力和耐力之外，還有其他的身體素質要考慮：爆發力、活動度、平衡感和身體組成。

長青運動員需要全拿。而且，是的，肌力訓練比起耐力訓練更能實質且適當地針對所有素質。

肌力，畢竟是使出力量抵抗阻力的能力，是抬起重物、把它推開或是把它高舉過頭的能力。**爆發力**是第一個由肌力衍生而來、***快速***展現肌力的能力 —— 把重物由地板上快速抬起、拉起、跳躍、投擲、打擊、前衝。你可能有從馬桶上站起來的***肌力***，但如果你因為缺乏***爆發力***而需要花上一個下午，那可是深陷困境。肌力和爆發力都是身體素質，而且是***最基本***的身體素質，若沒有使用計畫性阻力運動，肌力和爆發力都不能合理地被訓練或改善。

但肌力訓練的成效再清楚不過了，在適當的執行與計畫下，阻力訓練增加了**活動度**，我們在完整、自然的活動範圍中，展現出敏捷性和協調性，強化了正常的人體動作模式。肌力訓練會減少活動度並使肌肉僵硬的想法是健身產業的迷思，亦是不當的運動處方 [30]。正確的肌力訓練不僅會增加活動度，實際上，也因為***需要***而得以***訓練***到活動度，這是以跑步、騎自行車或甚至游泳等方式皆無法達到的。我們將在第 6 章更深入探討。

更進一步：在適當的執行與計畫下，阻力運動可以訓練到一般身體素質中的**平衡感** [31]，我們展現正常人體動作模式的能力不僅需要爆發力，還有穩定、安全和自信。***正確***的肌力訓練會使用到完整的動作範圍，因此能訓練靈敏的「動覺（kinesthetic）」[32]，所謂動覺告訴我們哪裡是身體、身體部位以及質量中心相對於重力場與地板的位置。阻力運動***需要***同時也可以一併***訓練***到神經肌肉和骨骼對維持質心在穩定的平衡點之上的貢獻能力，更多關於這些的研討也會在第 6 章說明。

再更進一步：肌力訓練可以優化**身體組成** [33]。在適當的執行與計畫下，它可以減少內臟脂肪、促使保持瘦組織：強壯的肌肉、堅硬的骨骼、彈性的肌腱和韌帶。這些變化對於任何運動員的重要性，尤其是長青運動員而言顯而易見 [34]。

在前面討論中所提到的主要警示是「***適當的執行與計畫***」。不適當的執行或計畫，針對純粹短期或健美效果所做的肌力訓練，將不會獲得這些益處，且那根本不是真正的***訓練***。回憶一下***訓練***和***運動***之間的區別，與操作訓練變項或調配我們運動處方的***劑量***有關。事實證明肌力訓練在適當的計畫和執行下，可以為我們提供細膩精確操作訓練變項的機會，這是在任何其他訓練模式中找不到的。幸好，正如我和安迪．貝克將在第二部及第三部中向你說明的，適當的執行與計畫最重要的是由一些基本、易於理解的原則所指引，雖然很多人可能會以別的方法嘗試說服你，尤其要從你的口袋掏錢的時候。

多做阻力；少做耐力

對於長青運動員來說，用 LSD 訓練耐力，以及用阻力訓練來訓練肌力，這兩種意見之間的緊張局勢，最終的決定落在肌力訓練這邊，使我們得以在能量光譜的高強度端活動，並建立肌力和爆發力，且在維持 II 型纖維的同時訓練其他身體素質。

即便如此，***相較於其他素質，耐力也不該因此被輕忽***。每個運動員都需要所有素質，只是或多或少、比例不一，即使位於爆發力—耐力能量區間的極端位置的專項運動員，例如奧運舉重選手（高爆發力／低耐力）和越野滑雪選手（低爆發力／高耐力）也是如此。老化運動員肯定不是這樣的專家，即使獲得這種肌力應該在我們的訓練處方中占據中心位置，但耐力仍然很重要。有沒有可能同時建立耐力***和***肌力？

這是個好消息：如果我們把訓練的重點放在肌力以及能量光譜的高功率端上，那麼它不僅僅只是可能，事實上同時建立耐力***和***肌力是***必然的***。

運動生理學的傳統論述認為，肌力訓練不會對具備有氧能力的生物指標產生影響，例如最大攝氧量和有氧酶活性。但最近的研究，包括針對老年受試者的研究，已經開始挑戰這一觀點[35]，因為促成傳統論述的大部分研究都存在著嚴重缺陷，它們主要是使用我稱之為「低劑量」阻力訓練的小型、短期研究，同時還有計畫執行不善的問題。但即使研究未能發現增加有氧***能力***的***生物指標***，還是發現了肌力訓練可以改善***實際測量***的有氧耐力***表現***[36]，例如在跑步機上力竭的時間或整體的運動耐受性。

這已有例證。我的朋友和老師，知名的肌力教練兼作家馬克．銳普托，經常引用以下一位長程自行車選手的例子。這位自行車選手是耐力運動員，他以幾乎像信仰宗教般地相信肌力訓練不僅無用，且是競賽自行車的***毒藥***。我們在一條荒僻的小徑上，把他從他的自行車上拖下來，綁架他，並且把他帶到遠離文明的 Texas Wichita Falls，銳普托的健身房。我們使用測力計和牛刺（cattle prod）測量他腿部的肌力得到了一個數字 —— 稱之為 ***x***。騎車時，平均每次踩踏板需要他施展一部分的腿部最大肌力，假設是 ***¼x***。我們把他關起來，並且用賄賂、欺騙或暴力恐嚇的方式逼迫他參加 6 ～ 8 週的肌力訓練。我們強迫他攝取足夠的蛋白質和液體，要他早點睡覺，讓他在週末打電話給媽媽。囚禁結束時，我們發現他的最大攝氧量、他的有氧酶，或是其他常用來檢驗有氧能力的生物標記幾乎都沒有變化。然而我們發現他的耐力***表現***有所改善。怎麼會這樣？

當我們測量他訓練後的肌力，發現它增加為兩倍，到達 ***2x***。這表示騎車時平均踏板行程的踩踏現在只需要 ***⅛x***，相較於他以前的腿部最大肌力，現在只需一半的努力。換句話說，現在***每踩一次踏板比以前更容易***，因為它只需要更小比例的腿部最大肌力。我們可能也會發現，如果進行必要的測試，肌力訓練也改善了他的動作運動經濟及效率[37]。簡而言之，***經由讓他變得更強壯，我們增加了他的耐力表現，使他成為更好的耐力運動員***。我們的數據已經搜集完畢，我們的論點已經說明清楚，我們將他釋放回野外，可能在他身上放置某種無線電標籤，使我們可以監測他未來的訓練和交配的習慣。

有多種因素作用在這現象中。高強度運動，例如肌力訓練和 HIIT，比低強度的 LSD 活動需要徵召更高水準的肌纖維。強度調節了稱之為 PGC-1X 的蛋白質，最終會促進粒線體增加[38]。也許最重要的一點，是要在能量區間的高效率、「無氧」端來進行訓練時，會需要來自粒線體（有氧）代謝的支援。

想想執行一次高強度運動的運動員，或許是一組沉重的硬舉，或許是一趟衝刺。這回合需要的能量會比粒線體代謝所能提供的功率輸出更高，並且幾乎完全在磷酸原系統中作用，可能有一些來自快速醣解。請記住，這些都是低容量能量系統。所以當運動員完成他的一組動作或衝刺時，能量會或多或少被消耗掉。然而，休息幾分鐘之後，他將可以做另一組動作或衝刺。怎麼會這樣？因為高功率（「無氧」）能量系統將會由粒線體（「有氧」）系統來恢復。在回合間的休息時，氧氣的消耗量提高了，這些能量可以用來補充肌肉能量儲存。***但這種支援不是雙向的***。低或中等強度的訓練不會對無氧能力產生顯著的改善[39]（圖 4-12）。

所以，這就是最後的重點了：***低強度耐力運動會增加低強度耐力的表現，但不會增加肌力或爆發力***[40]。這種訓練模式會干擾肌力發展，消耗寶貴的訓練時間卻只逐漸發展兩個身體素質：耐力和身體組成。事實上，有氧 LSD 訓練所產生的身體組成「改善」指的是脂肪減少（好的），但也有會造成 II 型纖維的萎縮（非常糟糕），照理來說這對長青運動員是***禁忌***。

肌力訓練同時增加了肌力和低強度耐力表現，還能訓練到爆發力、活動度、平衡感及身體組成等素質。增加補充***高強度***體能訓練計畫（第 26 章）能用比 LSD 更短的時間發展高功率表現和低功率耐力，而且避免了肌力和 LSD 同步訓練的任何實務上或生物性的干擾效應[41]。

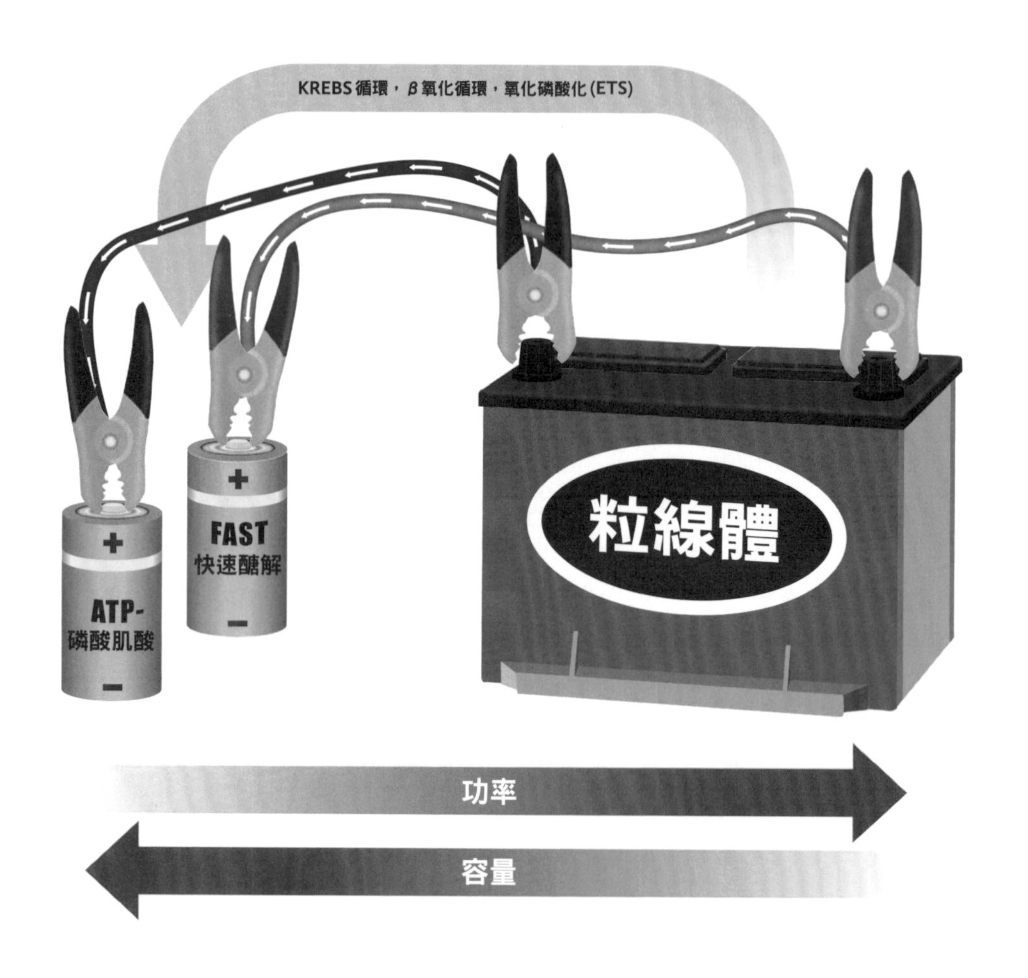

圖 4-12 粒線體能量系統支援細胞質能量系統。細胞質或「無氧」能量系統具有高功率、低容量，由磷酸原系統及快速醣解所組成；粒線體或「有氧」能量系統則具有低功率、高容量，由 Krebs 循環和氧化磷酸化所組成。在高強度活動的恢復期間，粒線體系統會運作來「充填」細胞質系統。

老化極限運動的肌力

所有的運動員，甚至是耐力運動員[42]***都需要肌力訓練***。肌力是最基本的身體素質，對任何運動都有好處，唯有西洋棋可能是例外。那些參加我們稱之為老化的殘酷運動的極限運動員最需要肌力。這是因為老化運動員必須在生命的比賽中施展各式各樣的動作，即使時間不停地重擊他。

當我們談論老年醫學專家所謂的***功能***，指的是：進行日常生活活動的能力，包括帶給我們快樂和賦予我們生命意義的活動。長青運動員可以更恰當地將它稱為生命競技場中的***表現***。無論我們稱之為什麼，我們在談論的能力包括起床、抓住孩子避免危險、把箱子抬過頭放進櫥櫃、拿起一袋沉重的雜貨、高興地跳躍、和狗玩飛盤、改裝浴室、划船橫越釣魚池或是做愛。

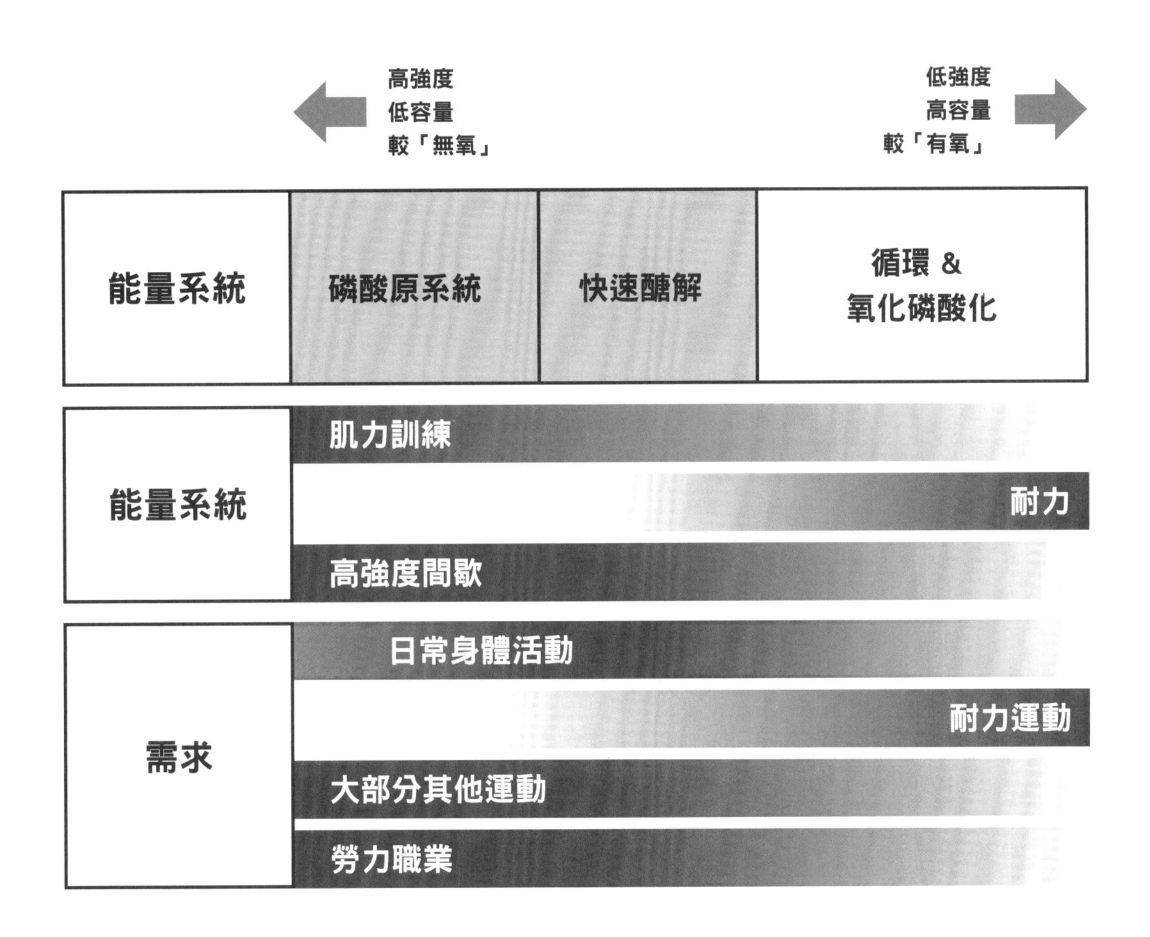

圖 4-13 不同的訓練模式對能量系統的影響。所有形式的運動都使用來自三種能量系統產生的 ATP（見圖 4-10），但是本圖強調了不同形式的運動可以訓練並促進能量系統適應的程度，以及各種身體活動的需求。肌力訓練在高強度無氧區間內進行，在磷酸原及醣解能量系統中產生強大的適應，對於有氧能量系統則有一些訓練效果（取決於訓練如何進行）。高強度間歇訓練（HIIT）是在無氧系統中由連續、短暫激烈的努力所組成，但其產生的適應橫跨了整個能量區間。LSD 耐力訓練（跑步、長距離騎自行車等等）幾乎只有訓練到有氧能量系統，對無氧能力則沒有產生有意義的增進。大多數日常、職業和體育活動並不需要 LSD 有氧訓練所產生的那種有氧耐力。

我希望你注意到關於那些活動的一些細節 —— 在生命競技場中展現的活動，***都沒有包括跑步、騎自行車、游泳或滑雪幾個小時***。我們所說的這些活動都不需要有氧耐力的非凡成績，相反的，卻都包括了肌力、爆發力、活動度和平衡感的表現。讓我們面對它：如果你明天非跑 10 英里不可，表示你的人生被逼入絕境，一定發生某件糟糕到不行的事情。當然，你***可以***為這種緊急狀況來訓練，正如劍擊選手***可以***為意外的馬拉松長跑來訓練一樣。但這對你們來說都不是最有效率的方式。劍擊選手明天在練習場上需要爆發力和平衡感，但不是極端的有氧耐力，而你必須從閣樓中拉出一個箱子，或是舉起你的孫女放在肩膀上（圖 4-13）。

可以肯定的是長青運動員需要耐力，許多研究也顯示，結合體能訓練計畫可以增加老年人肌力訓練及健康益處。但比起在路上氣喘吁吁移動一個小時的能力，肌力、爆發力、活動度和平衡感對老化這個極限運動更為重要。除此之外，如同我們已經了解的能量系統、纖維類型和干擾效應一樣，證據指出，只用 LSD 訓練有氧耐力區間的老年人，會隨著時間愈來愈***虛弱***[43]。

只有肌力訓練才能涵蓋如此多的身體素質。只有肌力訓練處方適合致力於老化極限運動表現的運動員。如果你喜愛網球、健行、游泳、滑雪或交際舞，那很好，真的。這些運動對你有好處。***請***繼續運動。但如果除了***練習***之外，你還可以為此進行***訓練***，你將可以更好、更久、更安全地從事這些活動。你不可能有一個全面性的運動處方卻沒有訓練到所有身體素質。無論如何，肌力訓練是比任何其他運動模式更接近（表 4-2）也更能滿足年長者的全面性處方。

致勝的運動員會做肌力訓練，而這更適用於長青運動員，正如我們將在下一章看到的。

	能量系統			**運動素質**		
	有氧耐力生物指標	有氧耐力表現	無氧能力	肌力和爆發力	活動度和平衡感	身體組成
低強度 LSD	**是**	**是**	否	否	+／−	↓脂肪，無肌肉↑
高強度體能訓練	**是**	**是**	**是**	+／−	+／−	↓脂肪，+／−肌肉
肌力訓練	否 *	**是**	**是**	**是**	**是** **	↓脂肪，↑肌肉

表 4-2 不同訓練方式對於能量系統和運動素質影響的總結。* 雖然近期一些數據顯示肌力訓練也可以改善有氧表現的生物標記，但我們支持傳統的論述，認為它沒有。** 只有當運動需要活動度和平衡感時，肌力訓練才會改善活動度與平衡感；這對運動選擇有明顯的意義，將在第 6 章中討論。

Chapter 5

特異性與有效性：你的生理勞工退休金

Specificity and Effectiveness: Your Physiological 401K

一張正確的處方必須將治療對準特定的生物性目標，才能產生我們想要的治療結果。針對運動員的合理訓練計畫是把目標放在提升特定身體素質，以優化練習和比賽中的表現。在這個章節中，我們將會看到有規畫的肌力訓練如何有效對抗病態老化表現型的各個部分，同時優化長青運動員的一般身體素質，並保留肌肉、骨骼、肌力、爆發力和身體功能。

再提病弱的菲爾：肌力訓練與病態老化表現型

我們已經看到，給中老年人的適當運動處方會採用長青運動員訓練課表的形式，因為只有可調節訓練變項的***課表***得以在廣泛的劑量範圍內精確地施用。我們還探討了所有運動員（包括長青運動員）的訓練計畫必須改善的一般身體素質。在上個章節中，我們通過身體素質和生物能量系統的角度，考慮了我們可以使用的各種鍛鍊方式。

現在這些相關的研究已經認為：肌力訓練是最有希望成為任何訓練處方成功關鍵的候選人。在正確執行的前提下 —— 也就是說，肌力訓練採用的是人體自然動作形式，並藉由操縱訓練變項獲得適當之**劑量** —— 肌力訓練是一種**安全**的運動。一張精心設計過的肌力體能課表會是**全面**的，可以促進所有一般身體素質的進步，亦可對人體三種能量系統施予有效的訓練刺激。

儘管如此，仍有其他的因素需要考量。在本章節中我們將會審視第四條準則：

4. 我們的運動處方／訓練課表必須能有效並有針對性地對抗病態老化表現型，包括：代謝症候群、心血管疾病、肌少症、骨質減少，以及肌力、活動度與功能性的流失。

畢竟，我們已經確定我們正在訓練準備應對的「事件」，是一場名為老化的殘酷競賽，如果訓練有助於一般身體素質並且橫跨了三個能量系統，那一切都很好，但，這會有助於我們在這場競賽中的表現嗎？

對於大多數的運動來說，這並不是一個是與非二擇一的問題，競技科學家和運動生理學家非常擅長證明特定的訓練項目會影響活動度、爆發力、肌力以及其他一些模糊的生物物理數據或實驗室數據，但他們卻也很難證明：有哪一種訓練方法能***在運動場上帶來更好的表現***。這本是一項公認的艱鉅任務，一部分的原因是要評估任何單一運動變項的操縱將如何影響競技表現這件事太複雜，一部分的原因是我們缺乏已被廣為接受的、實用的、關聯性高的運動特殊性指標。許多人會***覺得***透過用奧林匹克式舉重動作的變化版本（如爆發上膊）來增進爆發力可以讓你成為一個更強的後衛；或大重量的推舉能夠使你成為更強的投手，而且有許多令人信服的理由讓你這樣認為[1]。但另一方面，要***證明***這些訓練對競技表現的關聯性似乎是一項艱鉅的任務，這就是為什麼大多數教練實作時都是基於經驗而不是「同儕審查研究」。

但我們很幸運，因為評估訓練對老化極限運動的影響，是相對容易處理的議題，這是因為在重要的老化比賽中，對於我們的對手，我們***確實***有一套易於分析且適切的「運動特殊性」指標，以及全面性的深入了解，當我們審視老化表現型時，我們已經看過了這些指標以及主要對手。如果要為老化這項競賽的選手們制定一套致勝策略，我們的訓練處方必須解決病態老化表現型及其組成，肌力訓練是我們開立處方的基石，因此在本章節中，我們將研究它是否可以對抗病態老化表現型。

讓我們由菲爾那悲慘的衰退以及早逝，來簡短回顧一下適應不良的老化的組成因素是什麼。菲爾運動不足、差勁的飲食偏好與不良習慣導致其能量平衡紊亂（攝取太多卡路里，消耗太少）和不健康脂肪的累積。他的情況發展成胰島素阻抗，接著引發代謝症候群，最終發展成糖尿病。代謝症候群會產生慢性發炎、血脂異常以及因血管病變而引發的高血壓、動脈粥狀硬化性心臟病及全身性循環不良。菲爾的肌肉變得愈來愈小、愈來愈弱（肌少症（sarcopenia）與力弱症（dynapenia）），他的骨骼變得愈來愈脆弱（骨質減少（osteopenia）），他的肌腱變得鬆軟、脆弱且更容易受傷。菲爾開始發展為虛弱、慢性疼痛、憂鬱症、多重用藥並逐漸失能。他的病態老化表現型最終會透過冠狀動脈疾病或嚴重的心臟病發來殺了他，但也可能簡單地透過鬱血性心衰竭來了結他，或心律不整、靜脈栓塞、腦中風、嚴重的皮膚感染、無法預期的藥物交互作用、自殺或髖關節骨折。這也許不會這麼快就結束他的生命，代謝症候群可能以溫水煮青蛙的方式發作了幾十年，最終菲爾成為在名為護理之家的煉獄中包著尿布的癡呆肉餅，等待著名為肺炎或敗血症爆發的終點（偉大的醫師 William Osler 說過：肺炎是「老人的好朋友」，有的老人可能希望是其他的疾病）。

這就是我們這些在生命競技場中的運動員的主要對手：病態老化表現型。肌力訓練是否可以幫助我們對付這個怪物？答案是 ***yes***（迴響數次）。這不僅是片面之詞，而是基於過去 20 年到 30 年間積累的最佳證據所得出之結論，尤其是自 21 世紀初以來，我們看到了此議題的研究論文爆發式地激漲。在這一關鍵的章節中，我們將會逐一查驗這些證據。

現在正是點出已發表的科學研究背後令人不安的事實的大好時機：就像其他人類奮力追求的事物一樣，裡頭大約有 90% 是狗屎。這一直都是事實，現在也許更甚，由於研究工作受到出版偏見、學術生活壓力，以及明顯具有非科學意圖，並由企業所導致的科學崩壞[2]。這個現實中不幸的事實不應在談論生物醫學文獻[3]中被忽略，無論我們談論的是運動醫學[4]、癌症化療、影像診斷學或只是基礎的細胞生物學。

因此，我想開誠布公的告訴你：正如你所能輕易發現的，一些研究顯示，縱使是被普遍接受並且廣泛使用的醫學療法，並不一定能真正產生我們預期的結果[5]。同樣的，針對各種疾病狀態及其指標的力量訓練文獻中，也有互相對立的發現。文獻回顧會集中在***壓倒性的優勢證據***，並大量借鑑生理學論證與實際經驗，但無論我承認與否，這都必然涉及到我個人的偏見，而我選擇承認。就像任何科學或是醫學分析一樣，我的個人意見應被視為暫定的意見。我邀請、鼓勵、並***懇請***你評估與本書不同的觀點，以總結出你自己的結論。

抱歉，如果你是來尋求亙古不變的真理，那你來錯地方了。我相信在此提供的結論代表了我們到現今為止有關阻力訓練對病態老化表現型之影響的了解。但醫學生涯很快地告訴人們，Truth 的 T 不該大寫。一直到近期以前，關於運動醫學的生物醫學文獻都是把有氧運動視為首選，而忽略了肌力訓練，這件事本身就是一個很好的例子。

交代完以上這些警告，讓我們來看看實證證據，請牢記在第 5 章（圖 5-1）中討論的病態老化表現型的結構與發展。

肌力訓練、病態性脂肪與炎症

異常、過多的熱量攝取是代謝症候群的主要原因。任何形式的運動，加上少吃一點 Twinkies、Doritos 還有少喝一點重量杯飲料，都會使總熱量往赤字的方向移動，同時還附帶體脂的減少。雖然無論是在普羅大眾心中或是醫學界眼中，看到減脂都會先想到有氧運動，但人們愈來愈認識到，阻力訓練可以將肌肉質量與肌肉能量消耗最大化，增進脂肪流失並減少脂肪增加。此外，肌力訓練有助於***內臟脂肪***的減少，而內臟脂肪的減少對代謝症候群的病程發展，比總體脂肪[6]對其的關聯性更大。

這很重要，因為內臟脂肪過多強烈涉及了全身性炎症的進展過程[7]，我以術語**病態性脂肪**來形容這種情況。久坐不動的人會因熱量攝取過多以及胰島素阻抗性，使***內臟脂肪成為促發炎組織***[8]，炎症會促進血管與其他組織的退化性變化，從而驅動了心血管疾病以及其他病態老化表現型的發展。

在這樣的景況下，肌力訓練被拿來研究了，並且展現出能減少病態性肥胖的負荷以及減少全身性炎症[9]的效果。這有一部分是透過運動來增加熱量消耗並減少總體脂肪量，但更重要的效果可能是透過高強度運動對***脂肪組織進行重新編列***，將病態脂肪轉變為健康脂肪，這是一種實際上可以促進健康、調節食慾，還能與肌肉還有其他組織和諧地運作的組織，這對血壓、冠狀動脈健康、胰島素敏感性、慢性疼痛乃至於長期神經系統健康都有影響。

簡而言之，肌力訓練有能力對抗病態脂肪的累積，而病態脂肪的累積是代謝症候群和病態老化表現型[10]的主要參與者。

肌力訓練、代謝症候群與糖尿病

任何形式的普通強度運動、高強度運動，都能阻止代謝症候群的發生並對抗其病程進展，這些運動無疑包括了阻力訓練[11]。高強度運動藉由肌肉活動來製造熱量消耗，***通常***是透過胰島素作用，

飢餓的細胞從血流中吸收養分以便繼續工作[12]。所以，發呆的肌肉醒過來並被強迫參加訓練，造成肌肉胰島素敏感性的提升，從而增加全身的胰島素敏感性，是很合理的現象。但是，肌力訓練不止能增加肌肉的***活動量***，它也增加了肌肉組織的總質量，這會帶來深遠的多重影響，如運動時的代謝增加，甚至也能增加靜止休息時的熱量消耗。

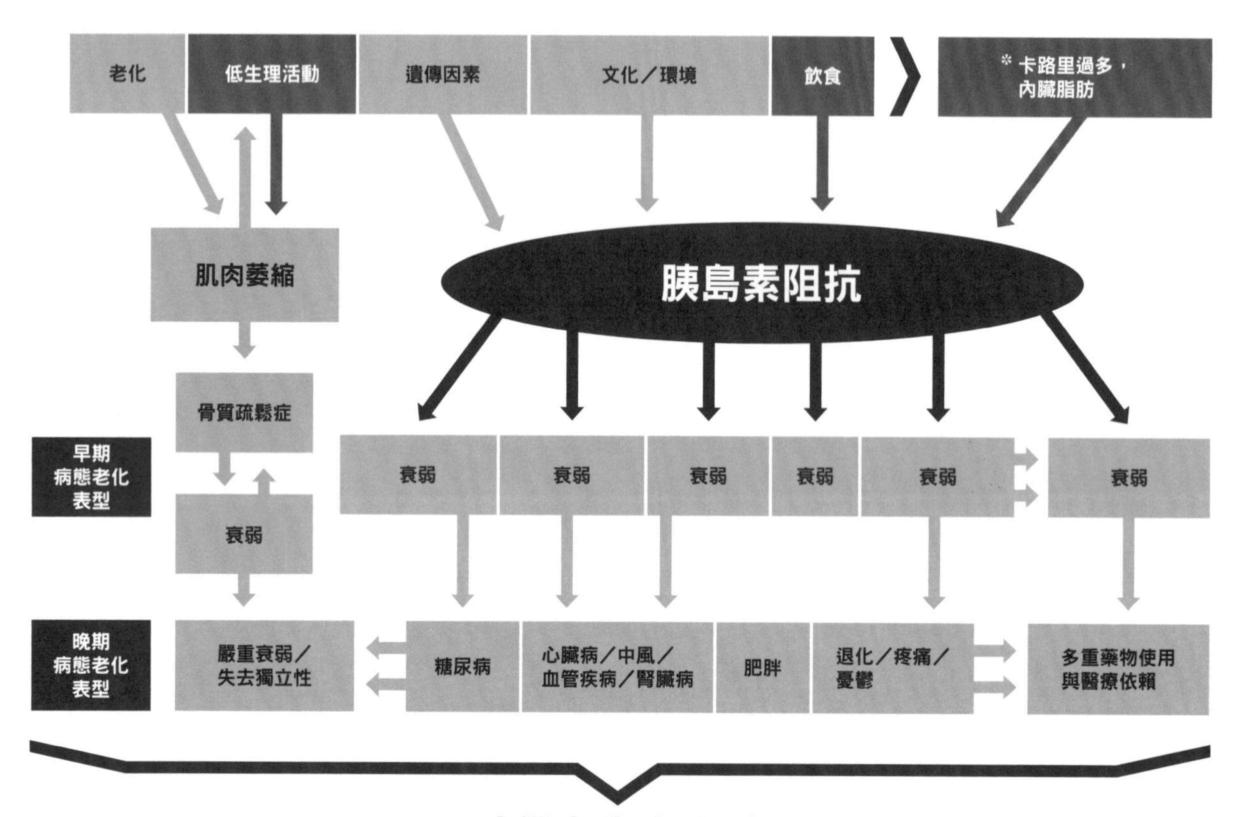

圖 5-1 病態老化表型（重現）。高熱量及低度的生理活動會引起異常的高能量平衡，再加上老化、遺傳和環境因素，將導致肥胖、內臟脂肪、肌肉萎縮和胰島素阻抗等現象的發生，這些代謝症候群的發展促使生理持續失衡及發炎反應，並會損害組織，尤其會損害血管。這些過程最終形成完全的病態老化表型：糖尿病、動脈粥狀硬化和血管疾病、心臟病、中風、肌少症、虛弱、衰弱、慢性疼痛和組織萎縮。隨著代謝症候群的發展，其個別進程會讓彼此更加息息相關並相互強化，使病態老化的表型逐漸被建立起來，且變得難以治療。

在這個關頭我們應該注意到一個有趣的生理問題：在***運動時***，葡萄糖進入肌肉細胞不需要胰島素訊號，它需要的是肌肉中***葡萄糖運輸蛋白***的可用率提高[13]。受過訓練的肌肉會生產更多這種運輸蛋白來適應訓練壓力，即使在沒有胰島素的參與下，也能增加肌肉在運動過程中吸收食物熱量的能力，對於胰島素不敏感族群以及糖尿病患者來說這很重要。運動後，肌肉的能量需求仍然很高，在這個時候，肌肉對葡萄糖的吸收則會仰賴胰島素對葡萄糖運輸蛋白的活化（圖 5-2）。

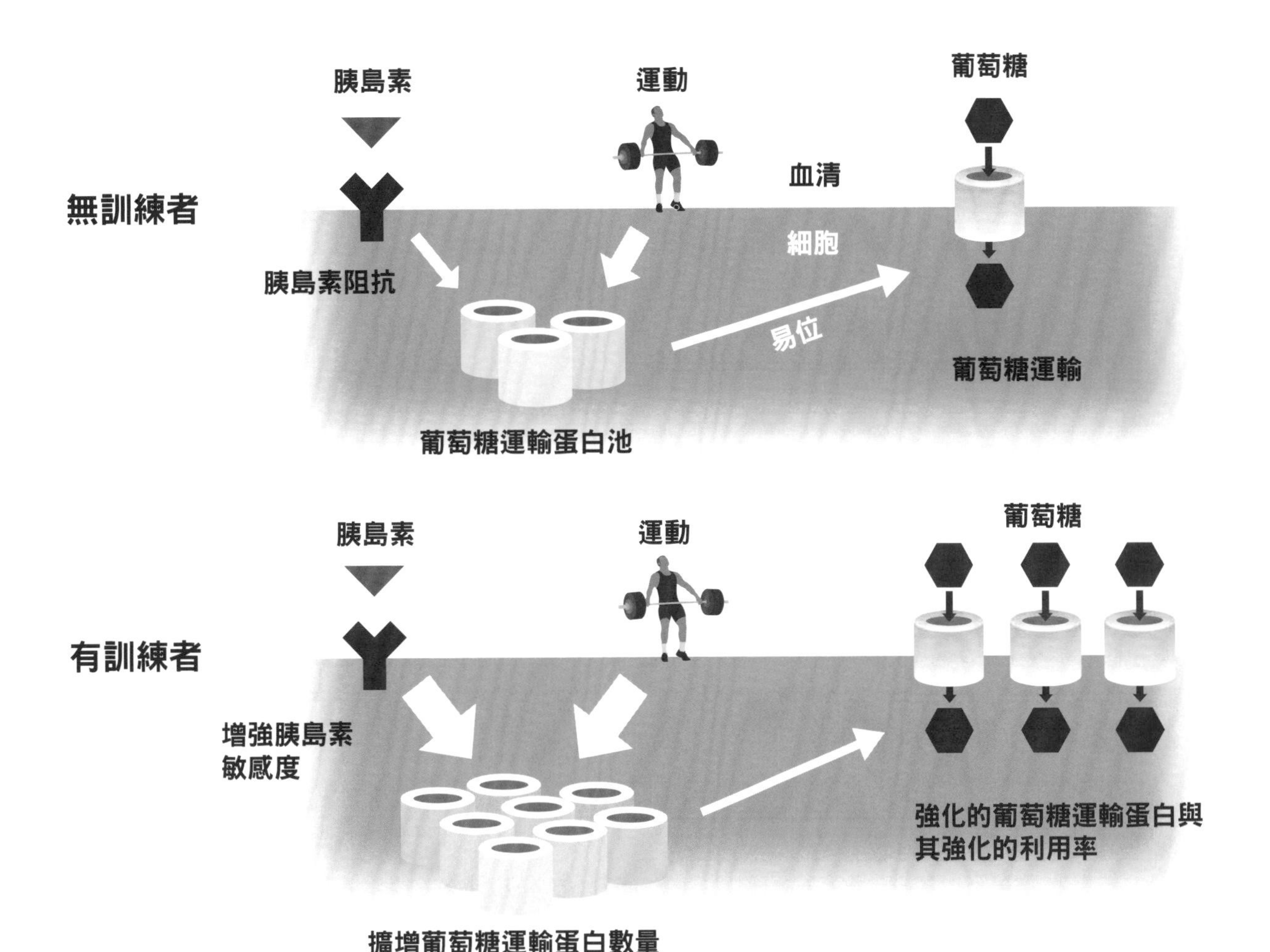

圖 5-2 訓練會增加骨骼肌中無論是非胰島素依賴型，或胰島素依賴型兩者的葡萄糖流通量。靜止時，胰島素會將葡萄糖運輸蛋白召集到肌肉細胞的細胞膜上，若有胰島素阻抗情形，該過程會被阻礙。運動時，則不需要胰島素，葡萄糖運輸蛋白也會被召集到細胞膜上。在有訓練的狀態下，葡萄糖運輸蛋白提高的表現，可以增強胰島素依賴型和運動誘導的非胰島素依賴型葡萄糖轉運蛋白。

想想這種生理特性對於患有胰島素阻抗或糖尿病人的影響，通常，這些人的血糖濃度居高不下，因其胰島素訊號傳導系統無法正常運作，意味著葡萄糖無法有效從血流中被移除。但是在運動過程中會直接繞過這種葡萄糖流動量的阻礙[14]，運動中的肌肉是十分巨量的組織，會以非胰島素依賴性的方式迅速攝取葡萄糖。更重要的是，這些運動促使了一項重大適應：更多葡萄糖運輸蛋白被產生出來，為下一次運動做好準備[15]。這些增加的葡萄糖運輸蛋白數量，是運動提高肌肉胰島素敏感性的原因之一[16]，而這實際上很像一種常被開立的抗糖尿病藥物 —— metformin 的藥理機轉[17]。隨著訓練的進行，人體組織對胰島素將變得更敏感，在運動後的胰島素依賴期中，血液中的葡萄糖移除會變得更快速[18]。換句話說，***運動可同時促進胰島素依賴型與非胰島素依賴型的血糖移除***[19]，這對胰島素阻抗表現型帶來很大的影響。

支持肌力訓練可以對付胰島素阻抗以及代謝症候群的研究數量愈來愈龐大，一項又一項的研究顯示，阻力訓練可以提高骨骼肌的胰島素敏感度、增加肌肉細胞的葡萄糖攝取、增進葡萄糖耐受性，並且能降低代謝症候群以及第二型糖尿病患者居高不下的血清胰島素[20]。

阻力訓練亦會降低 ***HbA1c，或稱糖化血色素***[21] 的數值，回想一下你的高中生物學，血色素是一種分子，它賦予了紅血球顏色並使之得以攜帶氧氣到人體的其他組織中。你可以把 HbA1c 想成是長時間醃漬在含糖血液中的血紅素，以至於其葡萄糖分子已經產生化學鍵連結其上。這種異常形狀的血紅素仍然有攜氧能力，但糖化血色素在血液中的濃度已被視為代謝症候群（糖尿病的前身）以及心血管疾病的一種指標。我個人懷疑 HbA1c 也可能會直接產生病理影響，但這尚未被證實。一項由 Irvine 及 Taylor 所著，關於***漸進式***阻力運動（實際上就是我們所謂的***訓練***）資料的系統性分析[22]，採納了 9 項隨機對照實驗以及 372 位實驗受試者，發現肌力訓練可以使第二型糖尿病患者的 HbA1c 數值降低。

關於阻力訓練對胰島素敏感度以及代謝症候群有益的研究可以追溯到幾十年前[23]，然而這些研究的意涵很難滲入一般民眾甚至現代醫學的意識中。多項研究顯示肌力與代謝症候群的發生呈負相關[24]。換句話說，愈強壯的人，愈不可能罹患內臟肥胖、胰島素阻抗、高血壓、高血脂以及全身性炎症等討厭的毛病，這些皆是導向病態老化表現型的疾病。Strasser、Siebert 和 Schobersberger 在 2010 年《***運動醫學***》前刊[25]上發表的一篇研究深入分析了阻力訓練對代謝症候群之影響的現有證據，他們選定了 13 個阻力訓練的隨機對照實驗，將這些資料彙整分析後得到的數據指出，阻力訓練對於肥胖、HbA1c 過高、血壓過高等都有正面影響，他們建議將阻力訓練作為代謝症候群與其衍生疾病的療法。

如果一個不留意，對代謝症候群病程發展至關重要的胰島素阻抗，可能最終會發展為成熟的第二型糖尿病。儘管以長時間、高反覆的有氧運動為體能訓練，已被普遍認為可以降低***發展成***第二型糖尿病的風險，卻鮮少有實證資料指出負重訓練有類似的效果，這主要是因為對負重訓練的研究還不夠多。雖然關於肌力訓練對第二型糖尿病患者的影響，已有大量研究正在進行中，卻很少有研究鎖定在預防糖尿病的效果。然而，Grontved 等人在 2012 年進行的一項研究中指出[26]，肌力訓練確實與降低罹患糖尿病風險有顯著相關性，尤其與體能訓練共同進行下效果更顯著。基於我們對身體活動的整體了解、運動強度與罹患糖尿病風險之間的關係，以及肌力訓練對肌肉代謝和葡萄糖流通的確立效果，這些研究結果對我們而言並不意外，這與日常的臨床及教練教學經驗吻合：維持活動、保持強壯且飲食健康的人不會罹患糖尿病。

然而，對許多人來說，馬已脫韁：如果您***已經***患有第二型糖尿病的話該怎麼辦？雖然改變生活方式（包括肌力訓練）可以恢復正常血糖數據並擺脫糖尿病藥物的傳聞一直沒少過，但現在並沒有很好的隨機前瞻性資料，顯示任何一種運動形式或是飲食方式可以***治癒***已成形的糖尿病。不過已有***大量***的證據表示：運動，尤其是阻力運動，對糖尿病大有益處[27]。在過去 10 ～ 15 年間，肌力訓練透過增加肌肉質量來控制第二型糖尿病、改善全身胰島素敏感度、強化葡萄糖氧化、降低 HbA1c 數值，以及改善血糖控制等的能力逐漸受到注目。

總而言之，肌力訓練可以對抗任何嚴重程度的胰島素阻抗，甚至可以抵抗第二型糖尿病的發展並加以控制。基於胰島素阻抗對代謝症候群及病態老化表現型發展的重要性，肌力訓練對於長青運動員的重要性絕非誇大。

心血管健康

胰島素阻抗和代謝症候群會促進心血管疾病的發展，而肌力訓練可以對抗胰島素阻抗和代謝症候群，因此我們會期望肌力訓練對心血管系統的健康和病況產生有益的影響。

肌力訓練與心血管健康

長期以來的傳統觀念認為，雖然阻力訓練可以增強肌肉與骨骼，但實際上並不能訓練到心臟或促進心血管健康。這是用生理學來推理的經典案例，部分原因是因為對於能量系統之間交互作用的誤解。通常都是這樣的：有氧能量系統訓練（尤其是 LSD 訓練）顯然對於心血管健康有很大的益處；另一方面，肌力訓練是在無氧能量系統中進行的，這意味著它「不有氧」，並且會花費大量精力來進行短暫的一組訓練，而非長距離、長時間考驗耐心的低強度勞動。因此，肌力訓練應該不會帶來 LSD 以及其他耐力訓練模式可提供的益處。

隨著研究者更加仔細地研究阻力訓練對心血管健康的影響，並重新評估舊有的假設，這樣的觀點開始崩解。例如長期以來的傳統觀念認為：接受阻力訓練的運動者與接受耐力訓練的運動者，其心肌的適應性結構改變有根本上的不同。若根據這樣的觀念，舉重運動員會呈現***向心型肥大***，其心臟壁厚度增加，但心臟腔室容積幾乎沒有增加；而耐力運動員呈現***離心型肥大***，其心臟壁厚度與心臟腔室容積同時增加。關於這一點，一篇現有的科學文獻，由 Utomi 等人發表於 2013 年的系統性分析[28]，發現***耐力訓練和力量訓練均會產生相似的心臟適應性結構改變***，相較於久坐不動的對照組，力量訓練運動者與耐力訓練運動者都表現出腔室壁增厚與腔室容積變大，其功能參數有些不同，但解剖結構並無差異。在***射血分率***方面的比較是大家特別重視的，此為一種心臟搏動力量的計算量度，這可以說是最重要的研究變項，而在阻力訓練組與耐力訓練組裡，兩組的射血分率並沒有差異。

在運動生理學的領域裡，心血管的健康狀況與運動者的 **VO_2max**（發音為 vee-oh-two-max）密切相關，此數值代表個體在運動過程中可以向身體組織輸送氧氣的最大速率，有時會被視為***最大攝氧量***。VO_2max 很大程度上取決於心血管功能，人類的 VO_2max 最高紀錄出現在耐力型運動員身上。然而，在混和有氧—無氧能量系統的運動員以及像短跑、舉重等無氧運動選手的 VO_2max，也高於久坐不動的人[29]。儘管此類運動員展現出的 VO_2max 數值不如馬拉松選手或越野滑雪選手，但數據呈現出他們的心肺健康仍遠優於那些久坐不動的人（表 5-1）[30]。然而另一方面，也有許多研究人員發現，肌力訓練計畫只會使 VO_2max 增加一點點，甚至完全沒有變化，這些研究突顯了我們的鍛鍊計畫中應納入體能部分的重要性。正如我們在第 4 章看到的，以及我與安迪．貝克將在第三部中敘述的，我們可以用非常簡單而且省時的方式，來滿足我們訓練處方的這一部分。

肌力訓練與心血管疾病

心血管疾病是一個概括性術語，包括了高血壓、周邊血管疾病（尤其是冠狀動脈疾病和腦血管疾病）、心臟病發作、心衰竭以及中風。愈來愈多數據指出，即使阻力訓練對體總脂肪量和

VO_2max 的影響極小[31]，但對心血管疾病的危險因子卻有好的影響。高血壓、冠狀動脈疾病和鬱血性心衰竭已在肌力訓練的背景下有不少研究，其結果令人非常滿意。

高血壓：我所知道的任何運動形式都無法***治癒***已成形的高血壓，但是現在看來，有氧訓練以及肌力訓練都對這種病況產生了正面影響。早期關於肌力訓練對血壓影響的研究混雜又紊亂[32]，這主要是由於研究設計的差異所造成，不過此領域的研究品質愈來愈好，有愈來愈多文獻指出阻力訓練對於血壓會帶來有益影響[33]。在有高血壓的男性群體中，肌力與整體死亡率之間有著反比關係[34]。另外，與你阿嬤曾對你說過的不同，沒有充足的證據證明肌力訓練會導致高血壓，實際上，事實似乎恰恰相反[35]。

血脂異常：阻力訓練可以改善許多心血管疾病的危險因子，包括血脂數值[36]，儘管關於這一點的數據顯然還是紊亂的。Braith 近期發表的一篇論文[37]做出了結論：儘管阻力訓練對***心血管疾病的危險因子有各式各樣的有益影響***，雖然至今為止，已進行的研究仍存在侷限性，因此難以估計降低了多少風險。例如，關於阻力訓練會影響血脂和膽固醇的證據模稜兩可，且這些研究大部分是針對在研究開始時總膽固醇＜ 200mg ／ dL 的受試者來進行的。膽固醇已經得到合理、良好控制的人不太可能透過任何運動介入來更進一步改善，尤其是大多數研究中所使用之低劑量、課表編排不良的阻力訓練。在 Braith 的觀點看來，肌力訓練可降低心血管疾病風險的主要機制是透過增加胰島素敏感性、減少全身性炎症、減少內臟脂肪以及調節血壓來顯現。

心衰竭：讓心衰竭患者進行肌力訓練是一個嶄新且令人振奮的研究領域。**心衰竭**是由於反覆的心臟病發作（缺血性事件）或長期未能控制高血壓，對心臟造成的損害累積而引起的慢性病，心肌會逐漸失能，無法滿足循環系統的需求。這是一種難以言喻的悲慘疾病，其五年存活率低得可憐，這種怪物在已發展國家中已成為一種流行病，也成為健保資源的一大負擔。現在看來很顯然地，心衰竭患者從事肌力訓練是安全的，且可以提高其運動耐受性、身體機能以及生活品質[38]。此外，Smart 等人[39]的一項研究建議：使用肌力訓練 —— 在每個高強度回合中穿插輕鬆的活動或休息，可能會比針對耐力的有氧訓練更適合心衰竭族群。

最大攝氧量 VO_2max（ml/kg/min）

族群	VO_2max
久坐族群（沙發馬鈴薯）	30
動態生活但未經訓練的人	40
角力選手	55
舉重選手	55
自行車選手	75
長跑選手	70 ～ 80
越野滑雪選手	82 ＋
高強度間歇（HIIT）訓練者	55 ～ 70

表 5-1 在各種訓練狀態下的最大攝氧量（VO_2max）。最大攝氧量（VO_2max）是有氧運動能力的測量值，通常被視為間接心肺素質的度量。受菁英等級培訓的有氧耐力運動員的 VO_2max 值非常高。但是，即使是無氧運動員，例如舉重選手、角力選手和高強度間歇訓練的運動員，他們的訓練強度很高，且幾乎沒有或不曾從事長距離慢跑（LSD）的耐力訓練，他們的最大攝氧量值也比久坐族群和未經訓練的人高得多。

冠狀動脈疾病：其特徵為脂肪斑塊在供給心肌血液的動脈中積聚，類似的斑塊也可以在腦動脈中找到，這種情況下則被稱為**腦血管疾病**。這些脂肪斑塊的破裂會形成血栓因而阻塞血管，導致心臟病發作或是中風。在我的認知中，沒有任何非侵入性療法（包括運動）能夠使已成形的血管斑塊顯著地消退，同時也減少急性心臟病和中風發作之可能性。但，對於患有冠狀動脈疾病[40]以及其他型式的心血管疾病患者來說，肌力訓練通常是安全的。事實上，對於冠狀動脈疾病患者以及曾有過心臟病發作、中風病史並正在進行復健的患者來說，肌力訓練普遍被認為是運動處方的重要成分。

平心而論，不得不說***迄今***為止的大量現有科學證據都指出：在優化心肺健康以及心肺健康方面，耐力型訓練***可能***優於肌力訓練。雖然這樣的觀點受到很大的挑戰，但目前我們還是姑且以現有的資料來做出結論：如果我們只考慮心血管健康，那麼耐力型訓練會是我們諸多鍛鍊方式的不二之選，但當然，心血管健康不是我們唯一的考慮因素，而且各種數據與研究也指出，在肌力訓練課表中添加體能訓練，會比單純的肌力訓練或單純的體能訓練更能改善心血管健康。縱使耐力型訓練是目前最有說服力的，但這並不代表我們必須拘泥於 LSD 訓練，我們會在第三部再見到這個議題。

肌少症、骨質減少以及其他病態老化表現型中的萎縮性部分

在 1995 至 2013 年間，我參與了大腦缺血的研究。這意味著我研究過血流中斷時（中風或心臟驟停[41]）大腦會發生些什麼事。我的研究焦點是導致腦細胞死亡或存活的分子機制，為了使這項研究得以進展，我必須學習很多有關細胞如何決定要死亡的知識。

你沒看錯，細胞可以***決定***自行死亡。這並不是一個被動的過程，而是一個精心設計的分子生物自我毀滅程序的結果，稱為**細胞凋亡**（apoptosis）或**計畫性細胞死亡**[42]。細胞凋亡對於像您這種高等多細胞生物至關重要，若無細胞凋亡，胚胎發育將會是一場災難。如果不將細胞安排成受到損害時為了總體的利益考量而犧牲自己，那麼當病毒感染時就會像野火般蔓延。況且細胞凋亡更是人體抵禦惡性腫瘤轉移，以及癌症病程發展的主要防禦手段之一[43]。

細胞凋亡在細節上非常複雜，但其大致輪廓並不難描述。有兩種基本途徑：***外來途徑凋亡***與***內源途徑凋亡***。在外來途徑凋亡中，其他的細胞與組織發出死亡訊號，此訊號會被目標細胞接收，並且告知該細胞你可以死亡了。在內源途徑凋亡中，某些刺激因素導致細胞中的粒線體（我們在第 4 章中看到的細胞發電廠），會將某些特定蛋白質灑到細胞質中，你可以想像一下洩漏的核反應爐，就是那麼糟糕。這些洩漏的蛋白質並不能徹底殺死細胞，而是引發一系列導致細胞自殺的複雜事件。無論是內源途徑還是外來途徑，細胞凋亡的末期都是透過酶來切割細胞成分以及 DNA 來完成的。酶將細胞依序拆解，並清理殘存的一團亂。

一旦進行到凋亡的某個部分，細胞將變得不可恢復，它會變得，呃，一句話：***死定了***。當細胞核、粒線體以及其他細胞結構開始萎縮並消失時，這細胞已經希望渺茫。一旦細胞切斷了自己的 DNA，等同炸毀了自己的大腦，此時遊戲結束。但是，由於凋亡不是被動的，而是一種必須透過訊息傳遞、訊息觸發、活化以及執行的分子***程序***，因此細胞凋亡是可被調控的。在某個階段以前，細胞凋亡可以被抑制或逆轉，最有效的方式是透過***生長因子傳訊***[44]。

生長因子是一群荷爾蒙，如人類生長激素（HGH）、胰島素、類胰島素生長因子（IGFs）、內皮源性生長因子（EDGF）和神經生長因子（NGF）等激素，顧名思義，生長因子傳訊令細胞生

長和繁殖，但是生長因子不僅促進成長 —— 還促使***細胞存活***。

例如，你可以對培養皿中的細胞施加任何數量的有害刺激導致細胞自我毀滅，這些刺激包括缺氧、輻射、毒物、某些類型的病毒感染，或者是達到毒性濃度的鈣質或自由基，被蹂躪的細胞會立刻啟動其自毀程序、皺縮並死亡。然而，你可以透過在培養基中使用生長因子（例如胰島素或IGF-1）來減緩或阻止細胞自殺程序。由於這些觀察的結果，生長因子在治療包括中風[45]在內的多種不可逆疾病的潛力受到了強烈關注。

但這還不是全部。如果你將在血清中生長的培養細胞從血清中取出，細胞將會死亡，甚至***不需要其他的有害刺激***。為什麼？因為血清中富含生長因子，去除生長因子的訊號傳導就足以令許多類型的後生細胞[46]觸發細胞凋亡。

有一種看待這件事情的觀點（有些爭議）是這樣的：***細胞的預設模式並不是生存，而是死亡***，如果你去除其生長因子的刺激，細胞就會自殺。死亡的機制已經設定好了，隨時等待被啟動。這種觀點的目的論、進化論、發展論以及其哲學含意是相當驚人的，但這已超出本書的範圍。

細胞凋亡與老化：分子角度

細胞凋亡在生物學中似乎是老化的關鍵角色。在撰寫本文的同時，有大量證據指出細胞凋亡、***細胞自噬***以及其他計畫性細胞死亡過程等，是神經退化、肌肉萎縮、肌少症、骨質減少背後的重要機制，我們步入中老年時，這些病症就像禿鷲一樣在我們頭上盤旋、降落。並且，人們愈來愈關注使用生長因子以及其他抗細胞凋亡的策略來減緩這些關鍵組織[47]的流失。

讓我們舉肌肉萎縮（肌肉質量減少）以及肌少症（肌肉細胞數量減少）為例，肌肉的流失是老年人的流行病，它可以被用來預測衰弱、疾病、失能、受傷以及全因死亡率[48]，這是完全合理的，因為肌肉令我們能在物理世界中活動並展現功能，健康的肌肉也是碳水化合物和脂肪的巨大處理槽，其表面布滿對胰島素訊號敏感的受體，肌肉也是最旺盛的分泌組織，以質量來看，肌肉是你身上最巨大的「腺體」。

因此，老化過程中，肌肉組織的萎縮和流失並不僅是肌力減退與愈來愈瘦的問題（這已經夠糟了），***肌肉組織的流失簡直就是一場災難***。肌肉萎縮以及肌少症對醫療資源的花費是天文數字[49]，且對生活質量以及病人苦痛的影響更是無法估量。

肌肉的細胞凋亡、細胞自噬和其他計畫性細胞自毀過程，是導致老年人以及久坐族群[50]肌肉萎縮和肌少症的關鍵因素。在衰老大鼠的萎縮骨骼肌中發現了高濃度細胞自殺蛋白，包括蛋白水解酶等；這些肌肉中的肌纖維呈現凋亡性變化，包括了 DNA 裂解。雖然在人類個體的數據有限，但也顯示了肌肉組織的流失[51]係牽涉到細胞凋亡的現象，例如，與對照組相比之下，年齡較大的受試者呈現出大量的凋亡性肌肉細胞核[52]；沒有進行常規肌力訓練的成年人在 40 歲後，每年流失的肌肉質量可達一磅重，在此過程中的主要因素是第 II 型肌纖維的流失[53]；80 歲時，未訓練的人流失了多達 50% 的第 II 型肌纖維[54]。這是壓倒性的破壞，因為第 II 型肌纖維是最大、最強壯、最具爆發力的肌肉纖維。

與年齡有關的肌肉組織流失伴隨著生長因子和合成代謝型性激素的相對下降，例如，IGF-1 的濃度會隨著年齡增長下降，而 IGF-1 的降低與老化過程中肌力、肌肉質量的下降有關。相反的，如 IGF-1 等生長因子會增加骨骼肌的質量，或稱為**肌肥大**[55]。

此類現象的觀察導致了大量研究開始調查關於對年長個體施予生長因子的議題[56]，結果顯示出瘦體質量的增進、體脂減少、血脂在某些方面改善、肌力的增加等趨勢 —— 以及包括胰島素阻抗、糖尿病、男性女乳症（男生的大胸部）、關節疼痛與腫脹等不良事件的增加[57]。在此要傳達的重點訊息是：雖然人們總想透過外來補充的營養因子延緩衰老，但更好的辦法是在我們體內盡可能長期地***自己製造***這些營養因子，唯有如此，其反應才會是生理性的、受控的，且又健康的。

當我們投入肌力訓練並且正確進食，表示我們正在向身體發出一個訊號：我們需要進入**合成代謝**狀態 —— 此為一種有利於生長、修復和生存的生理環境。合成代謝的生理環境意味著生長因子的增加，生長因子可以抑制細胞凋亡與肌肉萎縮，而細胞凋亡與肌肉萎縮都是老化過程的基本部分。

細胞凋亡、肌肉萎縮與老化：臨床證據

阻力訓練與肌肉萎縮：人體研究的臨床證據有大量數據指出：肌力訓練可以預防並逆轉與年齡相關的骨骼肌質量及功能下降[58]。老化過程中，強而有力的第 II 型肌纖維失衡性流失主要是由肌肉萎縮所造成，而不是實際的流失，如果流失程度還不算太大，是可以顯著逆轉的[59]。肌力訓練不止能夠恢復肌肉質量，還可恢復肌肉功能，從而提高活動度、爆發力、肌力***以及***肌肉的內分泌功能。肌肉不僅僅是你體內最大的腺體，它還是你最能直接透過行為來影響其功能的腺體。

骨質減少和骨質疏鬆症：肌力訓練對於老化萎縮部分的影響並不僅限於肌肉，肌力訓練還會向骨骼組織發出一個強烈的訊號，正如肌肉必須適應漸進式鍛鍊計畫中不斷增加的阻力一樣，骨骼也必須重新塑形，以適應在骨骼各個部分不斷增加的壓力。***任何***形式的阻力鍛鍊，只要強度夠高，都會刺激肌肉附著點和其他機械應力點的骨礦物密度增加。舉例來說，如果您二頭彎舉的重量愈來愈重，您的肱二頭肌在骨骼上的附著點之骨礦物密度就會增加。這是很棒的，不過肌力訓練真正的回報是結構性運動。

結構性運動：指的是在脊柱以及（幾乎都會）骨盆與臀部上施加大量軸向（垂直）壓力的鍛鍊。若沒有足夠且規律地向中軸及髖部骨骼施加負荷的情況下，衰老和可用組織的萎縮將會導致骨礦物密度降低（骨質減少）、骨骼結構流失（骨質疏鬆症），最終導致病理性骨衰竭。病理性骨衰竭的結果是：椎體塌陷、脊柱變形、慢性疼痛、髖關節骨折（幾乎可說是被判處死刑），還有像佝僂這樣既悲慘又醜陋的詛咒。如蹲舉、硬舉、站姿推舉等鍛鍊會在中軸骨骼、骨盆以及髖關節上施加大量的訓練負荷，促使該部位的骨礦物密度增加，這正是長青運動員最需要的。

對抗虛弱症：肌力、活動度、平衡感與身體機能

在這裡，我們已然超出一般人對阻力訓練之於健康益處的狹義認知，而進入了運動表現的領域。但當然，到目前為止，我們應該已經很清楚運動表現是我們身體健康的重要成分。

一切看來很明顯，***肌力訓練應該可以增加最大肌力***，以及最大肌力將會帶來的第一衍生物，我們稱之為爆發力。當然，與生命中的所有事物一樣，富有創造力的人類總能找到一種方法來徹底搞砸這一切。這些人群中，某些天賦異稟的人成為了私人教練，但許多人對於要如何利用人體的神奇適應能力來推動肌力成長則***完全一無所知***，關於這種現象是怎麼形成的，我們在第三部會提到更多。到目前為止，我們可以說，阻力訓練若正確地執行、操作，且課表安排合理，的確可以在肌力以及

爆發力方面取得顯著而持續的進步，縱使在非常老的個體身上也是如此。這在過去半世紀左右，學界已發表了數百項研究展現之[60]，正如我們已詳細討論過的，這對病態老化表現型具有深刻的影響。

拾起一個沉重的箱子並將其放入位於高處的櫥櫃中，不僅需要肌力，還需要能夠在所需的關節活動範圍內移動，在動作中還要保持軀幹和脊柱的穩定性，將重物從地面移動到頭頂的同時還要保持平衡。因此，活動度、平衡感、肌力以及爆發力都是身體機能的重要成分，這些特質會隨著年齡增長而下降，肌力訓練對於這些因素所產生的正向影響，則完全取決於訓練是如何被執行的。作為一般身體素質，這些能力可以被訓練，但前提是必須適當施加訓練壓力，以迫使生物體適應和改善這些素質。

如果是坐在花俏的機器上進行肌力訓練，或者將臀部靠在板凳支撐的狀況下進行縮短行程的、人工設計的運動方式（請參見坐姿啞鈴彎舉），那你可預期這些參數的改善程度不會太高。

另一方面，如果肌力訓練是由結構性（站姿）運動所構成，並且在完整的運動過程中以自由重量為負重，那麼這樣會針對受訓者在該活動範圍內的運動能力、維持脊柱穩定與多關節穩定的能力，以及將負載重量之質心維持在足心鉛垂線上方並保持平衡的能力來加壓力。這種形式的訓練壓力將迫使相對應的肌肉、骨骼、肌腱、韌帶、神經肌肉連結、知覺與認知得以適應，從而維持並增加老年人的柔韌性、活動度與平衡能力[61]，以及最重要的 —— 整體身體機能[62]。肌力訓練是提升長青運動員在生命競技場中***表現***其能力的強大工具。

衰弱

病態老化表現型的末期特徵是衰弱，其意涵與你想的那樣完全相符：在承受生命競技場中遭遇的跌打損傷時無法不變得支離破碎。大量流失的肌肉、脆弱的骨質、衰弱的新陳代謝、糟糕的活動度與平衡感，以及生病的心血管系統，使我們更容易受傷和患病，並且使我們在受傷與疾病發生時更加無力應對。以如此衰弱的體質在人行道上絆倒、罹患流行性感冒或「輕微」的肺炎都可能被判處死刑。病弱的菲爾就是一個例子，他的心臟病發是很糟糕，但如果他有足夠的生理儲備能力去反擊，或許還能倖免於難，但他沒做好準備。

因訓練而變強壯的肌肉和韌帶不易扭傷或撕裂，透過良好安排的課表來進行結構性鍛鍊而變得又硬又緻密的骨骼更能抵抗骨折及塌陷。在槓鈴下努力掙扎將使心靈變得堅強，同時意識到訓練能夠保持體能的可能性，能使人較不會屈服於失望與憂鬱情緒。就像馬克・銳普托常掛在嘴邊的那句：「***強壯的人很難殺得死。***」明智的運動員會從事肌力訓練讓自己得以對抗運動傷害，長青運動員也是如此，肌力訓練是對抗有關年齡衰弱的強力工具。

社會心理和精神層面：人類凋亡

前面我們探討了細胞凋亡在老化性萎縮的作用，這是在生物體中的微觀層面和生化層面被觸發並且執行的分子生物自毀程序，但此機制可以被生長因子調節甚至被終止。我們已經見過肌力訓練是如此適合這類衰老及萎縮的情況。

以上是***分子***的觀點，但我認為從宏觀角度來看這件事情會更具啟發性。我始終認為凋亡並不僅發生在細胞或生物化學層面，相似的自我毀滅過程亦發生在***人類的層面上***，並且就如同細胞凋亡一樣，它會因老化而加速，因生長和生存的刺激訊號退出而加劇。

我們把這種現象稱之為***人類凋亡***。

老化的特徵是肌力、柔韌性和有適應力的生理儲備的喪失，隨之而來的有生長及修復系統衰老、荷爾蒙反應減弱，以及肌肉、神經、肌腱、韌帶和骨骼的流失。這些生理性的萎縮伴隨同樣致命的心智功能下降。常見到的情況是，老化的人看到自己變得愈來愈虛弱，因此降低了對自己的期望以及努力的動機，從而愈發虛弱，這就像是細胞切斷自己的 DNA 樣。一旦心靈向衰退和死亡投降，那除了受苦以外就什麼都沒有了。

如同細胞的自我毀滅，我認為人類凋亡也存在著內源性和外來性的差異。幸運的是，在過去幾十年中，老年人的外來「死亡訊號」已有所減少，人們認知到我們有可能在延長壽命的同時保持健康和活躍。但儘管如此，文化刻板印象、電視、家庭成員、醫生和其他「專家」仍然告訴衰老的人們：都這把年紀了，你們應該放慢腳步、少吃點肉，並且要過得像個老人一樣。

但是內源性的訊號更糟：「我好胖」、「我好弱」、「我好沒用」、「我的關節好痛」、「***我太老了，以至於對這一切無能為力***」、「我的 Cheetos 在哪裡」？

我相信內源性人類凋亡是病態老化表現型的重要因素：由漸進性虛弱、肥胖、靜態生活、視野縮小、性功能障礙、期望感降低、絕望感加劇、逐漸變長的昂貴藥物清單、習得性無助，以及疾病和疼痛組成的生活地獄。好的人生大概會在 60……或 50 歲走到***盡頭***，接著是一種等著死於皮膚感染、髖關節骨折或血管栓塞的生活，從這裡走到那裡需要仰賴一輛愚蠢的小車；上完廁所後無法自己擦屁股；用酒精、香菸、***美國偶像***和多力多滋來麻醉自己，這樣您就不必面對自己那如同赫特人賈霸緩慢腐爛的嚴峻生活了。

我每天都看到這樣的人。有的醫師將其稱之為「老炎」，我猜是一個冷酷的笑話，意在消除冒犯到他們眼睛、思想和精神的不良事物，但這樣可怕的老化表現正大聲求救且需要被同情和導正。

肌力訓練是巨觀的生長因子，可以***完全***抵消這些恐懼，它否定了外來性的人類凋亡訊號：每一位邁入健身房並從事肌力訓練的 80 歲老人，都是對「老年人身體虛弱」這種刻板印象的生動駁斥，也是老化「可以是如何、應該是如何」的活生生案例。更重要的是，肌力訓練會阻斷內源性的人類凋亡訊號，這是長青運動員可以向自己顱骨內的腦發出求救訊號的一種方式：「我正在變得更強壯」、「我還活著」、「***我還沒完呢***」***！***

這並非我從細胞現象到人類領域一廂情願的推斷，這是醫學上的事實，一項又一項研究先後支持這個理論。肌力訓練在這個被我稱為人類內源性凋亡的背景下，被廣泛研究，而研究數據指出它可以對抗憂鬱症、改善生活展望與生活品質、增強自主功能，甚至可以延緩或逆轉認知能力下降[63]。

肌力訓練是對抗病態老化表現型的首選武器

我們已經介紹了很多基礎知識，我在表 5-2 中做了總結。當我們開始評估肌力訓練是否適合作為老年人的大眾運動處方（表格第一層）、針對長青運動員所需要之性能屬性的訓練計畫（第二層），以及面對病態老化表現型的特殊性（第三層）時，我們發現隨著年齡增長，肌力訓練對於健康和表現是不可或缺的。沒有其他任何方式的效益可以接近肌力訓練。長程慢速有氧運動訓練（LSD）沒有辦法解決諸多健身問題，因為它是由重複型的運動組成，動作範圍有限制性，無法促使肌力和爆發力提升，也沒有涵蓋所有生物能量系統。我們在第 4 章詳述的高強度間歇訓練（HIIT），根據使用的運動方式或許會有更好的價值，但仍然有許多不足的地方。

肌力訓練是迄今為止最全面的方法，因此必然會成為我們運動處方的主要組成。然而，僅靠肌力訓練並不完全足夠，特別是如果我們接受傳統概念，並對其解決心血管健康問題的能力持批判態度的話（這一重要評估反應在表 5-2 中，在表 5-2 中，我特意削弱肌力訓練，並在那些文獻論述特別眾說紛紜的領域，把訓練的效果歸給長距離耐力訓練）。

但是，當我們將肌力訓練與一些體能訓練相結合時，就會為長青運動員提供全面而有力的訓練處方。然後，問題就變成了我們應該使用哪一種肌力訓練＋體能訓練組合：肌力訓練＋長程慢速有氧運動訓練，或肌力訓練＋高強度間歇訓練，這個決定很大程度受到個人偏好影響。如果你喜歡越野滑雪、騎自行車、跑步或其他形式的長程慢速有氧運動訓練，那麼您的選擇很明確。進行一項運動或體力工作***通常***會為該項活動所需的體能和健康所需的體能提供適當的刺激（第 26 章）。對於那些訓練時間以外就不太活動，或希望最大程度鍛鍊身體的人，肌力訓練和高強度間歇訓練兩者結合可提供最全面、最有效的方法。

在總結之前，我想說一件事，在本章又長又密集的說明開始時（做得好，親愛的讀者），我告訴過你，生物醫學文獻在方法學上被許多重大的問題困擾著。當它是有關健康和疾病的運動研究時，特別常見的問題是運動的**劑量**。當人們查閱這些文獻時，會發現絕大多數研究採用「低量」的阻力訓練和不適當的運動（沒辦法對生物體施加可以進行長期適應的最佳負荷壓力的非結構性運動）。此類文獻的特徵在於訓練時間短，很少有研究超過 10 週，而大多數研究甚至更短。這意味著大部分運動醫學研究都在患者尚無機會使肌肉質量急遽增加之前就已終止。訓練初期大部分力量的積累，是經由神經肌肉適應和肌肉纖維召集所調節，而不是由肌肉質量的增加所調節，肌肉質量的增加在比較後期才會有更多貢獻[64]。

簡而言之，大多數文獻因為使用的運動量不足、管理不善，以及進程設計不當，並且太早停止，以至於都不經意但系統性地阻礙了阻力訓練的效果。

然而，即使在運動醫學文獻中存在這些普遍的缺點，大量數據也清楚地表明阻抗訓練對病態老化表型具有深遠且有益的影響。所以，***當運動處方被正確開立、給予時，我們可以期待它能增加多麼大的效果啊***！

等級 1：運動處方強度參數	肌力訓練	長程慢速有氧運動	高強度間歇訓練	阻力＋長程慢速有氧運動	阻力＋高強度間歇訓練
安全性	✓✓✓	✓✓✓	✓✓✓	✓✓✓	✓✓✓
劑量	✓✓✓	✓	✓✓	✓✓✓	✓✓✓
全面性	✓✓	NO	NO	✓✓✓	✓✓✓
病態老化表現型針對性	✓✓✓	NO	NO	✓✓	✓✓✓
單純而有效率	✓✓✓	NO	✓✓✓	NO	✓✓✓

等級 2：性能屬性	肌力訓練	長程慢速有氧運動	高強度間歇訓練	阻力＋長程慢速有氧運動	阻力＋高強度間歇訓練
耐力	✓	✓✓✓	✓✓	✓✓✓	✓✓✓
活動度與平衡感	✓✓✓	NO	✓	✓✓✓	✓✓✓
肌力	✓✓✓	NO	NO	✓✓✓	✓✓✓
爆發力	✓✓✓	NO	✓	✓✓✓	✓✓✓
身體組成	✓✓	✓✓	✓✓	✓✓✓	✓✓✓

等級 3：病態老化表型	肌力訓練	缺乏運動和正向能量平衡	高強度間歇訓練	阻力＋長程慢速有氧運動	阻力＋高強度間歇訓練
缺乏運動和正向能量平衡	✓✓✓	✓✓✓	✓✓✓	✓✓✓	✓✓✓
肥胖和內臟脂肪	✓✓	✓✓✓	✓✓✓	✓✓✓	✓✓✓
胰島素阻抗	✓✓	✓✓✓	✓✓✓	✓✓✓	✓✓✓
心血管疾病	✓	✓✓✓	✓✓✓	✓✓✓	✓✓✓
肌肉減少症	✓✓✓	NO	✓	✓✓	✓✓✓
骨質缺乏症	✓✓✓	✓	NO	✓✓	✓✓✓
虛弱與衰弱	✓✓✓	NO	✓	✓✓✓	✓✓✓

總結：運動處方合適性	肌力訓練	長程慢速有氧運動	高強度間歇訓練	阻力＋長程慢速有氧運動	阻力＋高強度間歇訓練
	✓✓✓	✓✓✓	✓✓✓	✓✓✓	✓✓✓
給長青運動員完整、有效率、有效能的運動處方？	YES	NO	NO	NO	YES

表 5-2 總結各種運動形式及其組合作為長青運動員的運動處方和訓練計畫的適用性。作者對每種類別的分數分配完全是示意性質，其依據來自於他對文獻的評價、前文所述的優勢文獻之證據，以及他個人身為運動員、教練，與一個快速變老的老兄，所擁有的經驗與偏見。歡迎讀者閱讀此處列出的所有參數的相關文獻，並得出自己的結論。

你的生理 401K（福利退休計畫）

當你 60 或 70 歲時，你***不會***需要能夠跑 20 英里、10 英里甚至 3 英里。但你會需要肌肉、骨骼、肌力、爆發力、關節活動度、平衡感，並且沒錯，需要一些些耐力。但是這些東西還會在那裡等你嗎？當您進入黃金歲月時（如果尚未進入），你會強壯、有韌性、柔軟、健康、功能正常且有用嗎？

如果您正在閱讀本書並看到現在，那麼我猜測你是成熟、聰明、可能受過良好教育，具有中等或更高的社會經濟地位，而且還有點書呆子的樣子。像統計中的大多數人一樣，你可能會癡迷於 401k 或其他退休計畫。你退休需要多少錢呢？你是否已準備好，在好壞時機都隨時有一窩安全的蛋？那窩蛋以健康的速率成長嗎？您的投資足夠多元嗎？

我建議你的身體狀況***至少***要與 Vanguard 基金管理公司帳戶或養老金計畫一樣，在退休計畫中占有同等重要的地位，因為假設你很長壽，你可能會冒著未來很有錢，但身體卻如風中殘燭的退休風險。當你考慮為退休儲蓄時，不能僅僅考慮金錢。你需要考慮肌肉、骨骼、肌腱、肌力、爆發力、活動度和身體功能。

您需要定期為你的生理 401k 福利退休計畫做合理的儲蓄，你需要為退休準備好你的身體組織，而為提高肌力而做的阻力訓練比起其他任何訓練方式都更能抵擋肌肉骨骼組織隨著老化而不可避免的衰退，以及隨之而來的所有痛苦。

肌力訓練是預防和治療病態老化表現型的高效良藥，肌力訓練是**安全**的，它具有**寬廣的治療窗口**，可以應用在廣泛的劑量範圍。它也是**全面性**的，涉及所有常規健身的方式和能量系統。正如我們剛剛看到的，它**獨特且有效**，可以對抗病態老化表型的所有部分。因此，將肌力訓練納入訓練計畫中，可以得到美國心臟協會[65]、美國運動醫學院[66]和美國糖尿病協會[67]的認可，也就不足為奇了。

現在所需要的就是處方本身，但***確切***地說，我們的肌力訓練處方該如何進行管理，並確認運動量和運動進程？這將我們帶到了最後一個標準：**簡單性和效率**。無論我們從運動處方還是運動培訓計畫的角度來看，這一要求都至關重要。運動員的訓練計畫必須開發「一般性身體能力」（即訓練計畫的功能），但同時也必須準備並騰出運動員進行比賽和練習的時間，而不致傷害或占用太多寶貴的練習時間。因此，長青者的運動處方也必須安全有效地為他們做好人生這場競賽的準備。我們不是為了訓練而活，但我們是為了好好生活而訓練。

正如我們將在下一章中看到的，這就是為什麼所有精明的運動者最終都待在同一個地方：有真正槓鈴訓練的健身房。

Chapter

6 簡單又高效：從黑鐵到灰鋼

Simplicity and Efficiency: From Black Iron to Grey Steel

老化的生物學、病態老化表現型以及各種運動介入對中老年族群的影響，指出了肌力訓練是長青運動員通用運動處方的正確焦點，但想要使用這種處方仍然需要精確選擇如何配置及如何使用這種運動藥物，以實現最大的利益與安全性。槓鈴優化了肌力訓練對老年人的合適性。槓鈴可以最大程度地增加肌肉徵召率以及關節活動範圍，允許在最寬的治療窗口內進行訓練，同步伴隨平衡感訓練、在中軸骨骼施加負重，並且以最少的動作、最小的訓練複雜性、最少的訓練時間來訓練到最大範圍的身體素質。

簡單性與效率

在先前的章節中，我提過這樣的情況：將針對老年人的運動***處方***以長青運動員訓練***計畫***的方式呈現時，會非常符合我們的準則。肌力訓練是安全的，它可以精確地在寬廣的範圍內進行劑量調配，它涵蓋了大多數身體表現素質，並且囊括了三個人體的能量系統。正如我們在上一章中看到的，肌力體能訓練計畫是專門針對病態老化表現型，以對抗胰島素阻抗、心血管疾病、肌少症、骨質流失、活動度和身體機能喪失、衰弱症、憂鬱症以及人類凋亡的整個惡性循環。

長期以來，肌力訓練一直被認為是身材魁梧的年輕人的領域，但我們已經見識到它是老化過程中的強力補品。一名 22 歲的健身房小鮮肉肯定能比 66 歲阿嬤更努力地訓練，當他脫下襯衫後也會更好看。但是，奶奶***需要***的訓練進行方式不是健身房小鮮肉可以理解的。小鮮肉是為了讓自己在羅德岱堡的海灘上看起來更好看而努力舉鐵；而奶奶參加的是一場攸關存亡的死亡競賽。她得不斷爭取可用組織的保留、關節活動度、身體功能、生活獨立性以及未來好幾年的生活品質。

這一切需要我們決定如何開出正確的最終處方、遞送藥品、調劑，以及開發我們的運動藥物。現在我們轉到處方的最後一個準則：

5. 我們的運動藥物應該盡可能地簡單又高效率。

到處都有複雜的運動「計畫」，近幾年來，「肌肉混淆」的概念（一種懂訓練的菁英運動員都不會採用的原理）使訓練的複雜性（或更確切地說是混亂性）成為一種美德。例如 P90X 和 Crossfit 這樣的訓練計畫，更不用說，還有大多數的私人教練了，他們熱衷在每一個訓練季度中更改訓練計畫，以使每次訓練都不一樣，新穎又令人興奮。這使肌肉保持在「混淆」狀態（天曉得那是個什麼狀態，我有生理學的訓練背景，而我確信我不知道那是什麼東西），但這使訓練計畫保持「新奇」又「有趣」，最重要的是，這會使客戶回購。畢竟，當鍛鍊不斷變化方向時，「計畫」就必須非常複雜，以至於可能超出受訓者的知識範圍。只有當訓練師理解肌肉混淆原理、延伸領域，以及輔助型神經肌肉量子間跨維度肌凝蛋白活性（或其他什麼鬼的）有深入了解後，才能決定出今天要用穩定板、啞鈴、戰繩或壺鈴產生的獨特運動組合來讓客戶流汗、痠痛、肌肉膨脹而不感到無聊。只有當你完成這傢伙的課程時，你才會***知道***自己賺的血汗錢多有價值。

這一切都太蠢了。如果您的醫生每週更改您的血壓藥或糖尿病處方三次，您是否會開始懷疑有某些事情不太對勁？我想應該是如此。那麼，為什麼當我們的私人教練或訓練 DVD 上強壯健美的老兄像在抽塔羅牌這樣隨機更換運動項目時，我們會願意以某種形式相信他們有類似運動處方的東西，而且心中還有長期目標呢？

將***運動視為藥物***可以明顯地闡明這種情況。當我們將運動視為達到長期目標的藥物時，我們開始發現這類「計畫」根本就不是運動藥物，只是隨便動動而已。

這並不是說隨便動動比不上一隻手抓著遙控器，另一隻手抓著一袋薯片然後坐在你的屁股上。據我們所知，如果是這樣規律但無計畫的隨便動動，仍可以改善身體組成和有氧能力[1]。有動***通常***比沒動好（除非這個隨便動動會使你受傷）。但是我們在幾章前就已經決定：長青運動員需要的不僅是「做點運動吧」這種處方，他們需要的是合理有效、指向長期目標的***訓練***，好讓他們在競技場內做足準備面對最殘酷的競技。

更重要的是，他們需要以最有效果、最有效率和最簡單的方式來完成訓練，以便真正進入競技場並參與***比賽***，小孫子們等不及了。我們不是生來吃藥的，我們吃藥是為了活下去。訓練亦是如此，訓練並不是競技，但它讓我們為競技做好***準備***。長青運動員不為訓練而活，而是為了活著而訓練。

現在，就如同訓練的複雜性可以無限上綱（一年中的每一天都進行不同訓練！），簡化也可能會簡單過頭，沒有任何一項訓練動作或訓練形式，可以單獨填滿訓練處方。我們能夠透過跑步（許多人仍將其視為***卓越***的鍛鍊）來了解這個事實。就像其他 LSD 有氧運動一樣，跑步可以明顯減少體脂肪、增強耐力、調降心血管疾病的危險因子，針對包括胰島素阻抗在內的代謝問題產生有益影響。但它無法增加肌肉質量，它對中軸骨骼骨礦物密度的影響相對較小，無法使用或訓練到肌肉骨骼偕同的完整活動範圍，也無法增長肌力及爆發力。

此外，一旦跑者接受了一小段時間的跑步訓練，跑步就無法提供***改善***其表現或健康狀況所需的運動強度。除了一定的強度（必須達到運動者高比例的 VO_2max）之外，LSD 運動者實際上唯一可調整的劑量參數是增加運動量，即增加跑步的時間以及頻率。說明白些，跑步是有益的運動，但它無法涵蓋長青運動員的所有基礎，因為跑步使用很單一的動作模式、小範圍的關節活動、強度低，且幾乎完全在同一個能量系統中進行。每週三次 4 英里跑步是一張非常簡易的運動處方，雖然這***遠***

比久坐不動健康多了，但依舊完全不符合一般性運動處方的需求。

即使我們希望訓練計畫盡可能簡單，但也不能簡單過頭。

以上這些考量給我們帶來一組相當明顯的參數。我們可以拆開最後一個準則的包裝了：

5. 我們的運動藥物應該盡可能地單純又高效率。

a. 動作的種類應盡可能減少。
b. 課表編排的複雜性（訓練課表的漸進公式）應盡可能減小。
c. 此課表應使每週 2 ～ 3 天的訓練有明顯進步，每週的總訓練時間應盡可能減少。
d. 儘管該課表很簡潔，但它在肌肉骨骼和能量系統方面應該是全面的，並且應施加足夠訓練壓力，以長期改善最多種身體素質（肌力、爆發力、耐力、活動度、平衡感以及身體組成）。

我們已經見過，肌力訓練為我們提供的全面訓練刺激，足以促進幾乎所有身體素質（甚至是耐力）的改善。當我們在合理的課表中，將肌力訓練與具備針對性與有效性的體能訓練結合時可以涵蓋所有基礎，但前提是我們必須選擇正確的動作。

肌力訓練形式

正如第 4 章節討論的那樣，我們有大量阻力鍛鍊選項可以選擇，但其中大多數都不應該被認真對待。拉彈力繩、搖晃著那以彈簧當成負重的笨笨小啞鈴直到手痠，那些讓你的大腿一閉一合的可笑的小東西……任何會在電視上刊登廣告、裝在盒子裡、重量不到幾百磅的東西，都不會讓你變得強壯。這些發明不是為了肌力而生，它們不過是沒幫助的小工具、小玩意兒、小花招還有斂財商品罷了。就像某位偉人說過的：每分鐘都有一件這樣的商品問世。這個話題到此為止。

自身體重訓練：利用訓練者的自身體重作為訓練「負荷」，依照所選的動作，自身體重訓練可以是安全的，並且能夠將肌力提升到一定程度。正如你想的那樣，能提升到的肌力上限會受限於個人體重，超過這個上限之後，只有訓練量能拿來調整，訓練強度是無法改變的。這種訓練形式的劑量範圍太受限，並不適合用來做我們的訓練處方。

還剩下什麼選項呢？我們來看看自由重量訓練與機械式訓練。

機械式訓練系統在70年代時由Arthur Jones推廣，隨後的幾十年中，他們改變了整個健身產業，甚至有些本來更清楚訓練學的人也跳入了這潮流。一種新的訓練形式出現了：從一臺機器跳到下一臺機器，將肌力訓練與有氧體能訓練互相結合，這種使用 Nautilus 牌機械及其他產品來進行的**循環式訓練**成為業界標準。機械式訓練不需要使用特殊的技巧、不需要教學、不需要教練也沒有威脅性。機械式訓練對人類身為靈長類那先天甚至無理由的科技狂熱相當具有吸引力。藉由機器來訓練人體每一條獨立的肌肉，似乎讓這項技術提供了全面性的訓練方法。在一臺機器上，您可以使手肘彎曲負重以鍛鍊肱二頭肌，接下來，您可以在負重下伸直膝蓋來鍛鍊股四頭肌；走到健身房的另一端，您可以在對抗阻力的情況下做腹肌收縮，然後在大腿彎舉機上練爆你的腿後肌。無庸置疑的：如果透過正確的課表安排，這種仰賴機械的鍛鍊將能提高各臺機械所要鍛鍊之動作範圍內的肌力、增加肌肉的質量，並改善處理葡萄糖和脂肪的能力並對胰島素的刺激做出反應。這都很好。

那機械式訓練有什麼問題嗎？其實有很多，但我們接下去只關注與我們的目的相關的幾個問題。為此，我要先講一個故事。

不久前，我出門在外參加一場研究會議，當我們完成一日的工作後，我得到了一張在飯店附近國營健身房的一次性通行證（好像叫「什麼健身」還是「健身什麼」）。在我鍛鍊的時候，我觀察到一位約莫 55 歲的男士，他當時正在上私人教練課程。這個胖嘟嘟的傢伙具有頑強沙發馬鈴薯的所有臨床特徵，值得稱讚的是，他終於承認自己的身體已經退化太多，病弱菲爾的真實版就在那兒。他的教練是一位堅挺又緊緻的年輕女士，體脂肪大約 8%，穿著十分動人的黑色緊身褲，不免俗地帶著寫字板。她採用經典的機械式循環訓練方法，使這位菲爾在肌耐力的強度區做訓練。

首先，她把菲爾放到夾胸飛鳥機上，他***坐下***、坐好，向前伸直雙臂向內夾抵抗阻力，鍛鍊那最重要的胸肌。他一組做了 20 下！菲爾只有剛好夠他偷喝一瓶挪威礦泉水的休息時間，接著又被放到了大腿伸展機上。他又***坐下***，把兩條小腿塞到包裹軟墊的懸臂下，伸直雙腿以抵抗阻力，猛烈操練他的老股四頭肌。又是一組 20 下！***幹得好***，他那可愛的教練在一旁嘰嘰喳喳地說。但他沒有休息時間，她命令菲爾坐上大腿彎舉機，他***趴在自己的大肚子上***，將腳後跟塞到包裹軟墊的懸臂下，彎曲他的膝蓋抵抗阻力，將腳踝抬舉至碰到他的屁股，鍛鍊起他的腿後肌，一組 20 下！

菲爾開始有些蒼白，但顯然如果這位小姐要求他雙手提一對啞鈴並且在腳趾淋上汽油後裸體在燃燒的炭火上行走，他也會唯命是從。在腹肌機上，菲爾再次***坐下***，繫好皮帶，開始對抗阻力彎曲腰部。「動起來，三百壯士！」菲爾快得到六塊腹肌了，一組 20 下！

「不用休息。」接下來他***坐到***彎舉機上（二頭肌！），然後在推舉機上坐下來（三角肌！），最後又***坐到***拉背肌上（練背！）。此時一個大轉彎，他又回到夾胸飛鳥機上開始下一圈循環。

菲爾跟著她那年輕貌美的***女主人***走過一趟又一趟，竭盡全力滿足她的要求，滿頭大汗，筋疲力盡，一點也快不起來了。

這就像是……呃……***愛情***。

菲爾在那天晚上得到了他一輩子的訓練量。完成這一切後，他滴水、顫抖、臉色蒼白、興奮至極，看起來像是需要一個繞道手術。毫無疑問，菲爾心中一定覺得錢沒白花、物超所值，但我知道他是在浪費金錢和時間。首先，菲爾的教練讓他做的是一組 20 下的強度區間，這對肌耐力非常好，卻是對發展最大肌力很糟的一種課表安排。因此，即使菲爾在這週的晚些時間沒有因為痠痛而癱瘓，下週也願意回到他的教練身邊一起繼續穿梭在健身房內，但這種課表無法***長期地增加***他鍛鍊部位肌群的肌力。誠然，這可以增加肌耐力，也會提升菲爾的整體體力，這並非壞事，但這不是菲爾對抗病態老化表現型所需要的。

即使菲爾的教練將適合肌力增長的強度區間套用在他的鍛鍊上，他們也會錯失良機，因為這個方法著重在個別肌肉及肌群。我們不應對這位年輕小姐太苛刻，這正反應了她在私人教練產業中是如何被訓練的，而她的客戶受到文化和媒體的薰陶，令他堅決渴望獲得「雕塑過的」誘人的肌肉，他們想要的是增強自己的手臂、小腿、臀部、肱二頭或其他東西。仰賴機械的阻力訓練方法非常適合這種以肌肉為中心，美觀但膚淺的健身觀點：每條肌肉都有它專屬的機器。

如果我們認為菲爾不僅是一個中老年人，而是一個需要訓練以適應殘酷無情的老化競賽的長青運動員的話，我們就可以清楚這種以肌肉為中心的觀點會完全破產。如果我們將菲爾視為老化競賽的運動員，那他需要什麼？他需要在日常生活這個物理競技場裡展現身體功能。他會希望能夠推割草機、能從地上撿起一個箱子、當有魯莽駕駛開車衝向他時他要有能力從路上跳開、要能將女兒舉到肩上、在跳探戈時要能扶著妻子，並且要能在上完廁所時自己站起來而不受傷。菲爾需要能在自然關節的整個*活動*範圍內自信、平穩、有力又安全地活動。

在生命競技場中，菲爾*不*需要趴在自己的大肚子上，彎曲他的膝蓋來對抗阻力，也不必進行單關節的膝伸動作、不必做胸肌飛鳥（感謝老天！）沒有任何正常人***需要***在健身房外進行這些動作同時對抗阻力，這些動作並不屬於自人體然動作模式，人們在家裡、公司還有玩樂時***並不會做腿後肌彎舉***。

中老年人在生命競技場內做的是***坐下、站起、推開東西、將東西拉近自己、將物品抬離地面，還有將東西高舉過頭***。這些簡單、自然的動作模式是我們生活在物理世界的一磚一瓦，這些動作結合起來涵蓋了整個人體運動的功能性範圍。

機械式訓練的問題並非無法強化肌肉，而是在於雖然***增強了肌肉卻無法增強動作***。

如果無法帶入人體自然動作，無論多大、多漂亮、多有「分離度」的單獨肌肉都是絕對無用的。事實上，在機械上孤立一條肌肉來單獨訓練並不符合人體自然動作，反而很容易造成肌群失衡並使人體自然動作模式變形，這增加了機械式訓練造成功能失調或受傷的可能性。又大又壯的胸肌加上無力的肩膀及背肌，會使肩關節上的力量失衡，導致涉及到肩關節的動作模式***無法***的功能性減低。讓我們想想那位胸肌碩大卻鳥仔腳的健身房小鮮肉，整天都在練上半身的那位，雖然他的手臂和胸肌都很健壯，但當他想要拾起一個有點重的箱子時卻很容易受傷，他一生致力於訓練脫下襯衫後可以在鏡子中看到的肌肉，***但他卻從未訓練過將物體抬離地面的基本動作模式***。

當我們看到菲爾在整個循環中不停坐下或躺下時，我們意識到這樣的機械式訓練對長青訓練者並不合適，我唯一看到這可憐傻蛋站起來的時候，是他追著教練堅挺的臀部前往下一臺機械時。他做的所有事都沒涵蓋人體自然動作模式，也沒有對他的中軸骨骼、步態、平衡感以及整體肌力施加訓練壓力。

用槓鈴訓練動作模式

當我們專注於人體自然動作模式而不是單條肌肉、關節或肌肉群時，一個嶄新的訓練視角便為我們打開了大門。我們不再需要懷疑是否以正確的方式來訓練正確的肌肉，以獲得正確、平衡的肌力，因為我們不是在訓練肌肉，而是在訓練***利用肌肉***和所有其他組織與能量系統來達成的***動作***。每條肌肉、骨骼、關節、肌腱、韌帶和神經都會貢獻其自然與正確的功用來支持動作，因為我們正在用符合這些組件的天然設計活動。

專注於動作而非肌肉的優勢還不止這樣，人體中大約有 640 條肌肉，但只有幾種基礎的運動模式可以輸入到大部分的肌肉中，如果我們採取蹲下、站起、推開東西、將東西高舉過頭，以及將東西從地面抬離的基本模式，我們將能強化並調整整個肌肉骨骼系統，運動到完整的關節自然活動範圍，使這些動作變得更強，同時增加肌力與活動度。在人體自然動作下增加負重，可以改善本體感覺與平衡感，這是坐在腿推機上永遠得不到的。

簡言之，當我們將阻力訓練的重點放在動作模式而不是肌肉上時，我們就打開了一個機會：透過少量訓練動作來訓練整個肌肉骨骼系統，從而提高肌力、活動度和平衡感，同時充分利用阻力訓練的潛力來推動整個能量系統光譜的適應進化、增強胰島素敏感性、逆轉肌肉和骨骼的萎縮，以及對抗病態老化表現型。專注於***動作***而非***肌肉***讓我們離運動處方又更近一步了。

只有一種形式的肌力訓練可以讓我們做到這一點：***槓鈴訓練***。

與機械式訓練不同，槓鈴並非設計來訓練孤立肌肉或肌群。原始、謙遜、值得尊敬的槓鈴，是為了安全、舒適負重、符合人體自然動作而發展的，是至今為止的最佳工藝。藉由槓鈴，我們可以對任何主要動作模式增加負重，從而***訓練***這些動作。槓鈴鍛鍊讓受訓者根據自己的肢段比例（**人體測量學**）來進行每次鍛鍊，而不是強迫受訓者適應機械的幾何形狀。槓鈴鍛鍊需要用到軀幹和背部的所有肌肉來穩定和支撐負重，而不是只有四肢。最後，槓鈴可以按照我們的希望來增加或減輕重量，非常弱的受訓者可以從幾磅重的槓鈴甚至掃把開始進行動作學習，槓鈴使我們可以根據每個受訓者的需要來提供適當劑量的運動藥物。由於這種無與倫比寬廣的劑量範圍和全身自然動作的訓練性質，我們可以將精確的訓練壓力施加在長青運動員身上，從而在每週 2 到 3 節課中，穩定地推動肌力成長。槓鈴訓練為長者提供了安全、劑量得以調整、全面、單純、高效率且有效的訓練系統，以對抗病態老化表現型。

為長者設計的槓鈴課表安排，我們將會在第二部及第三部詳述：在一週 2 ～ 3 天的課表中，依次進行四種簡單的鍛鍊動作，並且在必要時與高強度體能訓練結合，這可使肌力、爆發力、耐力、活動度、平衡感、身體組成以及健康方面有深刻而顯著的進步。

蹲舉是此類課表的基石。在這項訓練中，你只需單純蹲下再站起。在這項人體自然動作模式上加載重量，會在整個運動範圍中徵召***大量***肌肉組織，迫使整體肌力、肌肉質量、關節穩定性、背部肌力、體能，還有整體運動能力獲得重大改善。

硬舉，它就是將沉重的槓鈴從地面上抬起 —— 這是另一種基礎動作模式。它與蹲舉相輔相成，可以使受訓者舉起比其他訓練還多的重量，多到甚至超乎受訓者的想像。它可以強化背部、下肢、軀幹、髖部、肩膀和握力，關節活動度受限的年長受訓者特別容易操作它，同時可以讓他們在自信、自我形象、未來期望方面產生前瞻性的轉變。光是知道你可以屈髖撿起那該死的重物，就會讓我們更有活著的真實感。

推舉訓練了將物品高舉過頭這個基礎動作形式，但這不僅是手臂和肩膀的鍛鍊，由於它的操作是站立進行，因此需要平衡感以及全身的肌肉，包括下肢、大腿、臀部、背部、腹部以及胸部。

臥推訓練了將物體推離你的基礎人類動作模式。它與過頭推舉相輔相成，可促進上肢肌力的大量提升。

儘管對我們的運動處方並非必要，但**變化版奧林匹克式舉重動作：爆發上膊**、**爆發抓舉**可以被一些具有良好天分與渴望的長青者使用。

在訓練的最初階段，完全致力於肌力快速累積後，一些體能訓練將被加入課程中。這可以只是運動者自己選擇的一項運動：網球、游泳、自行車、健行、武術……等，但我們一般性的運動處方則是添加了高強度間歇訓練（HIIT）這個零件來滿足體能訓練的需求。HIIT 可以多種方式來進行，包括固定自行車、壺鈴、划船機或雪橇（我們的首選）。如同使用槓鈴進行的阻力訓練，HIIT 可以根據運動員的需求精準調配劑量，從而帶來安全、平穩的進步。HIIT 優化了無氧和有氧能量系統、耐力、心血管健康以及身體組成，同時它比 LSD 訓練更省時又全面。我們將在第 26 章討論這種體能訓練的方法。

我們終於走到這一步了：上述就是一張針對中老年人的運動處方。

結論：從黑鐵到灰鋼

我們已經走了好長一段路。我們從無懼地著眼於病態老化表現型帶來的悲劇開始，這種地獄般無所不在的老化形式不僅是由於時間和生物學上不可避免的變化，也與過度的熱量攝取（太多卡路里）、久坐不動（運動量不足）、肌少症、胰島素阻抗等有關。而病態老化表現型亦會進展成代謝症候群：高血壓、更嚴重的胰島素阻抗、軀幹肥胖與內臟肥胖、血脂異常以及全身性炎症。再更嚴重一點，病態老化表型隨著第二型糖尿病、心血管疾病、嚴重的高血壓、一定程度的心衰竭、脆弱的骨骼、流失的肌肉、裝滿處方藥的購物袋、運動不耐症、衰弱和功能喪失而達到頂峰。病態老化表現型伴隨著中風、心臟病發、鬱血性心衰竭、髖關節骨折、椎體塌陷、末期腎臟疾病、視網膜出血或變性、有毒的多重用藥行為、失智症、憂鬱症、失望與失能等，成為一場致命的盛宴，到了此時，病態死亡表現型已經不遠了。

這令人無法接受，我們也***不必***接受。正如我們在第 2 章看到的，運動藥物是世界上最強大的藥物，其對抗病態老化表現型的能力太過突顯，沒有一種標準藥物治療可與之媲美。我們緊緊抓住這一條生命線，決心為老年人制定安全的運動處方，這處方是安全的、可根據個人狀況精確調整劑量，並可以被不斷改良以進行全面、綜合、具體又有效的方式去解決病態老化表現型的各個成分，使之盡可能單純又有效。

安全性是我們的首要考慮因素，這迫使我們將可選擇的運動範圍縮小到可預測正常關節活動範圍的反覆型動作，最大程度地降低意料之外的壓迫或創傷之可能性。這樣的標準排除了水肺潛水、柔道對練、跑酷、網球、撐竿跳以及許多其他運動，即便這些運動有趣又令人奮發向上，但對於一般性運動處方來說是不適合的。

關於**治療窗口**這項考慮因素又更進一步縮小了範圍，這引領我們考量各種訓練變項，例如訓練強度、訓練量、恢復時間、訓練頻率等。事實上，這使我們想到了***訓練***本身的概念：透過調整訓練變項做出長期的課程安排以改善「一般身體素質」。上述探討讓我們能將***訓練***與***練習***區別出來，並幫助我們認清肌力訓練是建構運動處方的首選。最重要的是，在我們審視的這些階段，我們將對中老年人運動處方的追求，轉化為替長青運動員制定訓練課程。

當我們將搜尋的目標推進到**全面**而綜合的課程準則時，我們發現肌力訓練令我們更深入地進行無氧能量系統訓練。與只在有氧能量系統中的 LSD 訓練不同，肌力訓練可促進橫跨整個生物能量系統光譜的適應，將訓練壓力施加於磷化物系統、醣酵解系統***以及***粒線體供能系統，同時提升肌力、爆發力以及身體組成。我們看到這種訓練（反覆高功率輸出）與 LSD 有氧訓練那無止境的考驗相比，更加契合我們在生命競技場中面臨的需求，人們在日常生活中不需要跑 20 英里，他們需要站起、推、拉、抬舉與跳躍。

當肌力訓練已成為奠定運動處方基礎的主角，我們審視了此課程是否能使我們準備好與對手競爭。換句話說，我們希望我們的訓練能**針對又有效地打擊病態老化表現型**。這引領我們找到不少證據，大量生物醫學數據指出肌力訓練的作用在於改善胰島素敏感性、減少腹部和內臟脂肪、改善血糖調節、抵抗代謝症候群、改善心血管功能與健康、恢復肌肉質量、改善中軸骨骼的骨密度、減少炎症、對抗憂鬱症、保有身體功能與自主性，並促進生活品質。我們還發現將肌力訓練結合某些形式的體能訓練時，上述的益處幾乎都會被放大。

在本章的最後，我們透過檢視最後一個準則：「一個**單純又有效**的訓練課程」來做總結。這樣的課程僅包含了一些槓鈴訓練並結合一些體能訓練，卻是最有效又直接的方法。

不使用複雜的機械訓練單條肌肉或肌群，我們只要簡單將重量負荷應用到我們在日常生活中使用的少數但完整的人體自然動作模式中，就可以增進整體肌力與爆發力，在花費最少時間和製造最少混亂的同時，獲得所有健康益處。

我已竭盡所能，盡力清楚且明白地闡述這些案例，或許我已說服你以槓鈴為基礎的肌力和體能課程是給長青運動員的理想運動處方。是否還有其他方法一樣好或甚至更好？

當然***有可能***有，但我至今還沒找到更好的方法。

並不是我不努力找尋，就像你們之中的許多人一樣，我終其一生一直在找尋獲得健康的最好方法，但我已試過所有選項。近幾年來，我的研究變得愈來愈系統化、基於實證證據、有重點……並且迫切。你看，我是一名醫師，還是一名生理學家，但最重要的是，***我是一位長青運動員***。到目前為止這六章的內容對我來說，不僅是一位書呆子或專家的抽象概念，這關乎到***我自身***，我不想什麼都不做就面對這一切，我盡我所能在老化過程中獲得最多的肌力、活力和身體功能。我的目標是緊抓住每一個肌肉細胞、每一點骨骼組織、我的每一吋關節活動度以及每一分自主能力……***為了我那親愛的小命***。我一點都不想出現在其他人的急診室裡，像一個退化、憂鬱、挫敗的一團虛弱、喘息的可悲肥肉。當然，任何事情都可能發生，歲月終將會擊敗我，但我會持續奮鬥，病態老化表現型對我並不適用。

或許你有跟我相同的感覺，也或許我已經說服你***抵抗並不是徒勞的***，但不是每個患者都適合這種療法。有的患者會因病得太重、病情太複雜或太虛弱，以致無法服用太強效的藥物、無法進行器官移植或較激進的療法。同樣的，並不是每個人都可以服用我正在談論的藥物。這令人不舒服、這不好、這並不公平，但，這是事實。想要服用運動藥物的患者不必是強壯、天賦異稟、有錢、身材良好甚至是健康的，但他們必須順從、明智、有耐心、勤奮、堅持、勇敢，最重要的是，必須堅定不移。冒著聽起來有點怪力亂神的風險，我想說的是他們不一定要有***競技能力***，但他們的心態必須要像***運動員***。

這說的是你嗎？如果是這樣，而你又有意願投入一些時間和非凡的努力來參與健康老化這項極限運動，我和安迪．貝克有一些非常強效的藥物可以開立給你。在第二部和第三部中，我們將仔細檢視您的治療與訓練。

Part 2

做什麼

訓練動作介紹

Chapter

7

鐵元素

Elementary Iron

本章節會簡要介紹槓鈴訓練的實作需求。雖然一些長者能夠從文本和影片資源中學習到足夠的練習方法，但直接從具備資格的教練獲得適當指導還是較好的學習方式。必要的器材、設施和裝備不多，但安全又有效的訓練是絕對必要的。家庭健身房及「黑鐵」健身房的利與弊已在先前描述過了。我們可以證明商業化經營的健身房通常不是最佳的選擇，甚至是完全不適合的。遵守一些簡單的常識及規則，將使槓鈴訓練理所當然成為非常安全的活動。我們會討論伐氏操作的使用原理，其中屏氣與閉合的聲門增加了胸腔內壓和腹腔內壓，為中軸骨骼提供了支撐，我們在此肯定這種經常被誹謗的呼吸法其安全性和實用性。

學習舉起重量

本書的第二部將介紹槓鈴處方中使用的基礎訓練動作。我們的想法是讓讀者熟悉這些訓練動作、提供將這些動作納入訓練計畫的理由，並說明其對中老齡人口的適用性和安全性，讓您對於這些訓練如何操作有些***概念***。

本書無意指導讀者在槓鈴專項運動中的運動表現。指導這些專項動作超出了本書範圍。此外，銳普托所著那不可或缺的權威性書籍《肌力訓練聖經：基礎槓鈴教程》，以極詳細的細節論述了槓鈴運動的正確表現。任何一個決定投入槓鈴訓練計畫的人都該買本《***肌力訓練聖經***》，並且找個教練，或者最少要有一、兩個夥伴一起練習。

雖然有一些特別積極、聰明且有天賦的人可以從合適的教科書、槓鈴訓練教材中得到可觀進步，但理想的情況仍是在合適的肌力體能訓練中心裡，接受經驗豐富且技術及格的教練指導，尤其是那些經過長時間退化後，試圖以自己的方法恢復健康狀態的人。

讓我們更進一步解釋。以下提供三種充分學習槓鈴訓練的方法。

閱讀書籍與觀看影片進行自我學習

市面上有不少槓鈴訓練的學習教材。銳普托的書籍和影片（請洽 StartingStrength.com）遠遠優於任何***其他地方***的教材，這點不需懷疑。在訓練細節、解剖學、生物力學的合理性、易讀性以及學習效率上，沒有其他書籍可以媲美 ***Starting Strength*** 出版的書籍。訓練影片則是無價的輔助工具，能提供學生正確的動作範例、常見問題以及如何糾正問題。

選擇閱覽書籍與觀看影片進行自學的人，建議您要在開始訓練以前將整本書籍以及影片都看完，並且大量使用自拍影片來檢查自己的動作形式並尋求回饋。您也可以在 StartingStrength.com 的論壇裡，從 starting strength 的教練那得到回饋。

儘管此種學習法對於一些人來說是可行的，但可能會導致較平緩的學習曲線以及較慢的進步速度，還會伴隨初學的錯誤以及必須重練的動作。對年齡較大、較虛弱及已停止訓練較長時間的人來說，這肯定是不安全的選擇。

與幾位固定夥伴一起閱讀書籍與觀看影片自學

這很像第一個方法，不一樣的是你會有個訓練夥伴在你執行動作時即時提出對於動作模式的批評，能觀看你的動作並且做出評估（這是十分珍貴的），可以定時一起閱讀教材，協助你一起更換槓片，互相擔任保護者，鼓勵你並且一起分享你的成功，還有，讓你不是孤單一人，好的訓練夥伴就是珍寶。使用這個學習方法有個特別的重點，你與你的夥伴必須全神貫注在每個訓練動作的動作**提示語**，並且要仔細聆聽並查找影片教材中的動作提示語。***提示語是 Starting Strength 模式中至關重要的一部分***，若受訓者忽略了這一點便是將自己置於風險之中。這一個方法也同樣受益於「影片教學」。

從書籍以及影片中學習，並請一位專業的肌力體能教練指導

這是***目前為止***最理想的選擇。我們最建議的方法是看書、看影片並且請一位專業的教練來指導（如果是由通過 Starting Strength 認證的教練那就再好不過了）。這個方法涵蓋前面兩種方法的所有優點，同時又因動作正確而促進更快的學習進程，避免學習過程中養成錯誤的動作型態而成為未來訓練中的壞習慣（有的壞習慣一旦建立起來就非常難被改正）。再者，一些訓練標準的修改（如站距寬窄、握距寬窄、應加入／排除的鍛鍊動作）取決於該訓練者的肢段比例及其獨特的生理情況。

訓練器材與設施

槓鈴訓練的物質需求並不多，然而這些東西都是***不可或缺***的。若沒有好的訓練器材、優良的訓練設施、合適的個人裝備與運動服，槓鈴訓練就無法安全又有效地進行。好消息是，如果妥善使用訓練器材，這些器材本身幾乎不會損壞，經過初期的最低投資後這些器材即可使用一生。

健身房

我們首先要考慮的就是健身房。所謂的**健身房**是指具備足夠的空間、訓練器材、地板、通風設施、基本的屏蔽……等等。如果只供一個人安全又有效地訓練，***僅需要***約 550 立方英尺的空間，地面需要 8×8 英尺的面積，而垂直高度約需要 8 或 9 英尺（端看個人身高），還需要一些額外空間來放置槓片、一些訓練器材，並保留一點安全邊距，這是可以容納一組像樣的蹲舉架以及小型舉重臺的基本空間。訓練設施應置於平的石板或木板地面，具有異國情調的硬木地板或大理石地板則不是太好的選擇。

之所以告訴你這些，是因為多數商業健身房雖然具有足夠的訓練空間，但對於槓鈴練習的需求通常是不夠的。基於上述以及其他理由，我們相信設備齊全的家庭健身房是長青運動員能做的最佳投資（在他們掌握了槓鈴訓練的基礎以後）。如果有可以使用的空間，投資約 3000 ～ 5000 美元將會使你的家庭健身房優於任何你社區裡的健身房。不需要等待、不需要交通時間、不會在蹲舉架裡看到那個喜歡練二頭彎舉的老兄做著可笑的特技、沒有愚蠢的健身房規定，你還可以聽任何你喜歡的音樂，請好好考慮一下。

家庭健身房這個選項可能並不適用或不吸引您？如果是這樣的話，明智的做法是徹底考察你附近的健身房，並且在繳納會籍費用以前多做一些消費比較。最好的選項還是選擇一個真正的「黑鐵式」健身房，這能滿足那些認真想變強壯的人。但儘管「黑鐵」健身房愈來愈受歡迎，相較之下仍舊相對稀少而難以親近。所以，「真的最好」的選項是加入其中一間遍布全美國的 Starting Strength 健身房，這些設施提供了經 Starting Strength 認證教練的教練課程，同時又有認證的空間與器材。

較年長的運動者一開始可能會被黑鐵式健身房嚇到，尤其是當他們對健身房的認知被侷限在過去飯店健身室還有 Planet Fitness。認真致力於訓練肌力的健身房通常坐落於倉庫或輕工業場所，外觀看起來較少修飾、有點擁擠，器材上布滿了止滑粉與鐵鏽而不是閃閃發光的白亮器材，場地裡充滿比你更大隻、更粗俗的生物，而且還很***吵***。讓我們試著忽略上述這些缺點，黑鐵式健身房的收費可能會比你家附近那些閃亮卻無用的商業式健身房便宜一些，裡面的器材***更***可能正是您所需要的，裡頭的氛圍將有利於你要進行的事，且大多數在裡面棲息的生物會化身為溫柔的巨人，***樂於***幫助他人變得強壯，包括你。

而音樂就只是音樂，你會習慣的。

如果這樣的設施在你住所附近，我們強烈建議您考慮加入會員，你會為自己做了這個決定而感到高興的。另一方面，如果你的選項被侷限在商業經營健身房，那加入前的比較就顯得無比重要了。除了花費上的考量，您還需要根據以下清單來評估眼前的健身房：

1. **場館的信譽良好嗎？**可以與現任或過去的會員聊聊、透過美國家庭服務網站 Angie's List 的調查，或您所在地的當地商會以及其他資源去評估。

2. **是否有至少一個蹲舉架？**如果沒有，那就不用考慮了。沒有蹲舉架的健身房不能算是健身房，沒有蹲舉架就沒辦法蹲舉，沒辦法蹲舉就沒辦法訓練，***就這樣***。兩個蹲舉架會比較好，如果有三個那就更棒了。這是因為蹲舉架常被那些喜歡做奇怪事情的傢伙占據，像是二頭彎舉、划船或某些他們剛發明的異術。有時候看他們這樣還滿有趣的，但觀賞奇葩在蹲舉架裡表演滑稽的動作並不是您揮霍訓練時間的最好方法。最佳的狀態是，當你要進行蹲舉時，發現唯一一座蹲舉架被一群蹲錯的兄弟們給占據，過了一會兒，當輪到***你***使用蹲舉架時，他們會很樂意地給你錯誤或不請自來的建議，告訴你你這樣蹲是錯的、你這樣蹲會讓你變成殘障人士、會毀容，或死亡。

3. **是否有至少一張臥推板凳？**如果沒有，那就不用考慮了。沒臥推板凳的地方不算健身房。

4. **這個地方是否使用多邊形槓片？**扣分。無論是誰想出這個主意，他都該被拖回去，被他自己創造的產品打成殘廢。***多邊形槓片***是類似於***沙拉發射器***、***有洞的保險套***、***三角形的輪子***之類的發明。多邊而不是圓形，表面上的目的是要防止槓鈴在地面上滾動，但***真正***的目的是要阻止訓練者使用將槓鈴從地面上拉起的動作（硬舉或上膊），這些訓練既大聲又需要合適的地板及用止滑粉，且對於在階梯機以及瑜伽墊上訓練，同時想要聆聽廣播機裡的邦喬飛的那些***體面***族群來說，這實在太擾人了。以商業式健身房的經營角度來看，硬舉以及其他需要從地面拉起槓鈴的動作根本就是***邪惡的***，因此他們會購置多邊形槓片。事實上，仍然有許多場館仍可能使用多邊形槓片來進行硬舉，前提是你可以忽略來自經營者以及其他會員那充滿非難與質疑的怒目眼光，而且你要能忍受槓鈴落地時的不規則彈跳與撞擊反覆刮傷你的小腿皮膚。

5. **如果，他們真的在放邦喬飛樂團的音樂呢？**扣分。您仍然可以選擇加入該健身房，但他們一定很***爛***。

6. **該場館是否禁止使用止滑粉？**又是一個扣分項目。止滑粉對於槓鈴拉舉動作的安全性與適切性來說很重要，它能確保槓鈴在完全的抓握，且能抑制手掌厚繭的生成。禁止使用止滑粉的健身房並不是很真心想要幫助他們的客戶變強壯，如果你的健身房真的禁止使用，其實可以在健身包包裡偷偷塞一小球止滑粉，然後偷偷地使用。至少在你被警察抓到、判刑並入獄以前可以這麼做，畢竟在多數國家，走私白色粉末可是重罪呢。

7. **該場館是否禁止大聲吼叫與大汗淋漓？**說真的，有的地方會禁止。許多成功的健身房都標榜運動應該安靜，認為大吼大叫很不應該而且很丟臉，值得公開譴責，你應該離他們遠一點。

訓練器材

要進行自由重量訓練的最基本器材包括了一組蹲舉架或框式蹲舉架、一張臥推板凳、一支槓鈴，還有一整組槓片。上述組合已經由 ***Starting Strength*** 明確定義，所以我們只強調***不要在槓鈴上省錢***，這套標準可以適用在您剛加入的健身房，尤其是在自己配置家庭健身房的訓練者。槓鈴的價格從 100 美元至 1000 美元皆有，有一句老話叫「一分錢一分貨」，在槓鈴上真的如此。若一支嶄新的槓鈴售價低於 300 美元，那這不會是一筆好的投資。便宜的槓鈴拋光不佳、公差太大、彈性係數太低、袖套的旋轉亦不良，更糟的是可能會彎曲甚至斷裂，這通常會在剛好派不對的時候發生。一支好的槓鈴是個美麗的物件，隨著使用時間愈長它會更加迷人，妥善保養它的話，這支槓鈴可以在你曾孫退休時幫助他變強壯，做點功課然後買支好的槓鈴吧！

運動服

你會需要純棉的 T-shirt、有彈性的短褲或長褲、長襪，還有一雙舉重鞋，就這樣而已，但這些***全是必要的***。合成纖維通常不是訓練時穿在上半身的好選擇，因為合成纖維常會因為太滑或太有彈性，導致一組很重的蹲舉訓練從平和的常規訓練變成一場***大冒險***。另一方面，下半身的穿著需要有彈性又不受限制，褲裝不應該影響活動範圍，從蹲舉的底部至完全站起的姿勢都不應受限制。長襪則可以在槓鈴由地面拉起的動作中，避免你的小腿皮膚被刮傷。

合適的鞋子同樣必要。一旦你投身肌力訓練，就必須投資一筆錢在舉重鞋上。跑步鞋、交叉訓練鞋，還有其他你在店內買得到的訓練鞋，對於自由重量訓練來說都是不適合的。因為這一類鞋子是設計來將足部反覆踏地產生的衝擊波減至最小的，柔軟的鞋底以及不夠硬的鞋跟，會在自由重量訓練時產生不穩定表面的效果，感覺像在溫暖的棉花糖表面嘗試舉起重量。舉重鞋有堅硬、不可壓縮的鞋底，能在負重很重時提供堅固的基礎，舉重鞋通常只能由網路供應商購得。

裝備

我們有時對重訓新手的印象是他們會因忌妒其他人的裝備而苦惱。其實，不像其他形式的運動，重量訓練中，運動員通常沒機會在自己身上裝飾性感、閃閃發光或看起來很酷的小東西，多數重訓者會在訓練中的某些時候繫上一條重訓腰帶……沒別的了，就這樣。護腕以及護膝可以幫忙保護老化受損或曾受過傷的關節，有時候你還會看到重訓者在自己的手腕上掛上兩條助握帶，但多數時候他們都是在不適切的狀況下使用助握帶。

腰帶。如果你只能買一件裝備，那就非腰帶莫屬了。腰帶可協助優化重訓者的伐氏操作（請見下文），藉此幫忙穩定脊椎，使你舉得更重、變得更強壯。腰帶亦可增強來自軀幹的本體感覺回饋。多數運動者只在大重量的熱身組以及訓練組時使用腰帶，而新手重訓者可能需要訓練幾個月以後才需要使用腰帶。最好的腰帶是由皮革製成且有不會改變的直徑，你在當地運動用品店看到那腰椎區域變寬皮帶根本不具功能性，只是浪費了牛皮。我們比較偏好單叉腰帶，因為使用起來很容易。優良的客製化腰帶可以在網路上購得。

護腕與護膝。大多數你看到將護腕纏在手上的重訓者，其實根本不需要戴護腕，***但他們看起來帥翻了***。如果重訓者有手腕急性或慢性傷害的話，那非常建議要戴上護腕。

綁帶式護膝常被健力選手以及其他力量型專項運動員在操作大重量時使用，多數的初學者或甚至中階長青運動員並不需要使用綁帶式護膝，然而仍有少數人需要使用。綁帶式護膝並不是明顯的膝蓋疼痛（已影響運動表現）的解方，此類膝蓋不適指出了此人訓練不當並且需要醫療評估、影像學檢查以及治療。不過，患有慢性膝蓋傷害或是急性但輕微膝蓋受傷的人，可以從綁帶式護膝提供的額外支撐中獲得好處。你可以從 Starting Strength 的網站中找到很棒的護膝使用教學影片[1]。

長青運動員亦可從套筒式護膝中獲得好處，套筒式護膝是由棉或合成橡膠材質製成的套筒，它可以保溫並且使膝蓋維持乾爽又柔韌的狀態。套筒式護膝***可能可以***促進膝關節腔內關節液稠度的一致性，並保持關節液容積恆定，但也***可能沒有***幫助，這個問題還沒有被好好的研究。如果你有一對爛膝蓋，你可以試試看戴套筒式護膝會不會有幫助，Sullivan 每次重訓時都會戴。

助握帶。助握帶能在槓鈴由地而起的（硬舉、上膊、抓舉）大重量動作中幫助抓握，在輕重量甚至於中高強度的重量中則不適合使用助握帶。從地面拉起很重的重量對於握力發展相當有幫助，但使用助握帶會削減握力的成長。然而，當重量夠重時，握力會成為訓練時的限制，此時重訓者有兩種選擇：他可以使用正反握法來握槓 —— 一手正握（前臂旋前），一手反握（前臂旋後）—— 這能有效提升握力，雖然會造成肩部旋轉不對稱，不過通常是可以忍受的。但可能會在某些重訓者的身上出現技術問題或肌肉骨骼問題，尤其是那些先天肘關節角度特別大的人。另一個選擇是使用助握帶，它可以讓握力不再是限制，也不再需要使用不對稱的正反握法。有些在掌指或手腕患有嚴重關節炎的重訓者，即使在輕重量的硬舉也會需要使用助握帶，但是大多數人要在開始訓練後的好幾個月，才會需要使用到這種裝備。

健身手套。槓鈴訓練中不需要用到健身手套，手套對於抓握的安全性完全沒有幫助 —— 這是止滑粉的工作。健身手套不會讓重訓者得以舉起更重的重量，也不會讓重訓練習執行得更正確，更無法增加槓鈴訓練的安全性。事實上，若引入這一項不必要的外來因素（健身手套本身），它可能會滑脫、破裂或以其他形式在負重時出意外，反而讓槓鈴訓練***更***不安全，你不會需要健身手套的。如果你已經買了一雙運動手套，你可以把它留在健身房的某個角落，上面放張紙條寫著「歡迎認養」，我們保證一定會有人覺得它很可愛並收養的。

日誌筆記本。這可能是除了你的舉重鞋以外，在你健身包包裡最重要的一件物品了。因為長青訓練者從事的是***訓練***而不是***運動***，而訓練意味著有長期目標的***計畫***，所以完整又確實書寫紀錄是必要的。許多重訓者會在雲端網路做訓練紀錄，或是在手機上使用應用程式來紀錄，這些都很棒，但是手寫的紀錄仍有其必要。因為電子裝置可能會故障，網路資料庫也可能被駭客入侵。一本簡單的筆記本，可在大多數文具店或是藥局用幾美元買到並使用好幾年。這可以讓重訓者與教練一同監控訓練進度、診斷問題，並對課表編排做出明智的決策。手寫紀錄將會在第17章節進行更詳細的描述。

槓鈴訓練安全守則

就像我們在第2章看到的，槓鈴訓練大概是所有運動中最安全的形式，但人類就是有本事搞砸任何事情。如果你不注意幾條簡單的安全守則，訓練有可能致傷、致殘、毀容、殺死你自己或是其他在重訓室裡的人。

不用說，在吸毒或飲酒後進行重量訓練並不是一個好主意。很認真地再說一次：***你不應該在嗑藥後重訓***。我相信我們不需要在這一點上爭辯。

如果重訓者堅守自己的訓練計畫、不貪婪躁進，並且不試圖透過超越自己能控制的範圍舉起更大的重量來炫耀，那他們是不會因為超負荷而受傷的。重訓者必須使用輕重量來熱身，請永遠都以空槓展開熱身（除了硬舉以外）。接著再逐步加重，或按當日的預計規畫加重。逐步加重這件事情必須明智，且必須按照訓練***計畫***，而不是順從重訓者的衝勁或自我意識胡亂加重。

通常，獨自進行重量訓練並不理想，尤其對初學重訓者來說更是如此，我們將列舉***許多***之所以不理想的理由來讓讀者思考。但話雖如此，的確很多時候獨自重訓是無法避免的。在這種狀況下，蹲舉與臥推應該在框式蹲舉架中進行，並且調整**保護槓**到適當高度。

在框式蹲舉架外進行極大重量的臥推或蹲舉時，會需要一名有能力的**保護者** —— 負責待命準備，並且在重訓者動作失敗，舉不起來時***協助***他將槓鈴置回掛鉤上。硬舉與過頭推舉***並不需要***保護者，任何嘗試擔任這項動作的保護者，將有可能導致重大災難。

槓鈴應被置於框式蹲舉架中合適高度的**J 型鉤**上。重訓者在動作結束後，不應試圖將槓鈴直接放回 J 型鉤的溝槽上，應先將槓鈴兩端觸碰到蹲舉架的**直柱上**，再沿著直柱的立面垂直滑到鉤子裡。如果瞄準鉤子而不是直柱，有一天你將會無可避免地失手，而結果將會很不幸。

所有在重訓室中進行的鍛鍊裡，臥推無疑是最致命的。但臥推***應該是***很安全的，只是此項訓練***因為某種原因***會使人（尤其是年輕人）一躺在板凳上就變得異常愚蠢。關於臥推的安全守則，我們會在臥推那個章節講得更多。但我們要利用這個機會來宣導，臥推***不該***在框式蹲舉架外獨自操作、***不該***使用拇指與其他四指在同一側的握槓方式、***不該***在操作時使用槓片固定卡扣，當槓鈴水平移動時（也就是任何槓鈴會從臉前通過、從架上取出槓鈴或將槓鈴置回架上時）手肘***永遠必須***保持打直狀態。

槓鈴、槓片以及其他器材不應該被胡亂擺置在重量訓練操作區域內。比較正常的做法是將槓鈴、槓片、卡扣、腰帶以及護腕、護膝分開擺放，依照接下來的訓練過程中會再次用到這些裝備的邏輯。但裝備再次上場前，胡亂擺放這些物品可能會導致毀損，更重要的是，在充滿堅硬表面與會動的重物的環境中，胡亂擺放器材可能會構成絆倒受傷的危險。當你使用完一樣器材，或是將槓片從槓鈴上卸除後，請***立即將之放回所屬位置***，否則有一天你會後悔的。

有關槓鈴訓練安全守則的更多資訊，我們建議讀者可以閱讀我們的同事 Matt Reynolds 以及 William McNeely 所著那十分透澈又深切的文章，一樣刊載在 StartingStrength.com 上[2]。

專題討論：伐氏操作

伐氏操作是指在憋氣的同時緊閉聲門的動作，這個動作是由一位 18 世紀的義大利醫師／生理學家 —— Antonio Maria Valsalva 所命名。這個動作很簡單，且比你想得還常見。在日常生活中的每一天，當我們需要「對抗」重物時都會用到：推動汽車、搬動啤酒桶、轉動僵硬的把手，或生產一名又大又肥還在哭叫的嬰兒，這是我們面對重量與阻力時的自然本能反應。

我們常聽到有人說，以伐氏操作為自由重量訓練時的輔助工具危險且致命，他們的理由通常是這樣：無論你閉氣與否，舉起重物會導致血壓***急遽***上升（如我們所見，重量訓練並不會導致血壓長時間上升），而舉重物的同時閉氣，血壓上升的幅度更大。

這些都是真的。重量訓練時憋住氣（使用伐氏操作）確實會短暫升高你的血壓，有人會告訴我們這是有害的，因為這將無可避免地使腦血管破裂、使你罹患***出血性腦中風***或顱內出血。

關於在伐氏操作下進行重量訓練會導致某種形式的出血性中風（***蛛網膜下腔出血***）的說法有三個問題，第一個問題是：此說法忽略了這種***極其罕見***的意外事件絕大多數是發生在那些先天性或後天性血管損傷（動脈瘤或動靜脈畸形）的少數可憐人身上。

這個想法的第二個問題是，這提出了一個不完整的動脈瘤破裂之生物物理模型（圖 7-1）。要使動脈瘤破裂，必然存在足夠的***內外壓力差***，此處指的是血管壁內側與外側的壓力差，這個壓力差必須大到足以破壞血管壁的完整性。此內外壓力差會受兩個因素引響：動脈瘤內的壓力，此壓力在抬舉重物過程中，無論伐氏操作***使用與否***皆會升高；動脈瘤外的壓力，***亦會因使用伐氏操作而升高***。

換句話說，抬舉重物時閉氣會同時***增加動脈壁內外側的壓力，這實際上降低了內外壓力差並且避免動脈瘤破裂***[3]。

關於抬舉重物時使用伐氏操作之危險性的第三個問題是最該死的：***這件事從未被證實，在任何人、任何研究、任何地方***。關於蛛網膜下腔出血的現有資料顯示：這種類型的中風與人類所有活動有關。是的，這是真的：患有動脈瘤的人可能在運動時中風，但他們也可能在做其他事，或什麼也沒做時就弄爆自己的血管。

僅舉一個例子，我們來看看 Vlak 等人的病例交叉設計研究，其檢視了 250 位顱內出血的倖存者之誘發因子[4]，研究結果為八個誘發因子增加了顱內出血的風險：飲用咖啡、飲用可樂、憤怒情緒、受到驚嚇、用力大便、性行為、擤鼻涕以及劇烈運動（在我們看來，這聽起來像是豐富的一日遊行程），在抬舉重物時使用伐氏操作的風險比性行為、自慰、憤怒還有擤鼻涕還要低。在其他的相關研究、案例報告中也呈現了一樣的結果[5]。

這種罕見病灶如果長到夠大，其自然病史就是長得更大最終破裂，有些會偶然地在主人健身時破裂，但無論如何，動脈瘤終將會破裂。

有些人仍會問：縱然這麼做的風險很低，但何必冒險呢？

我們在重訓時屏住呼吸是因為這可以增加胸腔內壓以及腹腔內壓，從而有助於支撐胸椎以及腰椎（圖 7-2）。這已不是運動科學文獻中的爭論焦點，而是運動員訓練肌力的普遍做法。確實是如此，重訓時使用伐氏操作，這種做法無處不在正是其安全性的最好證明，全世界***每天***都有上百萬人在伐氏操作下，反覆舉起大重量達數十億次。這些人的中風發生率是如此的低，與統計中的其他雜訊難以區分，以至於反對者必須拿出大型電子數據庫中的不完整數據，來進行不當的誤導性操作以證明自己的觀點[6]。

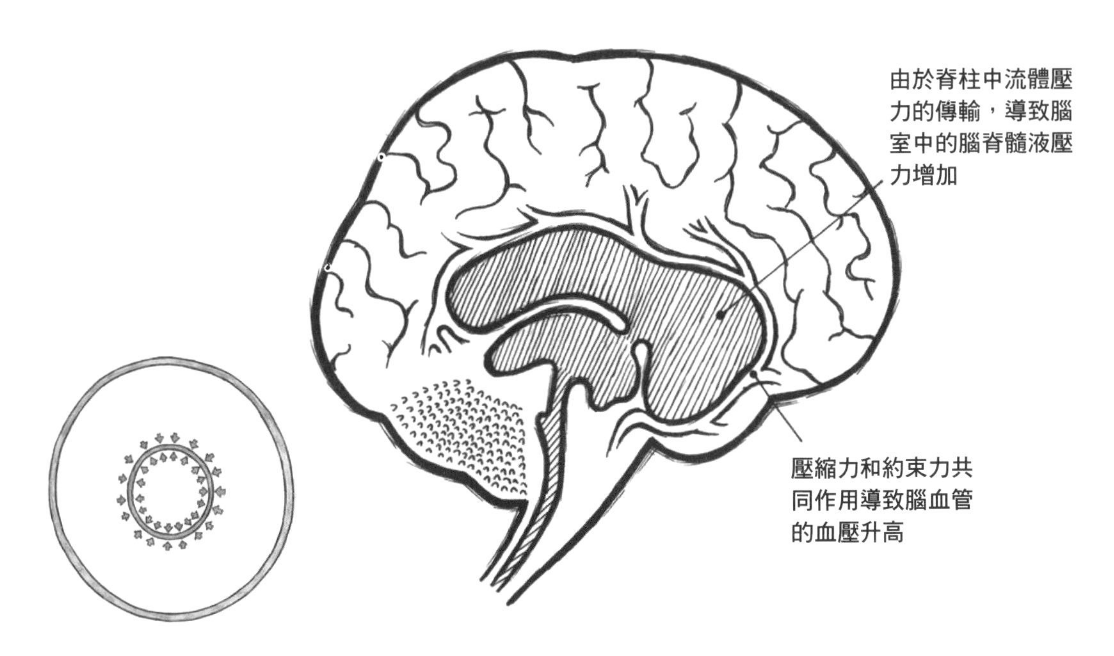

圖 7-1 伐氏操作（The Valsalva maneuver）可以調節穿透壁壓的血管壓力。使用伐氏操作與否的情況都一樣，腦血管壓力會隨著出力或努力而增加。但是若同時增加脊柱及腦脊液傳輸到腦室的壓力，可以減少血管破裂的可能性，而伐氏操作可以同時增加腦脊髓液壓力。顱內容積將會限制這兩種壓力，使血管不易破裂，還可以穩定血管壁結構。

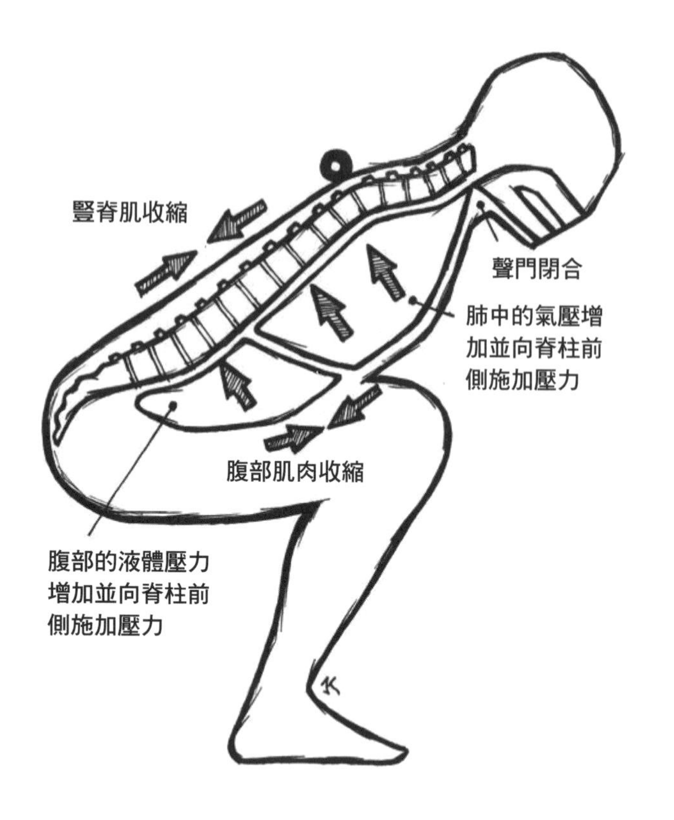

圖 7-2 伐氏操作可優化脊柱的穩定性和支撐力。腹部收縮以及脊柱中立的肌肉收縮產生的肺臟（胸腔內壓）與腹內壓力升高之協同作用，在負重過程中製造了脊柱穩定性。伐氏操作可以產生此種壓力及穩定性，呼氣則會阻止穩定脊椎的壓力形成。繪自傑森 ・ 凱利，出自銳普托所著，《肌力訓練聖經：基礎槓鈴教程》。

繪自傑森 ・ 凱利，出自銳普托所著，*《肌力訓練聖經：基礎槓鈴教程》*。

現今尚無有力的臨床證據可以證明抬舉重物時使用伐氏操作會增加腦中風的風險，反之，卻有大量臨床證據與生理學證據能證明事實並非如此。Sullivan 在 The Aasgaard Company 於 2012 年發表的一篇文章中，對這個問題進行了更為詳細的研究[7]。

綜合以上所述，我們可以開始進行對槓鈴訓練的概述：**蹲舉**、**硬舉**、**推舉**、**臥推**以及**爆發上膊**和**爆發抓舉**。這些訓練動作都展現了我們一直在討論的共同特性：都是多關節參與的大動作，涵蓋了全身性及功能性的動作型態。這些動作（除了板凳臥推以外）都是結構性訓練，負重壓力不止經過下肢，也經過了中軸骨骼，在訓練的同時也為髖關節以及脊椎帶來好處。這些訓練都可以使用漸進式超負荷來訓練多年，其增加的重量是可量化的，這將使受訓者愈來愈強壯。

讓我們將從肌力訓練的基石：蹲舉，開始說起。

Chapter

8

蹲舉簡介

A Brief Overview of the Squat

本章摘要：蹲舉是長青運動員肌力訓練計畫的基石，沒有其他運動可以像蹲舉一樣，在這麼大的關節活動範圍內舉起如此大的重量、訓練到如此多組織，還能提升整體肌力。蹲舉是安全且全面的，但也需要精準劑量。它能擊潰病態老化表現型，而且大多數的受訓者很快就能學會。本章節會介紹蹲舉的要點，同時也會討論蹲舉的變化補強版本。

什麼是蹲舉？

沒有其他運動能像槓鈴背蹲舉一樣被誤解或引起如此巨大的爭議了，錯誤的資訊比比皆是，不當或甚至危險的指導語十分常見。錯誤資訊會導致許多無效或適得其反的蹲舉變化版本出現，而關於蹲舉最常被抱持且最有爭議的觀點，往往缺乏實證證據。我們希望能說服你將蹲舉納入訓練，作為對抗老化的超級運動，消除那些你可能聽過關於蹲舉的胡說八道，也希望先幫你打好預防針，以免未來你遇到蹲舉迷思時感到苦惱。

讓我們先弄清楚一些專業術語。**蹲舉**指的是一種透過雙手、上肢或軀幹負重，然後將臀部高度降下後再上升的運動。比如說：**無負重蹲舉**指的是除了自身體重外，無額外負重的蹲舉，受訓者本身的體重就是總負荷。**高腳杯蹲舉**指的是受訓者將啞鈴或壺鈴以雙掌持握在胸前進行蹲舉。**槓鈴蹲舉**，顯然地，是額外負重為槓鈴的一種蹲舉，槓鈴蹲舉會是我們接下來討論的重點。

槓鈴蹲舉有非常多變化版本。**前蹲舉**是將槓鈴置於雙肩前，兩手肘向上抬高使槓鈴固定在前三角肌的一種蹲舉。**過頭蹲舉**是將槓鈴抓握高舉過頭，同時將手肘打直的一種蹲舉。前蹲舉與過頭蹲舉都有助於提升奧林匹克式舉重動作。

背蹲舉是將槓鈴置於背上，一種是置於脖子基部的斜方肌上（**高槓式蹲舉**），另一種是槓鈴位置低於肩峰，約在肩胛棘下方一點點（**低槓式蹲舉**）的位置。

無論是高槓式還是低槓式蹲舉，可以藉由受訓者下蹲的深度再將其細分成更多版本。為了我們的目的，我們可以將其分作兩種深度：半蹲舉與全蹲舉。

半蹲舉指的是下蹲時髖部的位置不會低於髕骨（膝蓋）上緣與地面平行的水平線。其他的作者也許會用不同的關節角度來定義半蹲舉（有二分之一蹲舉也有四分之一蹲舉），這可以讓你知道半蹲舉的可重現性與一致性有多差。因為半蹲舉的訓練無法走到下肢三關節（髖、膝、踝）的完整活動範圍，訓練者必定可以在半蹲舉中使用比全蹲舉***還重***的重量，這讓許多人覺得這是一件好事，但這是個錯誤[1]。

全蹲舉是下蹲時髕骨位置低於髖部的水平線。如同半蹲舉一樣，全蹲舉也有各種不同的關節角度，但是這些關節角度並非全蹲舉的定義。全蹲舉的定義應該依據***解剖關係***：下蹲至髖關節低於髕骨上緣。只要達成這個定義，訓練者即達到全蹲舉的最低點。訓練者也許可以蹲得更低或是無法蹲得更低，但他其實***無需***蹲得更低，蹲到此深度已是一種享受，也已經得到許多全蹲舉的好處了。簡而言之，全蹲舉只是：***下蹲至符合人體自然動作的完整而自然的深度***。

因此我們主張背蹲舉在大多數的情況下要蹲至完整深度；半蹲舉或四分之一蹲舉則是截段的蹲舉版本。因此背蹲舉的全蹲舉版本會被簡稱為***背蹲舉***。

在所有蹲舉版本中，低槓式背蹲舉是最常用來進行常規肌力發展的。我們堅持高槓式背蹲舉僅是背蹲舉變化版本中的其中一項，因此從現在起，當你看到「**蹲舉**」一詞，我們指的都是下蹲至全蹲舉深度的低槓式背蹲舉，而所有其他蹲舉的變化版本將會以其各自的限定詞來稱呼：高槓式蹲舉、四分之一蹲舉、前蹲舉……等。

背蹲舉（低槓式背蹲舉蹲至全蹲深度）是最通用也最有用的蹲舉版本，因為它能使用更趨於水平的背角、徵召的肌肉總質量最大、總活動範圍最廣，因此提高了向上適應所需的最強壓力，可最大程度地提升整體肌力[2]。

下蹲是人體自然動作的一種基本型，任何人都會下蹲，每個人都正在這麼做——或曾經這麼做。在某些文化裡，蹲姿是人們清醒時除了站立以外最經常出現的姿勢（或至少以前是這樣），蹲舉至底的姿勢橫跨整個世界、縱橫人類歷史，是人們在工作、進食、排尿、交談以及生產胎兒時所採取的姿勢。下蹲至低於水平線後再站起的能力是人類生存的基礎，即便在有躺椅以及室內衛浴管路的文化中亦是如此，因為無法從椅子或馬桶上站起將使一個人的生活品質大打折扣。

操作表現要點

當你想要正確學習蹲舉時（無論是自行學習或是在有認證的教練指導下），你應該同時接受**標準教程**，這是不需要槓鈴的。這個教程收錄在銳普托所著《***肌力訓練聖經：基礎槓鈴教程***[3]》中，在此我們不會詳述。我們的目標是向您介紹蹲舉這項訓練及其執行的過程，並討論其用途、益處、安全性與一些特殊的挑戰。

標準教程的初期——在你還沒將槓放到背上以前——你的教練會在不給予任何特別指導語的狀況下要求你下蹲，***十之八九你做的會是錯誤的，因為在你腦海中對於這項訓練的錯誤印象是來自於雜誌或網路影片***。因此，你的脊椎角度太垂直、你的膝蓋處於一個不太好的位置——太過向前。這是人類不正常創造力的一個例證，尤其是所謂的私人教練，經常把這一個如此簡單又自然的動髖

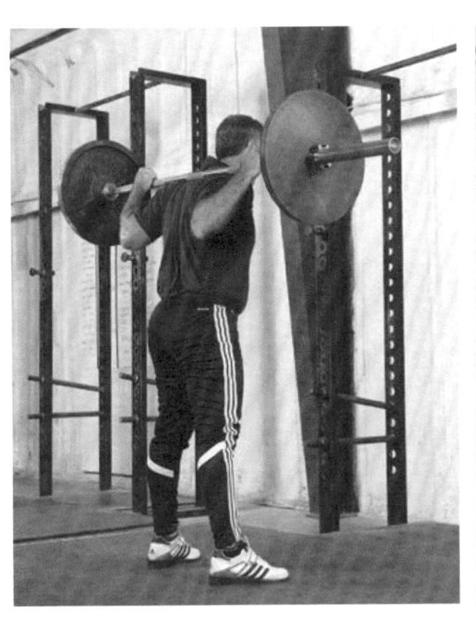
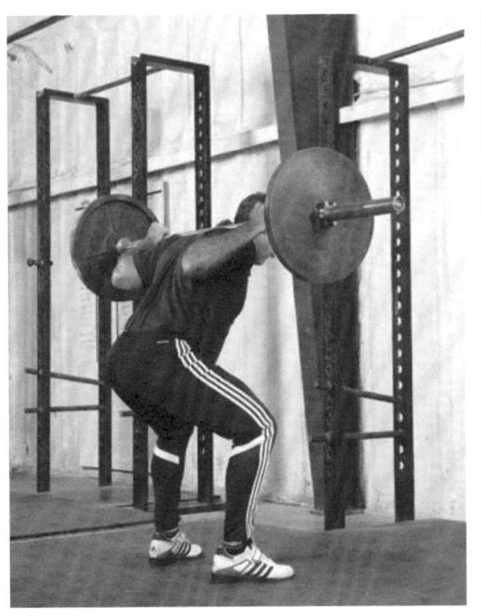
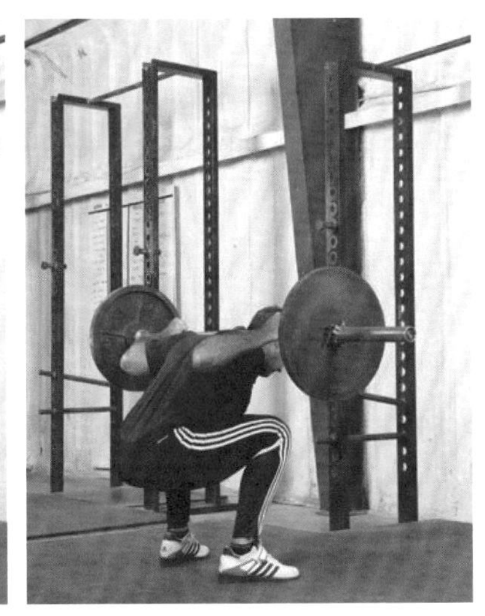

圖 8-1 蹲舉。左，最高點。中，下蹲至中間的位置，當你從最底部上來時，還會經歷一次同樣的位置。右，最低點（「洞底」）。

動作惡性地搞砸。

蹲舉是以**髖部**為主，而不是***腿部***為主的訓練。蹲舉完全安全，這個論點的前提是以髖部肌群為主的蹲舉是安全的，而以膝部肌群為主的蹲舉則不能保證安全。所以我們會強調蹲舉以髖關節主導，藉由更水平的脊椎角度來確保負荷落在髖部。

操作蹲舉時採取與肩同寬的步距，***腳趾向外轉 30 度***，這十分重要：你的腳趾不應該直指向前。當你蹲舉時，你會將兩膝向外撐開，因此你的大腿會與腳掌方向平行（圖 8-2）。當你在下蹲階段時，你的髖關節會外展，也會***曲屈***，將臀部盡量向後伸，你的乳頭會直指地面，同時你的頭部必須保持在中立姿勢。當你在下蹲至三分之一的行程時，你的脊椎角度應被固定、膝蓋向前至最前點，且不超過大約腳趾向前 1 英寸的範圍，你的小腿（脛骨或小腿）應像堅硬的門柱插入地面一樣，而你的髖部應低於膝關節。

此時，你傾斜的脊椎角度將使你的胸口指向地面、髖關節外展、大腿向外撐開，你的腹股溝肌群與腿後肌群將會拉至其最大長度而誘發**牽張反射**（有人稱為「彈震」）。這會幫助你快速從蹲舉的底部站起，想像將臀部筆直向上移動，你將會經歷**髖驅力**這個技巧，就像天花板上有個絞盤連著你的薦椎，將你從蹲舉底部（洞中）拉出去。當你站起至三分之二高度時，你的小腿及脊椎角度會開始改變，像是完全直立的姿勢。現在你完全站直了，你吐出一口氣，然後深呼吸 ，並再次蹲下。

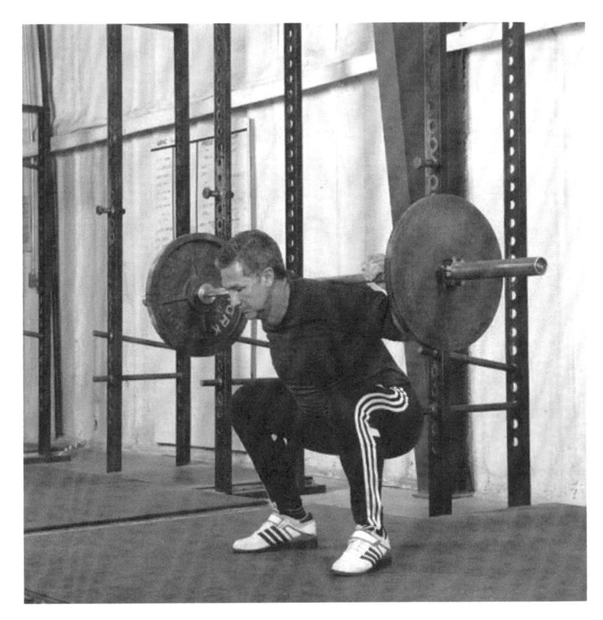

圖 8-2 最低點的前視圖。股骨應與雙腳平行，膝蓋應指向腳趾的方向。

這種執行蹲舉的方法可最大程度地增加運動範圍，且比其他版本的蹲舉能徵召更多肌肉組織。因為這結合了**髖關節主動動作**[4]，使蹲舉從腿部運動轉換成整個背後動力鏈的訓練動作，當我們在下蹲至底、胸口指向地面，同時將兩膝些微超過腳趾的時候，髖關節主動動作就會發揮作用，這樣簡易操作的效果是多重且深奧的。

最明顯的機械性優勢是將兩膝向外撐開，這會帶動大腿也一起向外。如果你不將兩膝往外撐，你的大腿將會或多或少指向正前方，你有可能因此夾傷股骨與骨盆之間的軟組織（髖夾擠症候群）。簡言之，這樣的做法會讓你的肚子與大腿在蹲至平行線以前相碰，髖關節主動動作則可以避免這種夾擠症狀，使你能蹲至全蹲深度。

但是，髖關節主動動作（如果你做得到的話）的好處比這來得多。將膝蓋往外撐、俯身並且蹲舉至底，這一系列動作徵召了***一大堆***肌肉組織來參與。將膝蓋往外撐這種打開髖關節角度的動作，在解剖學上稱為***股骨外展***以及***股骨外轉***。股骨外展，就是簡單地張開大腿，其實是一種本質上很弱的動作，參與該動作的肌肉也很小。

股骨外轉則是另一件事。當您坐著閱讀這個段落時，將你的兩大腿向外滾動，就像打開一本書的書頁一樣，你會發現這樣的外轉會無可避免地伴隨外展（兩大腿會分開）。像這樣股骨外轉的動作並不同於單純的外展，這是由相當大量的髖部肌肉所驅動：***臀大肌***、***臀中肌***、***臀小肌***、***梨狀肌***、***孖上肌***、***孖下肌***、***股四頭肌***、***閉孔外肌***、***腰大肌***、***腰小肌***以及***縫匠肌***都參與了這個動作[5]。這麼多條肌肉以及這麼多收縮組織都對這個動作做出貢獻，突顯了此動作的重要性及其所能展現的力量。在蹲舉的最低點，這些肌肉會努力使股骨外轉和外展。

髖關節主動動作這個動作並不止與股骨的外轉及外展有關，夾臀也與股骨的內收肌群（腹股溝肌群）相關，包括***內收短肌***、***內收長肌***、***內收大肌***、***內收小肌***、***恥骨肌***以及***股薄肌***[6]，這些長而有力的重要肌群，相當容易在久坐以及老年族群中出現萎縮或受傷。在蹲舉的底部時，這些內收肌群被拉長拉緊，且伸展—收縮的刺激有助於蹲舉底部的彈震。這件事很重要，因為大腿內收肌近端附著在骨盆上，這意味著其跨越了髖關節，可以作為髖關節的伸肌[7]。

以上這些都是在詳盡闡述：***腹股溝肌群如何在蹲舉站起的階段幫助到你***。

讓我們再更深入一點：髖關節主動動作讓你得以將你的中年肚肚滑進兩大腿之間，並且將髖關節降至水平線以下，這可以提供更水平的背角，使你的腿後肌群拉伸至最長，從而誘發牽張反射並幫助你從蹲舉底部彈起。「腿後肌群」（***股二頭肌***、***半腱肌***、***半膜肌***）是一群位於大腿後側、大而有力的肌肉，常有人認為其主要功能是屈膝。事實上這是一種很蠢的想法，因為根本不會有人在自然動作中單純***彎曲他的膝蓋來對抗阻力***。腿後肌群除了跨越膝關節外還跨越了髖關節，這意味著當腿後肌群對著固定的小腿收縮時（膝蓋保持屈曲，就像蹲舉的最低點），得以執行兩個功能：將背角支撐在更水平的位置，以及伸髖[8]。

以上這些則是在詳盡闡述：***腿後肌群讓你的髖關節可以幫助你從蹲舉的底部站起***。

同樣地讓我們再更深入一點：因為在蹲舉的底部時，腿後肌群被拉緊與活化（牽張反射），加上有適當的背角與髖關節主動動作更強化了這件事，又因為腿後肌群跨越了髖關節附著在骨盆上，所以***如果你不阻止它們***，腿後肌群會傾向於將骨盆往後拉導致下背彎曲（圓背）。換句話說，在蹲舉的底部，圓背會導致腿後肌群鬆弛，這會毀掉你的髖驅力，況且在任何負重情況下，彎曲脊椎的任何部分都不會是個好主意。因此以髖關節主動動作的方式進行蹲舉必須讓脊椎呈現剛性伸展的狀態，也就是說，***髖關節主動動作需要豎脊肌協同參與動作***。要成功地在蹲舉時使用髖關節主動動作，需要令這些豎脊肌群高負荷地等長收縮，以確保脊椎一節一節地鎖在一起，成為一個剛性的單位來***傳遞***力量，而不是像鞠躬一樣地彎曲。

以上說的這些都是在詳盡闡述：當你的背肌出力將脊椎節節鎖定在伸直的狀態，可以幫助你徵召腿後肌群及內收肌群，這將會***在蹲舉的站起階段幫助到你***。

你應該知道蹲舉不是一個「股四頭」訓練了。當然，股四頭肌是膝關節的主要伸肌，且對執行蹲舉十分重要，但股四頭肌只是這個動作中的一部分，只要操作得當，蹲舉這大活動範圍的自然動作會徵召到更多肌群。髖關節主動動作需要動員到小腿、腹股溝肌群、腿後肌群、髖部底層的股骨外轉肌以及豎脊肌，這需要非常***大量***的肌肉參與 —— 僅用一個動作就全部訓練到了。沒有其他動作可以透過這麼大的關節動作幅度與這麼高的強度來訓練如此大量的收縮組織，這就是為什麼我們會說蹲舉是肌力訓練的基石。

運動處方：給長青訓練者的蹲舉訓練

蹲舉符合了我們的一般運動處方的需求，實際上，它構成了這處方的基礎。

蹲舉很安全

正確操作蹲舉，那它就只是人體自然動作的負重版本，這是一個老天***設計***來讓人類執行的動作。你的每一下都以完全相同的動作執行，槓鈴會在你腳掌心正上方的假想線上保持平衡地移動，關節角度會在正常的活動範圍內，你的腳下是穩定的表面、在可控制的負荷下進行，且不會有任何不可預測的外力干擾。

蹲舉常被認為對膝蓋或背部有危險，但現有的文獻證據[9]以及海量的教練經驗都表明並非如此，全世界不同年齡的運動員都透過蹲舉變得更加強壯。和四分之一蹲舉以及半蹲舉不同的是，低槓式的平行蹲舉會在膝關節周圍產生平衡張力，促進豎脊肌等長收縮，因此蹲舉可以讓膝蓋及背部變得***更強壯***。

蹲舉有極寬的治療窗口

訓練通常開始於自身體重蹲舉 —— 初學蹲舉時，先不使用槓鈴。事實上，蹲舉可以在比自身體重***更低***負荷的狀態下訓練，例如輔助式蹲舉、椅子蹲舉……等形式。開始使用槓鈴時（通常會在開始訓練的第一天，但並非總是如此），或許可以增加約 10 磅的小重量。我們曾經用掃帚或 PVC 管來教特別虛弱的人蹲舉，儘管很少需要用到這種方式，且有這種需求者，多是心理因素而非身體真的如此虛弱。一旦運動者開始背槓訓練了，每一次訓練可以加一點小重量，大約 1 磅。然而大多數受訓者，即使是那些極度虛弱又年長的人，也可能毫無困難地一次增加 2.5 ～ 5 磅，而且在訓練的初期，就算一次訓練加到 10 磅或更重也非罕見。從空槓開始，蹲舉的訓練可以逐步、漸進地加上任何重量，只要是在受訓者能安全操作的範圍內，其劑量範圍可以從超低劑量到超高劑量。

蹲舉是大型多關節的運動

這項特性使蹲舉對我們的**綜合性**運動處方貢獻良多。沒有其他動作可以像蹲舉一樣，透過大規模多關節活動角度來徵召到如此大量的肌肉組織，也沒有其他動作可以在組織層級以及分子層級，引起這種全面合成性代謝和適應反應。想要獲得整體肌力的提升，蹲舉無疑是訓練之王。

蹲舉能對抗病態老化表現型

蹲舉對於長青訓練者的重要性更甚於專業橄欖球後衛。蹲舉對於受訓者的新陳代謝、骨骼和神經肌肉系統都會帶來極大的壓力，迫使其同步適應。隨著學員的進步，蹲舉變成一種高劑量的運動藥物，對葡萄糖波動、胰島素敏感性、肌肉質量、肌力、骨質密度、活動度、平衡感與身體功能皆有正面意義。

蹲舉很簡單

蹲舉的學習必須是正確的，執行亦必須適切，專注在正確、平衡與有效率的動作形式上。雖然它***簡單（simple）***易上手，但並不***容易（easy）***。初學過一段時間後，蹲舉會急遽地變得十分困難，但這終究只是背著槓鈴來進行的人體自然活動，其優雅簡單的特性是足以改變運動者的強大力量之一。

根據你的情況修改蹲舉

一件不幸但無法否認的事實是：有些不幸的人沒辦法在一開始就做出蹲舉動作（或更不幸地在之後仍無法蹲舉），受傷、活動度喪失、一些骨骼肌肉問題，或者單純的極度虛弱都可能使他們無法完成低背槓蹲舉。當你與認證教練一同踏上蹲舉臺，你可能會發現你在生理上根本無法進行蹲舉訓練，但這不是不訓練的理由。這反而表明你來對地方了。

在這種狀況下的大原則是：***有蹲總比沒蹲好***。這代表的是，如果你因肩關節活動度問題而無法執行低背槓蹲舉，那就先做高槓式背蹲舉直到可以執行低槓式背蹲舉為止。如果你無法執行高槓式背蹲舉，那就先執行前蹲舉或高腳杯式蹲舉直到可以執行高槓式背蹲舉為止。如果你因為太虛弱而無法執行前蹲舉，那你可以先做自身體重蹲舉、彈力帶蹲舉，或是椅子蹲舉（不用手輔助而從椅子上站起），或是用手***輔助***的椅子蹲舉。

我在寫這段時，Sullivan 已經訓練了一名 67 歲的女性三個月了，三個月前的她根本無法在不用手臂支撐或其他輔助的狀況下從椅子上站起。我們在她的第一次訓練使用了簡單的輔助式椅子蹲舉，5 組 5 下，而後我們使用了無輔助的椅子蹲舉，再來用彈力帶蹲舉來增加她的關節活動角度，接著使用高腳杯式蹲舉增強其肌力，最後，我們在她的背上放了一支 10 磅的槓鈴。走到這一步，我們終於步上軌道了。上週她蹲了 40 磅的背蹲舉，3 組 5 下。***三個月前這位女士的腿部肌力弱到令她無法從椅子上站起***，要她做低背槓蹲舉根本是不可能的，但現在已經不是這樣了。

以下是我們作為教練的典型經驗：大多數的長者，尤其是 60 歲以下的人，最終將有辦法執行低背槓蹲舉（***蹲舉***）並且享受其帶來的諸多好處。在一開始的時候會有許多人無法蹲舉，這往往是因為***肌力***的限制而非***關節活動度***的不足。這些處於失調狀態的人並不需要長時間進行改良過的蹲舉

訓練，他們需要的是在短時間內執行修改過的蹲舉*課表*，並且使用矯正動作來增進蹲舉的活動範圍，以銜接上未來的蹲舉訓練。這意味著會將腿推、彈力蹲舉、椅子蹲舉以及高腳杯蹲舉視為標準蹲舉的前奏，在第 21 章的〈*補強蹲舉課表*〉中會討論這些方法。

部分運動者真的有些無法修正其關節活動度限制，使他們無法正確地進行蹲舉，但這些人幾乎都可以使用下一小節介紹的蹲舉變化版本來訓練。

為關節活動度受限者設計的蹲舉變化版本

在這個小節我們會介紹數種蹲舉的變化版本，適合有關節活動度限制的運動者。如同我們對蹲舉的介紹一樣，本小節的目的不在逐一指導這些變化版本。對於這些變化版蹲舉的使用指南、適合族群、指導等，適合由那些有長青運動員訓練經驗的肌力及體能教練來執行。

此處敘述的動作適合用於有明顯活動度限制的運動者，例如有頑固性又無法解決的結構性問題，他們無法在現在或未來進行標準蹲舉。幾乎不會有人因下肢活動度不足而無法蹲舉（真的因為活動度或疼痛問題而沒辦法蹲至蹲舉最低點的運動者，通常需要的是醫療評估、影像學檢查以及治療，甚至需要人工膝關節或髖關節置換手術）。真正導致無法執行低背槓蹲舉的頑疾，往往是肩帶以及上肢的關節活動度受限，沒辦法將槓鈴置於低槓位置這件事情才是阻礙 60 歲以上長者進行低槓式蹲舉的罪魁禍首。縱使槓鈴可勉強置於該位置，不適感也可能嚴重到干擾運動者，使其無法專注在這項訓練的其他要素上。

每個訓練者無法將槓鈴置於低槓位置（肩胛棘的下面一點點）的限制原因都不同。在最好的情況下，受訓者只會覺得「緊緊的」。這時的罪魁禍首是單純的肌肉張力過強，這是可以伸展並改善的，可能需要好幾次的訓練課程才能將肩關節活動度完全伸展開。但改善是一定會發生，甚至有些人第一次訓練後就會改善不少。在訓練的前兩組時，槓鈴還在高槓位，而當天訓練的最後一組時已能達到低槓位的狀況並不少見。肌肉張力太強會使低槓姿勢不太舒服，但不至疼痛。隨著時間過去，低槓的姿勢會愈來愈容易也更加自然，像這樣的人可以訓練低槓蹲舉，他們不需要其他變化版本的蹲舉。

但是，在某些情況下，改善肩關節活動度是不可能的，試圖達到更好的柔軟度可能也很危險。在多數 50 歲以上的長者中，輕度肩關節炎是很常見的，並且在過去幾年內，嚴重的肩關節炎變得愈來愈常見。肩關節的活動度會因盂肱關節、關節囊或肩部韌帶結構的退化性改變而變小，這種狀況下肩膀將無法被「拉開」。進行過旋轉肌袖手術（很常見於長青族群）的運動者往往會展現出較差的肩關節活動度，嘗試去「拉開」這些在手術修復過程中被人為縮短的結構並不明智。

無法將槓鈴置於低槓位的運動者還有很多選擇，依據我們的偏好排列下去分別是：高背槓蹲舉、前蹲舉、高腳杯或啞鈴蹲舉，最後是腿推。因為無可修復的病理原因導致無法進行任何上述訓練的運動者非常少見，他們會需要特殊的教程和教練，例如硬舉專家。

高背槓蹲舉

用高背槓蹲舉來訓練很適合無法將槓鈴穩固置於低槓位的長者，經常指導長者的教練會發現很大一部分運動者需要使用高背槓蹲舉。

雖然標準低槓蹲舉仍然比高槓蹲舉還好，但高槓蹲舉仍優於其他變化版蹲舉。高槓蹲舉的主要缺點是：由於相對較垂直的背角，以及因此受影響的髖部與背部肌肉徵召率，使高背槓蹲舉訓練到的肌肉質量較低背槓蹲舉少，對背部肌群及腿後肌群的刺激強度亦較弱，也會使受訓者能使用的重量降低。然而，如果無法執行標準低槓蹲舉，那最好選擇高槓蹲舉，高槓蹲舉仍能訓練到很大量的肌肉，並且有許多舉重運動員（無論老少），都使用高槓蹲舉來舉起很重的重量。

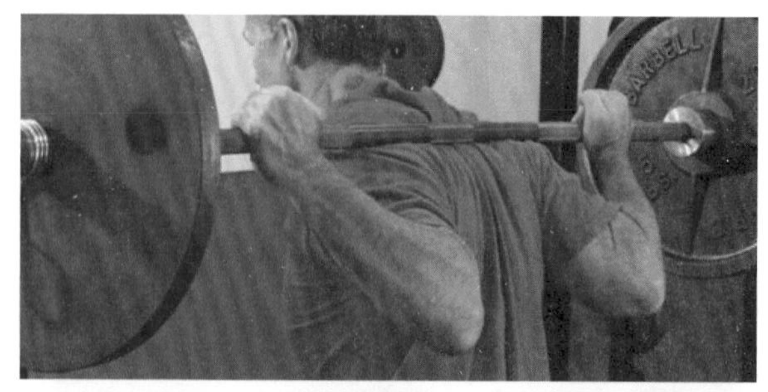

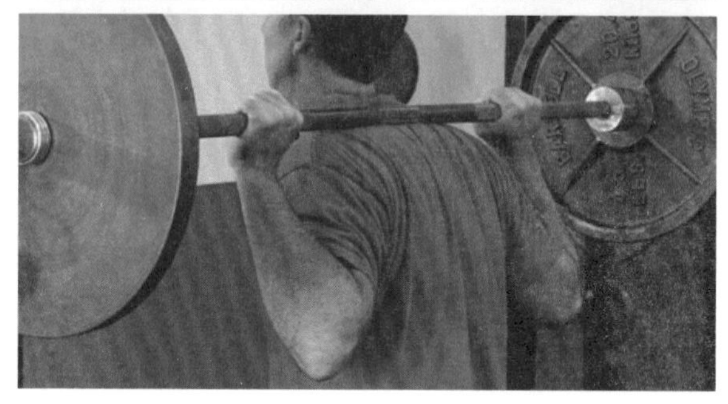

圖 8-3 蹲舉時槓鈴的位置（上）及高背槓蹲舉（下）。在低槓蹲舉中，槓鈴位於肩胛棘下方那由後三角肌和斜方肌形成的肌肉的「架子」上。在蹲舉的高槓變化形式中，槓鈴固定在肩胛棘上方，在斜方肌的高處。兩個位置都是穩定的，但是會產生明顯不同的背角，因此產生不同的肌肉徵召模式。

高槓與低槓之間的負重位置差異看似相對較小而無關緊要，但並非如此，縱使槓位在軀幹上只移動了幾英寸（從肩胛棘的下方一點點到斜方肌的頂端），也會在訓練過程中大大改變運動者對齊槓鈴重心的方式，這對於背角以及訓練效率的影響是很深遠的。

想要安全又有效率執行***任何***一種蹲舉，必須使槓鈴與腳掌心位置對齊，即使槓鈴重心稍微偏移出腳掌心垂直上方位置一點（偏前或偏後）都會讓整個系統失去平衡。槓鈴在軀幹上移動的位置實際上可能只有 1 ～ 2 英寸，但考量到腳掌心位置的範圍其實很小，因此相對於該範圍，1 ～ 2 英寸的偏移就變得很顯著了。實際上，這意味著如果運動者別無選擇而必須使用高槓位來負重，他得改變動作型態的力學角度。槓鈴在背上的位置會決定動作過程中的背角大小，也因此決定了有多少肌肉在動作中被激活。

如果訓練者試圖將槓鈴置於斜方肌的頂端，但又使用低背槓的動作角度，那他會使槓鈴的重心向前遠離腳掌心位置不少。低背槓蹲舉需要重訓者在將臀部往***後推***的同時令軀幹***前傾***更多，從而使槓鈴重心能在腳掌心的正上方保持平衡。

在高背槓蹲舉中，運動者腦海裡應想的是***往下***蹲而不是***往後***坐（圖 8-4），臀部向後的水平距離愈少，作為平衡的軀幹就不需要前傾這麼多。高槓式會比低槓式呈現更直立的軀幹，其他大多數的指導語則相同。重訓者仍需維持槓下肩關節的穩定、腰椎的中立弧度以及將兩膝向外撐開。高槓式的步距可能會略窄一點。

高槓與低槓之間的另一個重要差別，是訓練者如何從蹲舉最低點站起至直立姿勢。如前所述，當訓練者保持相對水平的背角時，將臀部從蹲舉底部筆直***向上***移動的動作稱為髖驅力（hip drive）。然而，在高背槓蹲舉中使用誇張的髖驅力並不會特別有效，甚至會很危險。試著在高背槓蹲舉中大力將臀部抬高可能會使重訓者的軀幹突然前傾，導致槓鈴重心位置落到腳掌心的前方。因此在高背槓蹲舉時，訓練者應該以抬起胸部的方式站起，並脫離高背槓蹲舉的最低點。高背槓蹲舉與低背槓蹲舉的教練指導原則完全相反，高槓是「***挺胸起來！***（chest up!）」而低槓是「***屁股起來！***（hips up!）」這兩者會產生完全不同的效果。

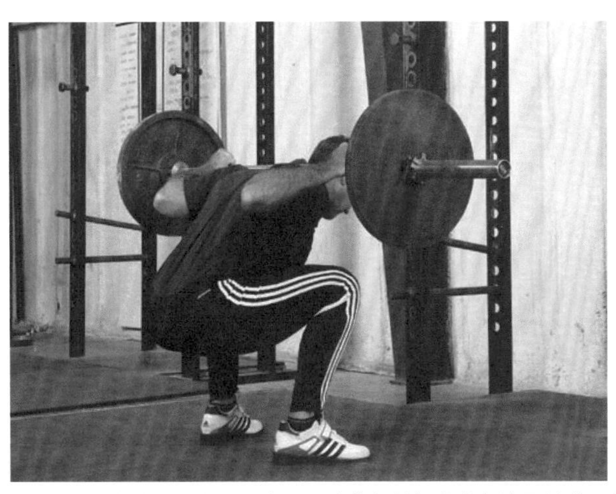
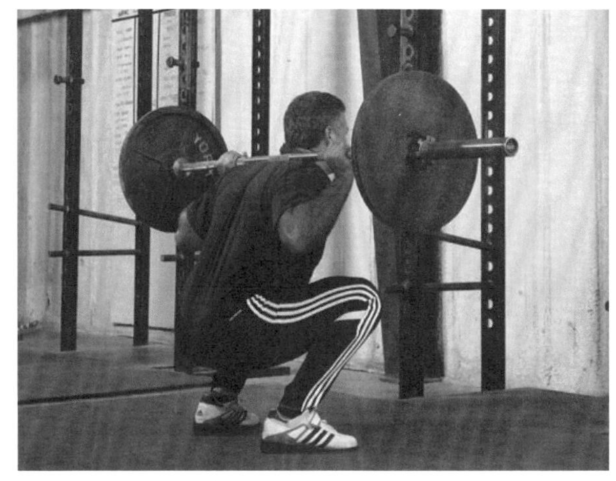

圖 8-4 蹲舉的底部位置。左，正確執行低槓式蹲舉的最低點。右，正確執行高槓式蹲舉的最低點。注意膝蓋，髖部和背角的明顯差異。

使用高背槓蹲舉對課表的安排會有影響，人們通常會認為高背槓蹲舉比標準蹲舉更「股四頭肌主導」。正確來說，應該是高背槓蹲舉時，腿後肌群參與得比較少，導致其相對於標準蹲舉，股四頭肌出力的比例更高。高背槓蹲舉使用到的肌肉質量較低背槓蹲舉還少，因此高背槓蹲舉的進步速度會比較慢。一般來說，一項訓練動作中所使用到的肌肉愈少，進步的速度一定會愈慢並且應更保守，每一期訓練可在標準蹲舉中躍進 10 磅的受訓者，可能只能在高背槓蹲舉中被限制只成長 5 磅或更少。

與標準蹲舉相比，高背槓蹲舉對膝蓋施予的壓力會較大，對髖部施予的壓力則較少。由於相較於膝關節，骨盆底部附著的肌群比較大、肌肉數量比較多、髖關節的活動度較大且力量較膝關節周邊肌群更大，這使它能吸收更多的訓練壓力，對一般運動能力的發展也更為重要。使用高背槓蹲舉的運動者，尤其是膝關節易受傷的人，應注意訓練總量與訓練頻率不應過量。舉例來說，一個標準的 3 日初學者課表，包含了每週 3 次大重量標準蹲舉訓練，每次訓練 3 組 5 下，全部共會做到 45 下不輕的蹲舉（第 19 ～ 21 章）。使用高背槓蹲舉的長者應考慮將課表安排減少成每週 2 次訓練，每次訓練只練 2 組正式訓練組。至於其他針對已訓練一段時間的初學者、中階者和進階者的課表安排，則會視個別學員的狀況而定。對於使用高槓式訓練的人來說，重點在於要注意膝蓋的疲勞以及有無發炎情況，並且視情況隨時調整課表。對於使用高背槓蹲舉的長青訓練者而言，我們強烈建議使用又厚又緊的套筒式護膝或綁帶式護膝。

高背槓蹲舉伴隨著引起髖屈肌肌腱炎的風險。此種病症會因為高槓版本伴隨的下蹲深度過低而***輕易、迅速地***被誘發出來，對於年長的受訓者來說，通常不會有下蹲深度過低的問題。但有一小部分年長者會有很高的柔軟度 —— 通常都是女性。由於受訓者在高背槓蹲舉時，沒辦法盡可能地***往後坐***，也沒辦法達到與標準蹲舉一樣的***水平的背角***，腿後肌群在離心收縮（下蹲）階段產生的張力因而較小，這使腿後肌群在重訓者蹲至最低點時，用來「承接」訓練者的肌肉反彈張力也較少，結果就變成蹲得太低，或是呈現「蹲舉到底」的狀況。膝關節過度向前通常會造成下蹲深度過低，這只要幾次訓練就可能導致髖屈肌痠痛和發炎，而髖屈肌發炎***一點也不好玩***，這太可悲了，那需要很長的時間才能痊癒，並且在痊癒之前想要訓練幾乎是不可能的事，所以最好的方法是可以事先避免。

活動度過大的訓練者應特別留意蹲至超過水平線就要停止向下，「***膝蓋往外推***」的提示語對於這些受訓者特別重要，出力使兩膝向外可以防止膝蓋向前移動，同時產生內收肌群的張力，這可以幫忙在重訓者蹲至最低點時「承接」他們。

前蹲舉

極少數的狀況下，訓練者會因肩關節活動度太差而無法執行低背槓蹲舉，也無法執行高背槓蹲舉，此時槓鈴無法被穩穩地置於背上，會逐漸移動到後頸，落到頸椎的正上方。

這無疑是不可接受的，在任何情況下都不應容許這種事情發生，任何重量的槓鈴置於頸椎上，在本質上都是危險的，這種狀況一旦發生要立刻中止動作，重新審慎評估，並仔細考慮是否該放棄背蹲舉而採用前蹲舉。

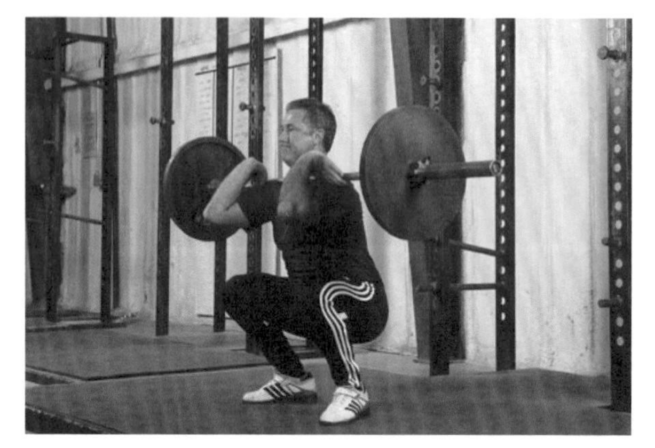

圖 8-5 前蹲舉最低點的正確姿勢。請注意，槓鈴要放在肩膀的前面（前三角肌），手肘抬高，手腕伸展，雙掌不是把槓鈴握住，而是將槓鈴控制在肩膀上。與圖 8-1 比較，可以發現此蹲舉動作的屈膝幅度和髖關節打開的角度非常大。

前蹲舉是將槓鈴置於三角肌前束上，就在鎖骨遠端的下方一點點（圖 8-5）。前蹲舉與高背槓蹲舉有一些相同的特性，與背蹲舉的共同點卻很少。前蹲舉會需要訓練者維持軀幹近乎完美地豎立，在離心收縮及向心收縮階段皆伴隨非常垂直的背角，藉此將槓鈴控制在腳掌心正上方。當執行高背槓蹲舉時，訓練者以胸部引導，從蹲舉最低點站起，而髖驅力並不是這個動作的核心成分。訓練者在前蹲舉時，必須努力保持不讓軀幹向前傾斜，只要槓鈴有一點向前超出腳掌心上方、上胸或上肢放鬆了，都會導致槓鈴從訓練者的前方掉落下來。

對於大多數年長者而言，前蹲舉的主要挑戰與他們在背蹲舉中面臨的挑戰很相似：當他們在實際訓練時，難以找到舒適並且好發力的手掌握距。由於活動度問題而無法執行高背槓蹲舉的運動者，通常也無法執行前蹲舉。理想的前蹲舉負重位置會使用到活動度良好的肩膀、手肘以及手腕來抓握。以下三圖（8-5～7）為三種受訓者可以嘗試的版本，由難至易排列。

標準前蹲舉。理想的前蹲舉握槓法是將槓鈴置於肩膀前部，手肘抬高，使雙掌可輕鬆地確保槓鈴牢牢置於三角肌前束上。這是一個非常穩定的姿勢，只要你能確保背部維持豎直，實際上這正是奧林匹克舉重選手在競技或練習中，上膊接槓和站起的姿勢。不幸地，這需要極佳的上肢關節活動度，尤其是腕關節與肩關節的活動度，但腕關節與肩關節的活動度亦是背蹲舉會遇到的問題。有些人會因他們的肢段比例在任何狀況下都無法做出標準前蹲負重姿勢，尤其是較短的肱骨和很長的前臂，特別會阻礙訓練者做出標準前蹲負重姿勢。

活動度較差的訓練者會讓槓鈴重量落於雙掌上，使手肘往下到低於槓鈴水平線的位置，此姿勢會在重量增加的同時變得不可能用於訓練，因為增加的重量會將槓鈴與重訓者向前方拉走。

加州式前蹲舉。這個負重姿勢相較於標準前蹲舉需要較少的活動度。在加州式前蹲舉中，槓鈴

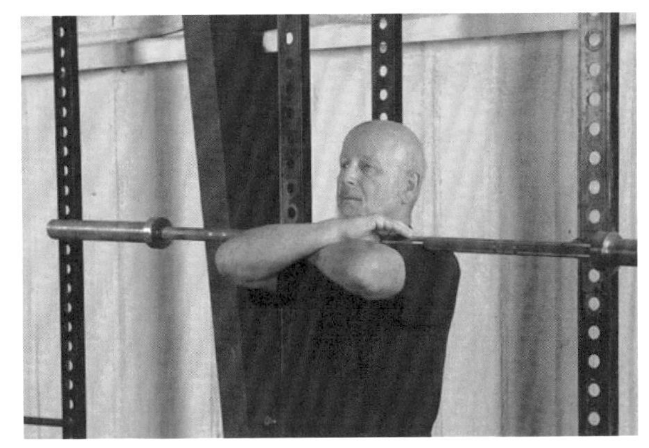

圖 8-6 加州式變化型前蹲舉。讓訓練者抱住頸前的槓鈴，避免在手腕上施加壓力，但是此做法對槓鈴滑落的安全性較低。

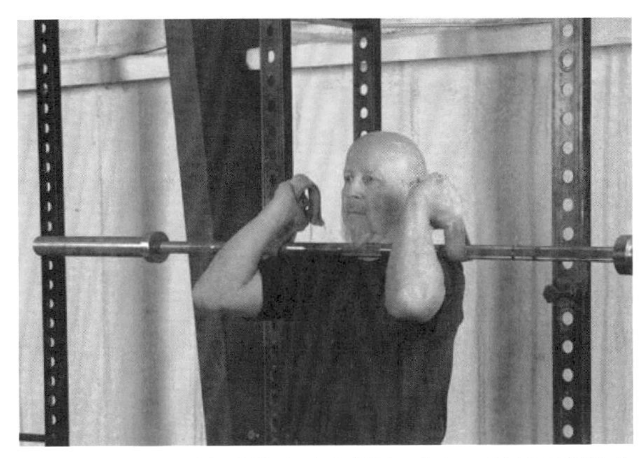

圖 8-7 蹲舉的助握帶輔助形式減輕了手腕、手肘和肩關節的壓力，但與標準前蹲舉的力學原理非常相似。

一樣會置於三角肌前束上，手肘一樣會抬高，兩前臂交叉在胸前平行於地面（圖 8-6）。這個姿勢對於因肩關節問題無法執行背蹲舉，***以及***因腕關節活動度、疼痛問題而難以使用標準前蹲舉的訓練者來說很有用。根據我們的經驗，加州式前蹲舉並沒有辦法將槓鈴十分穩固地安置在三角肌前束上，但若訓練時謹慎一些並注意維持背角，對於無法使用標準前蹲舉或助握帶式前蹲舉（如下段所述）的運動者來說，這個選項仍是適用的。

助握帶式前蹲舉。這種前蹲舉的變化版本能穩定負重，比起加州式前蹲舉，它更像標準前蹲的力學結構。助握帶經常被用在硬舉以及其他拉舉動作，助握帶會被置於槓上，就在槓鈴與肩膀的接觸點上，其尾端被訓練者的兩掌牢牢抓住（圖 8-7）。手肘抬高如同執行標準前蹲舉一樣，但助握帶的長度減輕了肩膀前屈以及手腕伸展時的張力，這令大多數上肢關節活動度受限的年長者都能接受這個姿勢。使用此動作需要一些練習，在理想狀況下，應該在有此動作使用經驗的教練指導下進行。課表編排應恰如其分，在訓練者熟練使用此變化版本並確定負重的安全性之前，先使用較輕的重量。

前蹲舉的課程編排考量與高背槓蹲舉相同。前蹲舉一樣會在股四頭肌施加較大的壓力，對膝蓋亦同。如果想要將本書任何課表中的標準蹲舉置換成前蹲舉來操作，必須調整訓練總量與頻率。許多長者無法在 5 下 1 組中，全程保持槓鈴的正確位置，槓鈴可能在動作中從三角肌上滑落，掉到胸部或兩臂上，這通常會導致其中一下動作發生槓鈴墜地，或是讓其中一下動作以非常差的技術執行。前蹲舉的槓鈴正確位置還會令訓練者在較長的訓練組內覺得難以呼吸，因為槓鈴的位置非常接近喉嚨，基於上述原因，前蹲舉通常以每組 2 ～ 3 下來進行。

若需將本書課表中的標準蹲舉置換成前蹲舉來操作，長者不需也不應試圖去維持相同的訓練量。以初學者的基礎線性課表為例，標準蹲舉被設定為每次訓練共 15 下（3 組 ×5 下），若想置換成1組3下，使用前蹲舉的人可能會嘗試做5組3下，如果每週內都如此執行多次前蹲舉可能會過量。根據經驗，就前蹲舉來說，2 ～ 3 下操作、3 ～ 4 組訓練組就足夠了。一種行之有效的方法為一開始以 3 組 3 下為目標，隨著使用重量愈來愈重且開始難以抓握，此時轉換為 4 組 2 下來訓練。

移除蹲舉

有極少數的人可以將蹲舉以外的動作執行得很好，但基於一些原因，他們就是完全無法執行任何槓鈴蹲舉，這些人將會，或可能會成為硬舉專家，這不完全理想，雖然這亦可使他們變得十分強壯，對於這個族群的課表安排會在第 21 章節進行討論。

我們必須強調，這樣的人***非常稀少***。在一位好教練的指導下（尤其對這類無法蹲舉的學員來說格外重要），只要牢記適應原則與漸進式超負荷原則，幾乎任何有腿的人都可以在蹲舉或者其中一種變化版本中獲得進步，這無疑是蹲舉身為訓練之王的無與倫比的力量。

Chapter 9

硬舉簡介

A Brief Overview of the Deadlift

硬舉就是把重物從地上拿起來，可說是訓練計畫裡最單純的動作。硬舉雖然在動作幅度上不如蹲舉，卻是可以舉起最多重量的訓練動作。硬舉訓練的部位包括腿、臀及核心，同時也是強化背肌的***最佳***動作。硬舉安全、全面，也可控制劑量，能有效對抗病態老化表現型，且相當容易學習。本章將探討硬舉動作的執行要領以及輔助的變化動作。

什麼是硬舉？

彎腰撿東西是一個再自然不過的動作，每個人都會做。在我們居住的國度，本世紀的人們已經不太常用蹲下這個姿勢，但即便是在西方國家，我們還是會需要彎腰拾起東西。這種現象大概不會改變，雖然有某些人會為了避免這個痛苦的動作，而去使用長桿夾子等工具來撿起掉在地上的香菸、超級捲餅和止痛藥。

硬舉就是用正確的方式做一個自然的動作，然後把槓鈴從地上撿起來。硬舉動作幅度不如蹲舉，帶給身體的合成反應也不如蹲舉（雖然有大量的經驗顯示是這樣，但這點在科學上有待商榷），但卻讓人體產生比任何動作都還要多的力量。換句話說，所有動作中，能做到重量最重的就是硬舉。透過合理的課表安排，硬舉可以讓你愈來愈強，而且相當安全。硬舉訓練涵蓋了大量的肌群，包括腿部、髖部、臀部、下背部、腹部、上背部及胸部。

蹲舉是運動之王，但硬舉是運動之后，而就像許多偉大的皇后一樣，這個皇后比國王更有力，更強悍，像一位母親。

硬舉也和蹲舉一樣有多種變化動作，舉例來說，**菱形槓硬舉（hex bar 硬舉）**，用的是中空的六角形槓鈴，槓鈴的兩側有把手。訓練者站在槓中間，手握把手，用力把槓鈴拉上來，動作就像穿上一條很重的褲子。另一個是**相撲硬舉（sumo 硬舉）**，訓練者雙腳站得非常寬，雙手在雙腿內側以窄握的方式拉起槓鈴。然而，執行菱形槓硬舉和相撲硬舉時，背部較為挺直，某種程度上就失去了硬舉的意義。而且，執行菱形槓硬舉時，訓練者的腿部從頭到尾不會接觸到槓，因此與槓鈴硬舉有本質上的差異。嚴格來說，硬舉的動作機制中，腿部和槓必然會接觸，這個接觸可以讓訓練者站直時動作更加穩定。

我們對**硬舉**的定義是這樣的：雙腳腳掌心置於標準槓鈴的正下方，以略寬於站姿的握距，將槓鈴沿直線拉起，槓鈴會接觸到腿部。在動作的最後，訓練者完全站直，頭部保持中立姿勢，膝蓋和腰部都打直（這又是一個完全自然的姿勢，自然動作一直出現在我們的討論裡，不是嗎？）。背部在動作初始階段並非垂直，但全程皆維持收緊。槓鈴以相反的動作快快地回到地面，訓練者調整呼吸重新設定姿勢，然後再從靜止的狀態重複一次這個動作（拉起槓鈴）。

是的，硬舉每次都必須從地面靜止狀態開始，從地板上拉起來（這也是硬舉名稱的由來）。你可能在某些馬戲團（例如你的地區性的商業健身房）或是網路上，看過其他人用「反彈」的方式做硬舉，這些人根本就是骨科醫師的衣食父母，我們不要學。

動作要點

再次強調，我們不打算在這裡教你怎麼做硬舉，而是以概述的方式和你分享在學習硬舉的過程中，必須注意哪些事情。鋭普托的《***肌力訓練聖經***》中，針對硬舉有相當詳細的分析，不管是動作指導和生物力學方面都面面俱到。

只要有好的教練和器材及適當的場地，任何人皆能在約 10 分鐘內學會硬舉，當然一開始重量不會太重。只要有較輕的鋁製槓鈴和塑膠技術槓片，甚至可以從 20 磅開始學習，而多數訓練者，哪怕年老或體弱，都可以從比這個還重的重量開始。

一位合格的教練，會教你正確的起始姿勢。首先，你會從一個比蹲舉窄許多的站姿開始，腳趾和膝蓋微微朝外，槓鈴會在腳掌中心正上方，距離脛骨大約 1 英寸。盡量將膝蓋打直、臀部抬高，手伸直，彎下腰去用手握住槓鈴（用靠近手指的部分握，而不是靠近手腕）。此時先不要移動槓鈴，你即將把脛骨向前推直到碰到槓鈴，然後，不要移動槓鈴或降低臀部，你接著要挺胸、收緊全身，將脊椎收在穩定的伸展姿勢。

硬舉的起始姿勢不太舒服，因為硬舉的初期就是最高的張力，你必須繃緊全身，包括背部、腿後側、臀部及手臂，還有其他全部的肌群。用這樣的起始姿勢去做你的每一下硬舉，可確保***你***用最適合自己臀部、膝蓋及背部的角度來執行硬舉。

請注意：硬舉和其他任何動作都一樣，不會有「最理想」的身體角度，因為每個人的身體構造不盡相同。舉例來說，腿短、手長、軀幹長的訓練者，比起軀幹短、腿長的訓練者，會有更接近垂直的背部角度以及更多的屈膝角度。絕對不要一味模仿他人的動作角度，前面的流程就是讓你根據***自己的***肢段比例，找到的結果也會最適合你。

硬舉觀念不正確的人，在看到你的正確動作時可能會很害怕，因為你的背部角度並非垂直，甚至可能接近水平，這當然取決於你的肢段比例。**請注意：正確的硬舉本來就不強調背部垂直，而是強調槓鈴移動的軌跡垂直，從腳掌心開始垂直向上。**

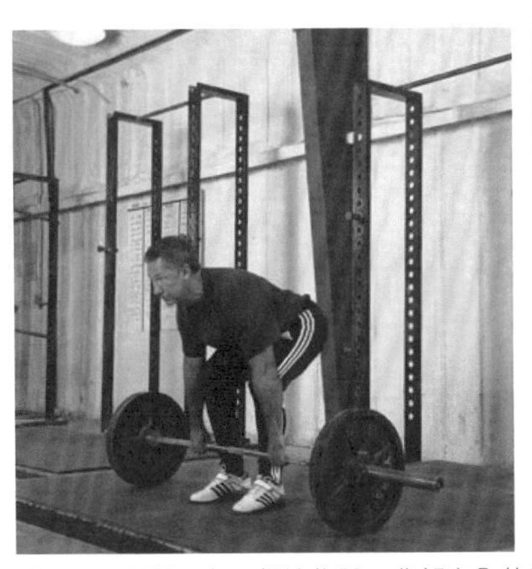 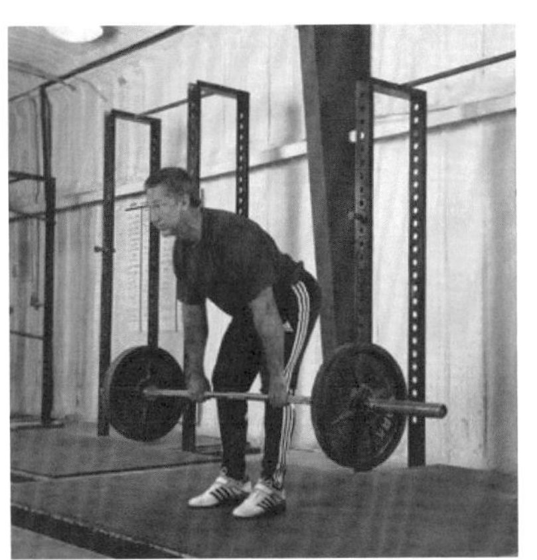 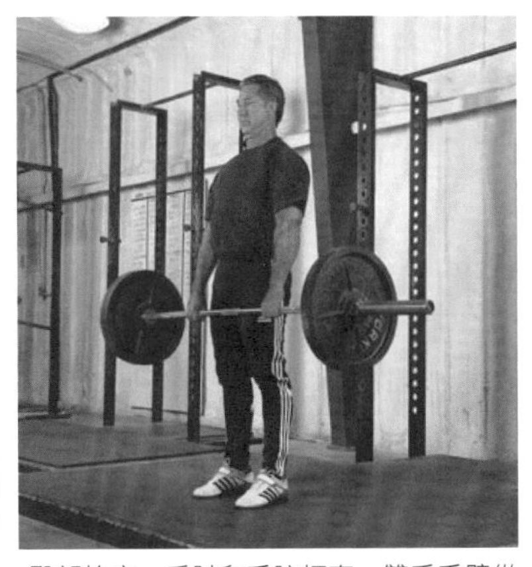

圖 9-1 硬舉。左，起始位置，背部完全伸展，槓鈴位於腳掌心正上方，脛骨接觸槓鈴，臀部抬高，手肘和手腕打直，雙手手臂從肩膀至槓鈴這條線會略微斜斜向後，整體都收緊，不能放鬆。中，站直的過程中，背部保持伸展，槓鈴保持與腿部接觸。右，最高點，訓練者站直，膝蓋和臀部鎖緊，槓鈴仍然平衡於腳掌心正上方。

執行硬舉的過程中，必須收緊豎脊肌群和其他「核心」肌群。正確的硬舉，不會刻意***降低***作用於非垂直脊椎上的剪力，而是刻意讓訓練者***面對***並且***適應***作用在脊椎上的剪力。換句話說，你的硬舉愈強，你的背部就會愈強，而這也是硬舉運動吸引人的一個特質。

手握槓，背部鎖緊在伸展姿勢，維持在非垂直的角度，將全身收緊，然後深呼吸（使用伐氏操作），將槓鈴「擰」離地面，順著大腿沿一條垂直線將槓鈴拖起並站直身體。來到站直姿勢時，將膝蓋和臀部鎖緊並站直，不聳肩，也不向前或向後傾斜。在此姿勢短暫停留，以快速但有控制的方式，循同樣的路徑，將槓鈴放回地面，過程中槓鈴仍與雙腿接觸。換氣應在此時執行，不要在站直時換氣。

若你的動作正確，槓鈴會回到起始位置，也就是在腳掌心正上方。這個時候，保持雙手握槓、臀部抬高並收緊，胸口抬高，***將背部鎖緊在伸展狀態***，深呼吸，再做一次（圖 9-1）。

運動處方：長青運動員的硬舉

蹲舉和硬舉是肌力訓練的基石，提升硬舉的力量可以幫助提升蹲舉的力量，反之亦然。因為徵召的肌群很多，可做的重量很重，動作幅度又大，因此可讓訓練者***全面***變得強壯。對於長青運動員而言，硬舉不僅是建立力量的關鍵，更能提升自信心。兩個動作都很安全，但多數訓練者認為硬舉比蹲舉安全，畢竟人不在槓鈴「下方」，而是雙手握著槓鈴，使得訓練者更有安全感，也讓長青運動員能快速舉起超乎想像的重量。

我們的運動處方該怎麼做呢？

硬舉很安全

再次強調，硬舉就是帶有槓鈴的人體自然動作，每次動作都必須以同樣的方式執行，即槓鈴平衡放在腳掌正中心上方、使用正常的動作幅度、在穩定表面執行、使用合理負重、不用無法預期的方式發力。只要不加太重的重量、不將槓鈴猛拉起來、不讓槓鈴在地面彈跳；並且每次都以一樣的方式執行、全程將槓鈴貼著雙腿，則做硬舉的運動員連受到最小傷害的機率都比從健身房回家遇到交通意外的機率還低。

硬舉有廣大的治療窗口

雖然沒有「自身體重硬舉」，但硬舉確實可從很輕的重量開始。特別虛弱的人，可透過較輕的壺鈴或啞鈴快速獲得該有的力量（圖 9-2）。只要持續訓練、合理安排課表、加上一點恆心毅力，硬舉的訓練劑量可說是無可限量。50 歲以上的人，也可能一路做到 300、400、500 磅的硬舉。人體對於漸進式超負荷的適應，可說是人生第二大奇蹟，僅次於複利。

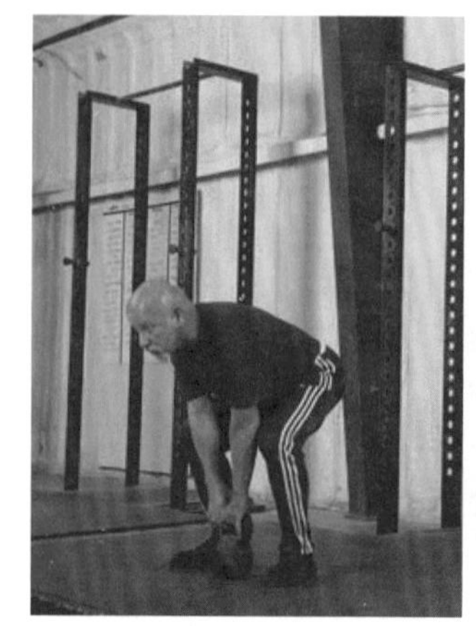
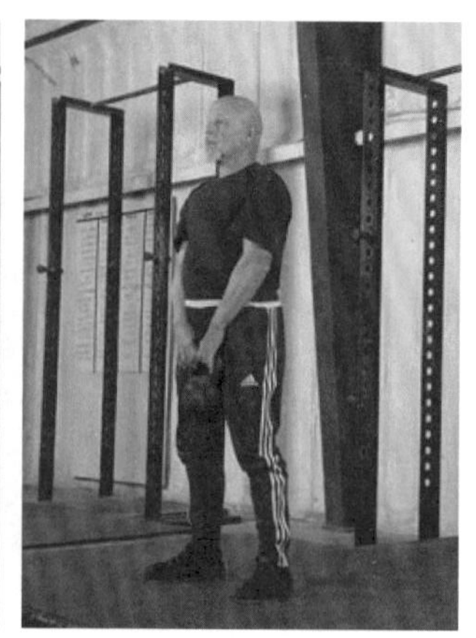

圖 9-2 訓練者用 12 磅的壺鈴做硬舉。硬舉可用極低的重量執行。

硬舉是多關節大動作

因為這個原因，使得硬舉成為**全面**運動處方的核心。雖然硬舉的活動範圍不如蹲舉，卻能徵召非常多的肌群，包括腿部、臀部、腹部、胸部、肩膀及背部。透過全面訓練穩定脊椎和軀幹的能力，硬舉可以提升所有其他的動作型態。硬舉的重量非常大而且會產生很大的「**功**」（力量 × 距離），因此也能提升「**爆發力**」（功／時間，或力量 × 速度）。任何認真的運動訓練都應包含硬舉才算完整。

硬舉可對抗病態老化表現型

銳普托喜歡說，硬舉較強的舉重選手上膊也會比較強；蘇利文常常說，硬舉愈強的祖母，可將愈重的孫子抓舉起來，她也會有更密的骨質、更多的肌肉、更好的活動度和平衡感，以及更閃亮的眼神。硬舉和蹲舉同屬結構性運動，在人體的整個骨骼施加壓力並分散壓力，強迫骨骼適應，而強壯的脊椎骨可以帶來強壯的豎脊肌群。沒有人的背肌會比硬舉者更強，除了另一位更強的硬舉者。硬舉屬於高強度阻力訓練，能提升胰島素敏感度、強化人體生物能量學能力，並帶來健康的心血管及代謝適應。透過漸進式的加重，肌肉和神經也會被迫向上適應，當強度提升到一個層次之後，硬舉很快就會必須變成一週只做一次。

硬舉相當簡單

大概沒有比硬舉更簡單的運動了。有些人覺得硬舉很複雜，但一個好的教練，大概只需要 15 分鐘就能讓這些人知道，硬舉真的非常單純，搞砸硬舉的最好方法就是將它複雜化。沒錯，硬舉***確實***非常艱難，所以我們練硬舉。沒錯，訓練硬舉幾個月後，當你看著地上裝滿槓片的槓鈴，一定既期待又怕受傷害；你也確實必須注意起始姿勢和動作是否正確。但是，做好暖身，然後，將重量從地上拿起，只要做 5 下，而且一週只需要做一次，不就是單純訓練的***最佳典範***？

根據個人情況調整硬舉動作

不能執行槓鈴蹲舉的人已經不多，不能執行硬舉的人更少。當然，不能蹲舉的人之中，有很多也不能硬舉，但這種人少之又少，而且大概也不會想走進健身房。我們認識的硬舉訓練者，甚至包括脊椎融合和脊椎固定手術後的人、裝有人工膝蓋者、甚至是心臟病患或糖尿病患。隨便上網搜尋，都不難看到 70、80 歲的老人，用漂亮的動作將重量抬離地面；更不用說還有身障的年輕女生，在比賽中用單腳做硬舉。

所以，我們實在想不到不做硬舉的理由，抱歉。

如果一個人連從地上拿起 5 磅的重量都有問題，他大概就無法做一個好的、安全的硬舉。這樣的人，力量和活動度都太差，不適合做槓鈴訓練，必須從特定的復健開始，可能還要有醫師指示才能從事任何形式的運動。另外，有些人即便以正確方式做硬舉，還是會感到疼痛，這就必須交由醫師檢測評估，很可能需要診斷式的造影技術，來判斷身體是否有結構性損傷。

除了上述的特殊案例，大概所有人都可以做硬舉。根據經驗，任何能將 5 磅壺鈴從地上拿起而不感到疼痛的人，幾乎都能夠將裝有 5 磅技術槓片的 10 磅槓鈴拿起。從這個時候開始，就可以執行漸進式超負荷，每次訓練都可以增加一點點重量，直到有一天，這個人會發現自己已經變得非常強壯。

硬舉相當要求握力，若訓練者因類風溼性關節炎、乾癬性關節炎等疾病而握力不足，就必須使用助握帶或助握鉤才能進行無痛的硬舉訓練。但這並非理想狀況，因為硬舉是訓練前臂和握力的絕佳動作，罹患骨關節炎或有其他更一般的問題的訓練者仍應該訓練握力。但如果手還是會痛，只好使用助握帶等器具，讓訓練者可以專注在動作本身，畢竟有練硬舉比沒練硬舉還要好。

任何程度的訓練者，都可能在一組大重量硬舉後感到些微頭暈。這個現象通常相當短暫，且會隨著訓練持續而漸漸消失。切記，兩次動作之間一定要換氣，做完一組後，必須回到正常呼吸。每組最後一下做完後緩慢站起來是一個好的做法。不過如果你像我們一樣的話，完成動作後快快站起來，其實不是什麼需要過度關注的議題。

有些少數的訓練者不能做蹲舉，只能專門做硬舉，而他們訓練硬舉的頻率就必須高於蹲舉、硬舉都做的人。硬舉通常以大重量執行，對身體恢復的需求很高，所以若只能訓練硬舉就必須特別注意菜單的安排，特別是長青運動員。這種時候，有訓練年長者經驗的教練就顯得特別重要。

硬舉的變化動作

許多長青運動員，尤其是身高較高的男性，在硬舉的起始位置無法做到適合的背部角度，又無法做到適合的背部姿勢，就無法做硬舉。年長者若以鬆垮的、圓的背來執行硬舉一定會受傷（圖 9-3）。

有些訓練者可能只是在神經層面上無法控制背部肌肉。他們可能***知道***必須做什麼動作，也具備做到這動作的柔軟度，但神經肌肉的控制能力不足，讓他無法一直維持背部伸展；有些訓練者則可能有深層的結構性問題，讓他無法做到準備姿勢中適當的背部伸展動作。

墊高硬舉。將槓鈴墊高，可輕易解決脊椎伸展困難的問題。訓練者如果在適當的指導和訓練下，還是一直出現脊椎屈曲的情況，經過了好幾組甚至好幾堂課這問題都還存在，則只要將槓鈴墊高幾

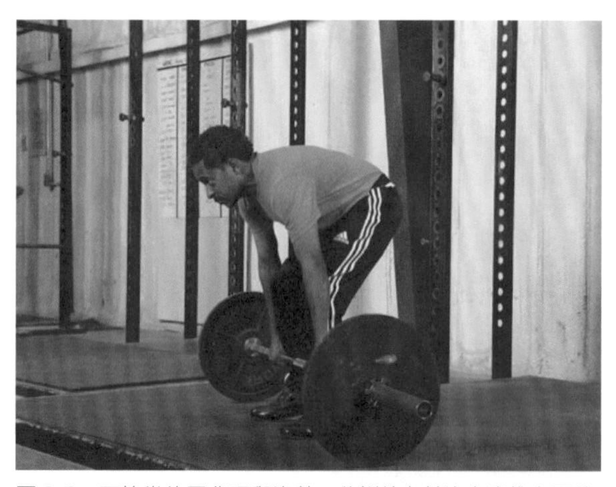

圖 9-3 不恰當的圓背硬舉姿勢。此訓練者並沒有脊椎方面的結構性問題，他的姿勢如此糟糕，可能是因為背部肌群太弱，或沒有專注執行正確起始姿勢（可與圖 9-1 比較）。若出現這種情況，就需要矯正，才能確保訓練安全、有效率。

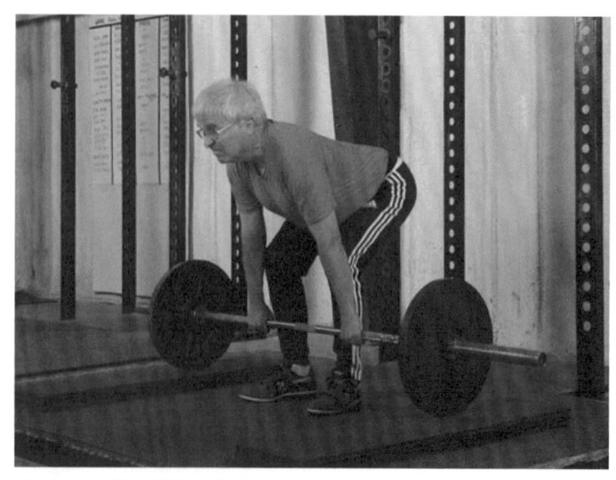

圖 9-4 墊高硬舉。將裝上槓片的槓鈴，放在¾吋的橡膠墊（或是馬廄地墊）上。墊高的槓鈴可讓訓練者達到更完整的脊椎伸展姿勢去做拉的動作，讓硬舉訓練變得更安全。

吋，就可以讓他做到脊椎伸展良好的高品質硬舉起始姿勢。最簡單的墊高方法是將 ¾ 吋的橡膠墊切塊，在槓的兩邊分別放置 2 ～ 4 塊橡膠墊，通常可以達到適合的高度，讓訓練者可以進入正確的姿勢（圖 9-4）。

腿後肌群柔軟度不足的訓練者，經歷數週蹲舉、硬舉訓練後，通常就不需要再墊高，因為柔軟度會隨著訓練而快速提升。墊高硬舉的訓練安排方式，可以和傳統硬舉一樣。

架上拉。活動度或神經肌肉控制較差的訓練者，可以用**架上拉**作為硬舉的替代動作。架上拉就是在保護槓上做硬舉，槓的位置可能介於脛骨中段至髕骨下方之間。由於槓鈴的起始位置較高，常能使準備動作的脊椎伸展姿勢和整體動作都變得比較容易達成（圖 9-5）。請注意，若以圓背姿勢執行架上拉，就像圓背硬舉一樣容易受傷。架上拉雖然活動範圍比硬舉小，對下背部的壓力卻不亞於硬舉，甚至可能更大。硬舉的初始階段的那幾吋移動，主要是靠腿的力量，將槓鈴拉離地面；架上拉則在起始階段就需要很大的背部力量參與，而腿部的力量則比較不強調。對於活動度受限的長青運動員而言，架上拉是很棒的動作，但仍需要小心，最好能讓有經驗的教練在旁指導。另外，進階的訓練者可能無法每週都執行高強度的硬舉訓練，這時候架上拉可以跟半硬舉互相配合訓練，作為很棒的輔助訓練。關於架上拉及其課表安排方式，將在第 13 章以及其他跟課表設計有關的部分進一步討論。

相撲硬舉。*少數*身型像*暴龍*（腿很長，手很短）的訓練者在執行傳統硬舉上會遇到很大的困難，因此轉而做相撲硬舉。相撲硬舉因站姿較寬、握距較窄，可創造出較垂直的背角。因此，相撲硬舉對背部帶來的剪力小於傳統硬舉，很多人基於這個理由，在訓練中大量安排相撲硬舉，試圖取代傳統硬舉，但這並不適當，因為如此一來便錯失了鍛鍊豎脊肌群、增強背部肌肉的機會。

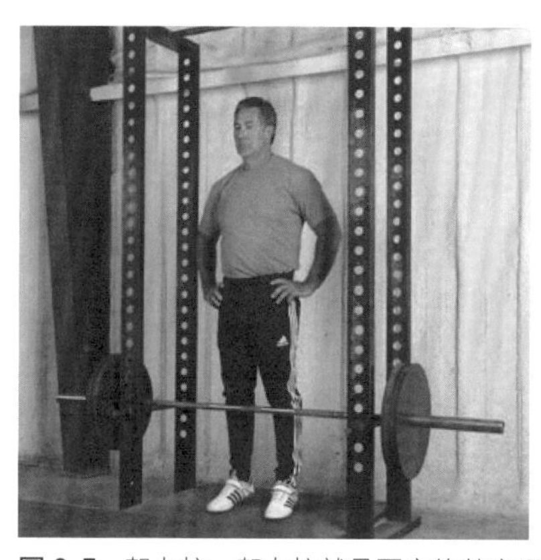
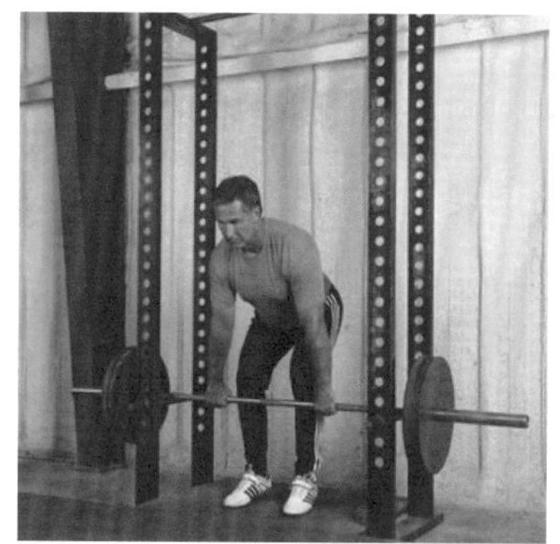
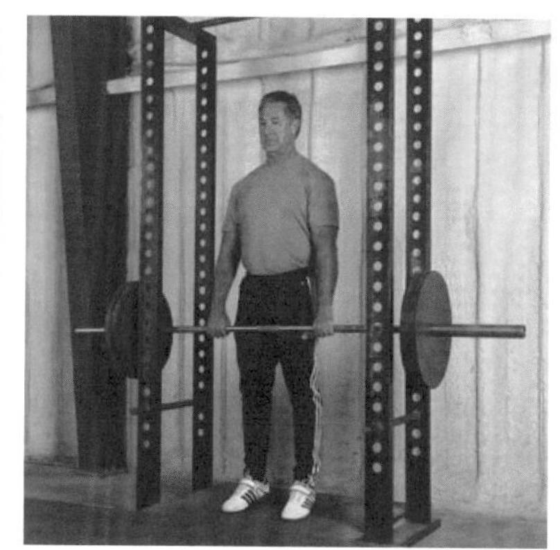

圖 9-5 架上拉。架上拉就是更高的墊高硬舉，讓無法做到正確硬舉脊椎伸展姿勢的訓練者，以安全的方式訓練。對更高階的訓練者來說，架上拉也是很棒的輔助訓練。

相撲硬舉極少出現在一般肌力訓練計畫，因此我們在此不詳細討論。只有經驗豐富的教練，在特殊情況下才會使用相撲硬舉，因為大多***自認***為必須做相撲硬舉的人，實際上都***不需要***。他們需要的是——努力練習正確的硬舉起始姿勢，以及克服對於傳統硬舉水平背角的恐懼。我們沒有任何理由相信相撲硬舉的生物力學優於傳統硬舉。訓練硬舉的重點，在於對背部***施加壓力***，因此能夠強化背部肌肉，讓訓練者***更強壯***、***更不容易受傷***，而這就是完整的觀念。

Chapter
10

推舉簡介
A Brief Overview of the Press

站姿推舉（或簡稱***推舉***）就是用雙手把槓鈴握在肩膀處後再高舉過頭，讓槓維持在肩關節及腳掌心的正上方。推舉是一般性肌力訓練必要的訓練項目，可以徵召全身肌肉。因為推舉的力臂長，行程範圍也相當大，更需要下肢、髖、背、腹、胸、肩膀和手臂共同維持平衡與穩定。推舉是訓練上身力量、平衡、活動度和本體感覺的絕佳運動。推舉很安全，本身沒有潛在結構缺陷的人，只要訓練正確，並不會造成肩關節夾擠。推舉符合一般性運動處方的所有要求，一些長青運動員因為肩膀活動度不足而無法正常推舉，又或是少部分無法想做就做的人，我們將在下文提及替代方案。

什麼是推舉？

和書中其他運動一樣，推舉有很多種。有坐姿推舉、站姿推舉、軍式推舉、借力推舉、奧林匹克式推舉、啞鈴推舉及機械式推舉，當然還有***各種***臥推。下一章的主題是臥推，所以這章我們把重點放在「肩上推舉」。在《肌力訓練聖經》中，我們介紹的是***站姿過頭推舉***，簡稱**推舉**。

推舉雖然是上身運動，但也***不止***運動到上半身。推舉和蹲舉及硬舉一樣，是一項全身的多關節運動，完美詮釋了一個人體自然動作：把一個重物高舉過頭，舉得越高越好。推舉的動作像是在開發人體的發力中心：髖，它會徵召從腳到前臂的大量肌肉。包括腿、臀、腹、背、肩、手臂、豎脊肌群、胸肌和斜方肌都會得到訓練，都在把槓高舉過頭的過程中扮演好自己的角色。推舉因為需要所以也可以鍛鍊動作準確度、流暢度、時機、爆發力、活動度、以及優異的軀幹穩定度（也就是俗稱的核心力量）。只要你能夠站著把掃把舉過頭，就可以練習這個不可或缺的動作。

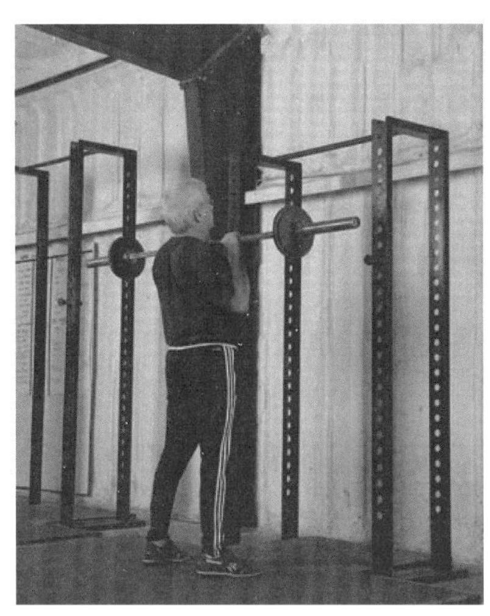
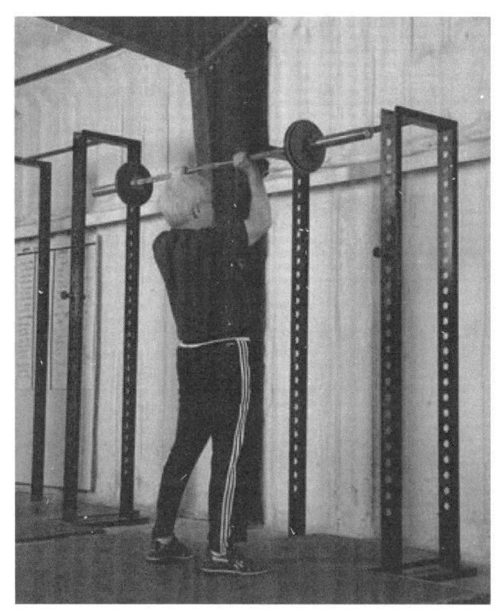
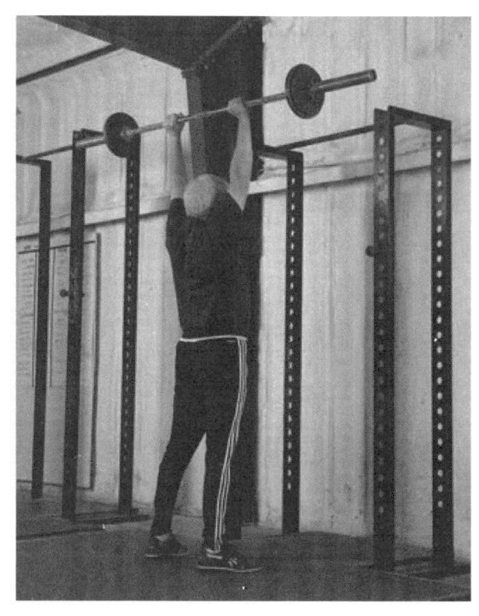

圖 10-1 推舉。左，起始位置，槓鈴在手掌底部，手肘稍微在槓的前方，前臂與地面垂直。中，槓鈴路徑垂直，且貼近訓練者的臉。這個時候，訓練者準備把身體往前，讓肩膀在槓鈴下方。右，結束動作是用強而有力的聳肩，將槓穩定於肩關節和腳掌心的正上方。

動作重點

我們之前就強調過，大部分的人最好在專業教練的指導下學習硬舉跟蹲舉，推舉更是如此。我們教過很多有天分的人，他們先前自學蹲舉和硬舉做得還不錯，但推舉卻做得一團糟，我們認為這是因為大部分人都覺得推舉不需要什麼技術，不過就是把槓鈴拿起來舉過頭，會有多難？

你很快就會發現推舉看似***簡單***，教起來也很快，但其實非常需要技巧。一旦學會動作，加上重量，推舉可以瞬間變得很難。長行程範圍加上高度依賴上肢肌肉（比下肢來得小又來得弱），使得加重的難度大幅提高。推舉這種訓練就是會讓你用最大的努力卻只能做最輕的重量，如果學會對的技巧就能夠舉更重。若有懂得如何***指導***的專業教練在，你學好推舉的機率就會最高。

記住這點，接下來的解釋就相當簡單了。首先，槓鈴會放在蹲舉架上[1]，起始高度和蹲舉差不多，大約是在胸骨中間的位置。雙手握的位置比肩膀寬一點，比大部分的人所想得還要窄一點，用手掌根部握住槓鈴，把它從架上拿起來，盡量靠近肩膀，槓在腳掌中心上方。因每個人的身體結構不同，槓可能會靠在前三角肌上，或浮在三角肌中束上方，且位於下巴下方。訓練者往後退，站出一個兩腳距離與蹲舉相同的姿勢，或者再略寬於蹲舉站姿。

訓練者應收緊身體，有系統地強力排除任何鬆散。小腿、股四頭肌、大腿後側、臀部和腹部都要鎖緊，***膝蓋鎖緊***在直膝位置，挺胸，上背收緊。這個姿勢很重要，可能是學習推舉最困難的地方，起始姿勢全身沒有任何肌肉是放鬆的。

訓練者將髖部往前推，在下巴和槓鈴之間製造一點空間，接著將槓直直***向上推***，靠近臉部。當槓超過頭部後，將身體向前移動，讓肩膀位於槓的下方，槓鈴沿著直線向上移動，推至最高點時用力聳肩，完成肩胛骨旋轉動作以支撐肱骨，肱骨支撐前臂，而前臂支撐槓鈴。在動作的最高點，強力的聳肩動作以及將槓維持在肩關節上方最高點，可以大幅徵召上身肌肉，尤其是斜方肌 —— 這個可以旋轉肩胛骨並且強化上背的大塊組織（圖 10-1）。

熟練動作以後，動作就可以更多元，以各種方式來利用髖部製造推舉開始時的動力。但剛開始時訓練者只要注意將槓盡量靠近臉和肩膀即可，讓槓以直線推至腳掌中心正上方，使運行更有效率。

運動處方：長青運動員的推舉訓練

說到上半身運動，大家最先想到的是臥推、飛鳥和彎舉。但是站姿推舉才是上身運動的典範，因為推舉所涵蓋的行程範圍最廣，徵召的肌肉量最多，需要多處的平衡與協調，概括了人類日常生活的行為模式。從日常生活的角度來看，飛鳥和彎舉沒什麼用，畢竟平常我們根本不會做類似飛鳥的動作，但是大家很常得將東西舉過頭。

當然，這就延伸到我們的話題 —— 運動處方。

推舉很安全

我們也不想一講再講，但推舉不過是在人類的自然行為上加了一支槓而已。我們要學的是，每次都用一樣的動作完成，也就是把槓平衡在腳掌中心上方、在正常的行程範圍內、站在穩定的表面、加上合理負重和排除不確定因素。

人們經常誤解推舉會對***旋轉肌***造成傷害，或是***肩關節夾擠***，也就是俗稱的「游泳肩」、「投手肩」。雖然醫學懷疑這個症狀根本不存在[2]，但我們應該注意。它會出現的原因是軟組織通過狹窄的***肩峰下關節腔***，也就是肩胛骨上側和肱骨頂部之間時，因為任何原因導致空間變窄。在這個思維下，如推舉一般舉起手臂就會造成肱骨擠壓肩峰上側，也就是一個彎曲至肩峰下關節腔的骨鉤，進而傷害這個部分的組織。

不管肩關節夾擠症候群會不會造成慢性旋轉肌***症狀，肩膀的確會被擠壓***。這很好證明，只要把手肘彎成 90 度，手臂與地面平行，與身體形成一個直角，再稍微抬起手肘。很難受吧？但是只要把手肘稍微往下，讓手臂的角度稍微向下，肩膀的擠壓感就會減輕。這對臥推的表現有影響，我們下章會談到。

對沒有病症的肩膀來說，過頭推舉其實很難對肩膀造成傷害。事實上，當我們做推舉時將手臂高舉過頭的過程中，肩胛骨會向上轉，***做出一個非強迫性的自然的動作模式***。肩胛骨旋轉造成肩關節「指向」天花板，整個肩膀，包括肩膀包括肩胛骨皆向上滑動，***完全不會***發生肱骨對肩峰的擠壓。

也就是說，因為自然之母愛我們，她***不希望***我們肩膀受擠壓，所以設計了這套不會夾擠的模式。我們可以幫她達成協助我們的工作，只要在推舉到最高點時聳肩，收縮斜方肌，斜方肌推動肩胛骨旋轉，就可以避免傷害到肩膀。

沒有太嚴重的肩膀疼痛，只要你跟著《***肌力訓練聖經：基礎槓鈴教程***》所述，加上專業教練的指導，別勉強做太大的重量，每次都用正確握法、呼吸法和站姿，肩膀就不會受傷，手肘也不會受傷。事實上，跟著這些指示還能強化肩帶，讓你更***不容易***受傷，讓你可以在完整的動作幅度裡展示力量。

推舉的治療窗口很大

只要有一根竹竿就可以開始推舉，然如果需要的話，可以從這裡開始，就算是沒有訓練過、孱弱的老婦人也能用 10 磅的槓做好幾次，還能獲得很好的進步。經過長期、規律的訓練，50、60 歲的男性也能把追求與自己體重相當的推舉重量當作人生目標，就算做不到，也會比之前更強壯，女性應該以自己體重的一半或四分之三為目標。訓練初期效果會很顯著，之後若要繼續看到成效，則需要持續的訓練。

推舉是一項多關節運動

推舉在**全面性**運動處方中是非常有幫助的動作，不止能夠徵召從腳到前臂的各處肌肉，包含腿、髖、腹、胸、肩和整個背，還能跟硬舉與蹲舉一樣，訓練脊椎與軀幹保持穩定的能力，這也代表硬舉愈好，推舉就愈好。推舉需要將重物舉高，並對準腳掌中心（槓鈴、人與地板形成的整個系統的支點），所製造的力臂（槓桿臂）是所有槓鈴運動中最長的，而這種狀況下的「核心壓力」與「不穩定性」，正是一些私人教練不切實際地想用半圓平衡球、可笑的平衡板或單腳訓練達成的效果。將重物舉過頭意味著有大量的努力被用在使用軀幹和肩膀的力量去穩住負重，根本不用去站在什麼橡膠球上。

推舉能減緩病態老化表現型

推舉跟蹲舉和硬舉一樣，都屬於結構性運動，這類運動都是站著，訓練的負重會對附著在骨頭上的肌肉造成壓力，包含手臂、脊椎、髖部和腿。大重量的推舉強度高，會使用大量肌肉，因此對胰島素阻抗、生物能量學、心血管、神經肌肉和代謝適應的影響很大。最重要的是，推舉非常實用，原因應該不用再說了吧。

推舉非常簡單

推舉不像大多數人想得這麼簡單，可它也確實不難，雖沒有硬舉這麼簡單，但大概也沒有蹲舉這麼複雜，只要跟著對的指示，很快就可以學會。蘇利文可以用一堂課教會手腳不協調的人做好推舉，而貝克可以在 10 分鐘內完成。對於比較虛弱的訓練者而言，最大的問題就是槓的路徑，因為他們拿的重量輕到可以繞過自己的頭，而並非將槓直直往上舉，這讓指導這些人變得有點困難。等到他們變強壯了，舉的重量增加後，要說服這些運動員的脊椎去相信這個重量需要直直向上就比較容易了。

視情況調整推舉

大部分的運動員都能做推舉，甚至年紀很大的也可以。但是，有為數不少的人因為肩膀或手肘的關節炎而無法做出這個動作，有些甚至連槓都沒辦法握。這些連輕重量都無法完成的人，需要特別指導，而這超過本書的討論範圍。這些人請勿在沒有謹慎且專業的教練在場的情況下練習推舉，任何一個專業的教練在你能正確握槓鈴、畫出一條垂直的槓鈴路徑、讓槓位在腳掌中心正上方並將手完全伸直之前，不會允許你進行高強度的訓練。

啞鈴坐姿推舉

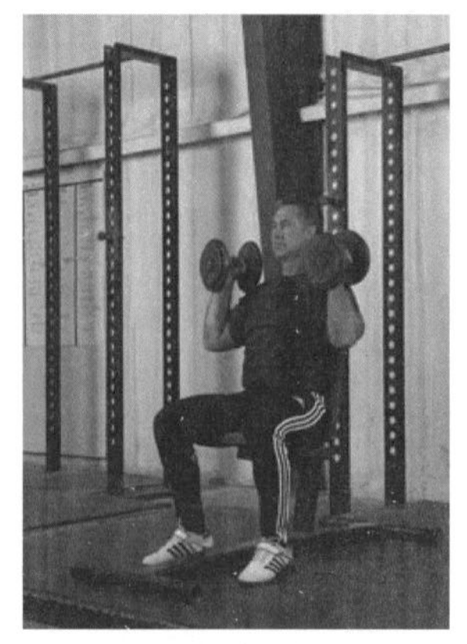
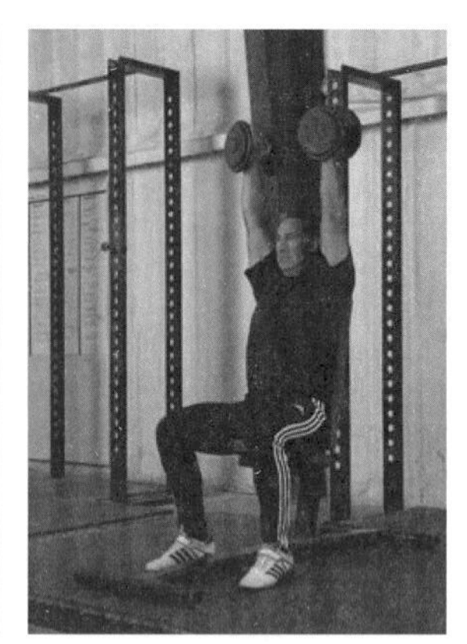

圖 10-2 啞鈴坐姿推舉。

如果肩膀活動度和下背的狀況不允許有效率地做站姿推舉，啞鈴坐姿推舉可以作為替代方案（圖 10-2）。一般來說，沒辦法將槓鈴高舉過頭，換成啞鈴也沒辦法，因為其頂點鎖定的位置仍比肩膀上理想的平衡點更靠前。但是，用槓鈴做不到的話，教練或運動員至少得先換成啞鈴試試，看看是否能做一些過頭推舉。有時候，上臂和軀幹間的角度若稍稍改變，可以讓運動員用完整的行程將啞鈴推過頭。正確的槓鈴站姿推舉需要手肘內收且位於槓前方一點點，約在上半身前面一些的位置。啞鈴坐姿推舉卻是將上臂外展到身體兩邊，與軀幹切齊。對一些人來說，這會降低肩膀活動度，有些人則會有顯著的成效，簡單一組實驗性的測驗就能知道適不適合自己。

以坐姿並有靠背的方式訓練，能有效讓啞鈴對齊肩關節，而不會因肩膀過緊而向前偏離。坐姿也讓教練更容易輔助運動員，可以***小心***將運動員的肘關節往後拉。即便教練只是輕輕地往後拉，也能讓學員把槓鈴保持垂直移動。我們必須強調，這項技巧只能輕輕用在***輕度與中度肩膀活動障礙的人身上***，教練千萬不能勉強運動員，讓肩膀伸展至做不到或是不舒服的範圍。

啞鈴坐姿推舉也對下背不適的訓練者有益，有時候，蹲舉和硬舉已經給下背不少壓力了，教練可能會想讓下背多休息，就會把菜單中的站姿推舉改成坐姿推舉。將幾週的訓練換成坐姿推舉可以讓疲勞的下背恢復。而在過去的經驗中，在回到槓鈴站姿訓練時經常會立即破個人紀錄，充分享受提升恢復和啞鈴訓練的效果。

啞鈴坐姿推舉的理想菜單是 3 ～ 4 組，每組 6 ～ 8 下。

單手推舉

肩膀活動度差的人，也能考慮單手推舉，這個動作可以使用 T 槓划船器械的 T 槓，然後站著做，如果沒有 T 槓，只要有一組槓鈴，另一端用啞鈴或重物來固定也可以（圖 10-3）。

使用 T 槓或槓鈴時，兩腳會稍微前後打開，與握槓手同邊的腳在後，身體前傾約 10 度。如此一來，肩膀活動度不夠的訓練者，也能伸展手臂至三角肌上方，即使原本用啞鈴或槓鈴無法做到。此外，因為是站著進行的，所以還能訓練腹肌與腹斜肌。這項運動的特色是在推舉的向心與離心階段時，學員需要抵抗旋轉力，導致腹斜肌與腹橫肌強烈等長收縮。教練也發現需要這種替代方式的人，通常在蹲舉、硬舉也會受到限制，訓練的重量也比我們希望的輕很多。能以站姿舉起愈大的重量愈好，這項運動讓不能做槓鈴推舉的人也能以站姿舉起重量。對年紀較長的人來說，適當的菜單是 2 ～ 3 組，每組 6 ～ 8 下。

排除推舉

正確的推舉不會受傷，但在肩膀有嚴重結構或功能性損傷下，槓鈴可能無法垂直往上移動至肩膀上的平衡點，肩胛骨無法向上旋轉，手肘不會伸展鎖定，手腕也不在中立位置上。這種情況下，代表運動員有慢性或急性受傷的風險。手術或激進治療可能對於其中某些人有幫助，讓他們可以做出正確的推舉。其他人就只能做臥推了，而這可能會有問題。另外一些人也許得用其他的上半身訓練作為替代方案方能鍛鍊肩帶，不管是直接取代或是替未來訓練做準備。我們要再次強調，專業教練的監督非常重要。

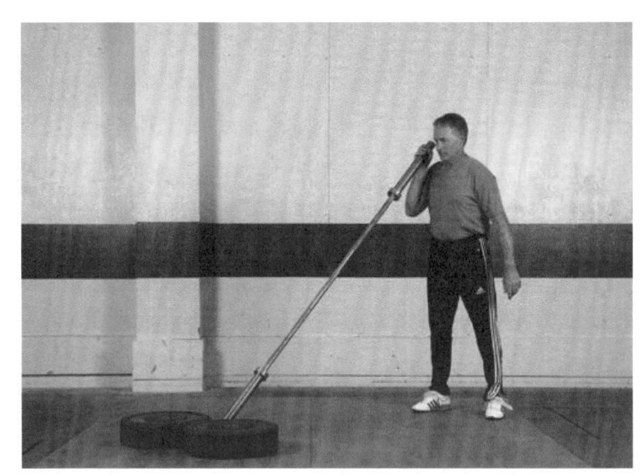
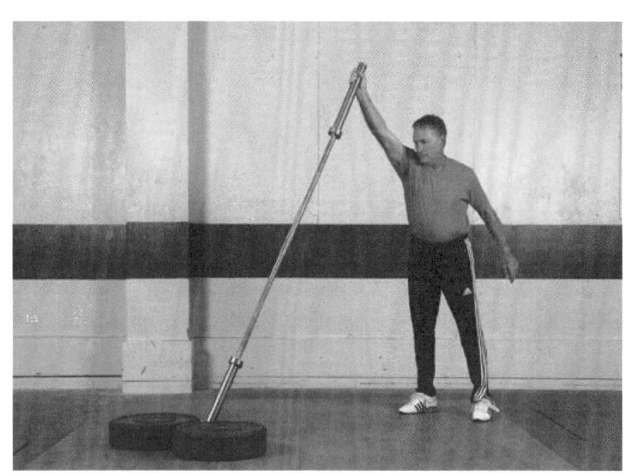

圖 10-3 站姿單手推舉，將槓鈴一端固定好。左，起始位置。右，完成位置。也可以使用 T 槓器械訓練。

Chapter 11

臥推簡介

A Brief Overview of the Bench Press

在臥推中，運動員仰臥將背部貼在臥推椅上，上下移動槓鈴，將槓鈴從低點中胸骨的位置垂直上推至肩關節上方，***幾乎***成垂直路徑。在槓鈴的主要四項動作中，臥推是唯一的非結構性動作，行程路徑最短。不過，這讓訓練者能舉起相當大的重量，有效改善上半身肌力。臥推可訓練身體前側的胸部和肩膀的肌肉，以及上肢的肌肉，特別是三頭肌。若能使用適當的器材、正確的技術、注意簡單、合乎常理的保護措施，臥推無疑是絕對安全且強而有力的一般運動處方。有些長青運動員因為活動度或是背部問題難以臥推，而且少數人根本不能做臥推。以下會談到矯正動作及臥推替代方案。

什麼是臥推？

臥推很簡單，就是仰臥在一張臥推椅上執行推的動作。和我們提過的其他運動一樣，臥推也有很多變化動作。有的在必要的時候很有用，有的很蠢。這裡我們會專注於討論臥推的原型，運動員的軀幹平行地面，雙腳平踩在地板上，雙手握距寬度應以動作底部前臂下放至中胸骨時能夠垂直地面為標準。此臥推形式最適合訓練肌力。

相較書中其他槓鈴運動，臥推的運動行程最短且最有限。它的運動行程最短，**動力鏈**最短，使用的肌肉量最少，中軸骨承受的壓力也不大，意味著臥推不是一項結構性運動。這也讓臥推成為槓鈴運動中在***理論上***最不重要的項目。

然而，臥推可以讓訓練者舉起相當大的重量，因此能讓上半身獲得大幅肌力成長。對活動度不佳的長青運動員而言，臥推是不可或缺的。即使蹲舉、推舉和硬舉能夠訓練更多肌肉，臥推仍有其存在之必要性。臥推時，***胸大肌***、***前三角肌***、***喙肱肌***、***肱三頭肌***、***肘肌***、***斜方肌***、闊背肌和肩胛骨肌肉都可獲得訓練。此外，所謂的「核心」肌肉在臥推過程中，也會被徵召以穩定軀幹：***豎脊肌***、

前鋸肌、***腹橫肌***、***多裂肌***、***腰方肌***和***腹外斜肌***皆會參與作用。這樣的肌肉參與度很高，表示臥推是***相當***大的多關節運動，符合人體自然動作：用力推動一個大重量阻力。

臥推要點

臥推是項簡單的運動，但也如同《*肌力訓練聖經*》一書所述，臥推藏有許多微妙細節。我們會簡單複習臥推注意要點，也會簡略提到使動作更加完美的技巧。許多蠢蛋喜歡臥推，不計一切讓自己和他人陷入殘障、毀容或是死亡的風險，因此在開始討論之前，我們必須先考量如何安全地進行臥推。

如何保住性命或免於重傷

若以實際發生的受傷次數和傷亡人數而言[1]，臥推是最危險的槓鈴動作。這並非臥推本身的錯，而是錯在人們的粗心和無知。若我們有先採取一些簡單的預防措施，臥推是個絕對安全、高效益且令人享受的動作。

臥推時要有保護者，或是在臥推架內臥推。大部分受傷的人都是因為忽略了此項規則。若是一人獨力臥推，***必須***在全框的臥推架內，架上保護槓，以防運動員動作失敗時被困在槓鈴下。若是運動員只能躺在專門做臥推的板凳上，沒有保護槓，此時便需要能力足夠的保護者，在運動員力竭無法推起槓鈴時提供協助。在這個時候，***運動員絕不能自己棄槓***，保護者只是協助運動員將槓鈴放回架上。

絕不開握槓鈴（五指同側）。臥推時***絕不能***開握槓把。到連鎖健身房走一遭，會看見許多人——特別是年輕男性——在臥推椅上使用「自殺式握法」。這些人不是單純雄性激素作祟，就是為了更好的力學角度而使用錯誤的方法握槓。如同《*肌力訓練聖經*》以及下面所說的，即使不開握槓把也能達到訓練目的。那些開握槓把的運動員無疑是***自尋短見***。終有一日，他們的夢想會成真，獲益的只是整型外科醫師、神經外科醫師或殯葬業者。

要打直你的肘關節。臥推首先需要運動員從臥推架上取下槓鈴，將槓鈴移至肩關節上方即可開始臥推動作。這樣的槓鈴位移動作會使槓把移動路徑行經臉和頸部的上面。無論這樣的動作是在臥推架中進行或是經由保護者幫忙，運動員的***手肘皆需伸直***，保持延伸鎖死。雙肘穩定比柔軟的手肘強壯太多了。進行大重量臥推時，雙肘沒有鎖死，重量又太重，會造成手臂無法負荷重量，槓鈴可能砸下壓到你的臉、嘴或是喉嚨，這就不妙了。

不要往掛鉤推。這是上述規則的必然結果。臥推訓練組的最後一下想必是最***吃力***的，這時運動員也容易傾向將動作的最終目標放在掛鉤上，但這是不允許的。這樣的行為非常危險，原因有兩個。第一，視線瞄準掛鉤會造成槓鈴路徑曲線歪斜，進而讓肘部沒有鎖死，肘部沒鎖死的後果你已經知道了。第二，若將視線瞄準掛鉤，在執行最大努力的時候（最後一下）***，你可能會失敗***。沒有人想要失敗，失敗的結果很糟。因此，臥推動作完成後，除了記得要鎖死肘關節，也要記得將槓鈴往臥推架上方推，也就是掛鉤之上。當你完成動作時，槓鈴的高度會***高於掛鉤***，此時再將槓把下放才是安全的。

別大力在胸口反彈槓鈴。《*肌力訓練聖經*》一書的模型認為，在做標準臥推時，槓鈴不會像健力比賽時一樣停留在胸口。但是我們也不會大力在胸口反彈槓鈴，像那些連鎖健身房裡的蠢蛋一樣：人們將承載著大重量的槓鈴用力往胸骨撞，只為了想借那一瞬間反作用力往上彈。此舉不僅削減訓練效果，同時也很危險，原因就不多說了。將槓鈴***輕碰***胸口，然後上推即可。

槓鈴別上卡扣。臥推時，千萬別將槓鈴上卡扣。運動員因動作失敗被困在槓下時，若是槓鈴鎖上卡扣，會導致運動員無法傾斜槓鈴及時卸下槓片逃出來。在我們的觀點中，***即使有保護者在旁，***也不要將槓鈴上扣環，因為保護者也許會分心，目光被對面教室裡，在瑜伽墊上做著下犬式伸展的美女吸引。

現在你安全了，開始臥推吧！臥推開始時，槓鈴必須在架子的掛鉤上，或者把臥推椅調到適合的高度。槓鈴若在臥推架上（獨自臥推），記得要上保護槓，若是動作無法完成，槓鈴也能安全被放回保護槓上。當你拱背且雙手伸直將槓鈴上推至胸上時，槓鈴高度再***低***一些便是保護槓的所在位置，因為臥推時背部會拱起、胸向上挺，因此胸口會比放鬆仰臥時還要高。以拱背姿為準的高度設置保護槓，既能使臥推進行全幅的動作，也能讓運動員就算臥推失敗也可以將槓鈴放回保護槓然後逃出來。

開始臥推前，應注意臥推架上的槓鈴剛好在眉毛上方，和眉毛平行。換句話說，若保護者站在運動員後方、臥推椅頭部，保護者的視線會落在槓上方，而運動員的視線則在槓下方。運動員雙腳平踩地面，拱下背並挺胸。運動員的上背、肩胛骨和臀部都會貼在臥推椅上，拱起的腰椎和臥推椅之間的高度應可讓一隻手通過。

雙肩***向後向下收***，想像肩胛骨夾住東西。這樣的技巧不僅幫助你胸口上提，使胸肌與大臂肱骨呈現良好角度，也可減少槓鈴的動作行程。

適當的臥推握距會使動作過程中槓鈴下放至胸上時，前臂垂直於地面。這樣的握距大概比推舉更寬一個手掌。雙手握距和槓袖的距離應一樣長，以確保兩邊承受相同重量。和推舉一樣，臥推時將槓鈴放在手掌丘的位置，約是前臂骨上方，讓大拇指環繞槓鈴。***將槓鈴在前臂上調整到最佳位置，也不需要開握槓鈴***。

雙腳平踩地面，拱背挺胸，肩胛後收，握距適切，準備好後便可深吸一口氣，將槓鈴從掛鉤上直直推起。切記，從掛鉤拿起槓把到動作起始位置時，槓鈴走向***絕不能***歪斜。取下槓鈴時，記得***鎖死肘關節***，讓槓鈴行經臉部、喉嚨再來到肩關節上方，無論是否有保護者都應遵守此原則。

槓鈴位在肩關節上且肘關節鎖死時，注意槓鈴和天花板間的相對位置。臥推過程中***眼神需保持在同個位置上，每次動作結束後，槓鈴要回到同一位置。***慢慢將槓鈴下放***輕碰***中胸骨處，接著大力推起。槓鈴在中胸骨時肱骨外展，雙肘和身體約 75 度，這樣的姿勢可避免肩關節夾擠。臥推過程中的下降（離心）階段也不能放鬆，運動員要全程用力推著槓鈴。視線***不要***放在槓鈴上，而應放在固定的點上（天花板上的某個點），一直盯著相同位置把槓鈴推上去。槓鈴推到頂端時，確認雙肘關節鎖死，肩胛骨抵著板凳收緊時***再呼吸***。做最後一下時，不要把視線放在掛鉤上，而是瞄準天花板相同位置。此時肘關節鎖死，將槓鈴直直向後移，當你確定槓鈴碰到臥推架時，只要順勢下放便可安全將槓把放回掛鉤上。

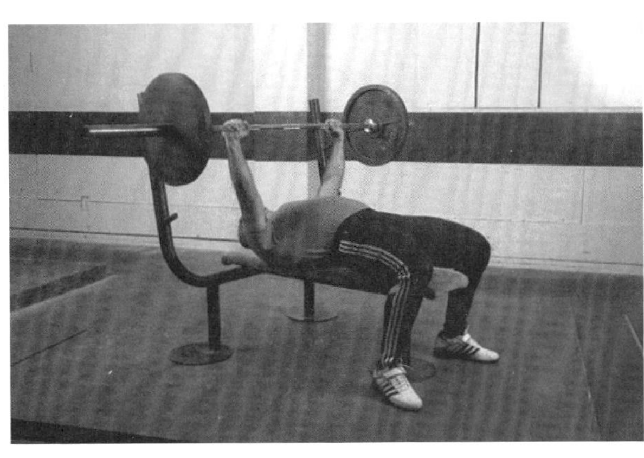
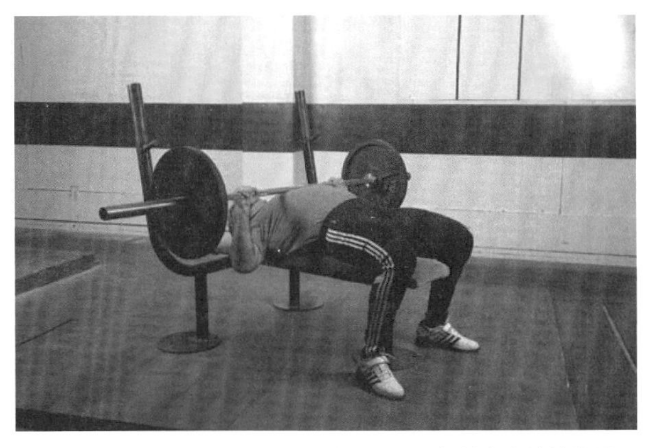

圖片 11-1 臥推。左，槓鈴在頂點的位置。槓鈴已從臥推架上取下，雙肘鎖緊，槓鈴帶到肩關節上方。右，槓鈴在底端的位置。槓鈴下放至中胸骨的位置，前臂與地板垂直，上臂和身體軀幹夾角約 75 度。

運動處方：給長青運動員的臥推處方

我們相信臥推的重要程度不及推舉，因為推舉有較長的行程、動力鏈和力臂，且需要更多協調性、時間掌握、平衡和活動度。然而臥推仍是非常有用的動作，特別是針對因活動度問題無法執行推舉的運動員而言，臥推提供了良好的上肢力量訓練。是一般運動處方中強而有力的一環。

臥推很安全

只要記得前述提到的預防措施，臥推就是個完全安全的運動，***你甚至不會有跌倒的風險***。無論你是獨立在臥推架內臥推，或是有保護者在旁，臥推只需重複相同的動作，有正常的活動範圍、平穩的支撐表面、可負荷的重量且沒有不可預期的外力。

臥推有很高的治療窗口

如果有必要，臥推訓練可先從約半磅的 PVC 管開始學起，然後開始慢慢進步。實際上，就連體能狀況極差、非常虛弱的老太太都能臥推 10 磅重的槓鈴不止一下，達到穩定的進步。長期下來，長青運動員可以用很大的重量執行這個動作。

臥推是個相當大的多關節運動

這個因素也讓臥推成為了**全面性**的運動處方。雖然臥推的動力鏈較其他主要訓練動作短，但可訓練大量胸部、肩膀、手臂、脖子和背部的肌肉組織。若是動作正確也會徵召大量下肢肌肉。臥推重現了人類日常生活中的動作模式，也就是推大重量。臥推讓人推起大重量，建立肌力和爆發力，並且可以用生物能量系統光譜的高強度端施以訓練。

臥推能對抗病態老化表現型

臥推的強度很高，徵召大量肌肉，並可大幅提升上肢的肌力和爆發力。因此，臥推對於體內葡萄糖代謝、胰島素敏感度、神經肌肉與生物能量適應性、心血管健康、強化身體素質和功能上都有正面影響。

臥推很簡單

雖然我們已經詳細介紹過臥推了，但它並不如想像中簡單。基於生物力學和安全考量，臥推有些技術性上的要求，必須以正確的方法教學和執行。不過臥推學起來就和處方中其他動作一樣快，在訓練初期仍在學習其他站姿動作時，它能夠為下半身活動度不佳或不平衡的運動員帶來力量和信心。

這對身體狀況不佳的長青訓練者來說意義特別重大。臥推上的進步給了他們信心和成就感，讓他們能夠堅持訓練計畫並持之以恆，克服在其他動作中可能會遇到的困難。

依個人需求調整臥推姿勢

即使是長青訓練者，也很少人不能做槓鈴臥推。不過肩膀的活動度和下背問題可能會干擾表現。對這些訓練者來說，小心使用其他輔助訓練來替換，能夠獲得臥推的部分好處。

窄握臥推

對中階或高階運動員而言，窄握臥推是訓練上半身非常有效的輔助動作。窄握臥推只需簡單調整握距（調整為 12 ～ 16 英寸），就能為三頭肌帶來大量訓練壓力。對於臥推或推舉重量卡關的高階運動員而言，這動作可以給他們很大的幫助（圖 11-2）。

窄握臥推對部分訓練者來說也是臥推的替代方案。一些初學的長青訓練者有肩膀問題，做臥推時如果握距跟肩膀一樣寬或是更寬就會不舒服。這種情況最簡單的方法就是用窄握臥推。

如果運動員用窄握臥推當作一般臥推的***輔助動作***，那他可能會想要大幅改變雙手的位置，促使三頭肌承受更多重量。他一開始會試著將食指放在槓鈴粗糙面的正中間。以標準槓鈴來說，雙手間距大約 16.5 英寸。對於體型較大的運動員而言，這可能是最窄的舒服姿勢，再窄的話，手腕和手肘就會過度緊張。體型較小的運動員可能會握得更窄，可以一次調整一隻手指的寬度。不過即使運動員體型再小，握距也不會小於 10 英寸。

相反地，因為肩膀疼痛而以窄握臥推***取代***一般臥推的訓練者，握距的調整程度還是***愈少愈好***。記得，任何動作或變化項目徵召愈多肌肉、舉起愈重的重量愈好。臥推時握距愈窄，胸部的肌肉被徵召的量就愈少，能推的重量也愈少。小拇指放在槓鈴上的環上，運動員首先要嘗試的臥距是雙手

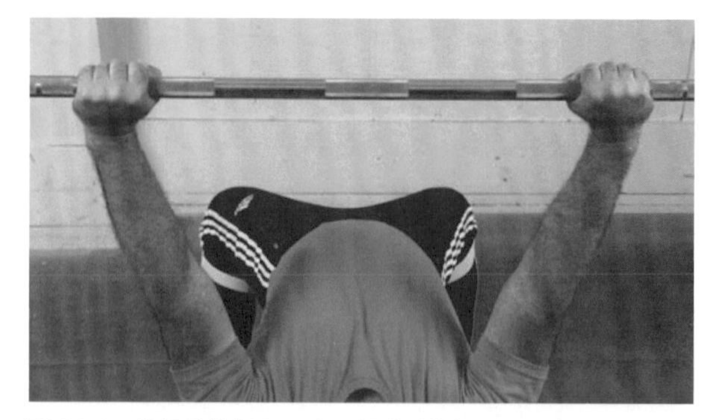

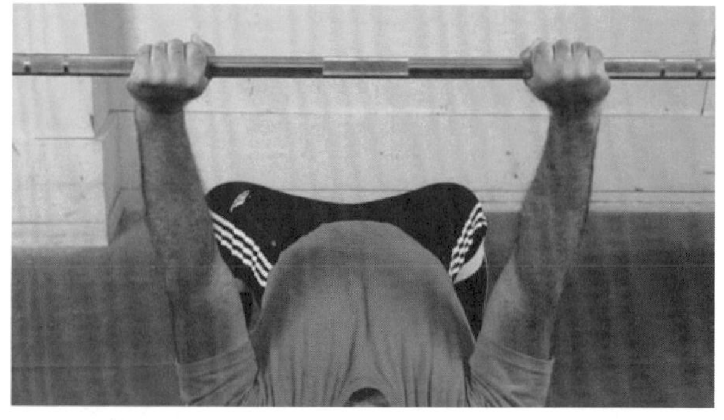

圖 11-2　縮短臥推握距。***左***，標準臥推握距。注意小指會位在槓鈴雙側戒指環的邊緣。***右***，窄握。注意食指內緣是放在粗糙面的中間處。依照運動員的需求可再縮短握距。

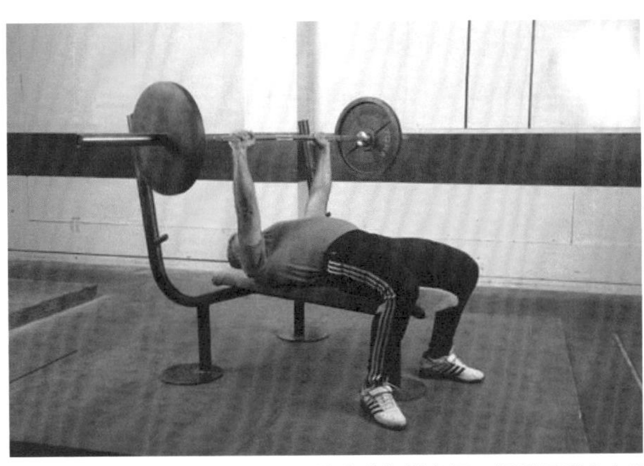

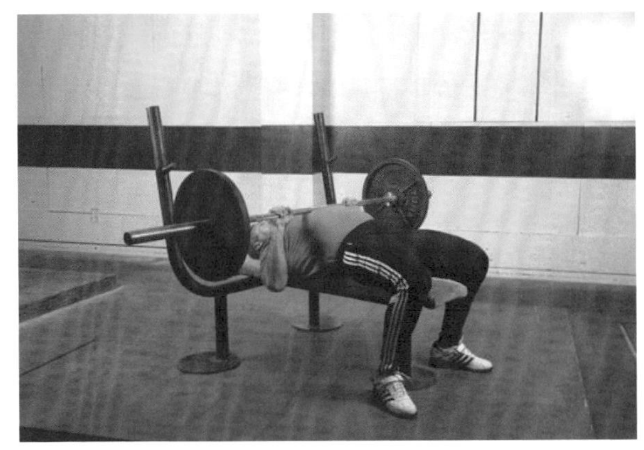

圖 11-3 手肘適度收緊。在這樣的動作變化裡，運動員動作在最底端時，以窄握握緊槓把並收緊手肘，可以應對活動度減少或肩膀疼痛的問題。兩者差異建議對照圖 11-1。

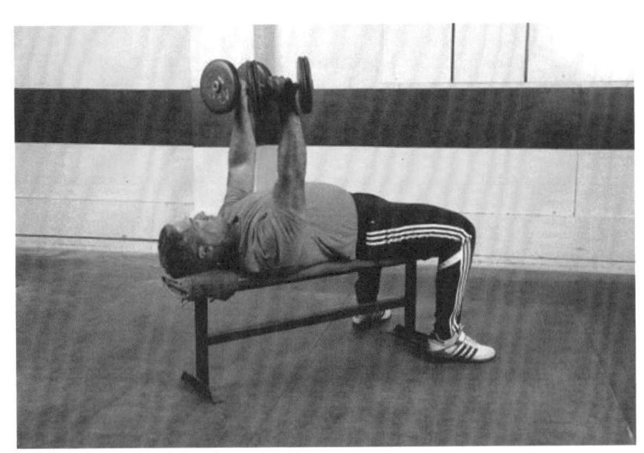

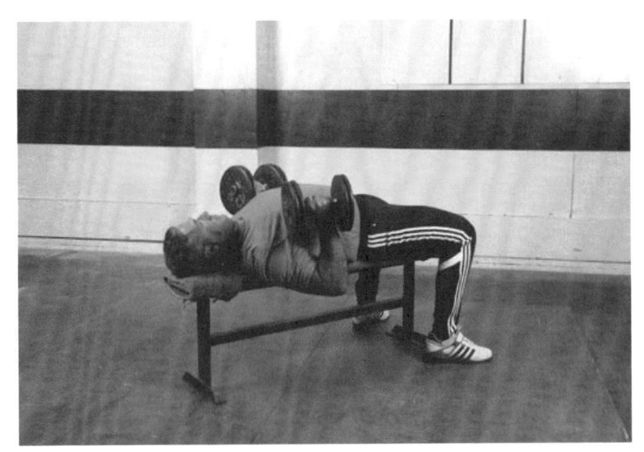

圖 11-4 啞鈴臥推。此模式中，訓練員採中立握姿進行啞鈴臥推，如文本所述。

距離槓鈴的光滑面一個拇指的距離。如果這個握距還是太寬，肩膀還是在痛，那雙手就用一次一根或兩根手指的寬度慢慢往內移，直到感覺舒服一點。

除了用窄握之外，肩膀疼痛的運動員應該避免讓槓鈴接觸到胸口太上面的地方。以我們過去的經驗，這更有可能是造成肩膀不適的元凶。背盡量拱起，將槓鈴拉到胸骨以下，也就是腹部的最上端，通常可以有效緩解臥推時肩膀的不適。若想進一步減輕肩膀的壓力，可以收緊雙肘，而不是讓雙肘向兩側展開（圖 11-3）。這三種技巧的結合，包含窄握、讓槓接觸腹肌上方和收緊雙肘，可以讓大多數訓練者安全有效率地做槓鈴臥推。

啞鈴臥推

在很罕見的情況下，如果訓練者無法執行槓鈴臥推，則可以用平板啞鈴臥推，使用半內旋握法或中立握法（手掌相對）。保持手心相對，雙肘收攏，就可以避免訓練時肩膀感到疼痛（圖 11-4）。

進行啞鈴臥推會需要調整課表。這個動作的進步較不穩定，而且對輕微的重量增加非常敏感。固定重複次數的等重組（第 17 章）對啞鈴臥推來說不是一個好主意。訓練者反而應該在一定的重範圍內操作。3 ～ 4 組，每組 6 ～ 8 下，對啞鈴來說是有效的。當至少 1 組達到 8 次重複，而且沒有任何一組做不到 6 下的時候，就會出現進步。不過應盡可能使用微幅加重。對大多數的長青訓練者來說，槓鈴臥推加 5 磅就已經很多了，但以啞鈴臥推來說，加 5 磅通常是行不通的。在一些設備齊全的健身房，可以使用以 2.5 磅漸進加重的啞鈴。如果沒有，訓練者應該買一套 1.25 磅的 PlateMates（亞馬遜買得到），可以放在啞鈴的兩側，增加 2.5 磅的重量。

下背痛：墊高腳、上斜臥推

有些訓練者無法忍受平板槓鈴臥推。在某些不常見的狀況下，會出現肩以外的問題讓平板臥推困難重重。極度肥胖的年輕或年長訓練者在沒有幫助的情況下，可能難以在臥推椅上下自如，也難以在平的臥推椅上保持平衡。腰椎和胸椎有慢性疼痛或僵硬感的訓練者，可能會覺得完全平躺的姿勢讓他們疼痛，此時可以用木塊或橡膠墊墊腳緩解背部疼痛（圖 11-5）。如果疼痛發生在髖部或是腰椎，墊腳會很有效，但中上背部的疼痛還是會持續。在這種情況下，可能必須使用上斜臥推（圖 11-6）。上斜臥推通常使用跟平板臥推一樣的標準握法，兩者的基本力學機制相同，但是槓鈴會被降到剛剛好在鎖骨下方、上胸的位置。上斜臥推也可以和平板臥推用同樣的方法來安排課表。

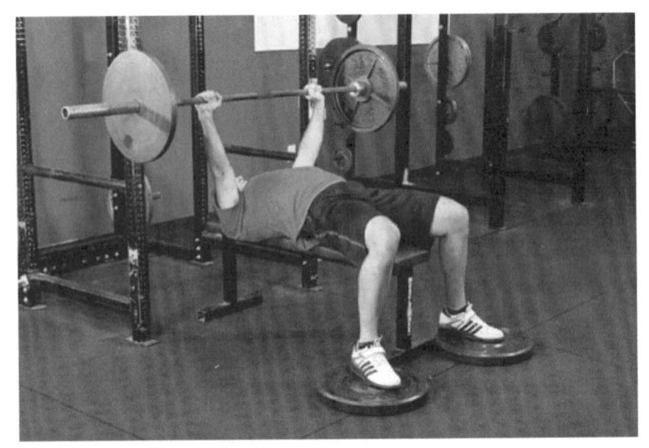

圖 11-5 用槓片墊高雙腳。

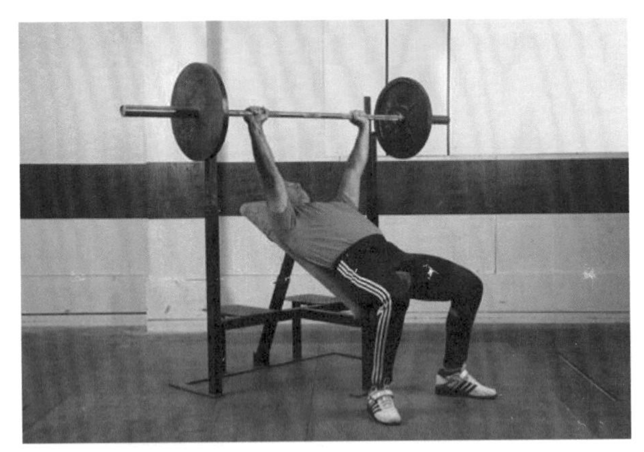

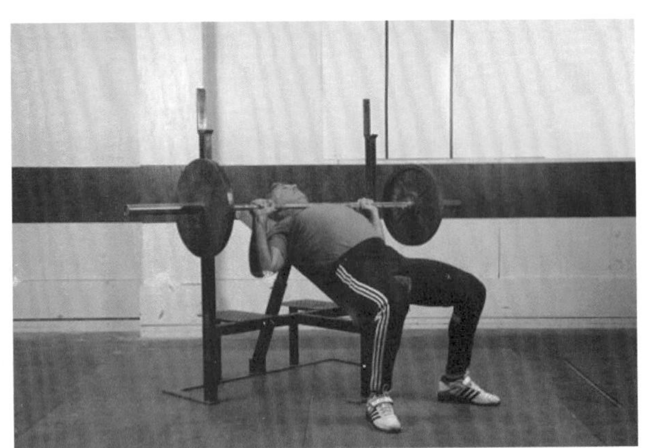

圖 11-6 上斜臥推。

Chapter 12

爆發上膊與爆發抓舉簡介

A Brief Overview of the Power Clean and Power Snatch

爆發上膊與爆發抓舉是由奧林匹克舉重動作中，上膊與抓舉變化而成的訓練動作。上膊與抓舉以類似硬舉的方式將槓鈴帶離地面後，再以爆發彈跳的方式將腳踝、膝蓋、髖部完全伸展，不需過多手臂力量參與，瞬間將槓鈴往上帶，最終用肩膀（上膊）或頭頂（抓舉）接槓。爆發上膊和爆發抓舉動作完成時，並不會和傳統比賽動作一樣用全蹲或分腿姿勢接槓。奧林匹克式舉重可以訓練爆發力，是肌力最重要的衍生能力，也就是快速展現肌力的能力。這兩個動作的技術含量需求較運動處方裡主要的槓鈴動作更高，且需要更快的速度、更佳的靈活度、活動度和更好的動作時機掌握。若要讓長青運動員執行爆發上膊與爆發抓舉必須非常小心，必須確認訓練者有相應的進步慾望、特質、且能夠忍受並從這樣的訓練恢復。以下將概述爆發上膊與爆發抓舉，並說明其對長青運動員的效用與限制。

什麼是爆發上膊與爆發抓舉？

奧林匹克舉重主要有兩個項目：抓舉與挺舉。**抓舉**是以單一連續動作將槓鈴由地面拉至頭頂，在槓鈴接近頭頂時，通常採取全蹲舉以縮短行程，並且在接槓時將手肘打直，以減少訓練者將大重量拉離地面的距離，最後直立站起完成動作。**挺舉**則拆分為兩部分，前半段將槓鈴拉至肩膀處，通常（但不一定）採取前蹲舉以縮短行程；後半段則是在站起來過後，向上爆發，將槓鈴舉至頭頂，手臂打直，直立站起完成動作。

爆發抓舉是「全幅」抓舉的變化版本訓練動作，同樣以單一連續動作將槓鈴由地面拉至頭頂，差別在於不以全蹲舉的方式接槓。同樣地，**爆發上膊**則是以挺舉前半段變化而成的訓練動作，同樣將槓鈴由地面拉至肩膀，差別也在於不以全蹲舉接槓。比起抓舉與挺舉，爆發抓舉與爆發上膊皆需將槓鈴拉至更高的位置，並且以比全蹲高得多的位置接槓。這兩種動作通常能舉起的重量相對亦較

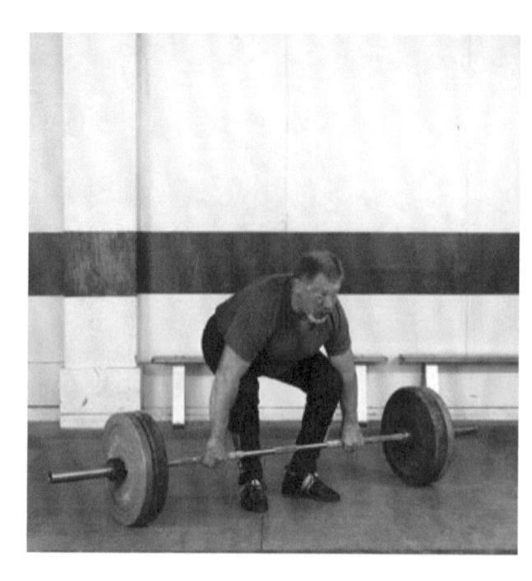
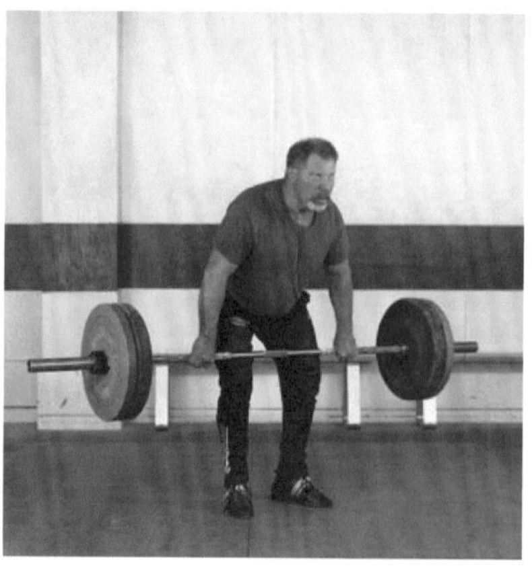
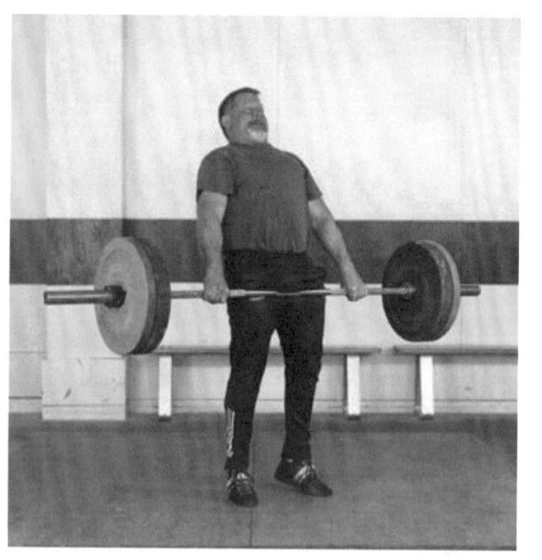

輕，在柔軟度、速度、技巧與活動度各方面的身體條件要求也較低，而在***某種程度***上來說，對膝蓋的壓力可能較低，恢復也會來得容易一些。爆發抓舉與爆發上膊訓練不限於奧林匹克舉重運動員，也適合各種類型的運動員。

這很重要，因為只要運動員能做這兩個動作，抓舉與挺舉都能帶來很多的好處。這兩個動作的本質都有相當的爆發力，並在***短時間內***產生力量，也就是能夠展現並鍛鍊爆發力輸出。舉例來說，將 100 磅的槓鈴從地面拉至 4 英尺高，不論速度快慢皆對槓鈴作功 400 英尺磅（400 ft-lb），***作功***不需考慮***時間***因素。但***爆發力***則必須考慮時間，花 1 秒將 100 磅的槓鈴從地面拉至 4 英尺高，相較於花 10 秒將 100 磅的槓鈴從地面拉至 4 英尺高，前者比後者展現出 10 倍的爆發力（400 ft-lb/s vs. 40 ft-lb/s）。除了某些無聊的運動以外，爆發力的展現是所有運動員努力的基礎。

上膊與抓舉皆始於類似於硬舉再***加速***向上，槓鈴的位置愈高，速度愈快。在槓鈴達到大腿的位置時，需***彈跳***將髖部、膝蓋及腳踝完全伸展。在非常短的時間內，運動員會從彎下去的中拉（mid-pull）位置，瞬間轉換成直立向上衝的姿勢。強力彈跳後，槓鈴將停止直線加速，如果速度足夠，槓鈴便能落在延伸手臂的頭頂上（抓舉）或肩膀上（挺舉），***彈跳***瞬間即為爆發力的展現。

必須注意的是，爆發力與遺傳基因有關。非天生擁有強大爆發力基因的人（你應該了解自己的狀況），在發展爆發力時，某些程度上會受限於天生神經系統與肌肉組織的品質。畢竟如果速度很慢的運動員都能變得很快，那會有一大堆很快的運動員，但實際上當然不可能。

爆發力訓練動作的重要性在於能夠增加我們爆發力表現，依據的基礎是我們的肌力，而肌力成長會帶動爆發力成長。

然而，上膊與抓舉的爆發性質如同一把雙面刃。一方面，具爆發性的特質讓肌力訓練效果更好，肌力增加，爆發力也會跟著增加，因為爆發力為瞬間肌力的表現，***沒有肌力，便不會有爆發力***。另一方面，此爆發性質對於長青運動員而言，在適用性與安全上可能產生疑慮，不但會造成老化的肌腱、韌帶與關節很大的壓力，導致高齡運動員不易在訓練後正常恢復，也可能影響基礎或主項動作的表現與發展。其實還有其他技術含量、生理要求較低的替代方案，能幫助長青運動員發展爆發力。

因此***我們認為爆發上膊與爆發抓舉對於長青運動員是非必要的***，雖然這兩種動作是力與美的結合，讓許多長青運動員著迷，但並不適合每個人。對於喜歡的、適合的、有能力恢復的運動員而言，把它們加入訓練課表是非常加分的，不過在長青運動員身上還是得***謹慎執行***，且只有在經驗豐富且細心的教練執導下才能執行。

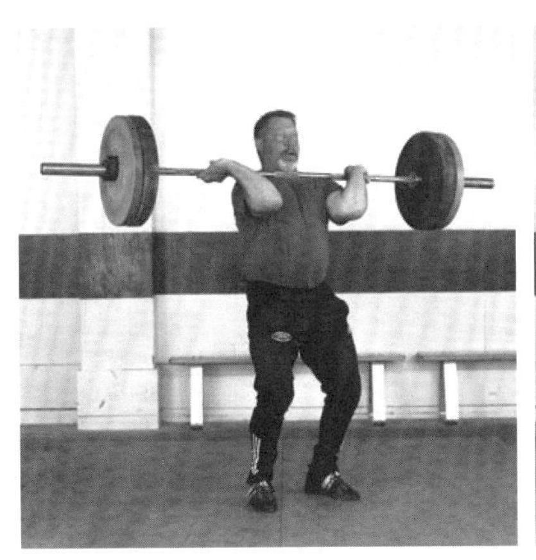

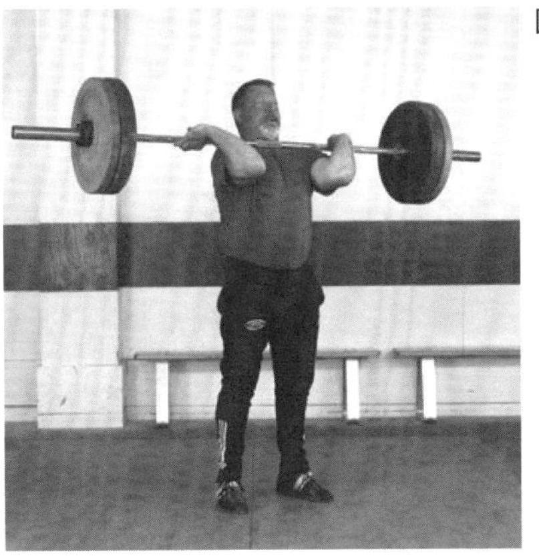

圖 12-1　爆發上膊。

動作重點

再次強調，本文目的並非指導讀者如何執行爆發上膊與爆發抓舉。若讀者欲知全面的動作分析與技巧講解，請詳閱《***肌力訓練聖經：基礎槓鈴教程***》，若欲求動作指導，請尋求一位合格的肌力體能教練。

爆發上膊與爆發抓舉都是由地面拉起的動作，所以基本上都包含了硬舉的力學機制。

爆發上膊

在《***肌力訓練聖經***》的系統裡，當運動員熟練硬舉的動作後才開始教授爆發上膊，但本文目的在於簡述動作表現，而非指導動作（圖 12-1）。

爆發上膊的起始動作類似硬舉，但握槓位置通常會比硬舉來得寬，這是為了幫助上肢接槓。訓練者從硬舉起始動作將槓鈴拉離地面，槓鈴全程貼腿，和硬舉一樣。

槓鈴離開地面時開始加速，位置越高速度就越快，且過程中槓鈴全程貼腿，在槓鈴到達大腿中段時，槓鈴離開大腿並達到速度的高峰。看起來就像將手肘打直以爆發的方式往上跳起，而這個動作的教學方式確實就是這樣，雖然造成這個跳躍動作的槓鈴速度，是從槓鈴離開地面的時候就開始累積。

槓鈴離開大腿後，上拉所產生的爆發力傳遞至槓鈴，讓槓鈴持續向上行進。使槓鈴向上的爆發力來自於髖部和膝蓋完全伸展，***並非藉由雙臂拉起***。上肢的作用只在於幫助槓鈴貼著腿部移動，並在跳起來之後將槓鈴引導至肩膀。

在接下來幾毫秒之間會完成很多事，此時運動員不必特別思考任何事。想得越少，結果越好。以運動員的觀點來看，他跳起來，雙腳接觸的面產生向上動能，於落地瞬間接槓至肩膀，將手肘拉起朝前，使槓鈴落在三角肌上。

槓鈴***不是***靠雙手支撐，更不應該碰撞胸骨或鎖骨，正確位置應落在收縮的三角肌上。接槓起始為較高的四分之一蹲舉姿勢，此時些微屈膝、屈髖、身體保持直立。過程中兩腳從上拉時較窄的距離，轉變為接槓時較寬且穩定的站距。動作完成時，運動員呈現站直姿勢，同時槓鈴還在肩膀上，接著將槓鈴順著軀幹向前下放至硬舉結束位置，或是直接將槓鈴摔至地面（如果裝的是包膠槓片）。

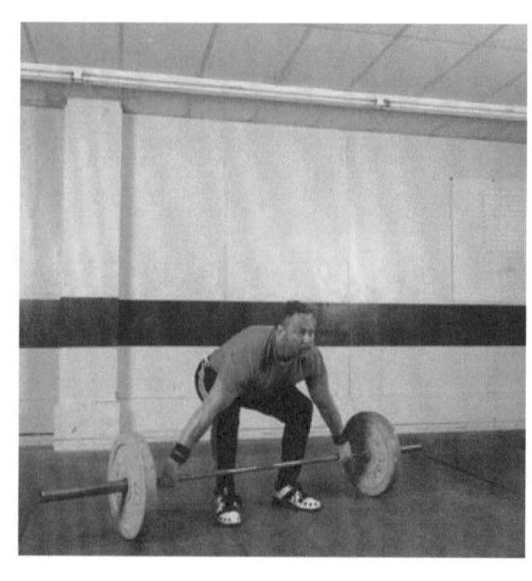
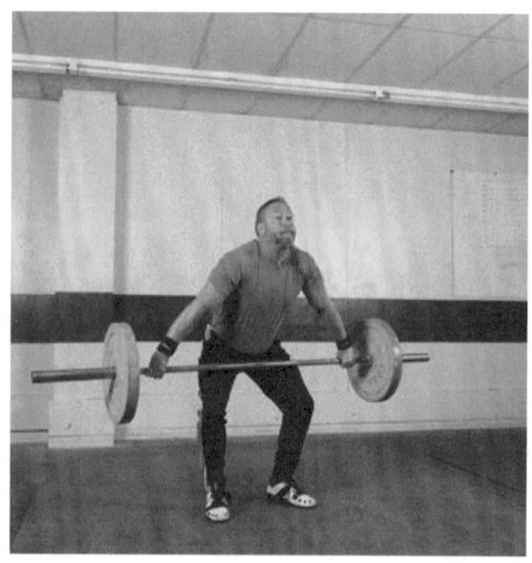
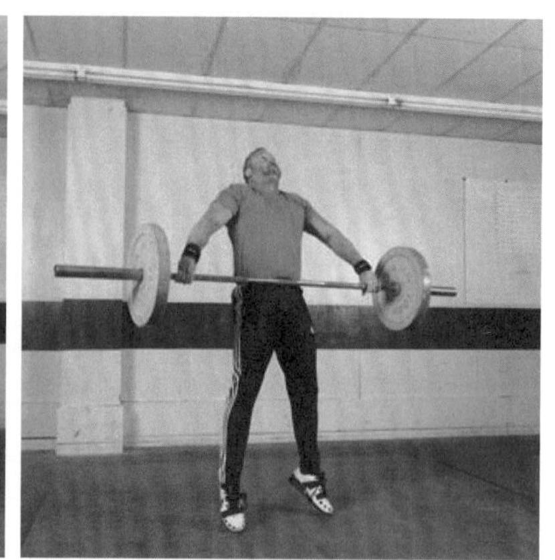

爆發抓舉

如同爆發上膊，訓練爆發抓舉也必須在熟練硬舉的條件下才能開始。爆發抓舉的起始動作和硬舉一樣，只是握槓位置比硬舉寬很多，抓舉時會先讓槓鈴在懸垂位置（運動員完全站直，以手肘打直的姿勢握著槓鈴），此時槓鈴的位置會剛好在恥骨上方並在髂骨前上棘下方。從抓舉式硬舉的位置開始將槓鈴拉起，過程中同樣全程貼腿（圖 12-2）。

如同爆發上膊，將槓鈴拉離地面時加速，在速度達到高峰時，槓鈴會在懸垂位置接觸到下腹部，此時槓鈴會離開身體，持續帶著拉力的動能向上移動。和爆發上膊一樣，可將動作想成「跳躍」，雖然實際上是加速度的高峰。上拉過程中手肘伸直，手肘與手腕將槓鈴往上帶後爆發以完成頭頂接槓動作。雙手的功能從拉槓變成接槓時，雙腳藉由上拉的動能瞬間離開地面，兩腳從上拉時較窄的距離，轉變為接槓時較寬且穩定的距離。此時，手肘彎曲，手腕上翻，***軀幹迅速移動至槓下，並將手肘和手腕打直以在頭頂位置接槓***。這也許是抓舉最重要的部分：此動作應是藉由軀幹***下降***引導雙臂打直，而不是由三頭肌與三角肌向上推，任何上推的動作都相當危險，不僅在比賽中是違規動作，訓練中也不允許這麼做。

和推舉一樣，接槓至頭頂時，槓鈴應保持平衡，並與肩關節、腳掌中心呈一直線。此時軀幹的姿態應為較高的四分之一蹲舉，微微屈膝屈髖。最後在平衡槓鈴的狀態下站起，此時手肘仍打直將槓撐在頭頂，隨後可讓槓鈴下放回到懸垂姿勢，或如果使用的是包膠槓片，則可以直接摔槓。

運動處方：長青運動員的奧林匹克式舉重

奧林匹克式舉重在長青運動員的訓練中並非必要。這些運動雖然符合一些運動處方的準則，但沒有一項完全符合主要訓練項目的準則。多數長青運動員，特別是 50 歲以上的人，可以完全不做上膊和抓舉。但也有部分長青運動員享受且受益於這些運動，尤其是較健康且活躍的長青運動員從事有爆發力需求的動作或職業（田徑、格鬥、橄欖球、足球、軍人、警察等）的人，用這些訓練動作可以得到很好的效果，但這些人通常是例外。

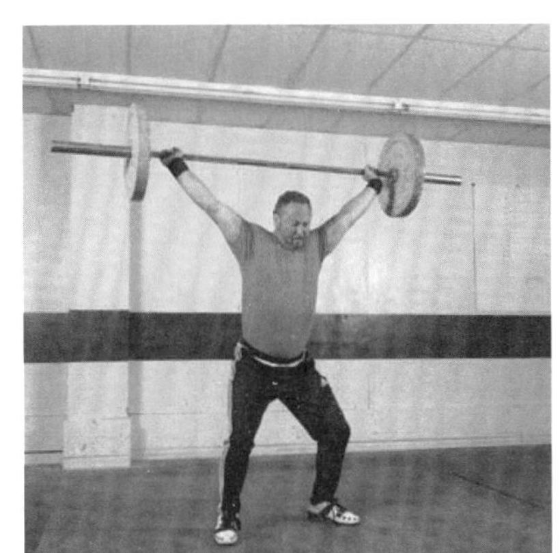
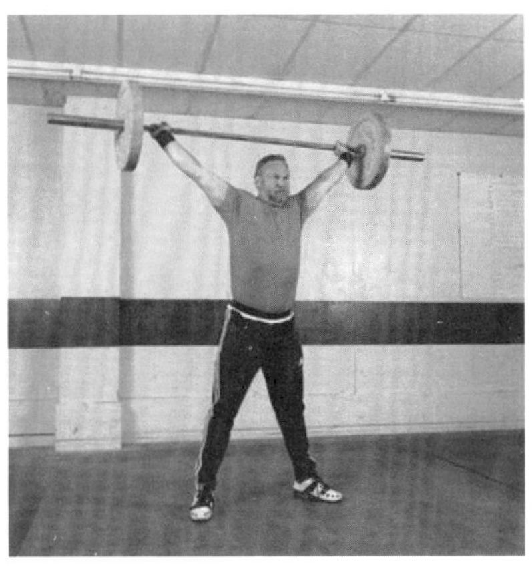

圖 12-2 爆發抓舉。

依據個別差異，奧林匹克式舉重可能很安全

爆發上膊需要肩膀、手肘與手腕良好的活動度，爆發抓舉也需要肩膀強壯且靈活。這兩種動作都需在半蹲舉姿態接住很重的槓鈴，瞬間給予腿、腳踝、膝蓋、髖部及脊椎強大的壓力。老化的關節、韌帶、肌腱、肌肉容易因為訓練上膊和抓舉而耗損。由於這些動作屬於動態活動，需要爆發力，技術含量也高，即使用輕重量，動作失敗的機率也比蹲舉、硬舉、推舉及臥推來得高；而不管機率多小，動作失敗就代表會有受傷風險，即使如此，奧林匹克式舉重還是***相當安全***的[1]，不管在比賽還是訓練中都一樣，而且會造成的傷害通常不大，只不過長青運動員恢復較慢，且即使是手腕或肩膀的小傷都會打亂訓練計畫。而有能力且適用上膊與抓舉的長青運動員，都可以且應該要訓練這些動作，但運動員和教練都必須認知相關風險，且要格外謹慎。

奧林匹克式舉重的治療窗口相當廣

和其他動作一樣，訓練上膊和抓舉可以從輕重量開始。大多數長青運動員會從 10 ～ 15 磅的槓鈴開始，但是在大重量區塊的治療窗口相對受限。依據過往經驗，多數長青運動員會在相對較快的時間遇到重量停滯，即使此時其他慢速動作仍持續大幅進步。與年輕人相比，長青運動員通常受限於活動度、恢復速度、運動單位徵召與先天的爆發力。不過只要經過謹慎、耐心且有規律的訓練，長青運動員也能以相當大的重量執行上膊和抓舉。

奧林匹克式舉重是多關節大動作

上膊和抓舉是多關節運動，是非常***全面***的運動處方，都是全身性動作，會徵召大量的肌肉，並且較重視能量系統高強度的一端，主要刺激能量系統中的肌酸系統，有助於發展爆發力。這兩個動作相當強調優雅、平衡、活動度、動作時機。

奧林匹克式舉重能抵抗病態老化表現型

如果能夠有效地訓練奧林匹克式舉重，能為葡萄糖代謝、胰島素敏感度、神經肌肉、生物能量適應性、心血管健康、老化及身體機能帶來正面效益。

奧林匹克式舉重也能帶來更深層的好處。能夠執行爆發上膊和爆發抓舉的長青者，在精熟這些高技術要求、又能讓他們優雅且漂亮地展現肌力的動作後，必然會得到很強的成就感，這樣的成就對於長青者的自信和自我形象相當有助益。

奧林匹克式舉重相對簡單

我們不斷強調奧林匹克式舉重的技術含量要求與難度，而光是這點就讓訓練上膊和抓舉相當困難；但即使許多文獻不斷強調這些動作的難度，我們認為只要已學習過硬舉，並能在拉系列動作展現良好身體力學一個活動度足夠的運動員，要學會合格的上膊和抓舉其實只需要不到一小時的時間。由於上膊和抓舉屬於動態動作，只要一點小小的失誤就會造成動作失敗，這點比其他慢速動作明顯許多，所以必須一直調整技術。許多人以為從初學至熟練動作必須花上數月甚至數年，其實不然。不過簡言之，上膊和抓舉不過是硬舉加上了彈跳並將槓鈴向上移動至接槓位置而已。[2]

訓練時要謹慎

我們知道我們又重複了，但還是要再次強調：多數長青運動員***不需要***，甚至***不應該***訓練奧林匹克式舉重。這些動作的基本功能在於訓練爆發力輸出。爆發力固然重要，但還是有許多替代方案可供長青運動員訓練爆發力。

對於身體條件較差的長青運動員來說，若想增加爆發力，先提升肌力才是最好的方法。要說明這點很容易：肌力是產生力量對抗阻力的能力，例如很重的槓鈴。舉例來說，當我們對槓鈴用力，並使其移動，我們便對槓鈴**作功**：

功（W）＝作用力（F）× 物體沿作用力的方向的位移（D）

廣義來講，爆發力是快速作功的能力，技術上來說，也就是作功的速率，即為功率：

功率（P）＝功（W）／時間（T）
＝作用力（F）× 物體沿作用力方向的位移（D）× 時間（T）

由以上兩個公式我們能夠發現，作用力為功與功率的基礎，換句話說，我們的***力量***的能力是肌力與爆發力表現的基礎。也就是說，當我們某個動作型態的肌力提升，即使動作速度沒有變快，也能立刻提升該動作模式的功率，因為在同樣的時間內作了更多的功。

較進階的運動員可以透過增加訓練動作的速度來發展爆發力，***動態發力訓練法***就使用這個簡單的生理事實，欲知詳情請參閱第三部：課表安排。

總的來說，對於長青運動員而言，爆發上膊和爆發抓舉的用處相對較小。這些動作在技術上、生理學上、實際操作上的挑戰較大，因此對運動員的恢復需求相當大，且可以透過其他較簡單且安全的方式訓練相同的身體素質，因此在一般運動處方中，上膊和抓舉並***非必要***。然而對於有意願且身體條件允許的長青運動員，訓練上膊和抓舉通常能得到***非常***好的成效，不過學習和訓練的過程必須正確，運動員和教練也必須格外小心謹慎。

Chapter 13

輔助訓練

Assistance Exercises

在肌力訓練中，輔助訓練被用來當作主要槓鈴動作的補充或是替代訓練。以補充的角度來看，通常在初學階段的前幾週後才會開始使用；作為替代方案時，通常是在必要的時候用來代替主要槓鈴動作，直到能夠正常地進行槓鈴動作。

輔助訓練扮演的角色

輔助訓練經常遭誤解、誤用。輔助訓練應在主要槓鈴訓練中扮演補充和支持的角色，但常常最後莫名變成課表裡的主要訓練。這樣非常不理想，因為他們完全不適合扮演一個角色。輔助訓練徵召的肌群較少、動作範圍較小、施加的壓力較侷限且促成的一般性適應較少，相較於蹲舉、硬舉及推舉，進步空間也比較少。如果你在健身房裡看到一個人的訓練課表中有二頭彎舉、腿推舉、滑輪下拉、雙槓撐體以及可能有臥推，那套句 Jim Wendler 的話，這個人正在「主修一個輔系」。

輔助訓練***通常***在以下幾點情況下使用：

1. 幫助特別虛弱或體能較差的訓練者發展肌力、活動度與體能，直到他們能夠進行主要槓鈴動作。例如肌力還不夠做蹲舉的人可以從腿推舉開始訓練。
2. 讓先天條件不允許的人，暫時或永久代替主要槓鈴動作；或是讓剛結束大重量訓練的運動員，在疲勞的恢復期不至於出現退訓練效應。例如讓肩膀有問題的人以窄握臥推代替一般握距的臥推；或以直腿硬舉幫助剛剛完成大重量硬舉的運動員加快恢復速度，甚至擺脫停滯。
3. 在進階運動員肌力提升遇到停滯時，輔助訓練可以幫助運動員持續進步。窄握臥推、架上硬舉、半程硬舉及雙槓撐體都是很好的例子。
4. 輔助訓練可以針對訓練者或教練特別想強調訓練的身體素質，例如對於想提升上肢肌肉量的運動員而言，就會想要學習操作二頭肌彎舉。

此章節的目的不在於講解所有輔助運動，也不是要探討輔助訓練所有的適用情況，而是說明在第三部中，經常提到的輔助訓練。輔助訓練的實施、規畫、和執行需要良好的經驗及判斷能力，一位好教練的指導也很重要。

反手引體向上與正手引體向上

引體向上或許是肌力訓練動作中，最有效益的非槓鈴動作，多數肌力訓練教練都將其視為基礎。如果身體條件允許，任何人都應該要訓練引體向上。這兩個動作的缺點在於，有些初學者或長青運動員因身體條件不足，無法執行引體向上，以下也將討論其他選擇。

完整動作幅度的反手引體向上，會完整訓練到闊背肌、上背、前臂及二頭肌。正手或反手引體向上之間的區別並不是太重要，許多訓練者都交替訓練。反手引體向上是以手掌面向自己的方式握槓（圖 13-1，左組圖），可訓練到比較多二頭肌；正手引體向上則是手掌向外（圖 13-1，右組圖），會訓練到比較多前臂和闊背肌。反手引體向上徵召的肌群較多，相對表現的力量也大於正手引體向上。

如同多數輔助訓練，引體向上的訓練安排不會像槓鈴的多關節運動那麼準確規律，每次引體向上的表現都會不同，而經驗告訴我們，絕對不會看到可預測的線性成長。貝克喜歡告訴長青訓練者，引體向上算是「加分題」，通常安排在訓練的尾聲。我們會做，但每次訓練進步情況如何，我們不會過度在意，重點是每個月的進步幅度。

引體向上的訓練課表通常以**總反覆次數**來決定。訓練者和教練首先可以先設定一個目標，例如 20 下。一開始不管需要做幾組，都要盡力完成這 20 下。之後可以利用以下兩種指標來評估進步程度：一是第一組能做到幾下，二為完成總次數所需的組數。引體向上的進步難以估計的一個原因是，訓練者可能在第一組就把力氣用光，影響後續的每一組，所以只看第一組是很好的指標。而與其紀錄每一組做了多少下，不如看達到總次數要做幾組。所以從原本需要 4 組才能做 20 下，現在只需要 3 組時，表示已經有所進步，根據每個運動員和他們的進步情形，每隔幾週或幾個月可以增加 5 ～ 10 次的總次數。

當每次訓練的總次數已經可以達到 50 下時，在前幾組增加額外負重會比增加次數有效。比如說在前面 20 下左右額外負重，剩下的次數再以自身體重完成，可以用這樣的方式來幫助自己進步。

即使是對於訓練量較敏感的長青運動員，更多的引體向上訓練量也很少造成像大重量槓鈴運動的痠痛或發炎。

自身體重划船與滑輪下拉

如果長青運動員因為過重或肌力不足無法操作引體向上，自身體重划船與滑輪下拉是非常好的替代方案。

最好用一對彈力繩或吊環來做自身體重划船，也可以把槓鈴放在蹲舉架上的適當高度，讓槓鈴是被朝向直柱的方向拉，這樣槓鈴才不會在訓練的時候滑掉。身體保持穩定，接著將軀幹拉向槓鈴，於頂點時收緊肩胛（圖 13-2）。若向前走一點（軀幹與地面趨近水平），難度會增加；向後走一點（軀幹與地面趨近垂直），難度則相對下降。划船通常一組多次數，大約十下左右。如果要設計課表，

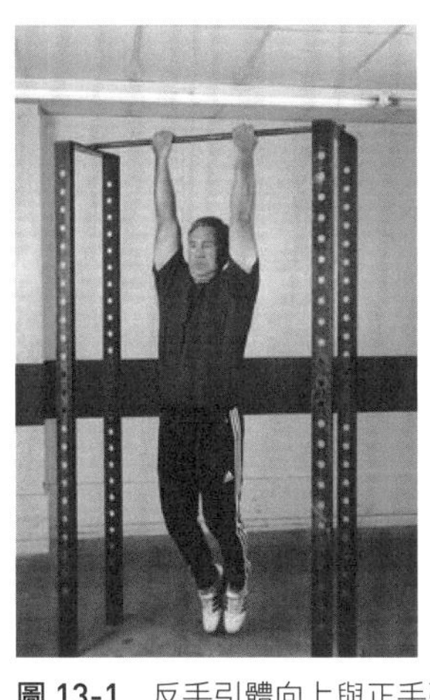
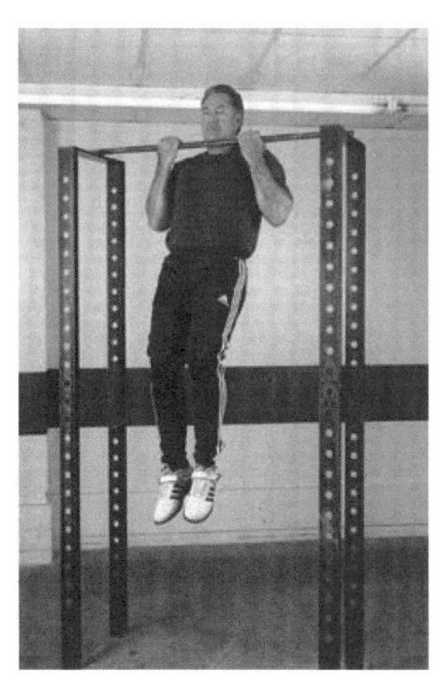
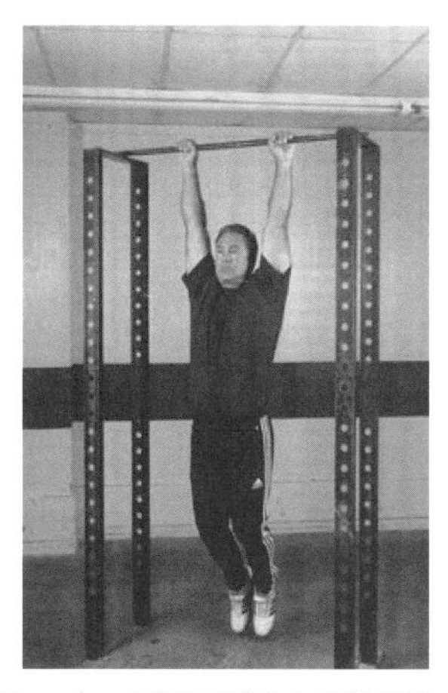
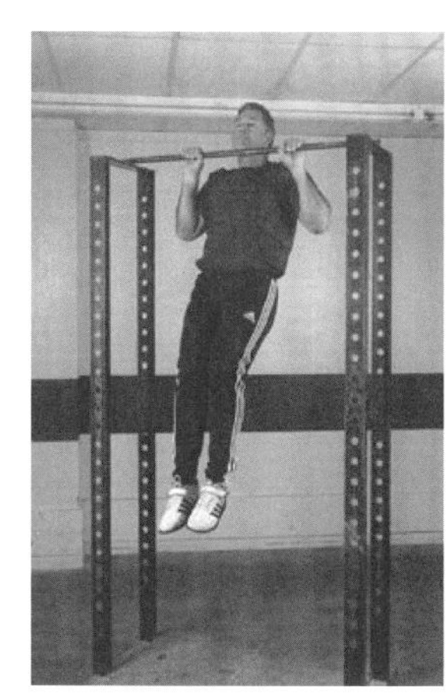

圖 13-1 反手引體向上與正手引體向上。左，反手引體向上手掌朝內。右，正手引體向上手掌朝外。

跟引體向上一樣，建議以總次數作為進步指標；當然也可以在固定次數下做 3 ～ 4 組，過程中可以視體力狀況調整腳的位置，以完成訓練。

滑輪下拉（圖 13-3，上）能夠讓訓練者更準確地評估自身進步狀況，幾乎可以看到線性進步。太過虛弱而無法操作引體向上的長青運動員能以此作為代替。長期來看，這些長青運動員訓練滑輪下拉後，肩膀活動度通常會出現大幅改善。

滑輪下拉的握法有很多種，而我們偏好與反手引體向上一樣的方式（圖 13-3，上），因為這種握法能夠執行完整的行程範圍、拉下更重的重量，並訓練到最多肌肉，同時訓練者最好學，教練也最好教。

正手寬握（圖 13-3，左下）模仿引體向上的握法，這也很有用。不過訓練到的肌群較少，能拉下的重量也較輕。這種握法很難讓訓練者「感覺到」上背在出力。通常初學者缺乏控制上背肌群的能力，以至於不知道自己的上背正在做什麼，最後只有雙臂有較明顯的感受。

窄握距對握（圖 13-3，右下）對於做反手握手腕會痛，且不能控制正手寬握的人相當有幫助。這種中立握法不會對手腕造成壓力，而近距離的握法讓訓練者更能控制動作。因為正手寬握或反手握的握柄比較長，年老、身體條件較差的人在執行動作的時候會晃動得很厲害，造成下拉時力量不平均，重量如果比較重，動作品質就會下滑。

不管使用哪種握法，正確執行動作都是第一要務，而不是盲目地增加重量。總有一天會做到

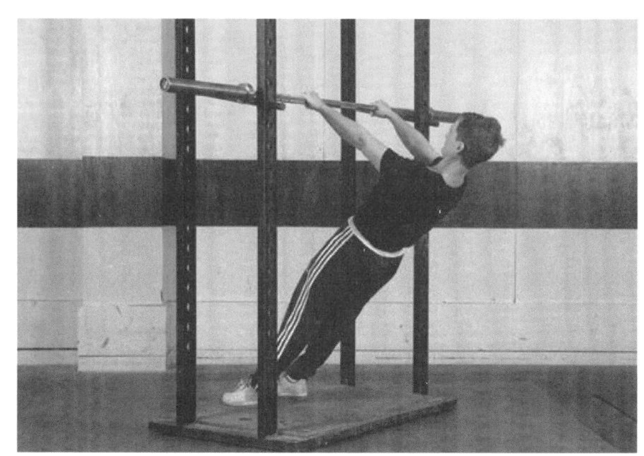
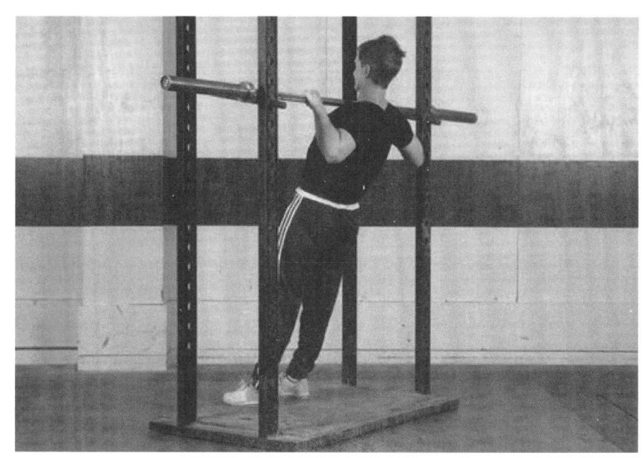

圖 13-2 自身體重划船。

該有的重量，但前提是動作技巧要正確。長青運動員建議做 3 ～ 4 組，每組 8 ～ 12 下，就能獲得顯著進步。

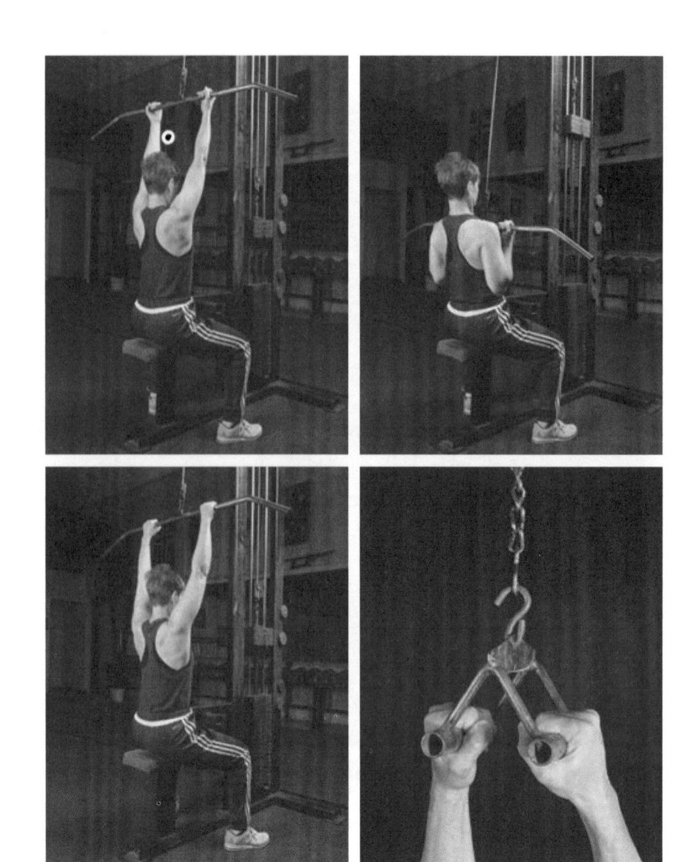

圖 13-3 滑輪下拉。***上圖***，反手握，模擬引體向上，本書作者群認為是最適合長青運動員的握法。***左下***，正手寬握。***右下***，窄握，適合手腕受傷的長青運動員。

槓鈴二頭彎舉

槓鈴二頭彎舉（圖 13-4）是一個效益低的訓練動作，卻常常被濫用，尤其年輕人很喜歡訓練這個動作。槓鈴二頭彎舉訓練到的肌群有限，行程範圍也相對小很多，只能為健康、運動表現帶來很有限的幫助。效益不僅不如主要訓練動作，很多人也常因為過度訓練這個動作導致受傷。這整個循環過程常常非常令人不悅，卻又一直反覆發生。

儘管如此，槓鈴二頭彎舉也不是***完全***不值得做的訓練動作。不管效果再怎麼有限，槓鈴二頭彎舉還是能夠增加肌肉量，而這就是一件好事。有些訓練者甚至是長青運動員都很喜歡二頭彎舉為外觀帶來的成果，而如果這能幫助長青運動員堅持訓練，也是相當不錯的事。在姿勢正確且合理的安排下，槓鈴二頭彎舉對於不太能夠執行主要槓鈴動作的長青運動員而言，也可以是有用的輔助訓練。

槓鈴二頭彎舉在訓練者無法執行過頭推舉時，會是一個相當有用的訓練動作，雖然這兩個動作訓練的大部分肌群都不同。槓鈴二頭彎舉提供以站姿執行槓鈴動作的機會，而非坐在板凳或器械上。以站姿執行時，槓鈴若重量夠重，不但能訓練到二頭肌、肩膀、前臂，還會運用到腹肌及少部分的上背肌群。許多人第一次接觸這個動作後，會發現腹部和斜方肌出現意料之外的痠痛。和其他以站姿執行的槓鈴動作一樣，為了控制自己***不要跌倒***，還能訓練到平衡的能力，這對 60 歲以上的長青運動員來說很重要。如果年紀較長的訓練者在需要站立的訓練動作受限，槓鈴二頭彎舉會是很好的選擇，即使訓練者條件再不好都能上手。

隨著慢慢增加重量，持續穩定進步，槓鈴二頭彎舉也能有效幫助引體向上與滑輪下拉進度停滯不前的訓練者。

執行槓鈴二頭彎舉時，應確保行程範圍完整，雙手反握，並使用肩膀。應將槓鈴彎舉至下巴底部，並在下放時達到手臂完全打直的程度，但不能完全放鬆。建議 2 ～ 3 組，每組 8 ～ 10 下。

腿推

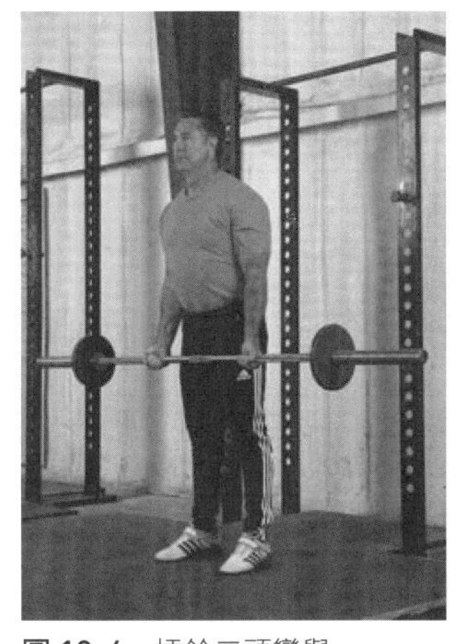
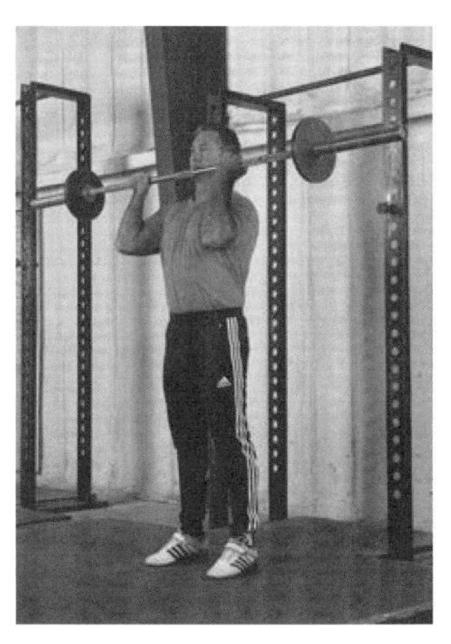
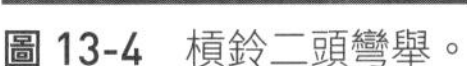
圖 13-4 槓鈴二頭彎舉。

對於已經能夠正常做蹲舉的長青運動員來說，腿推並不是那麼必要。但對於因完整活動範圍內缺乏肌力而無法完整執行蹲舉的長青運動員而言，是相當好的入門訓練動作。多數無法下蹲至大腿低於水平線的長青運動員，他們的訓練者和物理治療師都會將他們的症狀診斷為活動度不足，但其實通常最主要的原因是肌力不足，特別是在最低點的時候。在這樣的情況下，漸進式的腿推課表有助於幫助大部分長青運動員進步到可以執行槓鈴蹲舉。若以這個目的為前提，則腿推很安全，也容易操作和教授。在第 21 章的蹲舉變化動作課表中會有更多細節。

硬舉的變化動作

硬舉會給訓練者的恢復能力帶來很大的挑戰，中階和高階運動員偶爾能藉由數星期，甚至數月不進行常規硬舉訓練來獲益；不過在不練硬舉的期間，仍需要進行拉起大重量的訓練。若完全不拉起大重量，最後會造成退訓練效應，之後就會退步。有很多方式能在不實際操作硬舉的情況下，還能拉起大重量。

《肌力訓練聖經：基礎槓鈴教程》中有介紹一種特別受歡迎的方式，就是每週輪替訓練半程硬舉與架上硬舉。這種輪替方式將硬舉的行程範圍拆分成兩個重疊的部分，可以都做很重，但分開訓練，減少訓練對恢復能力的需求，這兩種方式都只使用了部分動作範圍，但兩者結合起來時，涵蓋了從地板到鎖定的整個動作範圍。半程硬舉將槓鈴從地面拉至膝蓋的高度，再回到地面；架上硬舉由略低於膝蓋的位置拉至鎖定位置，再回到架上（於蹲舉架上設置保護槓）。藉由交替訓練這兩個動作，可以讓訓練者在不過度訓練完整硬舉動作的情況下，每週拉起大重量。

半程硬舉

半程硬舉初始階段和一般硬舉一樣，動作機制也和硬舉的初始階段相同，將槓鈴拉到剛好過膝處（圖 13-5）。在一般硬舉中，隨著槓鈴開始遠離膝蓋，訓練者即將站直時，背角漸趨垂直；在半程硬舉中，訓練者則全程將槓鈴維持在肩膀下方，即使槓鈴接近膝蓋高度時也一樣。全程維持相對水平的背角，可讓豎脊肌群和闊背肌獲得良好的鍛鍊。闊背肌的作用是將槓鈴維持在腳掌中心正上方，槓鈴與腿全程稍微接觸。建議用雙正握來執行半程硬舉，而且因為半程硬舉訓練的重量通常大於一般硬舉，若要做 5 ～ 8 下，建議使用助握帶。半程硬舉應***只有向心收縮***，亦即訓練者在離心階段不可刻意放慢槓鈴下降速度，否則會讓下背部很快就過度訓練。將離心階段想像成「有控制地向

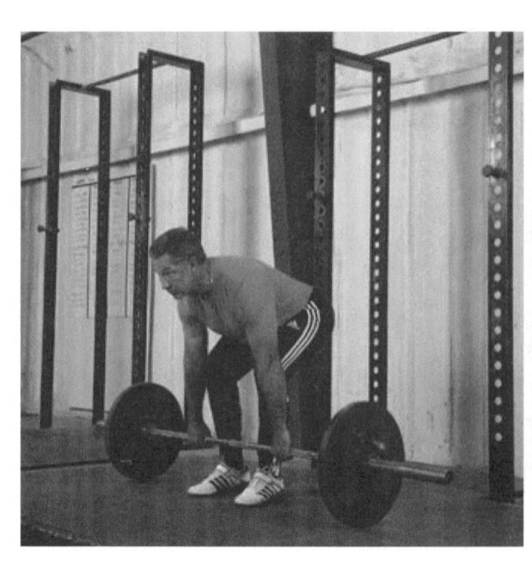
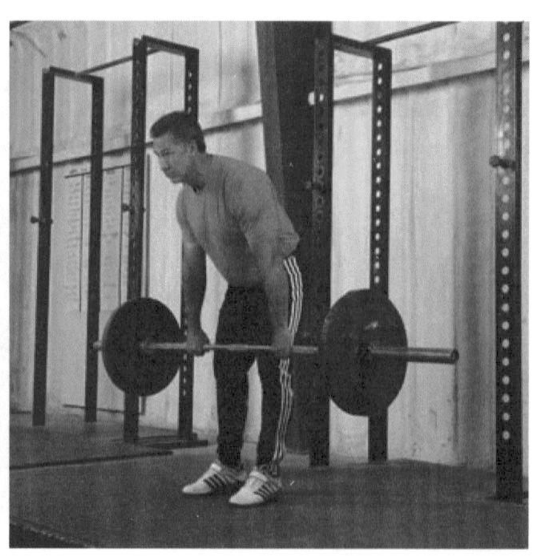

圖 13-5 半程硬舉，起始位置與一般硬舉相同（左），行程範圍只至膝蓋上緣（右）。

下丟」，穩穩握住槓鈴，但當槓鈴來到膝蓋高度後，用相對快的速度將槓鈴放下，讓訓練者在動作起始位置可以重新調整，就跟一般硬舉一樣。

架上硬舉

架上硬舉涵蓋一般硬舉後半部分的行程範圍，訓練者於蹲舉架或墊高板上開始執行（圖 13-6）。不管用何種方式，槓鈴起始位置都會在膝蓋下緣幾吋的地方。訓練者常常會把槓鈴放得太高，例如在膝蓋正前方或者膝蓋上方，這會導致大腿後側肌群與臀大肌無法參與，因而無法取代硬舉的上半程。開始的時候膝蓋微彎，讓肩膀在槓鈴正上方，而在槓鈴沿著大腿向上走的過程中，要一直維持肩膀的位置。槓鈴上升過程中應避免膝蓋向前，讓槓鈴維持與腿部的接觸，使上半身在鎖定位置時能趨於垂直。這會讓背角來到垂直位置，並讓大腿前側參與動作，在站直時大腿會碰到槓鈴。架上硬舉的訓練目的在於促使大腿後側肌群帶動髖部拉起大重量，如果向前推膝，讓軀幹提早伸直使大腿後側肌群沒有拉緊，那訓練就沒用了。

架上硬舉可以做 5 組大重量，建議使用雙正握，並使用助握帶。

半程硬舉和架上硬舉可以每週輪替，即使沒有訓練一般硬舉也不會讓硬舉因此退步。每 4 ～ 12 週可以回歸大重量一般硬舉訓練，確保課表有效，之後再回到原本的安排。

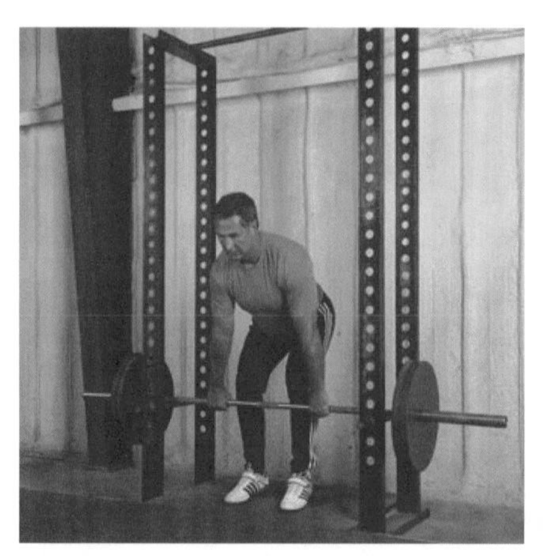
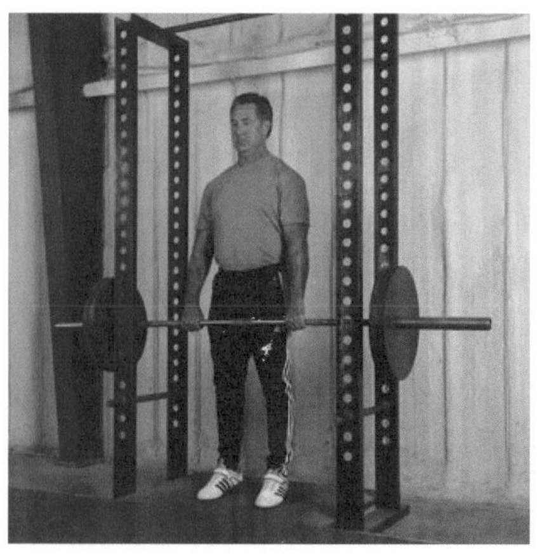

圖 13-6 架上硬舉，於蹲舉架上執行，槓鈴起始位置於膝蓋下緣，行程範圍與半程硬舉重疊（左）。動作完成與一般硬舉相同（右）。

半程硬舉和架上硬舉在暖身後只需安排 1 組訓練組，兩者皆可以每組 5 下來進行訓練。不過許多人發現，由於半程硬舉的行程範圍較短，提高次數效果也有效，8 下內都在合理範圍。

例 13-1 為一中階長青運動員一般硬舉停滯在 365×5，為了持續進步，所安排的 8 週漸進計畫。

例 13-1：用半程硬舉和架上硬舉來進步

第一週：135×5，225×3，275×2，315×1，355×1，**385×8**　半程硬舉
第 2 週：135×5，225×3，315×1，365×1，**405×5**　架上硬舉
第 3 週：135×5，225×3，275×2，315×1，365×1，**390×8**　半程硬舉
第 4 週：135×5，225×3，315×1，365×1，**415×5**　架上硬舉
第五週：135×5，225×3，275×2，315×1，365×1，**395×8**　半程硬舉
第六週：135×5，225×3，315×1，385×1，**425×5**　架上硬舉
第七週：135×5，225×3，275×2，315×1，365×1，**400×8**　半程硬舉
第八週：135×5，225×3，315×1，365×1，395×1，**435×5**　架上硬舉

直腿硬舉與羅馬尼亞硬舉

直腿硬舉可取代一般硬舉，或作為一般硬舉的輔助訓練。雖然直腿硬舉的訓練重量較輕，造成的壓力也較小，卻會為大腿後側肌群帶來明顯的痠痛，尤其在第一次訓練的時候。

直腿硬舉起始動作是靜態啟動，與一般硬舉幾乎相同。直腿硬舉開始時膝蓋只有***微彎***，而不是打直。很多搞不清楚狀況的人會真的把雙腿完全打直，這是不正確的。做硬舉的時候膝蓋完全***打直***不但危險也沒效率。

直腿硬舉的膝蓋彎曲程度取決於訓練者的活動度和結構。直腿硬舉的臀位較高，背部角度需盡可能保持水平。執行這個動作時，訓練者必須用力挺起下背部，膝蓋會呈現微彎，讓下背能夠打直，但不可再往前推。此時小腿幾乎垂直於地面，而槓鈴在對準腳掌中心的條件下，不會與小腿接觸，直至上拉過膝才會接觸大腿。訓練者將槓拉離地面時，股四頭肌幾乎不會參與（圖 13-7）。

直腿硬舉可以安排兩週一次，讓訓練者在不進行大重量一般硬舉訓練的情況下，還能訓練到大腿後側及豎脊肌群，同時不需要面對大重量一般硬舉帶來的壓力。跟半程硬舉和架上硬舉不同，直

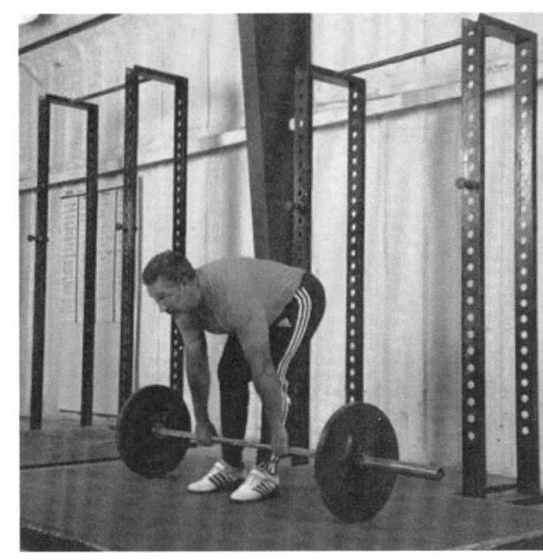
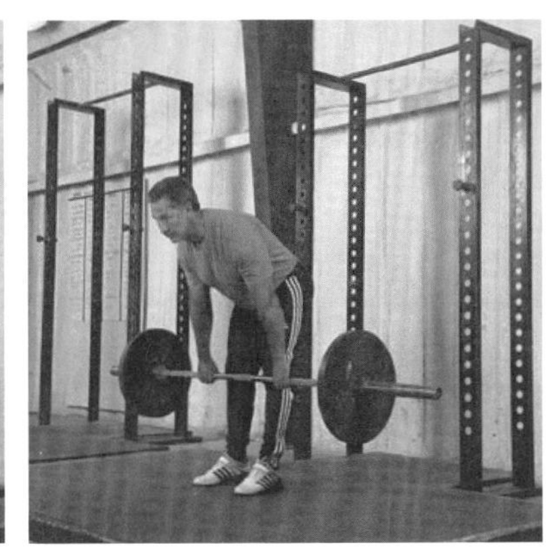
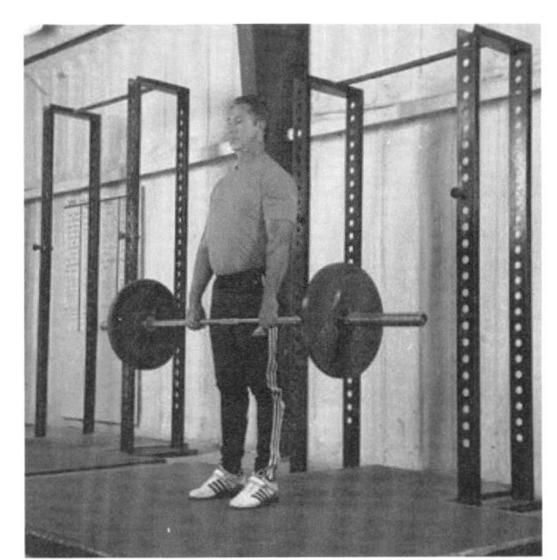

圖 13-7　直腿硬舉。

腿硬舉的訓練重量通常會比一般硬舉輕很多，建議從平常一般硬舉 5 組訓練重量的 60 ～ 70% 開始，建議執行 1 ～ 3 組訓練組，每組嚴格限定 5 ～ 8 下。

羅馬尼亞硬舉是另一個硬舉變化動作，和直腿硬舉經常被認為是可以互換的動作。然而羅馬尼亞硬舉起始於槓鈴懸垂的位置，而不是在地上。

羅馬尼亞硬舉與其他硬舉不同的地方，在於離心階段需要好好控制，接著再用大腿後側肌群的牽張反射，讓槓鈴回到起始位置。因為有控制的離心以及牽張反射，會讓大腿後側肌群特別痠，所以訓練時要小心。做羅馬尼亞硬舉時，槓鈴會放到膝蓋下緣或者小腿中段，因此行程範圍通常較短（圖 13-8，上組圖）。

直腿硬舉和羅馬尼亞硬舉都能有效訓練大腿後側肌群，對於活動度較差的長青運動員而言，羅馬尼亞硬舉會比直腿硬舉來得安全。除非這些運動員在把槓鈴從地面往上拉的時候能保持姿勢完美，否則不能進行直腿硬舉。羅馬尼亞硬舉的好處是行程較短，能讓訓練員全程保持下背的張力，因此適合活動度較差的訓練者，讓他們可根據自身活動度來決定動作範圍。

羅馬尼亞硬舉不僅能以槓鈴訓練，也能使用啞鈴來訓練（圖 13-8，下組圖）。讓忙碌的訓練者即使在設備不齊全的飯店健身房也能訓練，同時亦可幫助身體條件不足以進行槓鈴硬舉的長青運動員進行訓練。

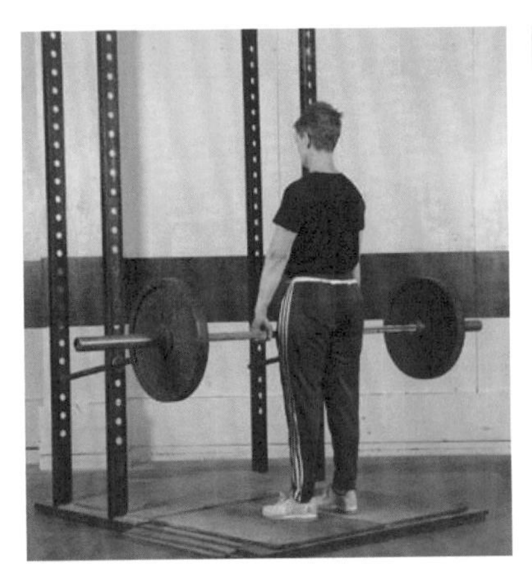
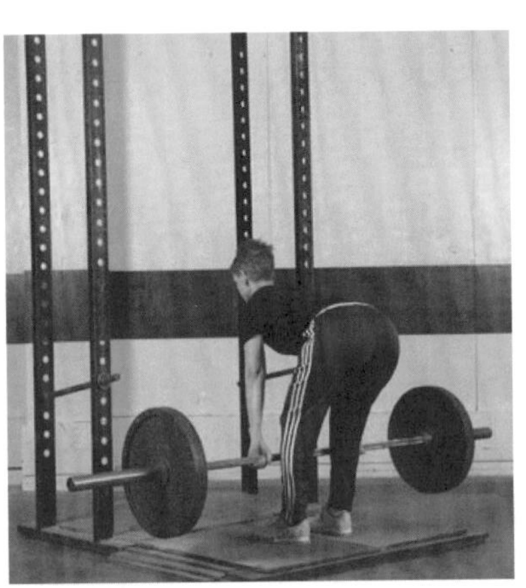
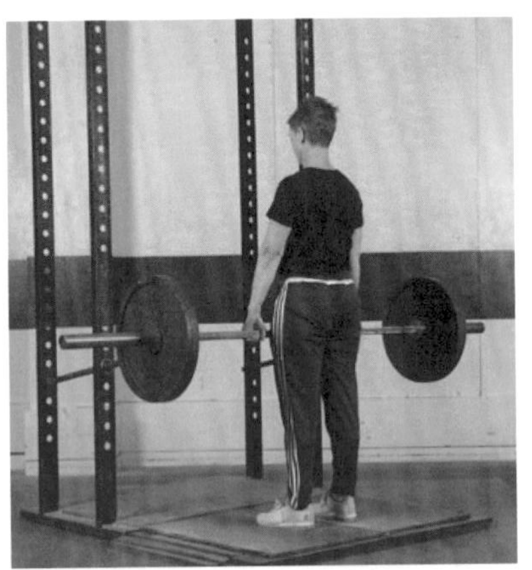
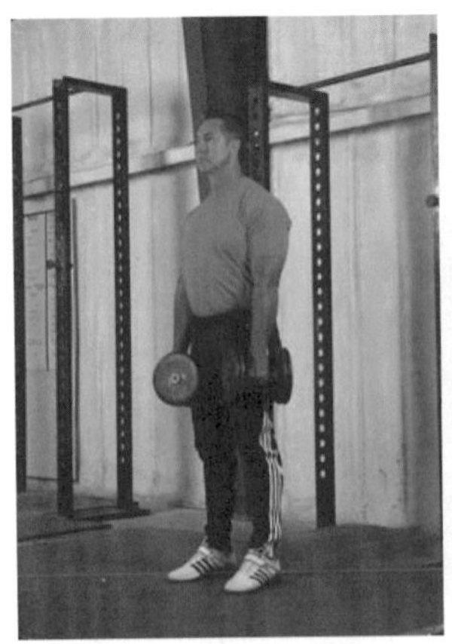
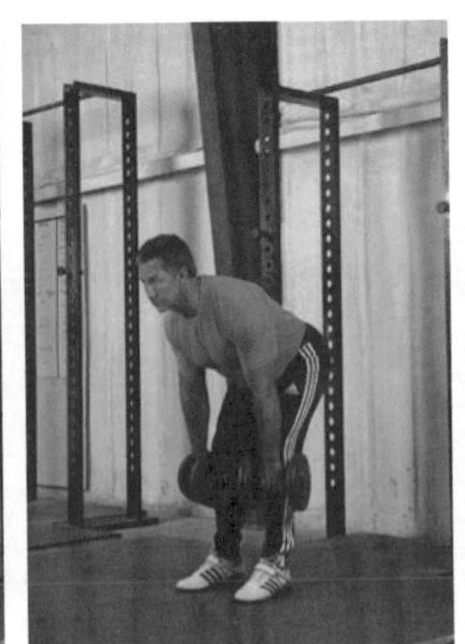
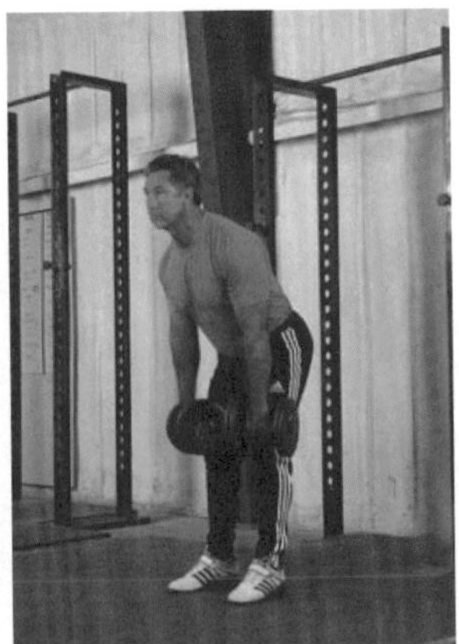
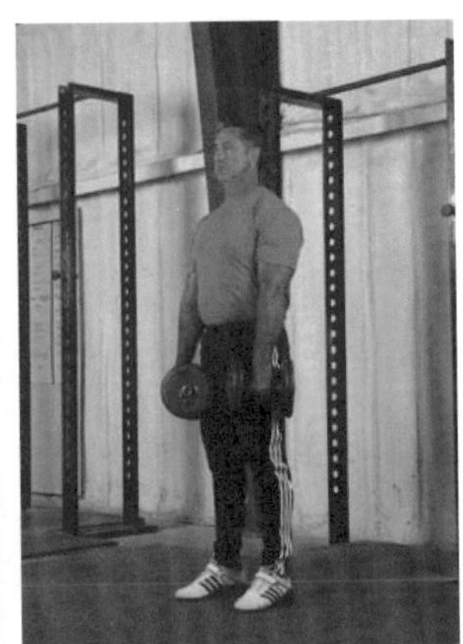

圖 13-8 槓鈴羅馬尼亞硬舉（上組圖），啞鈴羅馬尼亞硬舉（下組圖）。

Part 3

如何做

肌力與體能訓練的課表規畫

Chapter 14

課表規畫

Programming

我們已經確認了力量對老年人的重要性和槓鈴帶來的好處，現在該是時候來思考如何將槓鈴「***運動***」變成槓鈴「***訓練***」。要提升一般體能指標，只能靠有系統地變換訓練內容，並訂出明確的計畫，這就是所謂的***課表規畫***。課表規畫不是為了變化而變化，也不是重複做一樣的訓練，課表規畫的目標和方法都很明確，且都來自教練經驗、數據和訓練生物學。此章將介紹課表規畫概念、第三部之概述及其運用，和基礎課表規畫準則。

課表就是處方籤

第一部中，蘇利文用嚴謹、有根據、明確的論述，解釋了***為什麼***以槓鈴為基礎的肌力訓練的漸進式訓練法，對老年人而言，不僅適合，而且***必須***。第二部中，我們大概敘述了槓鈴訓練的相關資訊，包含器材、裝備和基本準則，也講述了要做什麼和如何做才能達到長青運動員的一般運動處方籤要求。

第三部的目標則是實做，增加力量就和蓋房子一樣，需要對的器材、工具和計畫。先前已經說明***為什麼***需要增加力量與新的組織，以及必須做***什麼***，給了你工具，也解釋了工具的***好處***。蹲舉、推舉和硬舉就像是槌子、鋸子和鑽子，而健身房就是工作的地方。

現在我們將要開始說說***怎麼用***這些工具「蓋房子」。這一部分會詳細講述肌力訓練的**課表規畫**，課表是一份合理、長期的計畫，操弄訓練的多樣性、具體化每次健身與訓練期的結構，可以達到特定的目標。課表規畫就像蓋房子的藍圖，能夠讓我們在蓋牆、鋪屋頂之前把地基鋪好。課表就像健身中的架構、議程或基本原則，讓我們在每個訓練期間，不論是週、月，甚至是年，都能有循序漸進的依據，要是沒有了藍圖，那工具也派不上用場。

課表是區別***運動***與***訓練***的依據，***規畫課表***可以讓我們的訓練更有效明確，課表就是讓我們蹲舉從 45 磅到 200 磅的原因。課表告訴我們怎麼進步、進步多快，以及進步不了時該怎麼辦。這非常重要，一個好的課表可以應付突發狀況和困難。每個人時不時都會***停滯***，理解課表的內容是讓自己***不要停滯***的方法。

蘇利文主張運動良藥就跟其他藥物一樣，應標明成分、給藥途徑、劑量和用藥頻率。這帖藥的藥方就是肌力訓練；給藥途徑是槓鈴；劑量和頻率則是為了達成一般體能指標的特定成效而設計出的多樣化訓練。

一言以蔽之，***課表就是處方籤***。

課表規畫並非……

許多人常誤以為課表需要不停改變，加入很多流行、愚蠢、甚至危險的動作。課表的多樣性的長期合理操弄，不是依靠時常變換內容來達到，一個好的課表不會為了多樣性而時常變動或為換而換，每次訓練用刺激的新動作來讓肌肉「震盪」或「困惑」，根本不是重點。有效的肌力訓練只會用少數強度夠且全面性的項目，這些幾乎不會改變，便能達到特定的成效。不論新手、中階者、進階者都一樣，會從蹲舉、硬舉、臥推、推舉和一些輔助訓練中選出課表內容，新手和中階者的差別只在於如何系統性操弄訓練變項。項目不會變，課表內容也只會在需要時做更動，盡量將課表的複雜度降至最低，成功的課表可以用***最小的改變***帶動進步。事實上，新手進步的速度比任何人都快，這個階段唯一需要操弄的關鍵變項，就是槓鈴上的重量。

讓訓練無效的最好方法，就是不斷變化。

若訓練內容時常變動，不論是更換訓練項目，或是換掉整個課表，都會對訓練造成反效果，只要運動員還在變強壯，就沒必要更換內容。請好好搭上進步的浪潮，出現停滯時再修改或轉換即可。

課表是死的，人是活的

課表規畫既是科學，也是藝術，課表規畫非常要求對生物適應的理解，和訓練壓力與恢復如何影響適應。有了這兩樣概念，我們就能做出適用於特定訓練的**課表模型**，就像藥物在臨床上普遍使用之前，我們必須了解它。基本的課表模型，像第 19 章 1A 的完全初階課表，或是第 24 章 6A 的重一輕一中課表，就幾乎適用於訓練狀況適當的所有人，因為每個人的組成、構造和利用能量的方式都一樣。就像我們在下一章會看到的一樣，我們對訓練壓力反應的生物過程，自古以來都一樣。

不過，每個人還是有基因和表現型的差異，因此課表規畫也要隨著進步而改變，沒有一種課表可以符合所有人的需求，教練和訓練者都要熟悉課表模型和規畫原則，也要顧及運動員的特殊需求、能力、限制和潛力，如此便可讓***一般的課表模型適用於特定的運動員***。這就是課表的***藝術***，始於了解個人訓練過程中所出現的進步。

這項重要原則幾乎適用於所有長青運動員，幾十年的經驗、生病、受傷、營養、運動習慣和其他時間相關因素，讓本來就不同的個人增添更多變化。長青運動員族群內部本來就有很大的差異，一百個長青運動員對於同一個課表的反應種類，會比一百個年輕運動員還多，因為長青運動員的生物本能與行為，接收了較長時間的衝擊與改變。

在接下來的章節，我們會介紹幾個課表模型，各適用於一些不同階段的訓練。讀者很可能會從中選擇一些屬意的課表，並按表操課直到覺得無聊，然後再任意嘗試另一個課表。但是對讀者而言更好的辦法，是使用課表範例以及伴隨而來的變化，作為將概念應用在訓練計畫的範例，而非盲目遵循我們列出的任何課表。

第三部概述

第三部會用一小部分的篇幅，介紹肌力訓練課表規畫的原則。在第 15 章中，會介紹適應能力、所有生物體對壓力的反應能力，及其如何提升運動表現、力量、健康來利用這個能力。在第 16 章中，則將重點介紹適應過程中最容易忽略的恢復，這和訓練頻率、休息、睡眠、補水、飲食和減少壓力都息息相關。在第 17 章會談到課表規畫的實質性內容，例如組數、次數、休息、暖身等等，我們會把分類放到第 18 章中的***初學者***、***中階***與***高階***，也會解釋為什麼這些詞和多數人想的不一樣。

其餘章節會描述特定課表的結構以及如何調整。19 ～ 21 章會講解初學者課表的基本架構，並解釋多數長青運動員如何不經修改或修改過後使用這個課表，不管他們的年齡或其他限制因素。課表調整會依據年齡範圍來分類，各種時程安排和補救變化也都會列出來。

在 22 ～ 24 章中，會談到中階課表，一樣按照年齡等條件分類，並且有各種組成方式。很少年過 50 的人需要中階以上的課表，因為中階課表已經足夠為長青運動員提供數年緩慢且穩定的成長。

不過，我們會在第 25 章提供中階以上的課表模型，幫助那些少見、才華洋溢、動機很強的訓練者，他們已超越中階，達到進階水準。***這些課表已超越運動處方***，只有以參加比賽為目標的長青運動員才會需要這些課表，也幾乎不適用於 50 歲以上的人。

第 26 章會描述體能訓練，重點強調如何利用高強度方法提升長青運動員能量系統的適應性。

最後以第 27 章結尾，是一個簡短章節，主要討論女性長青運動員的特別考量。把這個主題放在最後一章，不代表女性長青運動員在最後才被想到。事實上，大多數的教練在指導長青運動員時，女學員都比男學員多，女性運動員也能在訓練中，得到比男性運動員更多的效益。然而男女的訓練內容***幾乎***是一樣的。很大一部分女性，都是用此書的課表進行訓練，不需要修改課表。女性在適應訓練壓力這塊，與男性並無不同，尤其是在長青運動員的年齡範圍。不過，男女在生理、肌力分配上的***不同***，代表著女性在進步的同時，常常需要微幅修改課表。

這不是食譜：如何運用第三部

一些讀者可能因為自己、客戶或病患的需求，會想直接跳到某些課表，這是可以理解的。但是，這種做法並不理想，就像你不會一點計畫都沒有，也不熟悉原則和基本架構就去蓋房子。經過一些章節的介紹，我們已經明白初學者、中階之間的真正差異，且對適應、恢復、訓練變項和訓練課表的基礎有更深的了解後，就會更容易理解第 19 ～ 27 章的內容。有了這些基礎後，也能更明智地選擇或調整課表，以滿足運動員的訓練需求。

這不是一本食譜，在執行之前請先讀完**全部**內容。

切記肌力訓練課表規畫是一個進化的過程，進步要靠一點一滴慢慢地調整內容，而不是每 6 週都直接更換一個課表。要把訓練當成是科學實驗，一次加入太多改變會破壞這個科學方法的基本結構。學會所有方法後，再一次一個將之運用於訓練中，這是找出適合自己訓練的唯一方法。雖然課表規畫的基本原則對每個人來說都差不多，但是每個人的進步都各有不同，依據年齡、基因、訓練史或態度都會影響進步。

主要課表皆由一個普遍模型來呈現，搭配一個或多個示意圖，來講解如何執行課表內容，我們將呈現這些範例的概況，持續時間可能是1週至21週。這些課表範例的時間安排並非真正的處方，只是說明而已。例如，12週的德州訓練概況，並非表示德州訓練只能以12週為單位進行訓練，而其中所標示的重量也只為範例，並非實際處方。

再說一次，***沒有一種課表可以符合所有人的需求***，只有***原則***和***概念***可根據個別運動員調整。在下個章節中，你會看到同樣的原則一再出現，有些你可能一看就懂，對你來說只是常識；有些原則在你讀下去的過程中會愈來愈清楚，這些就是你需要留意的。

長青運動員的課表規畫原則：

1. 課表規畫最重要的，就是利用壓力—恢復—適應循環。
2. 依照個人進度訓練，對長青運動員更是如此。
3. 如果課表有效果，就別輕易更換。
4. ***做得到***的比做不到的更重要。
5. 必須調整課表時，應一次加入一個變因。
6. 耐心、關心、一致，會戰勝貪心與急促。
7. 長青運動員對***訓練量的反應較敏感***，且需要續練強度。
8. 隨著訓練者接近表現極限，課表會變得更複雜，力量進步幅度會愈來愈小。
9. 恢復是最重要且經常被忽略的一塊，要是沒有適當的休息、睡眠、營養或補充水分，進步就不會發生，對長青運動員更是如此，如果用一個設計周全的課表訓練卻得不到成效，首先要審視的就是***恢復***。
10. 長青運動員是為了活得更好而訓練；並非為了訓練而活。

最後的提醒：從自己的程度開始

每個人都有自己的老化時間表，生命對某些人就是比較不公平，這點很重要。尤其對長青運動員來說，比較自己與他人的進步，除了可以看看什麼是可能的或有害的以外，幾乎沒什麼好處。好好訓練自己，讓明天的***你***比今天更優秀，成為更好的人，好好走出一條自己的路。

Chapter 15

適應

Adaptation

在這個章節中將介紹讀者有關生物***適應***的觀念。我們從 ***Selye 的一般適應症候群***開始，這是一個用來解釋生物面對壓力而產生各式適應的經典模型。它可以引領我們了解，運動員對訓練產生的一般適應症候群 —— ***壓力—恢復—適應循環***觀念。這個循環是所有肌力訓練計畫的基礎。不論訓練水準或訓練複雜性，所有的訓練計畫都是藉由施加訓練壓力、促進恢復、達到適應的狀態，屆時肌力的提升就允許更大的訓練壓力進而再開始另一個新的訓練循環。假如，在適應狀態下，訓練中沒有提高強度，那麼對運動員而言將是「***退訓練***效應」，而且他們永遠不會變得更強壯。但假如訓練的強度過高、頻率太頻繁，那麼運動員將會背離壓力—恢復－適應循環，進入 Selye 一般適應症候群的第三階段 —— ***過度訓練***。最後本章節會再次強調，恢復是所有訓練計畫的重中之重。

一般適應症候群

為了了解並應用肌力訓練規畫的***藝術***，首先我們必須先了解恢復的***科學***機制。

任何合理的訓練課表，無論其訓練形式或目標，都不出施加物理壓力、從壓力恢復和適應、再增加壓力來驅動進步這個循環。

換句話說，肌力訓練規畫就是**一般適應症候群**的應用。

一般適應症候群，最早是由 Hans Selye 在 1936 年提出 [1]，接著 Selye 與其他學者又對此做出了延伸 [2]，一般適應症候群是指生物在可以改變的能力上，面對壓力時所產生的典型反應模型。

依據壓力的性質、週期、強度，及生物體反應的能力，一般適應症候群最後的結果，可能會是生物適應壓力，或是疲憊及崩潰。

藉由反覆暴露在特定壓力下，生物體發生一系列荷爾蒙、細胞與分子反應，目標是在有壓力情況下可立即生存，並讓生物的結構與功能快速發展，以提高生物再次面對相同壓力的忍受度。但如

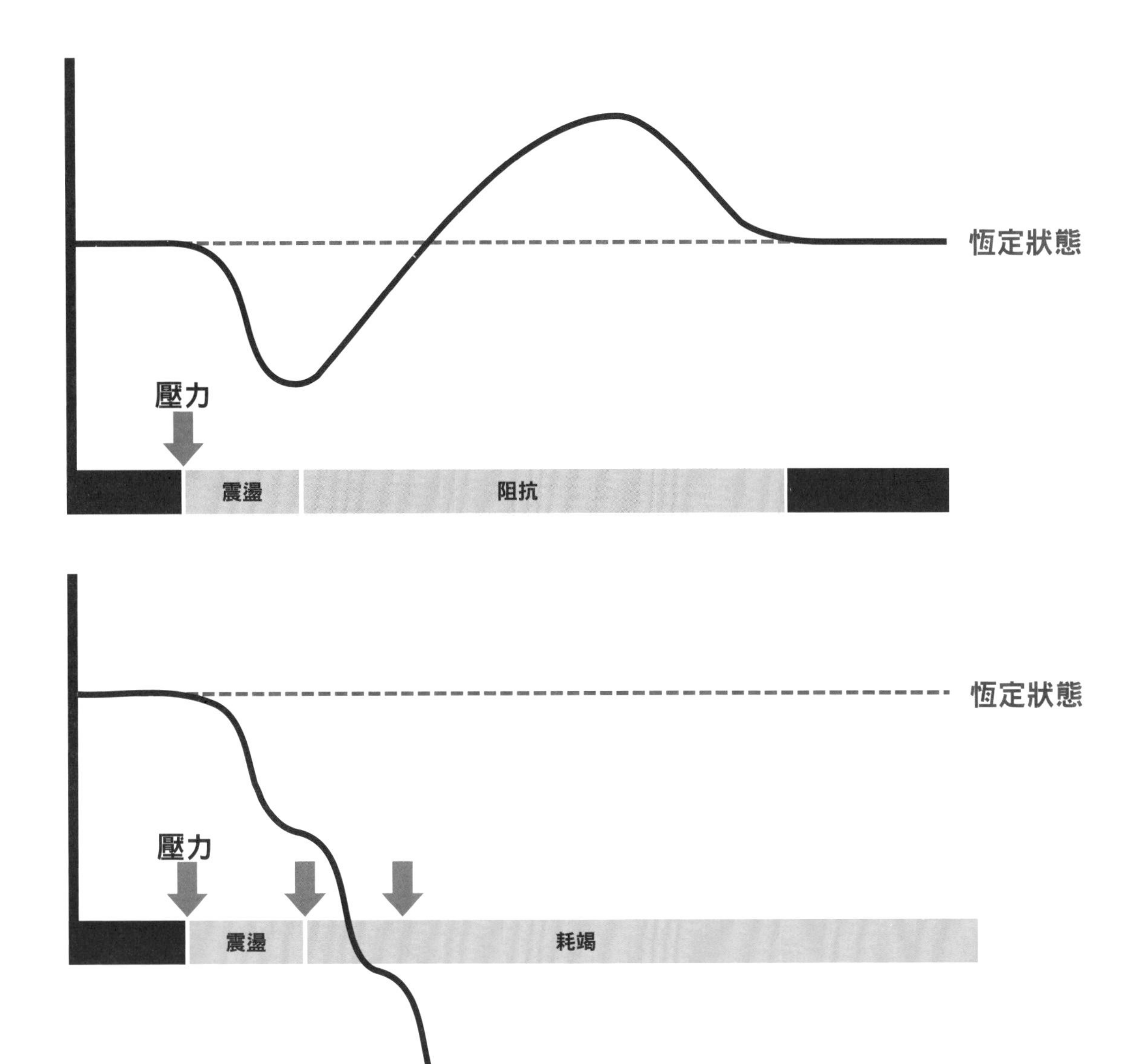

圖 15-1 Selye 原始一般適應症候群。***上半部***，第一階段，震盪期演進至阻抗期，***下半部***，反覆的壓力壓倒了適應性反應，進入第三階段，耗竭期。

果壓力強度太高或是太過頻繁，生物會出現無法適應或是適應不良的症狀。

Selye 的生物反應模型大致分成三個階段：

一般適應症候群的**第一階段**是***震盪期***。從對生物施加壓力而擾亂**恆定狀態**與生理平衡開始。這個壓力可能是情緒或是生理上的，從壞消息到疾病發作，或是對抗飢餓的掠食者等等。第一階段中，生物體的新陳代謝與內分泌產生了快速變化，這是生物的協調反應，為了能夠從挑戰事件中存活下來。一般來說，這個階段會伴隨腎上腺素的分泌，會提高血壓、心率、呼吸頻率及注意力，同時也與血清葡萄糖和神經肌肉效率的增加有關。簡而言之，這就是「戰鬥或逃亡」階段。

假設該壓力源強烈到足以破壞恆定狀態（但不至於完全殺死生物體），生物體將呈現比初始壓力前顯著的虛弱，且對損傷的抵抗力更小的狀態。恆定狀態被充分破壞會驅使生物體進入下一階段。

一般適應症候群的**第二階段**是***阻抗期***。如果壓力沒有立即被解決，或者恆定狀態明顯被打亂，身體就會經歷特徵明顯的荷爾蒙分泌、能量新陳代謝、結構和代謝蛋白質的合成。這些反應是為了修復受傷細胞與組織，可快速增進組織的能力，令其得以承受另一個相同壓力的挑戰（或是抵抗並解決持續進行中的壓力）。因此，第二階段不僅可以使生物體恢復到接受壓力前的狀態，還會產生更強的適應狀態，生物體實際上能夠得到比以前更好的壓力適應力。

換句話說，從壓力中恢復並適應壓力，會***使生物體更強壯***。

第三階段，又稱為***耗竭期***，是一般適應症候群的另一種不快樂的結局。如果壓力源驅使生物體離恆定狀態太遠，會導致生理或結構破壞度壓倒適應性反應。或者，壓力源在生物體的適應範圍內，但是過於頻繁刺激或持續時間過長，最終生物體的適應能力會失敗，生物體將逐漸變弱且無法適應壓力。

讓我們舉幾個例子，來看看蘇格蘭威士忌好了，更好的是來***喝***一杯好的威士忌。假設你是一個到目前為止都沒喝過酒的人，不論什麼原因，你打算從現在開始，每天晚餐後喝一到三杯威士忌。代謝威士忌裡面的酒精需要一個特殊酵素的活動，特別存在於肝臟中。在你開始喝蘇格蘭威士忌的習慣之前，身體產生這些酵素的濃度是很低的，因此這些酒會嚴重影響你。恆定狀態產生了明顯的擾動，你可能會打瞌睡，可能會感到有一點不舒服。這個第一次飲酒啟動了第一階段 —— 震盪期。

你會活下去，明天的你將不會是原來的你，你將會進入第二階段，身體會開始提高產生一種叫酒精脫氧酶的酵素來適應壓力源。經過了 1 ～ 2 週這樣的循環後你會發現，晚餐後的幾杯威士忌變得很愉快，不會讓你喝醉或是不舒服。壓力源並沒有消除，但是你已經***適應***了。

當然，如果你增加壓力源的強度和頻率，例如每天喝六、七次威士忌，最終可能會耗竭你的肝臟。耗竭肝臟是壞消息。所以要理性飲酒。

再來看看另一個急性疾病的例子。在第一階段時，你生病了。你有喉嚨痛、打噴嚏、鼻塞和肌肉痠痛等諸多症狀。你會像 NyQuil（咳嗽藥）的廣告那樣。你肯定比昨天虛弱。大多數人都對感染引起炎症反應覺得不舒服。但是當你振作起來並進入第二階段時，免疫系統會開始抵抗入侵者。到第二階段時，你的身體已經清楚對該病毒的抗體產生反應，這將在下次你再次暴露於特定病毒株時保護你。你的身體在第二階段產生了對壓力的適應。當然，如果你的身體虛弱、免疫功能低下，或者病毒的感染力特別強（例如伊波拉病毒或西班牙流感），恆定狀態被破壞得太嚴重而無法恢復，你將進入第三階段（耗竭或崩潰）。

壓力—恢復—適應循環

Selye 的模型長久以來被教練、運動員所引用 [3]。儘管 Selye 沒有將其呈現在運動生理學或肌肉適應的背景下，且其與訓練的假設相關性也並非沒有爭議 [4]。但 Selye 模型應用在生物適應上已經有相當的成效。基於我們的目的，修改一些 Selye 的專有名詞，將有助於我們將一般適應症候群應用在訓練上。在生物學內的意義上不會改變，但這些詞彙將更適合我們用於描繪訓練計畫中的三個訓練週循環。

階段一，震盪期，從訓練刺激開始，強度大到足以打亂恆定狀態。我們稱這個訓練循環為**壓力**。壓力在訓練中是以**超負荷事件**的形式傳遞，這是破壞恆定狀態／身體平衡所必須的工作。造成超負

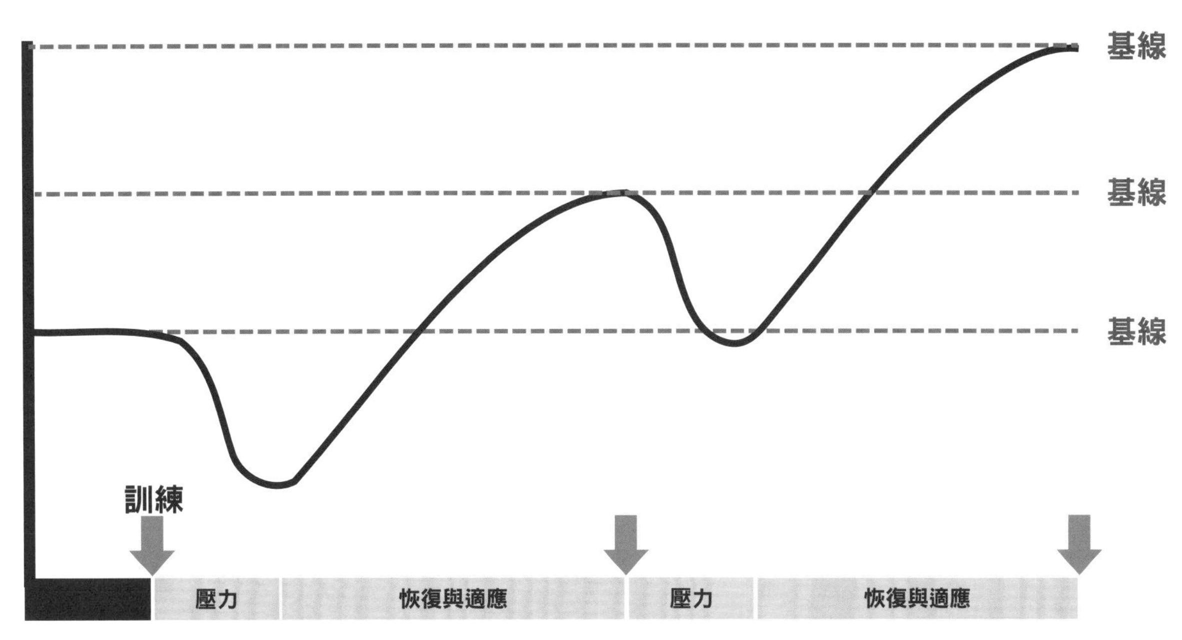

圖 15-2 基於 Selye 的一般適應症候群的壓力—恢復—適應模型。利用累積壓力後的恢復來獲得新的適應能力，是所有正確肌力訓練規畫的基礎。

荷事件所需的工作及其在訓練循環中的分配，會隨著運動員的訓練歷史、年齡、性別、營養狀況和運動員的荷爾蒙狀態而調整。階段二，阻抗期，即生物體開始從壓力中恢復，延伸到它已經恢復體內恆定狀態或是進入耗竭期向下滑的狀態。在這裡，我們將生物重建恆定狀態的過程稱作**恢復**。如果壓力足夠且不過量，加之有良好的恢復，那麼該生物將在此期間得到**適應**，不僅能達到先前表現的基線，甚至將進展到更高的狀態，面對未來壓力時可以表現出更高的能力，這取決於超負荷事件的正確應用。

這種**壓力—恢復—適應週期**是所有運動訓練計畫的基礎結構。

再來看看另一個比威士忌、伊波拉病毒情境更接近我們主題的例子。作為一個初學者，你走進重訓室開始了大約 60 ～ 90 分鐘的大重量槓鈴訓練。這是你訓練週期的壓力期，對應到 Selye 一般適應症狀中的第一期，震盪期。**你**或許沒有察覺震盪出現，但是你的**身體**有。舉起大重量對你的能量代謝、心血管系統和肌肉骨骼結構產生了巨大需求。這個訓練讓肌肉纖維產生了細微的損傷，並且讓骨骼韌帶處於壓力之下。你的腎上腺素濃度因此升高，你的肝臟和肌肉開始分解澱粉以維持高葡萄糖濃度，你的粒線體正繃緊神經以支援新陳代謝，你的血壓升高，你的心率也升高了。

從生物學的角度來看，你正在戰鬥。

訓練結束後一段時間，被擾動的恆定狀態依然存在。一次槓鈴訓練應該***不會***殺死你才對[5]，但你會感覺到疲憊、一點點僵硬、痠痛，你或許比進重訓室前更衰弱。有經驗的重訓人應該熟悉這種訓練後的疲憊、痠痛及「果凍腿」。

這種恆定狀況的破壞和對組織的微創，將促使你進行恢復和適應（如果你讓它發生的話），重新儲備肌肉和肝臟的能量並得到恢復和補充，肌肉組織的細微損傷及肌腱／韌帶中膠原纖維的損傷也能得到修復，同時刺激肌肉蛋白質合成。

在恢復期間，您的身體會動員資源，修復損傷並建立新的基線。積極的休息、睡眠、營養和補充水分可以促進這些過程，最終達到適應狀態。你會比最初的壓力之前更強壯。

現在你有機會做一些非常簡單但強大的事情：***應用另一個訓練壓力並開始新的訓練循環***。如果你準確計算訓練壓力的時間，你將在新基線上，就是在更高水準的肌力上開始新的循環。這意味著你將足夠強大去承受比第一次更大的訓練壓力，並在你恢復後再次適應以產生新的能力水準，允許施加更大的訓練壓力。

理解壓力—恢復—適應週期的反覆應用，對於理解肌力訓練計畫的原理至關重要。從初學等級到菁英等級的訓練計畫，取決於教練和運動員如何適當應用超負荷事件，實現充分的恢復和適應的能力，並且在運動員強壯到足以適應它的精確時間點，以遞增的劑量施加另一個訓練壓力。但隨著時間演進及運動員肌力進步，這種壓力—恢復—適應的週期也會需要更長的時間，另外也需要更複雜的超負荷事件。超負荷從單一訓練壓力漸漸變為多次訓練壓力，且需要更嚴格地注意細節。但不論是多強壯的受訓者，或是多進階的訓練計畫，壓力—恢復—適應的結構在訓練計畫中依然存在。

剛開始的受訓者，最好先以施加小的壓力並允許短暫恢復期：***每訓練一天，休息一、兩天，並重複這個循環***。這是最簡單的訓練計畫形式，每次訓練都會啟動新的壓力—恢復—適應週期。這樣的訓練，最後會讓訓練者強壯到一個程度，單次足以吸收的訓練壓力太重，無法在下次訓練前恢復和適應。面對這樣超負荷事件時，需要將訓練週期延長至一週或更長的時間來完成循環，並以此累積壓力。隨著運動員的進步發展，超負荷事件可能會延伸到幾次訓練之後，在這之中還會插入恢復和適應的小週期，過程可能長達一個月（在某些情況下更長），而完整的恢復和適應需要差不多的時間。***各個年齡層***幾乎都沒有運動員可以到達這樣的菁英水準，多數人不會需要這樣重度的努力、付出、和計畫複雜性。長青運動員剛開始肌力訓練時，不必期待他需要這樣複雜的訓練計畫。大多數運動員，包括長青運動者在內，訓練週期通常可以維持在一週到一個月之內就有完整的壓力—恢復—適應週期。這裡要記住的關鍵點是，***無論運動表現水準或訓練計畫的複雜程度如何，基礎結構都保持不變：壓力—恢復—適應***。

退訓練效應及過度訓練

當然，我們從 Selye 到一般適應症候群（或是經驗中）知道，還會產生另一個結果。假如沒有在運動員適應壓力之後，即時傳遞新的壓力，身體就不會繼續花費必要的資源來維持更穩固的適應水準，反而會回到適應之前的基線 —— 我們稱這個結果為**退訓練效應**。

另外，設計不佳的計畫或不良的執行方式，亦可能讓運動員進入 Selye 的第三階段：耗竭期。如果在訓練期間施加的壓力太大，或者缺乏休息或營養而導致恢復不足，受訓者的適應能力將不堪負荷，甚至無法完全恢復和適應。這種虛弱化導致 Selye 的第三階段，就是我們所說的**過度訓練**。過度訓練是一系列適應不良的症狀，包括運動表現的輕微下降因而需要短期離開運動場，到足以摧毀運動員職業生涯的長期損傷、甚至完全崩潰。因此所有運動員皆必須避免進入過度訓練狀態，隨著肌力的提升、訓練的複雜度提高及年齡增加，警覺性也必須提高。

年輕的初學者通常容易誤判、魯莽或因為犯傻進入過度訓練的狀態。他們還沒有足夠的力量或技術來使用容易受傷的壓力負荷，並且他們的恢復能力是在完備的狀態。合成荷爾蒙反應在年輕初學者的身上有極佳的狀態，因此年輕初學者不太需要擔心進入過度訓練狀態。直到他們進入中、高階水準，並且有足夠肌力及體能可以施加更大的壓力與訓練頻率，方有可能進入 Selye 的第三階段。

然而，一個年紀較大的運動員對過度訓練就要敏感多了，初學者亦然。就像年輕的運動員一樣，在訓練初期，他們還沒有足夠的能力產生大量壓力，但是因為恢復能力較差，即便是較小的壓力依舊有可能超出他們的復原能力，特別是壓力施加過於頻繁時。對於長青運動員來說，過度訓練最好的情況是停滯在訓練高原期。但更可能的情況是導致運動表現衰退，為了回到基線水準而浪費訓練時間。

如果已經有適當的肌力訓練規畫並恪守於恢復，還是出現表現停滯的狀況，則過度訓練應是主要的診斷考量。如果過度訓練是造成表現停滯的元凶，必須在兩個方向同時著力 —— 減少壓力並增加恢復。這意味著減少訓練負荷與訓練頻率，此外，還需提高高品質的蛋白質與卡路里攝取，並補充水分和睡眠 —— 換言之，要更注意恢復，這是所有訓練變項中最容易被忽視的，對長青運動員來說也最為關鍵。

恢復與長青運動員

在恢復的過程中，我們發現老年人和年輕人之間存在重大差異，這個差異對訓練有重大影響。***受訓者年齡愈大，恢復的效率就愈低***。長青運動員根本無法忍受與年輕人相同劑量或頻率的訓練壓力。在恢復階段，這種效率的***相對***缺乏也是老年人不能經常進行積極訓練，以及不能快速增加他們肌力的部分原因。

在恢復期間，睪固酮、人類生長激素（HGH）及類胰島素生長因子 -1（IGF-1）等合成代謝激素的釋放，會促進組織修復、肌肉蛋白質合成增加，並增加肌肉質量。但老年人的合成代謝激素濃度不會與年輕人相同，這意味著恢復效率會降低，壓力適應性也不會那麼顯著。從實際的角度上來說，一名 25 歲的受訓者開始肌力計畫後，每 48 小時就可能增加 10 ～ 20 磅蹲舉重量；但一名 55 歲的受訓者每 72 小時也許只能在槓上增加 5 磅重量。但是，壓力—恢復—適應週期在兩個受訓者身上都有運作，並且兩者都可以取得進步。

影響老年人訓練壓力恢復的因素還包含營養刺激對肌肉生長或是**合成代謝的阻抗**、老年人中常見的睡眠障礙，以及來自衰老、疾病和藥物的競爭和重疊壓力，加之老年人通常有較高的壓力。老年人需要更多優質蛋白質才能使恢復過程充分發揮作用，還必須特別注意睡眠品質，盡量減少外部和內部生活壓力，與醫生一起控制多重用藥的狀況，最重要的是避免過於頻繁地訓練。

當長青運動員正處於***恢復***階段，他會開始適應訓練的壓力、慢慢變強壯，訓練開始與睡眠、飲食、生活習慣結合使運動員導向健康的生活方式。因此，在我們討論更多有關於訓練壓力的應用、熱身、訓練組數次數，或是何時進行蹲舉及何時進行硬舉之前，我們將在下一章討論這個最關鍵但也最容易被忽視的訓練變項 —— **恢復**。

Chapter 16

恢復：被遺忘的訓練變項

Recovery: The Forgotten Training Variables

為了讓訓練出現成效，壓力－恢復－適應循環裡的所有元素都需要特別處理。恢復不會在重訓室發生的，它包含一系列複雜的行為，且通常沒有明確的敘述，使得恢復成為訓練計畫中最常被忽視的元素。小心注意恢復，可將訓練完全融入健康的生活型態中，也能促進訓練循環中的進步。

有效恢復的主要成分是***動態休息***、充足的***營養***、優質的***睡眠***、補充***水分***和***減少壓力***。訓練肌力的長青運動員，通常需要更多卡路里及高品質蛋白質，以促進合成代謝的適應過程。極少數營養補充劑可能有一些益處，但大多數都是未經證實有效甚至是有害的。

動態恢復指的是在兩次訓練課之間插入輕度的活動，藉此提高能量的使用效率、保持活動度和精神，並促進優質的睡眠。充足的飲水相當重要而且容易取得，另外也要注意睡眠品質和減少壓力，讓長青運動員能夠充分獲得訓練的好處，同時提高生活品質。

恢復的重中之重

「讓你變強壯的不是舉起重量，而是舉起重量之後的恢復過程。」——馬克．銳普托

上面的引文概述了肌力訓練的藝術和科學。它是直接來自於對一般適應症候群的深刻理解，明確強調了恢復的重要性。這就是用一句話說明肌力訓練。請把它深刻記在你的腦海裡。

大多數受訓者及許多教練都會關注肌力訓練上的明顯組成部分——訓練量和強度、組數和次數、槓上的重量、組間休息、動作選擇和動作執行，以及如何分開各部位等等。當然，這些都是重要的訓練變項，但如果沒有恢復，這些都是無用的。當受訓者在設計精良的計畫中遇到麻煩時，***首先要確認恢復是否出了問題***，因為恢復是最常被忽視的訓練變項。

更準確地說，恢復是完整的訓練變項集合。從訓練中恢復不僅僅是離開健身房一、兩天，儘管這種休息肯定是其重要組成部分。但除了從辛苦的訓練休息一下之外，恢復還包括在每次的訓練課

程之間，仔細地注意營養、補充水分、睡眠和身體活動。專注在恢復才可實現訓練對健康帶來的益處，因為訓練跟運動相反，會將這些許多生活型態變項當成訓練計畫的元素。

運動只需要我們的身體從事某些活動。但***訓練***不僅僅需要規畫身體活動，也需要動態休息、良好營養、充足睡眠、減輕壓力，還要避免不良食物、過量飲酒、抽菸和其他毒素。

運動可能是「健康生活的一部分」。但由於恢復的核心及衍生作用，訓練***是***一種健康的生活方式。

動態休息

這個章節裡所提到的訓練計畫是包含非訓練日。在非訓練日修復肌肉和膠原纖維的微損傷，恢復肌肉內能量儲存（糖原、脂肪、磷酸肌酸等），消除反應產物，重建恆定狀態以及生成新組織，這些對於適應訓練壓力至關重要。典型的長青初學者訓練計畫是一週 2 ～ 3 天，讓他們有足夠的時間恢復跟適應。較進階的初學者或是中階者可以有較頻繁的訓練計畫（例如一週 4 天），但仍然得在每個訓練週期中休息數日，在訓練日往往也會採用較少的訓練量。每週訓練 5 天以上對於長青運動員來說是完全適得其反的。

但這並不是意味著，長青運動員在休息日時會回到完全攤軟的狀態。實際上，***我們建議長青者每天都要運動***。

這裡要清楚點出這跟每天都***訓練***是相當不同的。動態休息不屬於訓練規畫，而是***輕鬆的***身體活動：例如，帶狗一起在樹林裡散步、與朋友騎車、清理車庫、***打太極拳***、跳舞或打高爾夫球等等。

這種輕度運動或**動態休息**，實際上可以保持肌肉和結締組織的柔軟、提高血液循環和營養輸送來幫助恢復。長青者會發現，動態休息會帶來更好的睡眠品質，這本身就是強大的恢復因素，更不用說是關乎主要生活品質的問題了。這種輕鬆的活動會對身體產生一個訊號，表示即使是非訓練日，身體依然要有隨時可以活動的能力，隨時維持與生活中的活動接觸，這也是長青者訓練的目的。

動態休息的關鍵在於必須是低強度、低訓練量，特別是在初學者階段。對於一個正在嘗試利用一生一次、完整線性進步週期的初學運動員來說，10 英里的跑步或 4 個小時的攀岩活動並不明智，且這樣的活動會消耗他所有恢復能力。如果真的需要，可以在初學者階段完成後再進行這些活動。我們還必須強調，動態休息不能是沒試過的全新運動。但如果你已經是高地舞者或是高爾夫球運動員，那沒問題。如果不是，現在也不是讓你***接受***高地舞蹈或高爾夫球訓練的時候，如果你家從柯林頓執政以來都沒裝修過，那現在也先不要。動態休息應該就是它字面上的那樣，就是休息，請相信你的常識。

營養

長青運動員的全面營養指南超出本文範圍，但是我們不能只談論恢復卻不處理飲食問題。肌力與肌肉量的增加需要適當攝取能量及蛋白質。除非長青運動員攝入的熱量比消耗的還多，並且每日蛋白質攝入量足以支持建構新組織，否則他不會在肌力訓練計畫上取得進展。雖然肌力訓練最終將會改善身體組成及減少內臟脂肪，但我們的運動處方絕對***不是***減肥計畫。在熱量赤字或甚至完美的淨能量平衡（機率根本和遇到獨角獸一樣）狀態下，根本無法建構新的肌肉組織。

無可避免，肌力訓練***必須是熱量過剩，膳食蛋白質也必須超過建議的每日攝取量（RDA）***。

然而，我們要趕緊澄清，我們並不是說要***大量***的熱量過剩。這是一個指出年輕運動員和長青運動員之關鍵區別的絕佳機會。對於一個第一次從事槓鈴訓練的 17 歲的青少年而言，大量的熱量過剩可能非常有益。因為他的成長速度如此之快，每天攝取 8,000 大卡的熱量其實大有可為。年輕運動員通常被建議每天喝一加侖全脂牛奶（GOMAD），並且每週一次或兩次去吃當地的吃到飽自助餐，作為他們營養策略的一部分。十幾歲和二十出頭的運動員會立即將這些如山一樣的食物轉化為強大的肌肉組織、性荷爾蒙的大量堆積、以及各種墮落青春期中會有的東西。年輕人就該浪費青春。

長青者不會從如此大量的熱量過剩中受益。長青者必須應付合成代謝阻抗[1]的狀態，即肌肉組織對訓練和飲食反應的減損。雖然他們通常也需要額外的卡路里，特別是***額外的蛋白質***，以克服這種反應的減損並培養新的肌肉，但是若超過一定程度的熱量，長青者根本無法將***大量***過剩的熱量轉換成耳毛和身體脂肪以外的任何東西。在 60 歲時，你不能像年輕運動員一樣，靠大量的食物走出訓練高原期[2]。因此，年長的運動員需要更仔細、更準確地構建他們的營養計畫。

長青者的卡路里需求

所以……，你應該要吃多少呢？

採用一般和一體適用的公式來計算每日所需熱量很危險。身體組成、整體健康狀況、日常活動程度（由生活方式和職業決定）和訓練歷史是影響運動員營養需求的眾多因素，並且有很大的差異，特別是在長青族群中。即使如此，我們還是可以勉強提出非常粗略的日常指導方針：對長青者而言，每磅體重應該攝取大約 1.25 克蛋白質、1 克碳水化合物和略低於 0.5 克的脂肪。

所以「一般」200 磅、體脂率約為 25%（中等）、55 歲未經訓練的男性（一般美國人大概就是這樣），可以合理地從每天攝取約 2,600 大卡，約 250 克蛋白質、200 克碳水化合物和 90 克脂肪開始。

「一般」125 磅，55 歲未經訓練的女性，體脂率約為 30%，可以合理地從每天攝取 1740 大卡，約 150 克蛋白質、130 克碳水化合物和 70 克脂肪開始。

但是我們從來沒有遇到過一個「一般」的長青者，我們遇到的人都有各自不同的狀況，而這些數據只是個***大概值***而已。確定需要多少熱量是一個試誤的過程，這是每個運動員個人旅程的一部分。這些只是指導方針，而不是處方；是最重要的起點，而不是長期的指示。

藉由觀察運動員的營養紀錄（是的，他應該要紀錄），他的體重和肚臍的腰圍，可以輕鬆簡單地監測他對熱量攝入的反應。這些指標雖簡單但是相當有用，如果與健身房的紀錄放在一起，應可讓運動員和教練對個人營養計畫的有效性有很好的了解。體重增加並伴隨著腰圍減少或是些微的增加，是理想的結果，這顯示體重增加是來自淨肌肉量的增加而不是體脂肪。對於大多數的***長青者***來說，使用生物電阻式體脂肪監測器、皮下脂肪卡鉗和其他精細的身體組成分析方法***根本不必要***。因為這些東西不太可能改變計畫，除非身體組成的主觀變化是運動員所不能接受的。體脂卡鉗、DEXA（雙能量 X 光吸收）、靜水稱重和其他身體成分檢測都需要經驗豐富的從業者和資源來取得數據，而這些數據不會比簡單的測量方法：腰圍測量、體重、前後對照圖，以及你的褲子變得更鬆更緊，更能指引你設計的訓練和飲食計畫。

身體質量指數（BMI）對運動員而言是特別粗略且不適合的指數，它被設計用於***群體***的統計分析。BMI 與健康和身體功能的相關性很低、無法區分體重是由脂肪還是肌肉組成，並不適合用於監

測參與肌力訓練長青者的身體組成[3]。

我們不需把事情搞得那麼複雜：只要運動員在訓練中取得良好進展並表現出體重和腰圍健康變化，那就表示運動員在餐桌上和健身房裡都做得很好。

蛋白質

最好的營養計畫會先以蛋白質來源來打造飲食計畫。可信的證據顯示，年齡較大的運動員比年輕運動員，需要更多高品質蛋白質來克服老化的一般合成代謝阻抗[4]。一般而言，每磅體重大約需要 1 克來自動物的高品質蛋白質[5]。雞肉、魚肉、牛肉、雞蛋和牛奶都是很好的來源。大豆、堅果和豆類的蛋白質品質則要低得多。蛋白質攝取量的建議遠遠高於 RDA，但這種蛋白質攝取量，特別是富含某些胺基酸的蛋白質（見下文），對於克服長青者的合成代謝阻抗是必要的。這聽起來就像一般美國人必須攝取大量蛋白質，也確實如此。但遺憾的是，一般美國人都是沙發馬鈴薯，肯定沒有進行過激烈的槓鈴訓練。

大多數運動員如果利用乳清蛋白粉補品，會更能達到每天所需的蛋白質攝取量。大多數的市售乳清蛋白粉，兩湯匙可以提供約 40 ～ 50 公克的高品質蛋白質。因此，一杯蛋白奶昔就可以輕易達到 1 磅 1 公克蛋白質的目標了。乳清是蛋白質補充的優良來源，因為它提供了多種非常有益的胺基酸，其中還有關鍵的***支鏈胺基酸***（BCAAs）—— 亮胺酸（leucine）、異亮胺酸（isoleucine）及纈胺酸（valine）。每天一杯乳清蛋白質奶昔可以提供運動員需要的所有 BCAAs。

超重很多的長青者顯然不需要過剩的熱量，而且在熱量赤字時通常也能取得進展，例如增加肌力和肌肉質量的同時減少腰圍。他們對蛋白質的需求，在起初可能比較溫和。對於大多數超重的受訓者來說，每天每磅體重攝取約 0.75 克蛋白質是很好的處方。再次提醒，要密切監控營養攝取、運動表現、體重和腰圍，這些訊息會顯示出營養計畫中任何所需的調整。

範例 16-1 顯示一個 180 磅重的假想男性，在一天中適量攝取蛋白質的可能狀況。這個例子***只包含蛋白質***，沒有包含其他營養來源。

範例 16-1。180 磅重的男性長青者，一日蛋白質攝取範例

早餐：4 個全蛋炒蛋（～ 25 公克）
上午點心：乳清蛋白奶昔（～ 50 公克）
午餐：烤雞胸肉（～ 30 ～ 40 公克）
下午點心：乳清蛋白奶昔（～ 50 公克）
晚餐：6 盎司里肌牛排（～ 40 公克）

這個範例的飲食每天可提供約 200 公克蛋白質，稍稍超過最低蛋白質需求量，但要記住肌肉蛋白質合成對恢復是非常重要的。適應和恢復只發生在訓練和訓練之間，許多運動員犯了一個錯誤，就是只在訓練日才著重充足的營養，有些更是只在乎訓練後的那一餐。為了完全恢復，***每天***都必須攝入足夠的蛋白質和卡路里。如果一週的最後一次訓練是在星期五早上，那麼在週日下午時，運動員往往會忽略營養攝取。訓練在週末之前早就結束了，但在健身房以外的時間可能會讓他忘記，他的身體還處於週五訓練的恢復期。蛋白質攝取量應在整個星期內保持穩定和一致。

碳水化合物

飲食中也必須含有脂肪和碳水化合物，以促進肌肉蛋白質合成及補充訓練所需的能量。在運動期間，特別是高強度運動，葡萄糖（和肌肉**糖原**儲存的碳水化合物或「動物澱粉」，被分裂以產生葡萄糖）是身體的首選能量來源。換句話說，碳水化合物必須存在於肌肉中，用來應付訓練所消耗的能量。但是過多膳食碳水化合物可能會促使脂肪增加，甚至產生代謝症狀及胰島素阻抗。管理碳水化合物攝取的良好起點是大多數膳食澱粉和糖都在訓練前後攝取，我們稱之為**碳水循環**：在訓練前和訓練後不久，吃澱粉類碳水化合物，如麵包、馬鈴薯和米飯，同時在其他時間保持較低的碳水化合物攝取。此外，在晚上安排「碳水化合物宵禁」可以減輕一些人過度攝取碳水化合物的影響。晚餐和任何深夜的點心都應以蛋白質為基礎，並搭配「纖維碳水化合物」，例如青豆、菠菜、蘆筍或青花菜等。

	週一（訓練日）	週二（主動休息日）	週三（主動休息日）
早餐	切達乾酪煎蛋捲、加拿大培根、烤番茄、黑咖啡	起司炒蛋、香腸、培根、哈密瓜、紅茶	希臘優格加蜂蜜和胡桃、火腿排、非咖啡
點心	蘋果、蛋白奶昔或是蛋白棒	胡蘿蔔條、蛋白奶昔	柳丁、蛋白奶昔
午餐	雞肉三明治、未加工的青豆、橘子、冰茶	西班牙涼菜湯、烤鮭魚、什錦蔬菜沙拉、氣泡水	生魚片、白飯（半碗）、日式醃漬物、味噌湯、鍋貼、烤雞肉串、綠茶
訓練前餐	蛋白奶昔配香蕉和格蘭諾拉麥片	無	無
訓練後餐	蛋白質奶昔、BCAA補劑	無	無
晚餐	沙拉配醬、沙朗牛排、烤蘆筍、義大利燉飯、紅酒	烤雞：雞大腿、雞胸、雞腿、起司醬青花菜、水果配奶油	羊排、考波倫塔加帕馬森起司、烤南瓜、胡椒、蘆筍、紅酒
卡路里（平均 2345）	2480	2208	2290
蛋白質（公克）（平均 211）	236	207	186
碳水化合物（公克）（平均 145）	175	85	158
脂肪（公克）（平均 98）	130	105	68

表 16-1 56 歲初學者每週兩天的訓練課表飲食紀錄。這個人之前一直有運動習慣，但從未參加過肌力訓練。他在訓練開始時體重約 190 磅，在 16 週的初學訓練週期結束時體重約 212 磅，肌肉和脂肪都有相當成長。請注意，訓練日的熱量攝取量和蛋白質攝取量略高。另外要注意，碳水化合物的攝取量在訓練日較多（因日常生活的消耗也較多）。一週的平均攝入量為 2,345 卡路里、211 克蛋白質、145 克碳水化合物和 98 克脂肪。熱量和巨量營養素的攝取量當然也會隨著分量、品牌選擇而變化。

範例 16-2 採用來自本文較早的相同範本，呈現包含訓練期間的碳水循環攝取量。範例假設訓練時間接近中午。

範例 16-2。180 磅男性長青者，訓練日的飲食計畫

早餐：4 個全蛋、½ 杯的燕麥片（乾燥時測量）、1 根香蕉。

訓練前餐：½ 蛋白奶昔混合 ½ 罐開特力（Gatorade）（25 公克）。

訓練後餐：½ 蛋白奶昔混合 ½ 罐開特力（25 公克）。

午餐：烤雞胸肉加 1 個小馬鈴薯。

下午點心：蛋白奶昔（50 公克）。

晚餐：沙朗牛排，烤蘆筍或是生菜沙拉。

週四 （訓練日）	週五 （動態休息）	週六 （動態休息）	週日 （動態休息）
牛排加蛋、契福瑞起司、黑咖啡	瑞士菠菜歐姆蛋、培根、黑咖啡	焗烤香腸、加拿大培根	蛋白奶昔
綜合果乾	希臘優格、杏仁、蛋白奶昔或蛋白棒	綜合果乾、蛋白奶昔	生四季豆、胡蘿蔔、花椰菜、蛋白奶昔
肉餡糕、胡蘿蔔、馬鈴薯泥、肉汁、茶	鮪魚捲、蘋果、軟飲	燉手撕豬、墨西哥烤雞、西班牙米飯（半份）、莎莎醬、啤酒（半份）	烤羊肉串、塔布勒沙拉、鷹嘴豆泥、油炸鷹嘴豆餅、土耳其咖啡
蛋白奶昔加香蕉和穀麥	無	無	無
蛋白奶昔、BCAA 補給品	無	無	無
豬排、番薯、青蘋果泥	晚餐沙拉、紐約客牛排、烤蝦、起司薄餅、杏仁四季豆、紅酒	烤牛腩、烤蔬菜、德州吐司、啤酒（半份）	日本真鱸、烤蔬菜、白酒
2522	2281	2333	2307
235	207	198	213
160	140	105	194
108	80	115	194

在這個例子中，受訓者將他平常上午點心中的蛋白奶昔分成訓練前跟訓練後兩個分量。這樣可以確保他盡可能快速為肌肉提供足夠的 BCAAs，即使在訓練的時候和訓練後一分鐘也是如此。

一些證據顯示，高濃度的 BCAAs（常在乳清中發現）和一份簡單的碳水化合物對刺激肌肉蛋白質合成更有效，然而也有其他資料顯示這種策略的影響微乎其微[6]。儘管這些資料並不一致，但我們的專業和個人經驗認為這種方法是有益的。

想要減少體脂積累的運動員，在非訓練日及進食時間距離訓練課較遠的餐點，應該以纖維性蔬菜和水果形式的碳水化合物為主。吃各式各樣的水果和蔬菜（就像是多樣的肉類選擇性一樣）是滿足受訓者對微量營養素（維生素和礦物質）需求的好方法。一個陳腔濫調卻很實用的建議是，攝取水果和蔬菜時，選擇大量不同「顏色」的蔬果可以大大增加攝取人體健康和運動表現所需之微量營養素。

脂肪

脂肪是身體在休息和運動時的主要能量來源。但在任何形式的高強度或「無氧」訓練中，它不是一種有效的能量來源，其中亦包括肌力訓練。但脂肪對於恢復（包括支持健康的荷爾蒙濃度）、低強度運動以及大多數日常活動非常重要。所以，***脂肪不是敵人***。但是大眾避免脂肪的錯誤觀念是很頑固的。幾十年來，人們都說吃脂肪會讓你肥胖。是的，***每克***脂肪的卡路里含量高於蛋白質和碳水化合物。但是，適量的攝取膳食脂肪並沒有任何負面影響。蛋黃和紅肉不僅是運動員蛋白質的重要來源，還提供了良好的膳食脂肪，更不用說富含可以支持最佳健康狀態的維生素和礦物質。許多醫學界、食品科學界、食品工業界的人及大眾觀念都把這兩個有益的食物妖魔化，儘管他們提出的證據是有瑕疵且衝突的[7]。

大多數長青者每天建議攝取每磅體重 0.5 克的脂肪，使得大多數運動員每天脂肪攝取量約在 60 ～ 120 克之間。

營養補充品與增補劑

通常來說，營養補充劑只對於製造和銷售營養補充劑的人來說有價值，對其他人來說都沒有用。我們已經討論過乳清作為補充劑的用途，並且建議用乳清來維持必須蛋白質之攝取量。在本節中，我們會討論少數其他營養補充劑，雖然目前數據有限，但對進行肌力訓練的長青運動員而言***可能***有好處。

魚油。是大多數長青者應該考慮的產品，可以用來補充必需脂肪酸（EFA）。EFA 包括 omega-3 此種不能在體內合成的脂肪酸，必須從膳食來源來取得。從膳食和（或）補充劑中攝取 omega-3 脂肪酸可降低心血管疾病的風險[8]。此外，omega-3 脂肪酸會參與生成***類花生酸（eicosanoids）***，可調節體內系統性發炎，這當然是長青運動員所要關心的問題。如魚油等 Omega-3 補充劑似乎可以減少訓練後的肌肉痠痛[9]，儘管相關數據仍相當混亂[10]。如果運動員經常以深海魚如鮭魚為飲食的一部分，則不需要補充 Omega-3。如果受訓者沒有每週吃個幾次魚，那麼 Omega-3 補充劑就很值得投資。

維生素 D 及鈣片。維生素 D 不是一種單一化合物，而是一組稱為 **secosteroids 開環類固醇**的分

子，或俗稱 **calciferols 沉鈣固醇**。這些化合物是脂溶性的，但在食品中的含量很低，除非額外補充，否則單靠膳食攝取通常不會含有足夠量的維生素 D。維生素 D 的主要來源是暴露於陽光下時在皮膚合成，再由肝臟對新合成的維生素 D 進行化學變化讓其活化。維生素 D 生成的這個重要過程，對我們現代主要都在室內的生活模式，有很明顯的啟示。

維生素 D 對於人體從膳食吸收礦物質占有很重要的角色，特別是鈣、鎂、鐵、鋅和磷。維生素 D 在鈣吸收作用下扮演著核心角色，讓它成為骨骼健康的基礎。缺乏維生素 D 與骨質疏鬆症甚至佝僂病（rickets）有關。最近的一些數據指出，維生素 D 的缺乏可能與罹患第二型糖尿病有關[11]。老年人普遍缺乏維生素 D，最近已被認為是老年人發病率的主要原因[12]。在一項研究中更發現接受骨質疏鬆症治療的女性當中，一半以上都有維生素 D 濃度不足的問題。

一些研究顯示出，維生素 D 補品和鈣質一般都能夠互補，甚至可能有助於延緩甚至逆轉骨質流失[13]。這些數據的結果並不明確，未來還需要更多研究。但顯而易見的是，在沒有運動的情況下補充維生素 D 的效果不佳。

此外，維生素 D 可能對那些由醫生建議（或堅持）服用他汀類藥物（statins）治療膽固醇的長青者有用。撇開這些藥物是否有效的問題，他汀類藥物有可能導致肌肉痠痛和肌肉損傷，甚至會使胰島素阻抗惡化。一些研究人員認為，維生素 D 可以減緩這些作用。但根據我們的判斷，這些數據的意義仍有待商榷。

咖啡因。一個***美妙***的分子，它的存在為上帝的神恩提供了強有力的證據 —— 證明上帝愛我們並希望我們喝咖啡和茶。幾十年來生物醫學文獻在咖啡因對整體健康影響上搖擺不定，而且沒有任何結論[14]。在撰寫本文時，現有證據顯示出它既不會導致可怕的疾病，也不能治癒任何疾病[15]。它不會讓你更健康，也不會讓你更不健康。

它只是非常非常***好***而已。

咖啡因在訓練中可能有其效果。雖然大多數試驗都很小並且沒有特別精心設計，但咖啡作為一種***增補性能的輔助作用***（改善運動表現的補充劑）已經得到了廣泛的研究。然而，總體來說，咖啡因似乎可以在訓練期間促進更好的運動表現[16]，這可能是它對神經肌肉的功能[17]、情緒狀態[18]、肌肉收縮期間的鈣釋放以及血漿兒茶酚胺（腎上腺素和去甲腎上腺素）有所增加的影響[19]。

大眾對咖啡和茶的利尿作用其實是被誇大了。攝取咖啡和茶並不會比攝取等量的水更利尿，它對健康個體的含水狀態也沒有負面影響[20]。事實上，我們相信咖啡和茶具有雙重功能，同時是溫和的訓練興奮劑和補充水分的替代品。非常老的老年人或是不常接觸咖啡因的長青者，以及正在使用某些藥物者，應該注意咖啡和其他含咖啡因的飲料，並且很可能要放棄它們。對於長青者來說，含咖啡因飲料的真正缺點是對睡眠的潛在影響，因為睡眠也是一個重要的恢復因素。

肌酸。在第 4 章我們討論生物能量學的過程中，在能量光譜的高強度端提到了磷酸原系統。高強度的無氧努力（如一組蹲舉）在很大程度上是依賴磷酸原能量系統。這種高功率／低容量無氧系統是由已存在於肌肉中的 ATP（僅持續幾秒鐘）和磷酸肌酸（一種高能磷酸庫）所組成，在沒有代謝步驟的干預下，可立即將 ADP 重新充電變成 ATP。磷酸肌酸的參與，擴展了磷酸原系統的能力，延長了該系統可以最大努力運作的時間。

磷酸肌酸由進入到肌肉的膳食肌酸所形成。它在肉類中特別豐富。如果你能接受的話，腦和落磯山牡蠣是很好的肌酸來源。肌酸補劑，如粉末、藥丸、液體和嚼錠，已被證明對於從事無氧訓練的人***有效益***[21]。肌酸補劑很容易被肌肉吸收，並且在訓練狀態下，可以轉化為肌肉磷酸肌酸參與磷酸肌酸—ATP 循環。

肌酸補劑雖然不會讓你變得更強壯，但它有助於擴展磷酸原能量系統的容量，這或許可以讓你完成最後的次數……因此你可以***變得***更強壯。還有一些證據顯示，肌酸會促進肌細胞核的增加和肌肉衛星細胞（muscle satellite cells）的活化以增強肌肥大效果[22]。

許多教練、訓練師和健身專家建議肌酸使用在第一週時為「加載」期，每天攝入 15 ～ 20 公克，通常與糖一起攝取。之後，維持每天 5 公克的劑量似乎就足以維持這個增補效果。然而，這種常見的肌酸預先加載做法從未被證明是比較好的，運動員當然可以選擇從日常維持低劑量開始[23]。特殊配方的肌酸補劑，例如有「緩衝」效果的配方或混合其他補劑的配方，除了成本較高和汙染外，沒有增加什麼好處，應避免使用。普通的水合肌酸就有很好的效果[24]。

可能與您聽到的相反，沒有確鑿的證據證明肌酸可有效預防或治療神經退行性疾病或其他疾病。同樣的，也沒有證據證明肌酸會對健康的腎臟造成任何傷害，因此它作為補充劑似乎非常安全[25]。它對訓練的好處可能是高度個別化的，故難以評估對任何特定運動員的效果。

補充飲水

充分的飲水對於運動表現及恢復至關重要。即使熱量過剩和蛋白質攝取足夠，充足水分也是肌肉蛋白質合成和生長之必須條件。當然飲水對於整體健康也很重要，可以保持適當的血管、血漿液體量並促進廢物的消除。與營養相同，很難提供一個飲水的通用處方。但通常較大的個體比較小的個體需要更多水分；運動員比久坐不動的人需要更多的水。

我們可以合理將補充飲水分量的建議分為兩類 —— 維持和替代。維持補充飲水的作用就像字面上說明那樣，為每天進行數小時的訓練或身體活動的運動員、以及並未顯示愈發嚴重的無法察覺液體流失狀況的人（主要是因為運動時出汗和呼吸過多時所流失的水分）維持良好水分補充。我們建議他們每天喝約 2 ～ 3 公升（0.5 ～ 0.8 加侖）。在替代類別中，運動員會大量出汗，因此有更明顯的無意識水分損失。這些人每天可能需要 1 加侖以上的水分[26]。每天喝 8 杯水的古老建議是來自於建議每天飲用約半加侖的水（取決於你的杯子大小）。這個建議針對「一般」長青者這類神祕生物，還算是合理的飲水建議。

在運動過程中，運動員應該準備好飲用水並隨時飲用。如果覺得口渴 —— 就喝。當你真正極度渴望喝水時，你已經脫水了。在運動期間飲用含有電解質和一些碳水化合物（「運動飲料」）的飲料也算合理，但運動員應該注意在他的營養計畫中考慮這些飲料的熱量含量。

止痛藥與消炎藥

「沒有痛苦，沒有收穫。」就像大多數古老的諺語一樣，是一坨糞便中心的一小部分。這個特殊糞球的核心思想是，艱苦的訓練***會***產生一些痠痛，以及偶爾的撕裂或扭傷。肌肉痠痛反應了訓練所引起的肌肉結構和化學變化，而這將產生適應並增加力量。但是***痠痛本身***對實現訓練目標***沒有***任何幫助。運動員經常被告知要避免使用像 ibuprofen 這類非類固醇抗發炎藥（NSAIDs），或是像

acetaminophen 這類止痛藥，因為會「阻礙你的進步」。這樣的建議大多只是基於無知，但最糟糕的是來自於類似像清教徒，施虐受虐和深刻的病態世界觀。這個敘述並沒有臨床實證的基礎。

但***有***一個微弱的生物研究支持 NSAIDs 可能會抑制癒合或訓練的合成代謝反應，這是反對使用這些藥物的人常常引用的基礎科學研究，其中大多數涉及培養皿中的肌肉細胞[27]、白老鼠的切片[28]，或是運動生理學學生會做的奇怪實驗[29]。在實際人類中研究這個問題時，很明顯地 NSAID 的使用對肌力增加沒有顯著影響。對於年齡較大的運動員來說這很重要，因為當他們把痠痛時間縮短時，在訓練計畫中的表現似乎更好[30]。

Sullivan 已經對這個問題進行了深入的研究[31]，對生物學和研究細節感興趣的讀者可以參考該文章。最重要的是，***偶爾***使用 NSAIDs 和非麻醉止痛藥（例如 acetaminophen）似乎對訓練進展沒有任何不利影響，還能產生最少的訓練不適感，讓運動員繼續訓練和積極休息進而產生好的影響。但這些藥物確實有一些副作用，所以只有在需要的時候才使用這些藥物，並應該按照指示使用，也不能太常使用。正在服用某些藥物，或患有某些疾病的運動員可能得禁用這些藥物。但總體來說，***長青者有疼痛就應該要治療***，並感激自己生活在一個存在有效、廉價、安全的止痛藥與消炎藥的世界，科技文明自有其優勢。

睡眠

恢復期間的許多合成代謝過程皆是發生在睡眠期間。合成型荷爾蒙的分泌是長青者恢復最重要的過程。長青者必須非常努力才能達到最理想的荷爾蒙分泌狀態。當睡眠被打擾或是不足時，荷爾蒙的生成會受到限制。睪固酮濃度在入睡時開始攀升，大約 90 分鐘後的 REM 週期中達到峰值。這些濃度會一直保持高點直到醒來。人類生長激素（HGH）是另一種合成代謝荷爾蒙，在睡眠期間也會升高[32]。在許多作用中，HGH 對於調節生長因子訊號傳導和皮質醇的作用很重要。皮質醇是一種分解代謝荷爾蒙，在很大的身體壓力時會釋放，例如重量訓練。持續高濃度的皮質醇將會導致進入 Selye 的第三期 —— 耗竭期或是過度訓練。因此，睡眠對恢復有多重的影響。

但基於各種原因，許多長青者常常難以獲得足夠的睡眠，尤其是 REM 睡眠。過早醒來，或是一晚每隔幾個小時就中斷睡眠，都會縮短或妨礙深度 REM 睡眠，也限制了長時間高濃度合成代謝荷爾蒙帶來的好處。

八個小時的睡眠是合理目標。這裡指的是八小時的***睡眠***，而不是兩個小時在床上看 ***Letterman*** 和***運動頻道***，接著六小時的實際睡眠。此外，八小時的***連續***睡眠與每晚中斷三、四次的八小時睡眠也不同。

許多長青者會發現，訓練可以顯著改善他們的睡眠。但對於多數老年人來說，即使有運動，規律連續的睡眠被中斷依然是反覆出現的問題。這可能來自一系列原因 —— 情緒緊張或焦慮、藥物治療、關節疼痛、夜尿問題（如攝護腺肥大）等等。其中一些可能需要醫學診斷和治療。但是，許多長青者可以從簡單的行為變改中受益：調節膳食攝取量和用餐時間、控制咖啡因和酒精攝取量、改善睡眠環境，以及在絕對必要的情況下，偶爾使用溫和的助眠藥物。

咖啡因、酒精、食物

即使在身體疲憊時，咖啡因也可以讓頭腦保持清醒。規律攝取咖啡等咖啡因產品的人，應該記下咖啡因產品最後一次造成他們夜晚睡眠問題的時間。藉由仔細監控，可以發現有用的模式。如果在一天中的特定時間後就不再攝取咖啡因，可能就不會影響之後的睡眠。

酒精通常具有令人愉悅的感覺，特別是在夜晚時來一杯晚酒，可以讓人舒緩一下，尤其是在疲憊、壓力很大的一天之後。晚上喝一小杯波本威士忌一開始可能有助於進入睡眠狀態，但許多人反應幾個小時之後就會變得相當清醒。酒精會擾亂了正常的睡眠週期結構，減少慢波（第三和第四階段）睡眠的時間。跟咖啡因一樣，試著尋找相同的模式，可以幫助長青者決定在就寢時間前多久應該鎖上酒櫃。

某些類型的食物也會打斷睡眠模式。晚上吃非常辛辣的食物對許多人來說會影響睡眠，特別是60歲及以上的人。咖啡因、尼古丁、高脂肪膳食、巧克力和酒精都會促進下食道括約肌鬆弛，造成胃食道逆流和胃灼熱，這會擾亂睡眠並導致其他問題。長青運動員在監控睡眠品質時應考量飲食，找到能令人愉快並兼顧睡眠品質的晚餐—飲料—睡眠程序。

睡眠環境

睡眠環境是非常重要的。證據、經驗及常識顯示，長青運動員的睡眠環境應該是舒適、黑暗和安靜的。大多數人發現他們在有點涼爽的房間裡會睡得更好。安靜是基本的，家庭，兒童和寵物必須尊重長青運動員對安靜、不間斷睡眠的需求，不然就去住其他地方。許多人也發現白噪音對睡眠有幫助甚至不可或缺，市面上可買到便宜的白噪音產生器，而小的桌上型風扇就有不錯的效果。看電視、吃東西、上網或在床上工作，對於希望促進最佳恢復的長青者來說是不能接受的。在床上的時候只能做愛（這是一個重要的恢復和生活要素）和睡覺，就是這樣。

關鍵是一致性：床、枕頭、溫度、黑暗、安靜和白噪音，應該就像一個人退休生活那樣，每個晚上都一樣。這一切匯集在一起形成了全面的睡眠程序，這個程序是一個複雜的刺激條件，向神經系統和身體發出強大訊號：***現在是時候入睡了並快長出一些肌肉來吧***。

安眠藥

偶爾使用安眠藥，對難以入睡或想維持睡眠的長青者有幫助，但是習慣性使用這些藥物本身就有問題則應該避免。特別是那些具有不良副作用的強效安眠藥更是如此。如果之前提到有關睡眠衛生的因素都已注意，但長青運動員依然持續性失眠，則應該要與他們的醫生討論這個問題，並且只有在醫生的監督下，長青者才能使用安眠藥物。

褪黑激素（Melatonin）、纈草（valerian）和抗組織胺（diphenhydramine），這些藥物市面上都買得到，偶爾使用也可能有效果。褪黑激素的效力比較溫和，使用者通常也有良好的耐受性。有些人使用纈草也有很好的效果。抗組織胺通常也很有效，但它會與其他藥物相互作用產生抗膽鹼能特性（anticholinergic）——這是致命茄屬植物（nightshade）或是吉姆森草（jimson weed）的溫和版。

雖然它很安全，但對一些長青者來說是禁忌。因此，我們重申：只有在醫生的監督下才能使用安眠藥物，即使是非處方藥也一樣，而且只能在其他睡眠衛生因素都妥善處理之後才使用。

壓力釋放

不同程度的慢性壓力對恢復會有不良影響。長青運動員如果在工作、家庭、經濟或心理壓力下，精神或情緒都不堪重負，則生理層面也會受到波及，不僅是從訓練中的恢復，一般健康也會受到影響。慢性壓力會抑制合成代謝，對心血管健康的參數產生不良影響。釋放壓力的全面治療已遠超出本文範圍。但是，現今長青者生活在一個訊息豐富、生活舒適和醫學知識發達的時代，這是祖先在美夢中也無法想像的。現在有資源可以幫助長青者確認壓力來源、減輕壓力、中和生活壓力，並將壓力融入生活。訓練本身對壓力的調劑相當有效，但必須先解決阻礙或損害訓練效益的壓力，因為這個壓力可能遠遠超出阻礙訓練效益的影響。壓倒性的壓力，憂慮和絕望是對健康甚至生命的威脅，亦可能代表出現嚴重的潛在內分泌失調或神經精神紊亂疾病。我們懇請有這些症狀的長青者，立即尋求醫療或心理健康專業人士的協助。

Chapter
17

課程的設計與執行的要素

Elements of Program Design and Execution

訓練課程是根據***訓練變項***構建的，藉由操控超負荷事件以產生訓練壓力，促進恢復並產生適應的效應。課程規畫中最重要的訓練變項就是訓練強度及訓練量。***強度***是指運動員使用的負荷與其最大肌力之比例。***訓練量***是執行訓練總次數的測量方式，即組數與每組次數。不同的組數—次數組合會產生不同的訓練屬性，並會引發不同的壓力—恢復—適應循環的各種元素。因此，訓練量是訓練課程設計的重要組成。長青運動員對訓練量和強度的反應與年輕人不同，在長青者訓練課程的設計中，需要特別考慮這些訓練變項。本章將詳細介紹這些元素、典型訓練課程的整體結構，以及紀錄保存的方法和重要性。

強度與訓練量

訓練課程的組成方法，是調控訓練變項，以實現長期促進身體表現的改善。這樣產生的訓練課程會突顯每次訓練的結構、何時該進行訓練，以及如何評估和追蹤進展。

有許多訓練變項可用於課程設計中，而同時操作多個變項的課表可能會變得非常複雜 —— 這個情況通常不必要，有時甚至是荒謬的。長青者參與僅操弄少數變項的訓練課程，就可以得到很好的訓練結果。初學者訓練計畫 —— 在運動員訓練生涯中，這個階段可以比任何其他時間進步得更快 —— 只需要在課表中操控***一個***訓練變項。認識訓練變項、了解它們如何影響壓力－恢復－適應循環、以及認識如何操弄訓練變項以達到訓練目標，是肌力訓練課程的基礎。接下來我們基本上會討論這些訓練變項，並介紹重要的基本詞彙。

在健身房中我們要理解兩個最重要的訓練變項當然是強度和訓練量。這兩者呈負相關。隨著一個上升，另一個則必須下降。

強度簡單來說是相對於長青運動員最大肌力的負荷或阻力[1]。任何高於 90% 最大重量（1RM）的重量都是***高強度***。1RM 的 75 ～ 85%是***中等強度*** —— 實際上大部分的肌力訓練是在這個強度區間。60 ～ 70%之間的負荷通常用在某些類型的肌肥大或爆發力訓練上，屬於***低強度***區間。

在重訓室裡，強度這個變項絕非主觀要素。這與訓練的「強烈」***感覺***、訓練的難度、出多少汗，或是慘叫和呻吟的程度都無關。***強度***和***困難***不一樣。在 70%的 1RM 連續蹲 12 下是很***困難***的；以 95% 蹲 2 下亦然，這兩者都很難，但前者屬於低強度，而後者是高強度。

在這裡要注意一個重點，上述關於相對強度作為 1RM 比例的討論僅僅是為了說明強度本身的概念。這裡並***沒有要求測試初學運動員的 1RM***。1RM 在初學者計畫中沒有任何用處，除了帶來不必要的受傷風險外沒有一丁點好處。1RM 的真正價值只存在於中階或高階訓練階段。

訓練量就是訓練動作執行的總次數。執行某一個訓練動作多次即是***高訓練量***訓練 —— 無論其強度如何。***低訓練量***訓練是指執行次數僅有幾次而已。這裡很容易可以看出訓練量和強度如何成反比關係。例如，非常高的訓練量根本***不能***以非常高的強度進行。超越初學者程度的課程會操縱這兩個訓練變項以產生高訓練量／中等強度，以及低訓練量／高強度的訓練壓力，皆可作為超負荷事件。後者通常用於顯示或測試訓練期間中所增加的肌力；低訓練／低強度訓練則常使用在恢復訓練。

訓練量的元素是重複次數和組數。一個**次數**（或簡稱「rep」）是指執行一次訓練動作。**組數**是指次數的重複，一個接著一個執行。如果一名學員舉起槓鈴五次，放回架上，休息一分鐘，再做五次，這樣他就完成了兩組。訓練量可以每天、每週或以每月計算。每週和每月的訓練量計算還考慮了在一定時間範圍內訓練的**頻率**。訓練頻率對於長青者訓練計畫而言也是一個重要的變項。

組數理論

組數，以及組間休息的時間，是組成個別訓練課表的基石。有幾種組數類型可以用來實現訓練課程中的特定目標。

注意：在指定訓練負荷時，本書使用以下格式：重量 × 次數 × 組數。例如：45×5×2 ＝ 45 磅 × 五次 ×2 組。除非另有說明，否則重量以磅為單位。對於未指定重量的格式為：組數 × 次數。例如：3×10 ＝ 3 組 10 次。

訓練組是訓練的主要目標。訓練組可以是一組，例如，五次反覆。但是訓練組通常由一個以上的「組」所組成，例如每組 5 下，執行 3 組（3×5）。***藉由執行指定的訓練組來實現訓練課表的目標***。如果運動員是中階者並且當天訓練的目的是產生訓練量的訓練壓力，那麼這個目標可以 85% 1RM 做 5 組 5 下（5×5）（高訓練量／中等強度）來實現。如果今天的目標是恢復，可以規畫 2 個訓練組，每組 5 下，重量是 70% 1RM。如果今天的訓練是用來展現適應成果並展示新的肌力水準，那麼課表可以低訓練量／高強度訓練，在新的 5RM 下進行 1 組 5 下（1×5）。如果受訓者是初學者，他的訓練組則不會操控他的訓練量或強度，而是施加新的訓練刺激，並隨著每次訓練的負荷提升而展現適應。

訓練組就是課表中告訴運動員**今天**需要做的訓練。

本書中的課表要求將訓練組作為 **Sets Across（一次完成單一動作）**。這是指所有的訓練組都以相同次數、相同負荷執行，且訓練組的訓練動作都要按順序執行。換句話說，不會混合或錯開訓練組的訓練動作。例如蹲舉，直到我們的蹲舉訓練完成後，才繼續進行推舉或硬舉訓練。

暖身組會以較低強度進行，以便讓受訓者的組織與神經系統為較重的訓練組作準備。暖身組本身不是訓練的特定目標，原因是暖身組通常沒有足夠的訓練量或強度來產生訓練所需的壓力。暖身通常以空槓開始。接著在槓上逐漸增加重量並進行幾組少量的暖身，直到受訓者準備好開始進行訓練組。我們在本章後面對此有更多說明。

強度上升組是一種訓練的變形，用於特定初學者課程或是一些中階者課程。這種訓練組的特色是每一組之後都增加槓上的重量（通常是，但不是每次都是），同時減少每組的次數（「金字塔組」）。例子可見第 21 章和第 22 章。

倒退組即是在每組之後都下降一些強度。當教練或有經驗的受訓者確定，這個動作需要比訓練組更多的訓練量或是技術訓練時，倒退組是很有用的。例如，受訓者在訓練組中的技術層面出了點問題，則可以使用倒退組以減少槓上的重量並讓教練即時糾正動作，而不是等到下一次訓練。又或許受訓者在最後一組訓練組的最後一下失敗，經由教練判斷可以使用中等強度的倒退組，再增加一點訓練量，在下次訓練前推動足夠的適應，讓受訓者達到設定的訓練目標。在課程設計中使用倒退組的方式和原因的具體範例，會在後續章節討論。

並非所有訓練動作產生的壓力都是相等的，有些動作顯然可以比其他動作產生更多壓力。尤其是硬舉，可以產生強大的訓練壓力。這是一件好事，但必須小心處理壓力。使用訓練組的重量時，硬舉通常只做一組就夠了，而蹲舉、推舉和臥推通常是使用3組。訓練的初始階段（第一週或第2週）可能例外，因為這時候受訓者為了建立運動能力和學習適當的技術，使用的重量還很輕。在這段時間內，教練可以讓受訓者進行多次硬舉（2 ～ 5 組）以練習動作型態，教練也可以藉此有更多機會來提升運動員的技術。一旦受訓者掌握了動作且槓上的重量變得非常沉重時，硬舉就必須限於單一個訓練組。

隨著受訓者的進步和肌力增強，他的最高訓練組將開始對恢復能力產生壓力。一旦發生這種情況，運動員和教練可能會考慮減少訓練組的數量來管理壓力，以便在 48 ～ 72 小時的窗口內恢復。我們將會在後續章節看到許多相關範例。

大多數輔助訓練並不像蹲舉或硬舉對身體產生那麼大的壓力。在適當情況下，這些訓練動作可以有較多的訓練組。

組數次數計畫和特定訓練目標

組數和次數是課程設計的基本組成，因為不同的組數—次數計畫會產生不同的適應，因此在追求不同訓練目標時，往往會在適當強度下使用不同的組數—次數計畫[2]。每組 1 ～ 3 下屬於高強度，通常與最大肌力和爆發力的產生有關；每組 8 ～ 12 下屬於中強度，用於增加肌肉質量和大小（肌肥大）。這個組數計畫對於**健美**或主要訓練目標是快速增加肌肉重量的運動員來說，是訓練課程中必須的重要元素。非常高的反覆次數（15 ～ 20 次），必須在低強度下進行，用於訓練肌耐力，對於需要在長時間內產生相對較低的力量，同時需要抵抗極度疲勞的運動員來說，是有效的工具。

但對於初學運動員而言，這些組數—次數範圍都不是最佳選擇。即使目標是提高爆發力、肌肥大或肌耐力，使用這些組數—次數計畫對於新手來說也言之過早且效率不佳。爆發力、肌耐力和肌肉質量的有效訓練都需要以肌力為基礎。爆發力就是快速展現肌力的能力，因此肌力越強，爆發力就越強。同樣的，缺乏全身肌力基礎也意味著運動員無法產生用於訓練肌肥大或肌耐力所需要的最佳壓力。

雖然在運動科學文獻中，理想的組數與次數範圍一直是爭論不休的議題[3]，但是大量的實務經驗顯示，多組 5 下是提升肌力非常有效的方法。在新手的課表中，所有主要槓鈴動作的目標都是每組做到 5 下，這樣對於肌力和肌肉量都能帶來很大的刺激，而這兩者都是新手的主要目標。多組 5 下剛好處在肌力訓練光譜的「代謝中間點」，會產生足以驅動適應的訓練壓力，也能在 48 至 72 小時的窗口產生恢復。

次數 1 下與 2 下的大重量組是訓練絕對肌力非常直接的方法，但若目標是肌肥大則不如次數 5 下的組有效。因此在任何情況下，對於尚未掌握這些技術的初學者來說，大重量組都不是最佳或安全的訓練方式。

3 下或 4 下的訓練組會用於一些初學者課程的變化版本，我們將在隨後的訓練架構中詳述這些變化及其意義。在初學者課表中也會使用超過 5 下的訓練組，但僅用在輔助訓練上，或是由於個人的生理限制，為了能進行主要槓鈴訓練而做的矯正訓練或替換主槓鈴訓練的補救訓練。

使用更高次數（例如，8 ～ 20 下）做主要槓鈴動作的課表對於長青初學者來說不是一個好主意。受訓者年齡愈大，這種大訓練量的訓練就愈不明智。一般都會認為較低負荷與較高次數對於虛弱長青者更安全些，且依舊可以達成訓練目標。而且某些文獻也認同這些假設。但我們要提醒讀者，大多數文獻都以器械式的阻力訓練為主，且通常是低強度的。我們不得不做出結論，給這些建議的作者從未目睹過 1 組 10 ～ 15 下的槓鈴蹲舉（即使是低強度）對一個 60 歲的初學者所能造成的影響。長青運動員對訓練量非常敏感。在長青者身上施加大訓練量的槓鈴訓練，可能導致一週以上的嚴重肌肉痠痛、全身發炎、關節疼痛與疲勞 —— 等同訓練中斷或終止。

這是教練的過失。***絕對不能***發生這種錯誤。***長青初學者的槓鈴訓練絕對不可以使用高強度或中高強度的高訓練量（> 8 次反覆）***，而且例如反手引體向上等非槓鈴的輔助訓練，應該維持在 15 下以下。對於已經建立肌力和體能基礎的中階長青者，可能需要調整他們的組數—次數計畫，但通常是傾向於更少，而不是更多的訓練量。

組間休息

組間坐下來休息並不是偷懶。在困難的訓練組之後，讓身體完全恢復是絕對必要的。此時身體增加的氧消耗（粒線體代謝）可補充肌肉中的 ATP、磷酸肌酸、鈣濃度及葡萄糖。

組間的休息也可以像任何其他因素一樣操縱，用來引起某些適應效果。對於肌肥大和肌耐力，休息時間通常非常短暫（30 ～ 120 秒），且一般會採用力竭訓練，這意味著次數將有所不同。然而，肌力訓練的目標是完成指定負荷下的特定訓練量。若是過度疲勞且沒有從前一組動作完整恢復，就無法做到這點。讓身體產生適應的是***訓練組***本身，而不是組間休息。針對肌力的訓練，在訓練開始時，組間至少應該花 3 ～ 5 分鐘休息。隨著強度增加及槓上的重量變重，則需要 8 ～ 10 分鐘的組間休息。

我們強調，所謂的組間休息是***完全***休息，不要與某些流行的健康觀念或是體適能組織所倡導的動態休息混淆。兩組之間的休息***不***包括有氧間歇或其他運動。這不是能量系統訓練（雖然它實際上會促進能量系統適應），這是肌力訓練。我們對維持特定心率或持續活動一個小時以上不感興趣。事實上，你應該準備好，在一小時的肌力訓練中坐著的時間和做動作的時間差不多。對於受訓者來說，在休息時間的最後一分鐘左右才站起來，走動一下並「抖抖身體」是不錯的，甚至是有益的。任何更累的活動將會適得其反。***訓練的目標是完成訓練組***，未能確保充分的休息時間，是肌力訓練無法取得進展的常見原因。

在本文的後半部，我們將簡要討論循環訓練的觀念，循環訓練適用於那些可能已經達到一定肌力水準，目前合理的目標是在維持現有肌力或進展緩慢的長青者。循環訓練是用在這些***非常罕見***的人身上，意指執行多個訓練動作，通常是連續 2 ～ 4 次的循環，動作之間幾乎沒有休息。這種類型的訓練很受歡迎，對某些人來說也可能很誘人。但對於絕大多數需要專注於肌力和淨身體組織發展的長青者來說，這類訓練是相對禁忌的。

長青者的訓練量強度劑量考量

在為長青者規畫課程時最要考量的因素是他們***對訓練量敏感且相當依賴強度***。過多的訓練量是將長青者推入過度訓練狀態的最快方法。訓練中過量（過度訓練量）或在一週內過多的訓練課程（過度訓練頻率）會使長青者疲憊不堪。另一方面，長青者相對於年輕人來說，更容易進入退訓練狀態，特別是當槓上的重量減輕一段時間之後。

當運動員在設計良好且恢復良好的訓練課程中停滯時，首先應該調整的是減少訓練量或訓練頻率，而不是降低強度。聰明的教練會先刪掉一些組數或減少每組的次數，甚至從每週訓練課表中拿掉一天，再考慮降低長青者槓上的重量。

在初學者課程的後期，可以為長青者安排輕負荷蹲舉日。這不會與訓練量敏感／強度依賴原理相矛盾，而是進入中階課程的預兆。此外，長青者於輕負荷日所需的強度，相對地也比年輕運動員所需的更高。

訓練的結構

準備

不用多說，運動員在開始訓練時應該保持充分休息與營養、心無旁騖、良好精神狀態等等。運動員應該在開始運動之前的一小時內吃一頓運動前餐，比如蛋白奶昔加一些碳水化合物。運動員應穿著乾淨合適的服裝。在訓練期間，受訓者可能會***變得***滿身汗臭與骯髒，但一出現就又臭又髒的人表示不尊重他人，可能不被允許入場。運動員手邊要有自己的訓練紀錄，並清楚了解當天的訓練目標：要執行的訓練動作及其相應的訓練組數。回顧前幾次的訓練是一個好主意。許多人發現在白板上寫出當天的暖身組及訓練組，並放在可以快速參考的地方很有用。這可以使訓練更有效率，特別是當多位運動員分享教練、健身房，甚至單個蹲舉架時。也可以使用黑板、手機應用程式和電子表格。任何能夠協助受訓者有效訓練的系統都可以使用。

暖身

在訓練中完成任何預設的訓練動作都是從特定的暖身動作開始。暖身對於動作模式的熟悉非常重要，可以增加肌肉血流量、溫度和彈性，並讓教練可以在重量較低時修正動作型態。隨著暖身的重量愈來愈沉重，分子、細胞和全身會開始變化，使運動員的身體準備好應付訓練組所設定的重量。

區分***特定暖身***和***一般暖身***是很有用的，一般暖身是指任何活動，用來讓體溫升高並增加肌肉與關節內的血液流量。一般暖身並非必要，但對於 50 歲以上的運動員來說，這樣暖身不是個壞主意。一般的暖身可以是持續 5 ～ 10 分鐘的任何活動，只要能加速體內循環並且緩解肌肉痠痛，使僵硬的關節放鬆。室內腳踏車、橢圓機、划船機，甚至在街區周圍快步走幾分鐘都是不錯的方法。在訓練開始之前，教練需要注意，不要讓一位體能狀況不佳的訓練者在暖身就開始疲勞。應該要避免高強度形式的有氧運動，例如跳繩及跑步。暖身的關鍵是增加血液流量、肌肉溫度和關節活動度，但不至於累積疲勞。如果可以輕鬆完成，就應該輕鬆完成。

在一般暖身完成後接著進行特定暖身。通常是用受訓者當天訓練的主項動作，做輕重量的 1 組或 2 組（通常是空槓）。可能是 1 組 5 下或是多達 20 下 1 組，這取決於運動員當天是否有明顯肌肉痠痛僵硬。過去因為受傷所影響的部位可能會需要額外的暖身。當天的第一個訓練動作也可能需要比第二個和第三個動作更多暖身。對於初學者而言，由於每一次課程都是從蹲舉開始，因此更應如此。腿在一開始時似乎會比上半身更僵硬，因此需要更多的暖身組。然而一旦蹲舉訓練完成，整個身體通常會非常熱，這時當天的第二個訓練動作（推舉或臥推）很容易就能暖身完畢。

空槓暖身通常沒有固定的程序，憑感覺就好，在空槓下做足夠的活動讓身體放鬆及柔韌，暖身的訓練可能每次課程都不同，這根據受訓者的感受而定。

使用比空槓更重的負荷進行特定暖身容易讓人感到困惑，特別是當初學者試圖在防止受傷與不讓過大訓練負荷導致自己疲憊之間尋找平衡時。暖身錯誤是個常見的問題，通常有以下幾種形式：

過多的暖身組。這是特別常見的錯誤，通常是受訓者（或他的教練）缺乏信心造成的。當訓練的重量愈來愈重時，運動員會心生「試水溫」的念頭，當暖身最後幾組接近訓練組重量時，重量增加的幅度會變小，結果導致過多的暖身組以及太多重量接近訓練組的暖身組。

例 17-1 說明在 305×5×3 的訓練組處方下，是有缺陷及適當的暖身計畫。在不正確的暖身（左）中，運動員可能不確定他當天想做什麼，或不確定他是否有能力執行計畫。兩者都顯示出紀錄不良、計畫不周或根本沒有計畫的缺陷。具有良好訓練計畫和仔細訓練紀錄的運動員，不應該不確定他在某一天能做些什麼。他的計畫應該要能讓他***準備好***執行訓練組。在此他不應該進行 290 和 300 的暖身組。一個好的暖身程序 —— 如例 17-1 右所示 —— 會在後續討論。

例 17-1：暖身

錯誤方法	**正確方法**
45×5×2	45×5×2
135×3	135×3
185×1	185×1
225×1	225×1
255×1	255×1
275×1	285×1
285×1	305×5×3
290×1	
300×1	
305×5×3	

接近訓練組重量的次數過多。除非受訓者的計畫明確指定，是為了累積訓練量而增加反覆次數的組數，否則沒有理由在最後幾個暖身組中做超過 1 下。事實上，第三個暖身組完成的任何訓練組，都不是為了讓身體變暖，而是為了讓運動員的神經系統和肌肉生物化學為了接下來的大重量組數做好準備。這種神經和生化適應反應必須逐步堆積，但不必於每組進行多次反覆、累積過度疲勞。

舉個例子來說，對於一個預計做到蹲舉 305 磅 5 下的學員來說，前 3 組熱身將是大約用空槓做 10 下（2×5），135 磅 5 下，185 磅 3 下。在此之後，運動員全身精力充沛、柔軟且暖身完畢……但他顯然還沒準備好從 185×3 跳到 305×5。現在他必須逐步為他的肌肉和神經系統做好準備工作。這時可以用大重量的單一次數來完成。在 185×3 之後，一個絕佳的方法是 225×1，接著是 255×1，最後是 285×1。超過這個量不僅浪費體力，而且運動員會在訓練組開始之前疲勞。

沒有足夠的暖身組 —— 跳太快。這種錯誤常出現在沒有經驗、過於激進、還沒有犯過這種錯誤的***年輕***受訓者身上。通常發生在運動員於開始熱身後感到精力充沛的情況。他感覺很柔韌，很強壯，所以他傲慢地直接從 185×3 跳到 305，作為他的 5RM 嘗試，當然毫無疑問完全卡關。這是個悲劇：如果他進行適當的暖身，他本可以完成 305×5 這個**個人的新紀錄**（PR）。但也有可能是他誤以為，在 185×3 之後的所有額外單下暖身，只會使他在訓練組之前疲憊不堪。不過其實情況正好相反，若他有充分休息，且最後幾次暖身都只做 1 下，或許可以避免這個心碎的結果。

暖身規畫的通則。沒有固定的公式可以適用於所有訓練階段、所有受訓者所使用的每項訓練動作。但是我們可以應用上面討論的原則，提出一個設計暖身組的好方法。

1. **首先先設定好最後一組暖身組。**重量會比目標訓練組的重量低約 5 ～ 10%，只做 1 下。
2. **從最後一個暖身組**向前回推整個暖身組進展，每一組大約以 15 ～ 20% 相等減量，直到空槓。
3. **盡可能提高空槓組數，直到感覺放鬆及柔韌。**這個重量或許每一天、每個動作都會不一樣。
4. **槓上加重的第一個暖身組要做 5 下。**

5. **下一個（也可能是一個額外的）暖身組則是完成 3 下反覆。**
6. **接下來所有的暖身組都做 1 下。**

這種方法可以也必須個別化。每個運動員都是不同的，每個運動員的每日狀態也都不同，體能狀態會影響暖身的結構。訓練當天如果有肌肉痠痛或關節疼痛，可以增加一些輕重量暖身組；又如果運動員有某個關節感覺不對，有時可以增加一些大重量暖身組。運動員和教練應該有***合理的***方法來設計暖身組，但有時也應該學會跟著感受走。

訓練組與組間休息

最後一次暖身組之後，運動員先休息 3 ～ 5 分鐘。接著受訓者從第一個訓練組開始，之後再次休息，持續 5、8 或甚至 10 分鐘。

訓練組之間的組間休息至關重要。一個訓練組結束後趕著做另一個訓練組沒有任何好處，通常只會帶來失敗。請記住，***訓練組是整個訓練的目標***。運動員應在組間休息夠長的時間，以確保他們能用良好的動作型態完成訓練。組間休息可用於紀錄、補充飲水，與教練和訓練夥伴討論技術，或是為了音樂而爭吵。

完成訓練

當最後一個訓練組完成，把槓鈴放回蹲舉架後，運動員仍然有一些工作要做。我們認為在訓練結束後儘快飲用蛋白奶昔或同等蛋白質量的食物是一種好習慣。槓鈴、槓片和其他器材也應該回歸到適當的位置 —— 這不僅是尊重設施和設備，也有安全考量。與教練或訓練夥伴總結並計畫下一次訓練課程也是很好的想法。

最後，運動員必須確保完成他的訓練日誌，紀錄重要的觀察現象與感覺印象，以便用於日後訓練的參考，讓我們現在就來談談紀錄保存的重要性。

訓練紀錄

只是做做***運動***的人不需要日誌，只需要一本日曆，或是某種規律的習慣，一個起床和運動的意願，以及一條看起來很酷的頭帶。

但運動員做的不是運動，而是***訓練***。他們參與了操作一個以上訓練變項的課程，以實現改善一般體適能屬性為目標，因此他們需要仔細紀錄可能影響訓練進度的任何事情。

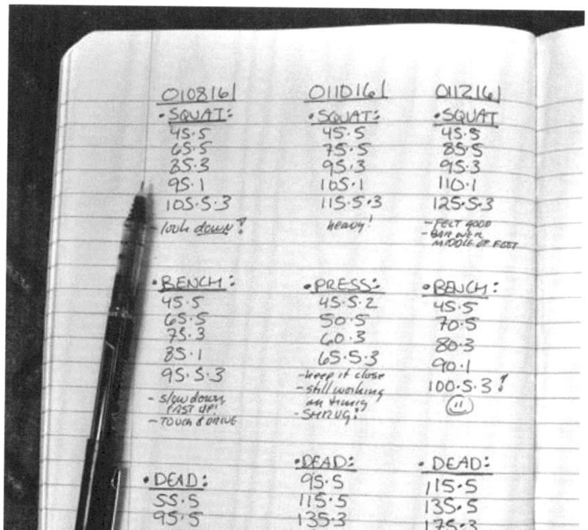

圖 17-1　訓練日誌。運動員紀錄訓練所有的組數一次數，包括訓練筆記。這個例子的日誌格式是每個訓練課程為一欄，不過任何適用於教練和運動員的格式都是可接受的。

在這個電子時代，有許多「虛擬」紀錄保存可選擇。運動員可以在手機上安裝應用程式，在筆記本電腦上安裝電子表格，或在 lookhowstrongiam.com 上紀錄訓練日誌。這些都很好，如果你願意的話，你可以採用上述任何一種方法紀錄訓練日誌，但是我們在這裡會用比較笨的方法，並堅持***紙本日誌是最好的方法***。這本簡陋的英文作文本可以在任何一家大賣場買到，價格大約為 1 美元，且它仍然是黃金標準。它可以放進你的健身包中，它簡單、快速、易於使用，不需要電源線，沒有任何頭腦正常的人會偷走它。電子表格和線上訓練日誌非常有用，但是紙本日誌沒有伺服器崩潰的問題。

紙本日誌有許多不同的紀錄保存格式，我們偏好於圖 17-1 中所示的格式。這種方法沒有什麼神奇之處：每個訓練課程紀錄在一欄、每行紀錄一個訓練組等等。它有效。運動員和教練採用的格式必須能快速參考，以便輕鬆追蹤並規畫進度。要注意，***每一組動作都要紀錄***，而不僅僅是訓練組，也需要包含輔助筆記和運動員的印象感覺。當課程需要停止或刪減時，這些可能是重要的資訊來源。

訓練紀錄的重要性再怎樣強調也不為過，訓練是一項長期、高度結構化的計畫，旨在調整你的生理和運動表現，並優化你的健康狀態。所以請把健身包中的那本小本子想像成是你的治療日誌或醫療紀錄，並用適當的方法維護它。

Chapter

18

運動員訓練計畫類別：初學者，中階者，高階者

Athlete Program Categories: Novice, Intermediate, and Beyond

任何運動員的訓練計畫結構均取決於運動員在壓力—恢復—適應循環中的進展速度。當運動員變得愈來愈強壯，他會施加更大的訓練壓力，因而需要更多時間來恢復和適應，並提高計畫複雜性。因此，課程設計和運動員等級分類其實也反應並利用了生物學上的適應特性。

運動員和其適當的訓練計畫可分為***初學***、***中階***和***高階***。這個術語明確指出了運動員在整個壓力—恢復—適應循環中的進展能力，以及適合該運動員的計畫類型。長青者的適應能力與年齡、性別、遺傳和其他變項有關。一個運動員愈接近其生理表現潛力時，他的訓練週期就愈長，超負荷事件也愈複雜。運動員始終會希望訓練計畫能以最快速度帶來肌力提升，利用盡可能短的訓練週期和複雜性最低的訓練計畫。在這方面，初學者是所有人中最令人羨慕的運動員。

課程設計，反應了適應的能力

在本文中，我們遵循銳普托的說法，將運動員及其訓練計畫分類為***初學***、***中階***和***高階***。這些分類與運動員的絕對肌力或天生的運動能力無關。一般而言，這些術語通常用來表示人類在許多需要努力的領域中，特定水準的能力或經驗。但在此，我們對這個術語的使用，明確限定在***運動員於壓力—恢復—適應週期中進展的能力***，以及適合該運動員的計畫類型。初學運動員可能比中階或高階運動員強壯得多，這些類別之間的差異不在於受訓者的絕對肌力，而在於適應能力。

我們來看一個例子，一名 63 歲的女性長青者，剛剛開始肌力訓練計畫。她很健康，沒有嚴重體能不佳的問題，並且很配合恢復，如積極的休息、營養和睡眠。為了簡單起見，我們只考慮她的蹲舉訓練。訓練的第一天，她在蹲舉的訓練組達到了 50 磅的 3 組 5 下。兩天後她回到健身房，發現她現在可以蹲舉 55 磅 —— 3 組 5 下。當她三天後回來，她可以完成蹲舉 60 磅的訓練組。

該受訓者表現出的特色，是每次訓練都能提升一些訓練壓力，而且每次訓練都能作為超負荷事

件。她可以繼續使用這種訓練模式很長一段時間，隨著肌力增加，她可以在每一次訓練時都增加槓上的重量。她的計畫讓她必須做到這點，因此完全善用了她的適應能力。

換句話說，這名運動員目前尚未強壯到可以施加在下一次訓練之前無法恢復的訓練壓力。

但她***正***以很快的速度變強壯。最終，她的進步會變慢，然後停滯。當然，某些特定的技術能幫助她再次在每次訓練中都進步，但是效果有限，也無法無限期地維持下去。遲早，我們的運動員會變得足夠強壯，足以施加更沉重的訓練壓力，使她無法在下一次訓練之前恢復和適應。

這並不是指我們的運動員已經達到她的最大肌力或是肌力訓練生涯的終點，這肯定也不是運動員得放棄變得更強，或是必須使用某種「維持肌力」計畫的跡象。相反，它只是反應了生物學上的現實：運動員現在需要更多時間來恢復和適應訓練壓力，並且需增加其訓練計畫的複雜性。

由於運動員無法每次訓練都能恢復和適應，代表計畫所需的壓力—恢復—適應循環需要更長的時間與更多次訓練。超負荷事件以一次以上的高訓練量／中等強度，或低訓練量／高強度模式來施加訓練壓力。低訓練量／低強度的訓練課可以訓練運動員的動作型態並從中得到恢復，同時進一步刺激恢復適應所需要的細胞和荷爾蒙系統。這個計畫的進展是以運動員是否已經適應新的肌力水準來確定，通常會利用低訓練量／高強度訓練組來測量。這個新的肌力水準將作為計算新的訓練壓力指標，並且再次開始訓練循環。之前的壓力—恢復—適應循環可於 48 ～ 72 小時內完成，現在從一次訓練進步到下一次的進步則需要一週，中間還包含多次訓練。這個更長、更精細的全新訓練計畫可以讓運動員再進步很長的一段時間，變得更加強壯，雖然進步速度會變慢，還得以增加訓練複雜度為代價。隨著肌力水準提高，運動員的適應能力會受到更大挑戰，最終可能需要更複雜的計畫、更長的訓練週期 —— 例如一個月或甚至更久。

每個階段的訓練計畫皆反應及充分利用了運動員的適應能力。我們當然可以用更長、更複雜的計畫來開啟訓練，但這樣做只會浪費寶貴的訓練時間。如果受訓者每一次都可以在每次訓練中都變得更強壯，那麼她就***應該***如此，她的計畫也應該反應出這種適應能力，直到運動員的肌力需要改變為止。

任何運動員的適應能力都受眾多因素影響，但其中最重要和最基本的是運動員的**遺傳潛力**，遺傳特徵所賦予的理論上限 —— 也就是基因型。任何人都可以變得更強壯，但由於遺傳天賦，有些人就是比其他人「天生強大」。無論如何精心設計、定制的訓練課程，無論運動員如何刻苦訓練並努力實現恢復因素，遺傳天賦對肌力（或爆發力、活動度、耐力或任何其他體能屬性）施加了嚴格的生物限制。因此，運動員的適應能力不僅取決於絕對肌力，也取決於運動員有多接近遺傳決定的運動潛力。

為了說明，讓我們再以上述範例的運動員為例，歷經了四個月的訓練，每次訓練都增加重量，直到她無法繼續。這指出運動員正從這個簡單但非常強大的訓練計畫中，過渡到更複雜、更長期的訓練計畫。現在，她已經能夠蹲舉 115 磅 5 下。另一名性別、年齡、身體組成、體重與決心都相同的運動員，在改變計畫之前可以達到 145 磅以上。兩名運動員的***絕對***肌力很不一樣，但兩位大致都已經達到***遺傳潛力所允許能達到的肌力水準*** —— 肌力到了這個水準的時候，需要更長的訓練週期和更複雜的計畫才能繼續進步。

訓練週期和訓練計畫的複雜性會隨著時間而增加

顯然地，當訓練週期延長時，計畫複雜性也會隨之增加。以上述運動員為例，她正在進行的訓練計畫，其實就是最基礎階段的訓練課程。她在每次訓練時，都做了相同數量的組數和次數並保持***訓練量***不變，唯一操控的變項是***負荷***，也就是槓上的重量，而她每次訓練都增加了槓上的重量。這種情況很了不起，而且令人羨慕，幾乎是奇蹟。任何訓練都應用這種方法開始，但這與整個健身產業、大多數私人教練和絕大多數醫生的傳統認知相反，對本書作者群而言，任何可以用這麼簡單計畫變強壯的人，當然都應該這麼做。

唉，沒有什麼是永恆的。因為肌力提升會伴隨訓練週期變長，計畫的複雜性也必須隨之增加。運動員現在必須利用多次訓練來延長壓力—恢復—適應循環，此需求本身就讓訓練計畫變得更複雜。隨著運動員變得愈來愈能適應訓練壓力 —— 就是***變得***愈來愈***強壯*** —— 超負荷事件的本質也跟著發生變化，以配合壓力—恢復—適應循環。隨著運動員變得更強壯，她將能夠承受更高強度的壓力，這需要更多時間來恢復。不過在此同時，她已經變強的生理狀態也需要更多壓力才能讓適應發生。

僅僅在槓上增加重量並無法實現這些目標，還需要另一層的複雜性。組數、次數、訓練頻率、動作選擇和強度在此***都***會被操控，以便讓每次訓練都達到計畫所要求的目的。

剛剛開始訓練的初學者距離自身的遺傳潛力還很遠，因此他可以利用所能想像最簡單的訓練課程變強壯 —— 實際上只需要操控一種訓練變項，而且每兩次訓練之間就能完成一次壓力—恢復—適應循環。但隨著運動員愈來愈接近自身遺傳潛力，他的肌力增加速度會減慢，訓練週期、課程的複雜度則會增加。高階和菁英運動員需要一個月或幾個月的訓練計畫，且他們的計畫會變得非常複雜。

我們指出這一點並不是因為長青運動員會需要這麼複雜的訓練計畫（他根本不需要），而是要強調兩個重要原則。

第一，***隨著運動員愈來愈接近其遺傳潛力，訓練週期和複雜度都要跟著增加。***

第二，無論訓練週期及複雜程度如何，***所有合理的訓練計畫都必須依循壓力—恢復—適應循環原則***。剖析最強壯、最菁英運動員時間最長、最複雜的訓練計畫，我們必然發現這些計畫精細的訓練結構都依循 Selye 一般適應症候群的基本原則。

計畫週期和複雜性不是因為我們要它們增加才增加，而是因為它們必須如此。

理解這一點的運動員和教練不會以為***中階***和***高階***代表***更好***或是***更快***，因此犯下過早邁入更高階計畫的嚴重錯誤。事實上，情況正好相反。中階和高階課程比初學者課程進度更慢、更複雜，效率更低。如果有簡單又快速的方法，就沒有理由要使用複雜又緩慢的方法。

初學者

我們將***初學者***定義為，能夠在 48 ～ 72 小時內從訓練壓力中恢復（對於一些長青者來說，最多96 小時），並且能在下一次訓練時增加訓練壓力的人。初學者訓練計畫可反應並利用這種適應能力，在每次訓練時都增加每個動作的重量，同時保持訓練量和其他訓練變項不變。

這樣的方法會讓初學者迅速提升肌力。這不是因為課表特別精細或個人化 —— 實際上，它非常簡單且一般。此課表之所以有用，是因為初學者在一段時間內，幾乎適用於***任何***類型的訓練計畫。

因為初學者的肌力水準離基因潛力還很遠，對力量產生的任何阻力都可能構成訓練壓力，進而產生適應。一個從沒接受過訓練的初學者，可以因為騎自行車、開合跳、奇怪的夾腿機，甚至每天散步來讓蹲舉進步。這些方法會在短期內失去效益 —— 但是持續的時間夠長，已經足以讓沒有用的運動裝備熱銷，以及讓愚蠢的運動生理學研究出版。對完全初學者來說，***任何***身體活動的增加幾乎都能在短期內提升肌力，這種現象被稱為**初學者效應**：任何只需要最小努力和辛苦的身體活動，都會對完全未經訓練的成年人產生一些正面影響。初學者效應造成了很多運動訓練上的混淆，我們不僅在茶水間閒聊聽到，也在運動生理學文獻中看到。

初學者效應是大自然給予未經訓練者的禮物。這是免費的起始、重生的機會，是額外的補助。但如果它被誤解或使用不當，就會被浪費掉。利用訓練特殊性的原則，我們可以充分發揮初學者效應（如果不是為了經濟利益），這個原則告訴我們，對有機體施加***特定的壓力***可使其產生特定適應。當你使用鏟子時，你不會整隻手都長繭，在握鏟子的地方才會。學會雜耍後不會改善你的高爾夫球揮桿動作，得了流感也不會產生痲瘋病的抗體。

因此，我們也不會用自行車來讓蹲舉進步；***我們使用蹲舉來讓蹲舉進步***。雖然這兩種方法最初都會起作用，但只有特定的訓練方法才能讓初學者從初學者效應中獲取全部好處。

在實作上，初學者計畫將採用每週三天或是每週兩天的形式，其中目標的重複次數及組數（訓練量）保持不變，每次訓練時槓上的重量都會增加。在初學者階段，運動員將在非訓練日進行動態休息，但不會在健身房外進行體能訓練或是消耗大量體力的活動。在這個關鍵的訓練階段，***所有初學者的適應能力都致力於最大程度的肌力發展***。如果不這樣做，會限制肌力增加的速度，或截斷初學者階段的持續時間。這個時候只要體重合理增加，且運動員適當注重恢復因素，初學者計畫可以讓肌力穩定快速增加，並且維持數週以上，在某些情況下可以長達 6 個月。恢復能力受到年齡限制的長青者可幾乎永遠使用修改後的初學者計畫，雖然肌力提升的速度顯然較慢。初學者計畫及其變化將在第 19 ～ 21 章繼續探討。

中階者

初學者訓練計畫可以迅速讓長青運動員更接近他的基因潛力，但隨著槓上重量增加，他對訓練壓力的恢復能力和適應力也會受到更大挑戰。我們將**中階**運動員定義為，在適當的初學者肌力訓練計畫及適當的恢復機制下，肌力無法從一次訓練到下一次訓練有所增加的運動員。

中階課程延長了訓練週期長度，並且透過累積超負荷事件的壓力而增加訓練複雜度。此課程允許更多樣的焦點及彈性，包括增加使用輔助訓練和其他訓練元素。例如，一旦運動員進入中階階段，他可以根據需求開始強調爆發力、體能、肌肥大、活動度或平衡感，並添加適當的運動訓練。由於訓練週期較長、恢復時間增加，肌力增加也變得較緩慢，因此增加這些元素、追求某項競技運動或其他身體活動，對訓練的干擾效果就不會像初學者進步時一樣。中階課程可以包括 1 ～ 2 週的訓練週期，包括重—輕—中課表、分散課表、德州模式及其他變形等等。在整個訓練週期的課表中，每次訓練的每一組都會依據超負荷事件的特定面向來設計，並且會操控訓練量和訓練強度，在整個訓練週期中都不一樣。中階課表將會在第 22 ～ 24 章詳細討論。

高階者

大多數長青者將永遠不會超越某種形式的中階或「進階中階」訓練計畫。超出中階水準的訓練計畫需要非常仔細地監控、複雜的計畫和艱苦的訓練。**高階**長青者訓練的目的是力量競賽而非健康訓練。此階段過度訓練和受傷的可能性會變得更加明顯，因為運動員正盡可能地接近他的基因潛力——「挑戰極限」。如果要獲得肌力訓練帶來的最佳健康好處，並不需要使用高階水準的肌力訓練，且絕大多數老年運動員也都無法承受。

本文不會詳細介紹高階訓練計畫，但我們會在第 25 章簡介高階訓練的原則與結構。

Chapter 19

長青初學者

The Novice Master

在運動員的訓練生涯當中，沒有任何一段時間能夠比初學者階段擁有更大的進步潛力，在這個期間每週可在槓上增加重量 2 至 3 次。在本章中，我們將檢視 Starting Strength 的初學者訓練計畫以及如何將它應用到長青運動員身上。大多數的修改幾乎都是採用減少訓練量或訓練頻率的形式，同時避免降低訓練強度。文中也會討論對「進步停滯」的受訓者進行正確評估和管理的方法。在初學者計畫的進階階段，增加輕負荷的蹲舉日或是其他修改，讓線性進步可以最大程度地發揮，但在長青者身上不太可能有像年輕運動員那樣的成效。在初學者階段的尾聲，從一次訓練到下一次訓練之間不再可能取得進展時，就表示已進入中階訓練。

初學者訓練計畫總覽

如果你不知道自己是不是初學者，那你就是初學者。回想一下前一章，初學者可以在下一次訓練之前恢復並適應訓練壓力，肌力也可以在每次訓練後有所增加。因此，初學者有可能是 30 年來每週去幾次健身房使用器械或自由重量訓練的人。初學者甚至可能有長久的肌力訓練或比賽經歷。有這些經歷的人，可能比第一次參加身體訓練的人有優勢 —— 但他仍然是初學者。

普通人在健身房裡做的是***運動***，而不是***訓練***。他專注在個人的運動上，而不是仔細利用壓力—恢復—適應循環使自己變得更強壯。數十年來，他可能一直參與這種未經設計和效率低下的運動，以令人欽佩但悲慘的奉獻精神在浪費時間，並且從未意識到壓力—恢復—適應循環的存在。肌力和肌肉質量的增加就算有進步，也是微小或是偶然的。他從來沒有利用過初學者效應來接近他的基因潛力和適應能力所允許的程度。假如我們只是維持他的訓練量以及訓練動作，並讓他在每次訓練時都增加一點重量，他在每次訓練就都會展現肌力的增加。因此，儘管他有多年上健身房的經驗，但在充分利用這種線性進步之前，他仍是***初學者***。

線性進步是指當運動員在長時間的連續反覆訓練中，每次訓練都能增加訓練負荷。初學者運動員每次訓練只需每次訓練時依循這樣的進步模式，增加槓上的重量來進步。對於大多數初學者來說，這就代表「訓練一天，休息一天，然後重複」。對於年長的初學者來說，則可能是「訓練一天，休息兩天或三天，然後重複」。

假設有適當的訓練負荷，初學者可以在 48 ～ 72 小時內恢復並適應訓練壓力。對於年齡較大的受訓者，這個間隔可能會稍長一些。一個 20 多歲、30 多歲或 40 多歲的初學者應該能夠在週一訓練，週二休息，於週三施加另一個訓練壓力，還是會有更好的表現。週四是另一個恢復日，要從週三的壓力恢復，週五應可以出現本週第三次表現增加。這種快速進步並不是因為超自然的恢復能力，這僅僅是因為***初學者現在還無法產生需要超過 48 ～ 72 小時才能恢復的訓練壓力***。

一週三次是所有年齡層的受訓者都可以享受的快速進步。對於年齡較大的受訓者來說，速度可能會比較慢，但原則不變。初學者的***定義***是從訓練到訓練間都能進步，即使由於年齡相關限制造成必須要有更多的恢復，使得一週進步不到三次，也算是初學者。

這是最簡單，也最有效的壓力—恢復—適應循環。初學者訓練計畫的結構就是如此簡單，它只操弄一個訓練變項：***負荷***。訓練量、動作選擇及恢復間隔都是「固定的」，每次訓練所改變的只有槓鈴重量的緩慢上升。

Starting Strength 模型

本文的讀者可能熟悉馬克．銳普托在***《肌力訓練聖經》***[1] 和***《Practical Programming for Strength Training》（暫譯：《肌力訓練實用編程》）***中提出的初學者訓練模型[2]。這種模型已證實非常成功，因為它就是依照初學者在每次訓練之間都能適應的特點而建構的。在本章節中的這個部分，主要會介紹 Starting Strength 模型中的***基礎***槓鈴訓練及訓練原則。這個計畫適合訓練 50 歲以下的大多數初學者，當然考慮個別差異非常重要，不同運動員可能需要不同的訓練方法。在本章的結尾，我們將看看這個模型如何應用於 50 歲以上的長青運動員，接下來的章節也會討論如何應用在 70 和 80 歲以上的長青者。

必須注意的是，針對特定年齡層受訓者的計畫修改方式難免較為武斷，而且可能不適合某些受訓者。各個年齡層的成年人之間可能有非常大的身體差異，並非每個人都能夠完全按照所提供的課表來執行，有些人更需要在早期修改課表。但是 Starting Strength 模型中提供了各式各樣的基礎，運動員可以根據需要進行修改，以適應自身年齡和能力。這裡所提出的方法已通過時間的考驗，歷經幾十年的發展，在數千名學員身上都得到了相當的成效。

Starting Strength 初學者訓練計畫的基本結構

Starting Strength 模型規畫了一週三天的訓練課表，傳統上是在週一、週三和週五進行；或是週二、週四及週六的循環。

完全初學者 —— 剛剛開始訓練的運動員，可以從最簡單的課程（課程 1A）開始，該課程是由兩個不同的訓練課表所組成，分別為 A 和 B。學員在訓練課表之間輪換，例如在第一週時以 ABA 輪換，第 2 週是 BAB，第 3 週則是 ABA，依此類推。兩個課表的不同之處僅在於推系列動作：課表 A 進行臥推，課表 B 中為推舉。每次的課程都包含蹲舉和硬舉。蹲舉、臥推和推舉是 3 組 5 下如此可完成的訓練量，硬舉為 1 組 5 下。

課表 1A：完全初學者課表

訓練 A	訓練 B
蹲舉 3×5	蹲舉 3×5
臥推 3×5	推舉 3×5
硬舉 1×5	硬舉 1×5

處　　方：訓練 A 和 B 以週一—週三—週五或相同模式交替；例如第 1 週＝ ABA；第 2 週＝ BAB；第 3 週＝ ABA 等。以組數 × 次數來表示。

合適年齡：＜ 40：可以　40 ～ 49：可以　50 ～ 59：可以　＞ 60：個別判斷

適用時機：剛剛開始訓練的人；當硬舉重量超過蹲舉重量和／或出現恢復問題時，則進展到新手初學者課表（1B）。

經過幾十年的嘗試錯誤以及持續改進，這樣的訓練量和強度組合恰好足以推動適應，同時仍能讓受訓者在 48 ～ 72 小時內再次以更大重量來訓練。更多組數或每組更多的次數可能還是會得到一些進展，但是相對地也提高對恢復的需求，這會使訓練者無法在 48 ～ 72 小時後進步，以至於需要更多恢復時間，這對於能夠快速進步的運動員而言，將會出現不必要的進步遲緩。

在幾次訓練（1 ～ 3 週）的過程中，硬舉的重量會進步到比蹲舉重得多，此時可以引入 5 組 3 下的爆發上膊，改變訓練 A 與 B 的課表。這就是新手初學者課表（1B）。

課表 1B：新手初學者課表

訓練 A	訓練 B
蹲舉 3×5	蹲舉 3×5
臥推 3×5	推舉 3×5
硬舉 1×5	爆發上膊 5×3

處　　方：訓練 A 和 B 以週一—週三—週五或相同模式交替；例如第 1 週＝ ABA；第 2 週＝ BAB；第 3 週＝ ABA 等。以組數 × 次數來表示。

合適年齡：＜ 40：可以　40 ～ 49：可以　50 ～ 59：個別判斷　＞ 60：個別判斷

適用時機：已進行課表 1A 訓練 2 ～ 3 週，且硬舉重量超過蹲舉重量。通常在 1 ～ 3 週後就可以進入初學者課表（1C）。

新手初學者課表中，運動員在每次訓練時都有拉系列的動作訓練（硬舉和上膊），但在這個階段，上膊使用的負荷還很輕，因此受訓者可以從愈來愈重的硬舉中恢復。然而，在 1 ～ 3 週內，上膊的負荷將變得愈來愈重和愈來愈有壓力，因此訓練課表需要再次改變，讓大重量拉系列動作訓練課程之間有更多恢復，並且首度引入一些輔助訓練動作。例如背部伸展及反手引體向上。

在這個階段，初學者繼續交替訓練 A 和 B，但是可以交替訓練 A 的硬舉和爆發上膊。這意味著訓練壓力很大的硬舉，現在每四次訓練才執行一次。這個初學者課表（1C）將構成大多數學員初學者階段的主要部分。

課表 1C：初學者課表

訓練 A	訓練 B
蹲舉 3×5	蹲舉 3×5
臥推 3×5	推舉 3×5
硬舉 1×5 或	背部伸展
爆發上膊 5×3	反手引體向上

處　方：訓練 A 和 B 以週一—週三—週五或相同模式交替；例如第 1 週＝ ABA；第 2 週＝ BAB；第 3 週＝ ABA 等。訓練 A 中硬舉／爆發上膊是交替的。以組數 × 次數來表示。

合適年齡：＜ 40：可以　40 ～ 49：可以　50 ～ 59：個別判斷　＞ 60：個別判斷

適用時機：已進行課表 1B 訓練 2 ～ 4 週的人；接著進到高階初學者課表（1D）。

例19-1示範了初學者訓練10週的進展。假設受訓者是久坐不動、體能不佳，但仍然健康的42歲男性，沒有活動度或恢復問題。為清楚起見，我們移除背部伸展，只引入反手引體向上這個輔助訓練。

例 19-1：一個進步良好的初學者課表

課表 1A	週一	週三	週五
第 1 週	蹲舉 75×5×3 臥推 90×5×3 硬舉 95×5	蹲舉 85×5×3 推舉 55×5×3 硬舉 115×5	蹲舉 95×5×3 臥推 95×5×3 硬舉 135×5
第 2 週	蹲舉 105×5×3 推舉 60×5×3 硬舉 155×5	蹲舉 115×5×3 臥推 100×5×3 硬舉 175×5	
課表 1B			
第 3 週	蹲舉 135×5×3 臥推 105×5×3 硬舉 205×5	蹲舉 145×5×3 推舉 70×5×3 爆發上膊 95×3×5	蹲舉 155×5×3 臥推 110×5×3 硬舉 215×5
第 4 週	蹲舉 160×5×3 推舉 75×5×3 爆發上膊 100×3×5	蹲舉 165×5×3 臥推 115×5×3 硬舉 225×5	蹲舉 170×5×3 推舉 80×5×3 爆發上膊 105×3×5
第 5 週	蹲舉 175×5×3 臥推 120×5×3 硬舉 235×5	蹲舉 180×5×3 推舉 82.5×5×3 爆發上膊 110×3×5	蹲舉 185×5×3 臥推 122.5×5×3 硬舉 245×5

第 6 週	蹲舉 190×5×3 推舉 85×5×3 爆發上膊 115×3×5	蹲舉 195×5×3 臥推 125×5×3 硬舉 255×5	蹲舉 200×5×3 推舉 87.5×5×3 爆發上膊 120×3×5
課表 1C	**週一**	**週三**	**週五**
第 7 週	蹲舉 205×5×3 臥推 127.5×5×3 硬舉 265×5	蹲舉 210×5×3 推舉 90×5×3 反手引體向上 5，3，3	蹲舉 215×5×3 臥推 130×5×3 爆發上膊 125×3×5
第 8 週	蹲舉 220×5×3 推舉 92.5×5×3 反手引體向上 5，4，3	蹲舉 225×5×3 臥推 132.5×5×3 硬舉 270×5	蹲舉 230×5×3 推舉 95×5×3 反手引體向上 6，5，4
第 9 週	蹲舉 235×5×3 臥推 135×5×3 爆發上膊 127.5×3×5	蹲舉 240×5×3 推舉 97.5×5×3 反手引體向上 6，5，5	蹲舉 245×5×3 臥推 137.5×5×3 硬舉 275×5
第 10 週	蹲舉 250×5×3 推舉 100×5×3 反手引體向上 7，5，5	蹲舉 255×5×3 臥推 140×5×3 爆發上膊 130×3×5	蹲舉 260×5×3 推舉 102.5×5×3 反手引體向上 7，6，5

這是一個執行良好的初學者課表範例。注意每個訓練動作的進步速度，蹲舉從每次增加 10 磅開始並迅速減少到 5 磅；臥推和推舉在降低到 2 ～ 3 磅之前，有幾週也是以每次 5 磅速度增加。另外也請注意，在第一週，受訓者一開始的臥推重量高於蹲舉，且幾乎等於硬舉。這在有上半身訓練歷史（尤其是曾訓練過臥推）卻忽略了下半身訓練的年輕男性是很常見的。硬舉開始從每次增加 20 磅到 10 磅，但最終也減緩到 5 磅。爆發上膊因為對技術的特別需求，進步通常不快。在課表開始時，一次只增加 2 ～ 5 磅是很合理的。***這裡的重點不是預先設定重量增加的幅度***，而是說明負荷的增加幅度在開始時較大，接著會逐漸減少。每個受訓者有各自的進步速度。

這是一個 40 歲男性肌力進步曲線的真實案例。在短短一個月裡，他的蹲舉力量成長了一倍，但是這種情況可能不會再發生得如此迅速。

當然，這不可能永遠持續下去。受訓者會有幾個月的進步，但重量的增加幅度會逐漸變小，最終停止進步。

停滯處理：初學者課表進步停滯問題處理 —— 停練週期

最終，所有執行初學者線性課表的運動員都會陷入停滯，並且無法如前所述，在計畫中的一個或多個訓練中取得進步。年齡愈大的運動員，會愈早陷入停滯。一旦受訓者的進度開始減慢或停滯，就必須修改訓練計畫。如果受訓者一直在使用 Starting Strength 模型（或一些非常接近的變形），那麼***受訓者幾乎不需要為了再次獲得進步，在課表中添加額外的訓練量***。受訓者在標準初學者課表中出現進步困難，通常有三種原因：

1. 單次訓練中的訓練**壓力過高**。
2. 訓練課程間**沒有足夠**的***恢復***。
3. ***貪婪***。

前兩個原因可以說是一體兩面。運動員和教練必須決定是否減少每次訓練中的壓力，或增加兩次訓練之間的休息時間。但同時進行這兩個方向的修正通常是不必要的，而且會適得其反。任何一種方法都足以幫助疲憊的受訓者脫離停滯現狀，前提是以正確方法處理。如果停滯的原因是貪婪，就必須採用更激進的方法。

為了能正確判斷情況並確定使用何種解決方法，運動員和教練應該檢查最近幾週的訓練狀況，並判斷是以下的哪一個趨勢（在這裡，我們看到的只是仔細紀錄對於成功訓練的重要性面向之一）。

情景1：耗盡體力。受訓者在***完成***處方所指定的訓練量上有困難，即從訓練日的最後一個訓練動作（通常是大重量硬舉，或動作要求度高且高壓的爆發上膊）表現開始倒退，或者是停滯不前。受訓者說他感覺「沒有體力了」，並可能伴隨著明顯的臀部和腰部疲勞。即使是增加組間休息時間，運動員也可能在他的***最後一組***蹲舉或推系列動作出現失敗次數。他可能會在訓練後的第二天感到腿部及腰部疼痛增加。之前已經藉由訓練而得到改善的睡眠模式，或許會在訓練當天晚上被干擾。

在這種情況下，單次訓練課程中的壓力可能已經開始超過運動員的適應能力了。***假設已正確解決所有恢復因素***，就表示此時必須減少訓練量。受訓者的進步程度，已經到了3×5模型帶來的負擔太沉重，而真的罪魁禍首可能是蹲舉，而不是推系列動作。雖然3組5下在該課表的早期階段可能運作良好，不過隨著運動員的肌力、專注力、忍耐力都提升，這個模式帶來的壓力已超過他的負荷能力。訓練組現在變得更重，而額外的暖身組也讓總訓練量變得更多。

最好的解決方法是***減少當天蹲舉最大重量的訓練量***。最重要的是**不要**減輕槓上的重量。問題是訓練量，而不是強度。總訓練量減少還是可以維持肌力，但槓上的重量減輕就會造成退步。只要受訓者保持良好的動作型態，都應盡量提高訓練組的重量。

在這裡，我們提出三種降低每次訓練蹲舉訓練量的成功方法。

拿掉一組。這是最簡單的方法。如果已經證明3組的訓練量在這個階段太多了，那麼將訓練組的目標改為2組5下，可能就足夠推動進步直到初學者階段的結束——每週三日，六個大重量蹲舉訓練組。

減少次數。第二種策略是守住總數3組，但是每組次數減少為3下。同樣，這種策略在初學者階段後期效果最好，且有可能會在線性週期中擠出幾週額外的進步。這種方法會立即產生更好的恢復和新的進步——但不會持續很長時間。3組往往會在幾週內就會失去效果，此刻可能正是時候轉向高階初學者（課表1D）或中階課程。

一個主訓練組，兩個退讓組。在這個策略中，長青者依照目標重量完成一個訓練組，然後負重減少約5～10%完成兩個退讓組。例如，假設今天的目標重量是200磅，那麼運動員將以200磅完成1組5下，接著以180磅完成2組5下。這在技術上不是訓練量的減少（仍然是3組5下），但它減少了最高負荷下的訓練量。

情景2：沒有恢復的開始。情景1是運動員在***完成***訓練組時遇到了麻煩，在這裡他是在***訓練前***遇到麻煩。受訓者不是「耗盡體力」，而是「開始訓練時還沒有恢復」。即使用空槓及幾組輕負荷的暖身也不足以讓他從上次訓練留下的僵硬中恢復。此外，僅是暖身的重量下，受訓者也會出現槓鈴移動速度明顯下降和動作型態品質下降。以前感覺輕盈的重量現在卻很沉重。運動員並不是在最後的動作和訓練組出現失敗次數，而是他訓練當天的***第一組***就開始走下坡。

這裡的罪魁禍首是恢復不足，解決方案是在***訓練課程***之間安排***更多休息***。在週一—週三—週五的訓練課表中，每個訓練日之間有 48 ～ 72 小時 —— 這在前幾週的訓練中，可能是有充足休息時間的。然而，隨著時間推移，大多數使用標準初學者課表的運動員和教練都發現，週一是 3 日課程（星期一—星期三—星期五）中表現最好的一天 —— 很明顯是由於週末帶來額外的休息。所以情景 2 的簡單解決方法是在每次訓練後都給受訓者「一個週末」 —— 有時是三天的週末。

受訓者需要考慮實際的情況來決定如何修改訓練計畫。為了將休息時間延長一天，受訓者可採用「練一休二」的訓練課表，該課表在整個一週內都是不規則的。這個課程會在下一章中詳細討論，但是它看起來像例 19-2。

例 19-2：練一休二的初學者訓練課表

週一	**週四**	**週日**
蹲舉 3×5 臥推 3×5 硬舉 1×5	蹲舉 3×5 推舉 3×5 滑輪下拉 3×10	蹲舉 3×5 臥推 3×5 爆發上膊 5×3
週三	**週六**	**週二**
蹲舉 3×5 推舉 3×5 滑輪下拉 3×10	蹲舉 3×5 臥推 3×5 硬舉 1×5	蹲舉 3×5 推舉 3×5 滑輪下拉 3×10
週五	**週一**	**週四**
蹲舉 3×5 臥推 3×5 爆發上膊 5×3	蹲舉 3×5 推舉 3×5 滑輪下拉 3×10	蹲舉 3×5 臥推 3×5 硬舉 1×5
蹲舉 250×5×3 推舉 100×5×3 反手引體向上 7，5，5	蹲舉 255×5×3 臥推 140×5×3 爆發上膊 130×3×5	蹲舉 260×5×3 推舉 102.5×5×3 反手引體向上 7，6，5

請注意，與標準課表相比，該課表訓練之間的休息時間增加了。但由於工作和職業義務、健身房或教練的時間安排、家庭的需求等等，這種不規則的課表可能不切實際。如果是這種情況，改成每週固定兩個訓練日也是一個很好的選擇。可以是週一／週四、週二／週五、週一／週五或週三／週六，這都可以在一週內均匀分布訓練量，允許在訓練課程之間有 2 ～ 3 天的恢復日。但如果是週二／週四的時間表或類似的時間表就不太理想，因為該週的訓練量和恢復時間分布不均。同樣，這種初學者課表減低訓練量的變化，會在下一章（課表 3B）中更詳細地討論。

另一種課表安排方法是減少每次的訓練動作。例如，我們可能會將每週三天的課程改成每週四天。這使受訓者更頻繁地進入健身房，但是相同訓練動作之間的休息時間會延長到 3 ～ 4 天，每次訓練課程中所要做的動作也會變少。每週訓練四天的一些方法將在第 20 章仔細討論。

相同的基本原則和方法也適用在 2 日課表或 4 日課表，就像標準的 3 日課表一樣。儘管延長了課程的間隔時間，但受訓者仍然會有線性進步。如果***所有其他恢復因素都到位***，簡單改變這些訓練計畫，幾乎都能為學員帶來巨大的表現提升。但如果沒有足夠的休息、營養、睡眠和補充水分，那該計畫的任何操作都將是徒勞無用的。

情景 3：貪婪。健身房無法為第三宗罪[3]提供庇護。在這種情況下，受訓者過於激進地在槓上增加重量。線性進步的快速早期成功讓運動員（可能還有教練）更加膽大妄為，並有了不切實際的期望。初學者前期的進步是由於動作型態、信心、神經肌肉效率的改善以及一些肌肉組織的增加所驅動；後來的進步則取決於肌力和肌肉質量的增加，且即使此時還算是初學者，進步也必然趨緩。前幾週每次都能在訓練中的蹲舉增加 10 磅的運動員，不該期待以這樣的速度繼續進步。任何這樣的嘗試都會讓運動員陷入停滯，並且浪費寶貴的訓練時間。

仔細檢查訓練日誌可以診斷出這種情況，很容易就能發現，在停滯之前的訓練，往往都是在槓鈴上增加不適當的重量，或者很可怕的是，每次的訓練量都增加。

如果出現這個狀況，我們將很罕見地降低強度。一旦發覺陷入這種停滯狀態的長青者，大多數需要在訓練組降低***至少*** 10%的重量。往後的訓練就可能恢復到和以前一樣，但接下來，從訓練到訓練之間所增加的重量幅度也必須減少。如此一來，這位運動員很快就能脫離因貪心而導致的停滯狀態，並且超越他原本的力量 —— 變得更強壯，也希望能夠變得更加聰明。

高階初學者訓練課表

一名**高階初學者**連續數週以線性課表訓練（課表 1C）且未曾中斷，但現在至少需要再進行一次調整，以糾正過度的訓練量或如上所述的不充分恢復。在槓上增加重量一直都很合理（能進步到高階初學者的人通常不會太貪心）。

此時重量的進步幅度很小（例如，蹲舉少於 5 磅、硬舉少於 10 磅、推系列動作少於 2.5 磅，但實際還是取決於運動員的狀況）。在這個階段可採用高階初學者課表。Starting Strength 模型將地板出發的硬舉訓練頻率降低，並在標準的每週三個訓練日的中間安排輕負荷蹲舉訓練。

課表 1D：高階初學者課表

第 1 週

週一	週三	週五
蹲舉 3×5	輕負荷蹲舉 3×5（80 ～ 95%）	蹲舉 3×5
臥推 3×5	推舉 3×5	臥推 3×5
背部伸展	硬舉 1×5	背部伸展
反手引體向上		反手引體向上

第 2 週

週一	週三	週五
蹲舉 3×5	輕負荷蹲舉 3×5（80 ～ 95%）	蹲舉 3×5
推舉 3×5	臥推 3×5	推舉 3×5
爆發上膊 5×3	背部伸展	硬舉 1×5
	反手引體向上	

處　　方：第 1 週和第 2 週交替輪換。輕負荷蹲舉約為週一重量的 80 ～ 95%。以組數 × 次數來表示。

合適年齡：< 40：可以　40 ～ 49：可以　50 ～ 59：個別判斷　> 60：個別判斷

適用時機：當課表 1C 進入停滯，或是由教練判斷。出現需要中階課表徵兆時，則停止這個課表。

任何初學者，無論年齡大小，最終不太能夠維持每週三天大重量蹲舉的穩定進步。一個簡單的解決方法就是將課表裡中間那一天的蹲舉強度降低 5 ～ 20%。重量降低的百分比因人而異，沒有所有人都適用的比例。重要的是要記住，對於長青者來說，強度下降很容易伴隨著退訓練效應的快速出現。受訓者的年齡愈大，需要降低的百分比愈低。對於某些人來說，最好只降低 5%的重量，並在輕負荷日將訓練量降低到只剩一組。這個簡單的策略通常會帶來連續幾週的進步，對於一個一直努力訓練、肌力迅速提升的運動員，這種簡單的策略能帶來連續數週的進步，和一些身心的舒緩。許多高階初學者在這個階段也會將大重量硬舉訓練頻率降為每週一天，且可能偏好將大重量硬舉訓練移到輕負荷蹲舉日，避免在同一個訓練課程中同時有蹲舉和大重量硬舉的壓力。如果受訓者的硬舉開始停滯，這是個很好的改善策略。

長青者的初學者訓練課表

適用於年輕初學者運動員的訓練原則也適用於長青初學者。在年輕受訓者身上發生的一切也都會發生在長青者身上 —— 只是它發生得較慢，幅度也較小。但是，與任何其他初學者一樣，長青受訓者也可以利用線性進步，逐步增加每次訓練的重量，在訓練期間的恢復期約 48 ～ 96 小時。***大多數*** 60 歲以下的長青初學者可以每週增加槓上的重量 2 ～ 3 次，至少一開始的時候是這樣。

這可能聽起來不切實際。但請記住，表現的增幅可能非常小 —— 推舉每次增加 1 磅、臥推則增加 2 磅，蹲舉和硬舉可能只增加 5 磅。一般而言，運動員年齡愈大，能夠增加的適當重量幅度愈小，訓練之間所需的恢復時間愈長。每次訓練中，女性和體重較輕的男性所能增加的重量幅度也較小。

長青運動員的進步必須小心謹慎，即使是初學者也一樣，不過他們仍然會進步。長青初學者及教練更要專注在每次訓練增加***相對較小***且合理的重量，以期在數週和數月的持續訓練過程中，肌力有顯著之提升。最重要的就是在年齡會試圖將身體狀況往下拉的時候，仍要不斷推動身體向前發展。絕對不可以停滯不前。

40～49歲的長青初學者

40歲的訓練者應該從剛才描述的 *Starting Strength* 初學者模型開始，並只有在需要的時候進行調整。假設重量增加的幅度合理，且對恢復因素給予足夠關注，那麼每週三天訓練3個主要動作是可以應付的。40多歲的運動員和20多歲的運動員的主要區別是在訓練計畫中能夠持續以線性進步的時間。20歲努力訓練的初學者***可能***能夠維持6～9個月的線性進步；40歲的受訓者在需要進行重大調整之前、高階初學者漸進結束之前，以及兩次高壓訓練之間需要更長恢復時間之前，可能只能達到3～6個月的線性進步。此時，運動員必須過渡到中階訓練計畫。

50～59歲的長青初學者

50多歲的長青者會因為年齡相關因素而無法從辛苦的訓中練恢復，特別是很大的訓練量。對這個年齡區間的人而言，必須對初學者模型做出重大調整。此調整很大程度上取決於運動員的個別差異：訓練經驗、以前的運動情況、健康和基因。

假設我們的下一個受訓者年齡為55歲，沒有運動或肌力訓練的背景。我們假設這名受訓者已經久坐幾十年並且極度缺乏體能，但是能夠進行槓鈴訓練。因此從長青完全初學者課表（2A）開始，對這名運動員應該是安全的。

課表2A：長青完全初學者課表

訓練A	**訓練B**
蹲舉3×5	蹲舉3×5
臥推3×5	推舉3×5
硬舉1×5	硬舉1×5

處　方：訓練A和B以週一—週三—週五或相同模式交替；例如第1週＝ABA；第2週＝BAB；第3週＝ABA等。以組數×次數來表示。

合適年齡：<40：可以　40～49：可以　50～59：可以　>60：個別判斷

適用時機：剛剛開始訓練的人；當硬舉重量超過蹲舉重量和／或出現恢復問題時，則進展到長青者新手初學者課表（2B）。

精明的讀者或許已經發現，***這個課表跟標準的完全初學者課表（1A）一模一樣***。差異只在起始的重量和進步的幅度。與年輕的初學者相比，長青者採用更小、更合理的重量增加幅度。

與標準的初學者一樣，長青完全初學者可以持續這種訓練模式，直到硬舉進步變得緩慢，這時則減低硬舉訓練量。在這個階段，長青準初學者可以轉換到Starting Strength的長青新手初學者課表，這個課表移除了標準課表中的爆發上膊。

一個55歲沒有訓練背景的受訓者，要安全而有效地執行爆發上膊來發展爆發力，可能已經超過他的負荷能力。他身上的結締組織彈性可能已經因年齡和受傷而喪失，大重量上膊的接槓將會帶來巨大的訓練壓力，我們寧願採用蹲舉和大重量硬舉。而且畢竟爆發上膊是一項高技術性動作，要熟悉就必須大量訓練，這相對地也消耗了我們想要提升淨肌肉質量和提高肌力所需的恢復資源。爆發力仍然可以訓練，只需藉由增加肌力就可以為大多數長青運動員帶來足夠的爆發力增長[4]。

因此，可以用上背部的訓練取代長青者新手初學者課表（2B）中的爆發上膊。如果能夠完成，反手引體向上和引體向上是最好的選擇；如果不能，滑輪下拉或吊環／槓鈴反式划船也是增加背部訓練的有效方法（第13章）。這些選擇都很合適，運動員可能會更喜歡在各個動作之間交替。

課表2B：長青者新手初學者課表

訓練A	**訓練B**
蹲舉3×5	蹲舉3×5
臥推3×5	推舉3×5
硬舉1×5	滑輪下拉3×8～10
	或反式划船3×10
	或引體向上

處　　方：訓練A和B以週一—週三—週五或相同模式交替；例如第1週＝ABA；第2週＝BAB；第3週＝ABA等。訓練B會根據運動員的能力選擇適合的背部訓練動作。以組數×次數來表示。

合適年齡：<40：個別判斷　40～49：個別判斷　50～59：可以　>60：個別判斷

適用時機：已進行課表1A訓練數週後，硬舉重量已經超過蹲舉重量。通常在1～3週後就進到長青初學者課表（1C）。

1～3週後，有必要進一步降低硬舉頻率。因此，如長青初學者課表（2C）中，訓練A的硬舉改成硬舉與長青者能執行的上背訓練動作輪替，以此構成長青初學者課表的主要結構。

課表2C：長青者初學者課表

訓練A	**訓練B**
蹲舉3×5	蹲舉3×5
臥推3×5	推舉3×5
硬舉1×5	反式划船3×10
或	***或***
滑輪下拉3×8～10	反手引體向上

處　　方：訓練A和B以週一—週三—週五或相同模式交替；例如第1週＝ABA；第2週＝BAB；第3週＝ABA等。課表A中硬舉和滑輪下拉交替執行。以組數×次數來表示。

合適年齡：<40：個別判斷　40～49：個別判斷　50～59：可以　>60：個別判斷

適用時機：已進行課程2B訓練1～3週，進步在已有適當調整的情況下仍然變慢，就可進展至長青高階初學者課表（2D）。

例19-3說明了如何將這些課表帶到實際訓練中，以良好執行長青初學者課表。本例與本文中使用的所有範例一樣均僅用於說明，任何運動員訓練計畫的實際進展都取決於運動員的個體差異而有不同的速度。我們注意到，範例裡的這名受訓者可能在第一天就能蹲舉超過 45 磅並且硬舉超過 95 磅。但為了避免產生嚴重的延遲性肌肉痠痛（DOMS），明智的做法是選擇***略低於***訓練者最佳能力的重量來作為長青者下半身訓練的起始強度。另外，這個例子也說明了課表中硬舉訓練頻率從高到低的演變。

例 19-3：一個進步良好的長青者初學者訓練課表

課表 2A	**週一**	**週三**	**週五**
第 1 週	蹲舉 45×5×3 臥推 85×5×3 硬舉 95×5	蹲舉 55×5×3 推舉 55×5×3 硬舉 105×3×5	蹲舉 65×5×3 臥推 90×5×3 硬舉 115×5
第 2 週	蹲舉 75×5×3 推舉 60×5×3 硬舉 125×5	蹲舉 85×5×3 臥推 95×5×3 硬舉 135×5	蹲舉 95×5×3 推舉 65×5×3 硬舉 145×5
第 3 週	蹲舉 105×5×3 臥推 100×5×3 硬舉 155×5	蹲舉 115×5×3 推舉 67×5×3 硬舉 165×5	蹲舉 125×5×3 臥推 105×5×3 硬舉 175×5
課表 2B			
第 4 週	蹲舉 130×5×3 推舉 70×5×3 硬舉 185×5	蹲舉 135×5×3 臥推 108×5×3 滑輪下拉 3×8 ～ 10	蹲舉 140×5×3 推舉 72×5×3 硬舉 190×5
第 5 週	蹲舉 145×5×3 臥推 112×5×3 滑輪下拉 3×8 ～ 10	蹲舉 150×5×3 推舉 75×5×3 硬舉 195×5	蹲舉 155×5×3 臥推 115×5×3 滑輪下拉 3×8 ～ 10
第 6 週	蹲舉 160×5×3 推舉 78×5×3 硬舉 200×5	蹲舉 165×5×3 臥推 118×5×3 滑輪下拉 3×8 ～ 10	蹲舉 170×5×3 推舉 80×5×3 硬舉 205×5
課表 2B			
第 7 週	蹲舉 175×5×3 臥推 122×5×3 反手引體向上	蹲舉 180×5×3 推舉 82×5×3 硬舉 210×5	蹲舉 185×5×3 臥推 125×5×3 反手引體向上

在長青族群人口中，課表裡的推舉通常在執行上會有障礙。許多長青完全初學者，尤其是女性，都有嚴重的上半身無力問題；也有很多人，尤其是男性，有明顯的肩膀活動度問題。雖然大多數長青者可以執行初學者課表中的推舉訓練，但是有許多人需要對課表進行調整才能開始。

為長青者設置的健身房應該準備非常輕的槓鈴。對於身材較小或體能狀況差的運動員，剛開始訓練過頭推舉，可能會需要使用 10 ～ 15 磅的槓鈴。如果沒有輕槓鈴，或是上半身無力到無法執行 10 ～ 15 磅重的推舉，可以讓受訓者進行每週三次臥推訓練，讓胸肌、三角肌和肱三頭肌變強壯，直到受訓者強壯到可以使用該設施中最輕的槓鈴進行過頭推舉。一旦受訓者能夠進行過頭推舉訓練，就應該開始輪替訓練 A、B 中的臥推與推舉訓練。

例 19-4 說明受訓者如何在 6 週內以臥推來獲得足夠進行推舉的肌力。在這裡，雖然受訓者在第二次嘗試 15 磅槓鈴推舉時並沒有完成理想的 3 組 5 下，但受訓者持續以 15 磅重的槓鈴進行交替訓練，並在每次訓練中單純增加推舉的次數，直到第五週終於完成推舉 3 組 5 下。這種**次數進步**的方法也非常有效，而且可以應用在各個訓練階段上。這點，我們將在以後的章節中再次討論。

例 19-4：上肢推力弱的長青者初學者適應範例

	週	**週一**	**週三**	**週五**
受訓者的上半身肌力嚴重不足。在第一天嘗試推舉，但她無法推動 15 磅重的槓鈴。	**1**	臥推 15×5×3	臥推 18×5×3	臥推 20×5×3
	2	臥推 22×5×3	臥推 24×5×3	臥推 26×5×3
	3	臥推 28×5×3	臥推 30×5×3	臥推 32×5×3
	4	推舉 15×3×3	臥推 34×5×3	推舉 15×4×3
	5	臥推 36×5×3	推舉 15×5×3	臥推 38×5×3
	6	推舉 16×5×3	臥推 40×5×3	推舉 17×5×3

只要仔細注意恢復狀況和合理增加重量，長青者初學者課表（2C）的進展可以持續數週，有時可以長達 3 ～ 5 個月以上。出現進步緩慢或是停滯時，判斷及解決方法與上述的標準初學者模式相同。這些調整讓進步恢復的時間不會太長，不久之後就會需要引入輕重量蹲舉日，而運動員就會轉向長青者高階初學者課表（2D）。

課表 2D：長青者高階初學者課表

	週一	週三	週五
第 1 週	蹲舉 3×5 臥推 3×5 滑輪下拉 3×8 ～ 10	輕負荷蹲舉 3×5 （80 ～ 95%） 推舉 3×5 硬舉 1×5	蹲舉 3×5 臥推 3×5 反式划船 3×10 **或**反手引體向上
第 2 週	蹲舉 3×5 推舉 3×5 滑輪下拉 3×8 ～ 10	輕負荷蹲舉 3×5 （80 ～ 95%） 臥推 3×5 硬舉 1×5	蹲舉 3×5 推舉 3×5 反式划船 3×10 **或**反手引體向上

處　　方：第 1 週和第 2 週交替輪換。輕負荷蹲舉的重量約為週一重量的 80 ～ 95%。以組數 × 次數來表示。

合適年齡：< 40：可以　40 ～ 49：可以　50 ～ 59：個別判斷　> 60：個別判斷

適用時機：課表 2C 進入停滯時，或是由教練判斷。出現需要中階課表徵兆時停止這個課表。

何時停止初學者訓練課表

初學者可以在訓練後適應，但不可避免地，終將會因為施加的訓練壓力太大而無法在這個休息間隔內恢復，適應能力被訓練壓力壓倒。如前所述，對於長青運動員而言，它發生的時間點比年輕運動員更快。此外，一旦達到這個階段，精準地調控訓練量及強度，可能對年輕運動員還能擠出額外幾週的進步（參見鋭普托，***《Practical Programming for Strength Training》（暫譯：《肌力訓練實用編程》）***，第 6 章），但這對長青者的可能性較小，尤其是 50 歲以上的長青者。如果訓練的早期階段進步就明顯變慢，運動員和教練應考慮上述三種情況（耗盡體力、沒有恢復或貪婪），確定是哪種情況造成當前困境，並採用該部分所述的方法進行糾正。當高階初學者階段進步停止時（課表 2D），可以進行兩次或最多三次嘗試，以修改課表並進一步推動進步。***這類介入措施都是側重在增加恢復時間或減少訓練量，而不是降低訓練強度***。但是所有這些干預措施充其量只能為長青者帶來短期效果。因此，在這個階段需要更長的訓練週期，以延長壓力—恢復—適應循環，且長青運動員將過渡到中階訓練計畫，如第 22 ～ 24 章所述。

Chapter

20

年過六十的初學者與常見的個體差異

The Novice Over 60 and Common Novice Variants

長青運動員在 60 多歲時，為了適應已鈍化的身體恢復能力，需要經常針對初學者訓練課表做出大規模修正。許多人能以前一章所介紹的標準 3 日模型開始訓練，但很快地將會轉換到修正版的 3 日模型或是減少訓練頻率的模型以使進步持續。減頻模型變化多端，可為幾乎所有邁入第七個十年的運動者量身訂做。除了提出並詳細討論一些變化之外，本章還為少數選擇將奧林匹克式舉重納入訓練中的長青運動員，介紹了 4 日初學者課表變體和 2 日模型。

邁入第七個十年的初學者

到了第七個十年，儘管有小心仔細地注意動態恢復、睡眠以及營養和水分的補充，大部分長青初學者所表現出的恢復能力都會有顯著的衰減。雖然有些長青運動員在 50 多歲時就會有類似的限制，但大多數未滿 60 歲的人還是能夠遵循 3 日初學者訓練進程，只要如前一章所述以合理的方式加重、個別化課表微調及小心監控即可。然而，一位 60 多歲的長青運動員更有可能需要超過 72 小時的恢復間隔並（或）減少訓練量，以進步到足以突破完全初學者階段。

延長恢復間隔與減少訓練量，對於這個族群來說是最合適及有效的修正方式，也讓 60 歲以上的長青運動員得以享有線性初學者進程的益處。對於長青運動員來說，將整個課表的訓練強度降低幾乎是沒有必要的，且一般來說，降低強度反而會適得其反。要牢記，長青運動員***對訓練量敏感***且***對強度依賴***。減少訓練量與訓練頻率能促進更良好的恢復，因此能對訓練負荷會有更完整的適應。在極有限的情況下可降低強度以促進恢復和維持進步（詳述如下），但強度降低持續的時間如果太長，只會導致退訓練效應（Detraining）和肌力的喪失。一旦長青運動員在某個動作上達到一定程度的肌力，他就需要頻繁接觸相同程度（或更高）的強度以維持所獲得的力量。

只要掌握這些原則，我們就可以為年過六十的長青運動員構建修正版的初學者訓練計畫。然而，我們必須謹記在心，***訓練每次都是按照個人時間表發生的***，所以再次強調 60 歲（或其他任何年齡）只是一個武斷的分界。有些年齡邁入第七個十年的訓練者異常健壯，具備快速恢復和適應的基因特質，或擁有時間和其他資源來特別關注恢復等等。相反的，有些 50 多歲、甚至 40 多歲或 30 多歲的學員，就可能需要這裡所提出的初學者修正計畫。

本章的目的（其實也就是本書第三部的目的）不是要制定嚴格且不可變動的特殊年齡運動處方，而是說明一旦理解壓力—恢復—適應循環和課程設計原理，便能量身訂做適合長青運動員的課表，補強他吸收訓練壓力、從訓練壓力恢復及適應訓練壓力的能力。

以完全初學者課表開始

大部分第七個十年的長青運動員都能以「長青者完全初學者課表（2A）」開始。

超過 60 歲且有能力遵循此課表的長青運動員，應被鼓勵要盡可能一直遵循這樣的模式，一旦有需要且可以忍受，就往課表 2B 與 2C（參考 19 章）前進，經由仔細注意恢復因素和高度保守且合理的槓鈴加重方法（一次只加一點點重量），就能將這種潛力最大化。對於年過六十的長青運動員來說，在蹲舉和硬舉中加重不超過 5 磅，以及在上肢推系列動作中不加重超過 2.5 磅，為***初始階段***粗略卻合理的首要原則，之後的進步幅度會更慢。有些運動者甚至可能需要以更小幅度增加負荷，而少數有天賦的個體或許能容許再多一點點的負荷加重，不過，以增加負荷來說，教練和運動者應該保守一點也不要冒險犯錯。

即使如此，對於此族群的大部分個體來說，3 日課表終究將會停滯，此時就有必要調整課表。

3 日模型的修正

若學員希望能維持 3 日訓練排程（如：週一、週三和週五）卻不能良好恢復，就必須在訓練中做出修正，以減少每一次訓練所產生的壓力總量，讓恢復可於 48 ～ 72 小時內產生。若有可能在訓練中的第一或第二項動作進步（而不是在其他項動作），那麼維持每週三日的訓練頻率將會是理想的。假如切換到每週兩日的訓練排程，會減緩原本不受影響的訓練動作之進步，或可能無法提供足夠的週訓練總量來驅使進步。我們經常在 3 日排程中看到蹲舉與硬舉發生停滯，而同時推舉和臥推在 3 日模組的訓練 A、B 交替上卻有良好進步。蹲舉和硬舉需移動較重的負荷，且這兩個訓練動作間有顯著的重疊，而 3 天都做蹲舉和硬舉，可能對較年長長青運動員的髖部、腿部和下背帶來較大負擔。當然，推舉和臥推也有重疊之處，但比蹲舉和硬舉少，加之上肢推動作負荷較輕，使得本身壓力較少，也更容易恢復。我們在這裡呈現出的課表修正，能允許長青運動員維持每週三日的訓練排程，同時減少每次訓練所產生的壓力總量。

中間蹲舉日的修正。對於一些長青運動員來說，3 日排程中都有蹲舉實在太難恢復，而降低蹲舉頻率反而能獲得更好的成效。這些人會因放入一個輕蹲舉日而受益，或最終需要把中間蹲舉日完全排除。

例 20-1 說明了以標準 3 日課表開始的 60 歲以上長青初學者，在變得更強壯且每一次訓練都發展出更大訓練壓力的同時，應如何修正該範本。假設此位運動者無法使用低槓式背蹲舉，但已經使用高槓式背蹲舉達到進步。此 6 週時間框架的目的只是用來幫助說明，每個「階段」很可能會比兩週還要更長更多。此範例以長青者初學者課表（2C）的最後兩週為開始。

課表 2A：長青者完全初學者課表

訓練 A	訓練 B
蹲舉 3×5	蹲舉 3×5
臥推 3×5	推舉 3×5
硬舉 1×5	硬舉 1×5

處　　方：訓練 A 和 B 輪流交替；如：第 1 週 = ABA；第 2 週 = BAB；第 3 週 = ABA，以此類推。以組數 × 次數表示。

合適年齡：< 40：可以　40～49：可以　50～59：可以　> 60：個別判斷

適用時機：在訓練的一開始時就使用；當硬舉重量超過蹲舉重量和／或恢復極限時，就進階到長青者新手初學者課表（2B）。

例 20-1：修正中間蹲舉日

週	週一	週三	週五
1	蹲舉 82.5×5×3 臥推 40×5×3 硬舉 110×5	蹲舉 85×5×3 推舉 33×5×3 反手引體向上	蹲舉 87.5×5×3 臥推 42×5×3 滑輪下拉 3×10
2	蹲舉 90×5×3 推舉 34×5×3 反手引體向上	蹲舉 *92.5×4，3，3！* 臥推 44×5×3 硬舉 *115×4！*	蹲舉 *92.5×4，4，4！* 推舉 35×5×3 反手引體向上

經過初學者訓練計畫幾週的進步之後，學員恢復得不甚良好，且蹲舉的進步開始停滯。每週三次大重量蹲舉的疲勞，也影響了硬舉、推舉和臥推。對此 3 日課表的首要修正，就是把該週中間那天調換成輕蹲舉日。

週	週一	週三	週五
11	蹲舉 *92.5×5，4，4！* 臥推 46×5×3 滑輪下拉 3×10	輕蹲舉 80×5×3 推舉 36×5×3 反手引體向上	蹲舉 92.5×5×3 臥推 48×5×3 硬舉 115×5
12	蹲舉 95×5×3 推舉 37×5×3 反手引體向上	蹲舉 82.5×5×3 臥推 50×5×3 滑輪下拉 3×10	蹲舉 97.5×5×3 推舉 38×5×3 反手引體向上

運動員在此時感受到每週 9 組高槓式背蹲舉所累積的壓力。即使已經將中間日的蹲舉替換成輕蹲舉，並且他現在能再次完成所有的訓練組數，但蹲舉的訓練量開始在膝部和下背產生疲勞，所以我們完全移除中間蹲舉日。

週	週一	週三	週五
13	蹲舉 100×5×3 臥推 52×5×3 硬舉 120×5	推舉 39×5×3 反手引體向上	蹲舉 102.5×5×3 臥推 54×5×3 滑輪下拉 3×10

14	蹲舉 105×5×3 推舉 40×5×3 反手引體向上	臥推 56×5×3 硬舉 125×5	蹲舉 107.5×5×3 推舉 41×5×3 反手引體向上

取決於運動員的狀況，這個 3 日進步模式可在必要修正的情況下繼續執行，一直持續到新手階段終止，此時就必須換成中階訓練計畫。

減頻模式

許多第七個十年的長青運動員會發現，即使加入輕蹲舉日或排除中間蹲舉日，持續進行 3 日課表仍會使他們的恢復能力難以承受；或者，由於生活行程或是其他原因，許多長青運動員可能因為實務限制而無法每週訓練三次。在這種狀況下，可以採用初學者訓練計畫的**減頻模式**，此模式增加了對訓練壓力適應的恢復時間，也提供了訓練者和教練在排程上的實務優勢。

接著來思考一位長青女性的例子，60 多歲且沒有顯著的限制因素。她曾經斷斷續續嘗試過一些以器械式為主的重量訓練，並擁有一些臥推經驗，但以蹲舉、推舉和硬舉來說，她是一個完完全全的新手。這種情況在一輩子都是休閒***運動者***的身上很常見。為了一般性的健康和身體功能，她開始***訓練***以改善肌力和肌肉量。她從標準 3 日長青者完全初學者課表（2A）開始，並經由長青者新手初學者課表（2B）進步到標準長青者初學者課表（2C）。經過幾個月穩定的進步之後，她進步的速度開始停滯和減緩。她的恢復參數表現很好，但審查她的訓練日誌後，發現一個有趣的模式：我們的運動者總是能在週一完成她的訓練組，但在週三和週五則要非常努力才能達到目標。很明顯，要從她目前能在每一次訓練中引起的壓力恢復，48 小時的窗口已經不夠了。解法不是降低訓練強度，而是增加恢復。此運動者需要的是減頻訓練計畫。

練一休二初學者課程設計。此練一休二訓練排程在一些圈子裡被稱作「老人初學者課表」，此方式的效果和實施上的單純，使其成為長青運動員教練的最愛。對於在每週三日課表上停滯的長青初學者來說，在一次訓練後額外增加一個恢復日，通常都足以恢復進步。這個簡單的修正除了讓運動者能擺脫停滯的困境之外，還能讓新的進步持續幾週或甚至到幾個月。當然，許多長青運動員和教練會選擇以這種排程開始訓練，而不是傳統的 3 日課表，這一切都取決於該運動者的恢復能力和排程限制等因素。

在練一休二模型中（課表 3A），我們概括了長青者初學者課表（2C）的 A 和 B 輪替訓練，不同之處在於，我們會在每次訓練後給疲累的運動員一個「週末」去恢復，而不是在修正過的週排程上輪替。這就形成了一種交錯多變的訓練排程。

我們要強調，當轉換到此課表時，唯一會改變的只有訓練頻率，練一休二模型對訓練本身並沒有做出任何改變。作為一個初學者，遇到課表設計的難題時，即使是只做出最簡單的改變也好過犯錯，若同時做出多種改變，課程設計錯誤的可能性就會提高。此課表與標準初學者課表只有一個不同之處，也就是***頻率***，同時其他因素都保持不變，運動員和教練應該小心仔細觀察身體的反應，且只在需要時改變其他變項。

固定 2 日初學者課表。初學者課表中用來減少頻率的練一休二修正方法非常有效，但也增加了訓練排程的複雜性，因此許多長青運動員和教練會選擇用固定 2 日的替代方法來達到減頻訓練。如同課表 3A，固定 2 日初學者課表（3B）可用於 3 日模型訓練之後，也可以在訓練的最初期就開始使用（若運動者和他的教練是如此決定的話）。再次強調，訓練的結構或是 AB 訓練的輪替都沒有調整，唯一改變的是每次訓練之間的休息日數 —— 在本例中，每次訓練之間會全休 2 ～ 3 日。因為許多 60 多歲或 70 多歲的長青運動員，無法使用每週三次的全身性訓練維持超過幾週，而且有些情況下，一開始就避免功能性過負荷（Overreaching）也許是明智的，耐心總是會戰勝貪婪，以我們的經驗，固定 2 日課表對於絕大多數第七個十年的學員來說，是安全、有效和實際的。

與標準（3 日）完全初學者課表（1A、2A）一樣，2 日變體（3B）會以保守的重量與合理增加槓鈴負荷開始訓練。一開始硬舉的重量很輕，所以過度訓練的風險較低，且在該課表前端每週兩次的硬舉排程，將會提升硬舉的熟練度。然而，很快地，硬舉將會變得重到需要減少到每週只訓練一次，接著該運動員就轉換到 2 日新手初學者課表（3C），第二日的硬舉會以其他背部訓練動作代替，如滑輪下拉或反式划船。

課表 3A：練一休二（實務課程設計模型 1）

訓練 A	**訓練 B**
蹲舉 3×5	蹲舉 3×5
臥推 3×5	推舉 3×5
硬舉 1×5 *或*	反式划船 3×10 *或*
滑輪下拉 3×8 ～ 10	反手引體向上

處　　方：A 和 B 訓練輪替，且每次訓練之間休息二日，如：週一—A，週四—B，週日—A，週三—B，週六—A，以此類推。以組數 × 次數來表示。

合適年齡：< 40：個別判斷　40 ～ 49：個別判斷　50 ～ 59：個別判斷　> 60：可以

這是針對因恢復或排程考量而無法執行 3 日課表的運動員。

適用時機：若有必要，可以在訓練初始或初學者進程中的任何時刻開始採用。

課表 3B：固定 2 日完全初學者

訓練 A	**訓練 B**
蹲舉 3×5	蹲舉 3×5
臥推 3×5	推舉 3×5
硬舉 1×5	硬舉 1×5

處　　方：每週兩個固定日輪替訓練 A 和 B，且兩次訓練之間至少相隔二日，如：週一—週四，週一—週五，週二—週五，週三—週六。以組數 × 次數來表示。

合適年齡：< 40：個別判斷　40 ～ 49：個別判斷　50 ～ 59：個別判斷　> 60：可以

這是針對因恢復或排程考量而無法執行 3 日課表，且有固定排程需求的運動員。

適用時機：若有必要，可以在訓練初始或初學者進程中的任何時刻開始採用。

課表 3C：2 日新手初學者

訓練 A	**訓練 B**
蹲舉 3×5	蹲舉 3×5
臥推 3×5	推舉 3×5
硬舉 1×5	滑輪下拉 3×8 *或*
	反式划船 3×8 ～ 10

處　　方：每週兩個固定日輪替訓練 A 和 B，且兩次訓練之間至少相隔二日，如：週一—週四，週一—週五，週二—週五，週三—週六。以組數 × 次數來表示。

合適年齡：< 40：個別判斷　40 ～ 49：個別判斷　50 ～ 59：個別判斷　> 60：可以

這是針對因恢復或排程考量而無法執行 3 日課表，且有固定排程需求的運動者。

適用時機：在第一階段（3B）之後，當硬舉變得太重而無法每週訓練兩次時採用。

在課表 3C 獲得一些進步之後，運動員可能會開始在每週的第二次蹲舉停滯或感到吃力。大重量蹲舉和硬舉所累積的疲勞開始影響第二日的訓練，隨著增加的疲勞和痠痛，原本在第二日增加的運動表現現在已經很難獲得。此時，建議可以進階到 3 日初學者課表（1C）的 2 日變化型。

在 2 日初學者課表（3D）中，第二次的訓練變成輕蹲舉日，我們必須費盡苦心指出，這並**不**違反強度依賴性的原則。輕蹲舉日的功能很重要，是為了維持這個有些複雜的動作模式所必須的運動神經路徑，且也能夠在不添加太多新壓力之下促進恢復。訓練負荷的減少最多應在 5 ～ 10% 之間。一般而言，學員愈強壯和愈年輕，所必須減少的負荷就愈多。為了找到正確恰當的平衡，也許會需要一些嘗試錯誤。讓長青運動員的訓練強度降低太多，會出現退訓練效應。但是，降低不夠也無法促進恢復，反而會增加壓力。所以，從減少 5% 開始會是個好主意，接著從這邊來操控訓練量。若減少 5% 負荷的 3 組 5 下仍很難完成，運動員應減少訓練量到只有 1 ～ 2 組 5 下，或繼續保持 3 組，但次數降到 2 下或 3 下；要是仍然很困難，則該運動者應該小幅增加負荷減少的百分比。輕蹲舉日不應該感到「輕鬆」，會變輕只為了一個原因 —— 學員沒有從第一日完全恢復。但若學員必須非常努力才能維持反覆次數，代表重量太重了。

在課表 3D 中，硬舉被移到了第二日。許多長青運動員偏好將大重量硬舉訓練放在輕蹲舉日。輕蹲舉對於運動者的腿和髖部的熱身有極好的作用，也不會製造出與大重量蹲舉相同程度的疲勞。做出這種調整後，硬舉運動的表現通常會有所提升。在較少疲勞的狀況下訓練硬舉，能促進持續幾週的連續進步。

不過，有些人偏好將硬舉保留在大重量蹲舉日（課表 3E）。這會讓第一日變成「大重量日」（蹲舉、臥推、硬舉）並讓第二日成為「輕重量日」（輕蹲舉、推舉、滑輪下拉或反式划船）的情況。有些運動員偏好一個輕鬆日與一個困難日的系統性變化，每一位運動員和教練都可以實驗這兩種設定，也應該這麼做。

課表 3D：2 日初學者

訓練 A
蹲舉 3×5
臥推 3×5
滑輪下拉 3×8～10
或
反式划船 3×8～10

訓練 B
輕蹲舉 3×5
推舉 3×5
硬舉 1×5

處　　方：每週的兩個固定日輪替訓練 A 和 B，且兩次訓練之間至少相隔二日，如：週一—週四，週一—週五，週二—週五，週三—週六。在每個訓練 A 輪替滑輪下拉和反式划船。以組數 × 次數來表示。

合適年齡：< 40：個別判斷　40～49：個別判斷　50～59：個別判斷　> 60：可以

這是針對因恢復或排程考量而無法執行 3 日課表，且有固定排程需求的運動員。

適用時機：當第二階段的進步開始停滯，且有必要放入輕蹲舉時採用。

課表 3E：2 日初學者（困難日—輕鬆日）

訓練 A
蹲舉 3×5
臥推 3×5
硬舉 1×5

訓練 B
輕蹲舉 3×5
推舉 3×5
滑輪下拉 3×8～10
或
反式划船 3×8～10

處　　方：每週的兩個固定日輪替訓練 A 和 B，且兩次訓練之間至少相隔二日，如：週一—週四，週一—週五，週二—週五，週三—週六。在每個訓練 B（輕鬆日）中輪替滑輪下拉和反式划船。以組數 × 次數來表示。

合適年齡：< 40：個別判斷　40～49：個別判斷　50～59：個別判斷　> 60：可以

這是針對因恢復或排程考量而無法執行 3 日課表，並有固定排程需求的運動員，且運動員和教練選擇輪替大重量與輕重量訓練。

適用時機：當第二階段的進步開始停滯，且有必要放入輕蹲舉時採用；以及運動員和教練偏好「困難日—輕鬆日」的訓練結構的情況。

例 20-2 詳細說明了長青運動員在 2 日初學者模型的所有 3 階段的過度狀況，因***為了說明方便，***每個階段以持續 3 週的方式表現。在實際情況中，每個階段很可能會持續更長的時間。***絕對不是建議刻意將此課表濃縮設計成一個階段只有 3 週***。

讓我們將讀者的注意力引導到以下範例的兩個重要特徵上。第一，當每週兩次硬舉的疲勞開始累積，訓練者的硬舉會在3B末期停滯。減少硬舉頻率後，訓練者便能夠在每次硬舉訓練時加重10磅，這是一個常見的現象。

第二，滑輪下拉訓練代表訓練者首次使用***反覆次數進程（rep Progression）***（以下簡稱為次數進程）。以器械式為主的訓練，尤其是進行較高反覆次數時，很少顯現出穩定的線性進步。訓練滑輪下拉最好的方式，就是連續 2 ～ 3 週使用相同的重量，並逐步增加該重量所進行的訓練量。次數進程的使用，將會在中階訓練的章節有更詳細的闡述。

例 20-2：使用固定 2 日初學者模型

週	週一	週三
3B（完全初學者）		
1	蹲舉 45×5×3 臥推 75×5×3 硬舉 85×5	蹲舉 50×5×3 推舉 50×5×3 硬舉 95×5
2	蹲舉 55×5×3 臥推 80×5×3 硬舉 105×5	蹲舉 60×5×3 推舉 55×5×3 硬舉 115×5
3	蹲舉 65×5×3 臥推 85×5×3 硬舉 120×5	蹲舉 70×5×3 推舉 60×5×3 硬舉 125×5
3C（新手初學者）		
4	蹲舉 75×5×3 臥推 90×5×3 **硬舉 130×5**	蹲舉 80×5×3 推舉 62×5×3 **滑輪下拉 100×8×3**
5	蹲舉 85×5×3 臥推 92×5×3 硬舉 140×5	蹲舉 90×5×3 推舉 64×5×3 滑輪下拉 100×10×3
6	蹲舉 95×5×3 臥推 94×5×3 硬舉 150×5	蹲舉 100×5×3 推舉 66×5×3 滑輪下拉 105×8×3
3C（新手初學者）		
7	蹲舉 105×5×3 臥推 96×5×3 **滑輪下拉 105×10×3**	**輕蹲舉 95×3×3** 推舉 68×5×3 **硬舉 160×5**
8	蹲舉 110×5×3 臥推 98×5×3 滑輪下拉 110×8×3	輕蹲舉 100×3×3 推舉 70×5×3 硬舉 170×5
9	蹲舉 115×5×3 臥推 100×5×3 滑輪下拉 110×10×3	輕蹲舉 105×3×3 推舉 72×5×3 硬舉 180×5

（粗黑體＝每個階段中所強調的變動）

例 20-2：使用固定 2 日初學者模型

週	週一	週三
3B（完全初學者）		
1	蹲舉 45×5×3 臥推 75×5×3 硬舉 85×5	蹲舉 50×5×3 推舉 50×5×3 硬舉 95×5
2	蹲舉 55×5×3 臥推 80×5×3 硬舉 105×5	蹲舉 60×5×3 推舉 55×5×3 硬舉 115×5
3	蹲舉 65×5×3 臥推 85×5×3 硬舉 120×5	蹲舉 70×5×3 推舉 60×5×3 硬舉 125×5
3C（新手初學者）		
4	蹲舉 75×5×3 臥推 90×5×3 **硬舉 130×5**	蹲舉 80×5×3 推舉 62×5×3 **滑輪下拉 100×8×3**
5	蹲舉 85×5×3 臥推 92×5×3 硬舉 140×5	蹲舉 90×5×3 推舉 64×5×3 滑輪下拉 100×10×3

初學者訓練計畫的其他常見變化

到現在應該很清楚的是，初學者訓練計畫的設計可以依照幾乎所有運動者的需求和限制來量身打造，只要對「***何謂***真正的初學者訓練計畫設計」及「在此訓練階段如何操控壓力—恢復—適應循環」有基本的理解。若要設計出允許長青運動員追求線性進程（每一次訓練都在槓上加重）的課表，只要理解這些基本原則，那麼年齡、力量和排程限制皆不再是阻礙。有創意和有效利用這些原理去滿足運動者的需求，是訓練計畫設計的***藝術***。

將這些銘記於心後，現在我們來考慮一下初學者模型的其他變化。以下所探討的課表並非針對任何特定年齡族群的運動員，也不代表修正初學者進程的可能性會就此耗盡。這些課表並不止是計畫處方的其他選項，更重要的是廣泛探究如何將課程設計***原理***運用在***實務***上以滿足運動者需求。因為接下來的訓練計畫會比前面所提出的初學者模型更為個人化，因此不以計畫範本呈現。

4 日初學者課表

這些課表將初學者課表展開成 4 日週期，對於在恢復上有困難的長青運動員來說，這是一種讓每一次訓練負荷都減少的極好方式。且比起 3 日課表，雖然運動者要更常到訓練中心，但 4 日課表實際上在***每個單一的動作***之間會有更多休息日。

對於任何一個遵循此種 4 日課表的運動員來說，每一次訓練待在訓練中心的時間應會減少 25 ～ 50%，這是在非常忙碌的個人生活與職業生活上，平衡訓練排程的好方法。運動員進出訓練中心應該只需要一小時左右。以下列出的三個選項都各有些優缺點。

例 20-3：4 日初學者課表 1 型模型

週一	週二	週四	週五
蹲舉 3×5	硬舉 1×5	蹲舉 3×5	硬舉 1×5
推舉 3×5	滑輪下拉 3×10	臥推 3×5	反式划船 3×10

例 20-4：納入奧林匹克式舉重的 4 日初學者 1 型

週一	週二	週四	週五
蹲舉 3×5	爆發上膊 5×3	輕蹲舉 3×5	硬舉 1×5
推舉 3×5	滑輪下拉 3×10	臥推 3×5	反式划船 3×10
	或反手引體向上		***或***反手引體向上

4 日初學者課表 1 型變體。此選項將訓練負荷分成蹲舉和推系列動作（臥推與推舉），並放在其中兩個訓練日，而所有的硬舉和／或背部（拉系列動作）訓練動作放在另外兩日。因為從地面拉起的硬舉會非常扎實地訓練到背部，所以在這一日放入一些額外的上背與闊背補強訓練，如反手引體向上、滑輪下拉或反式划船是很合理的。這種設定的好處，是在課表中兩個最具壓力的訓練動作之間製造出一些空間，也就是蹲舉和硬舉。但潛在的缺點是，若在蹲舉完***一日***後進行從地面拉起的大重量硬舉，會遠比在蹲舉完***一小時***後做更困難。一旦肌肉痠痛和僵硬在蹲舉完後的隔天出現，可能就無法執行硬舉或上膊。不過，若該學員沒有因為蹲舉訓練而感受到太多痠痛，或許就更適合使用一個允許他在訓練時先做硬舉的訓練範本。個人的恢復能力將決定他是否適合這樣的訓練排程。

此種基礎結構能允許多樣排列組合，例 20-3 假設該學員仍處於線性進程相當早期的階段，且恢復的速度能允許他一週訓練硬舉兩次。又或者一位 40 多歲或 50 出頭的學員希望訓練爆發上膊，或許可依照例 20-4 來設定課表。

請注意硬舉是在每週最後進行，如果學員在週四做了輕蹲舉，那將更為有利，因為雙腿會比在大重量蹲舉後的週二更為精力充沛。例 20-4 中，重量較輕的拉系列動作保留在大重量蹲舉之後那一日。在週五硬舉還有一個額外好處，即在週一的大重量蹲舉之前，允許下背有週末二日的恢復時間。

執行 4 日課表時，長青初學者在輕重量日所減少的重量，應以不超過 5 ～ 10% 為目標，***長青運動員有強度依賴性***，若是強度減少太多且持續時間太長，會發生退訓練效應。假若運動者一週只訓練蹲舉兩次，且其中一次還是輕重量，那麼每週只會剩下一次高強度蹲舉訓練。雖然因為恢復能力受年齡限制而可能必須使用這種方法，但這對任何初學者來說仍是很低的訓練頻率，而訓練應保持在高強度，這就需要運動員減少輕蹲舉日的總訓練量。若減少5%重量的3組5下還不足以減少負荷，那麼輕重量日的良好選擇將會是只做1組5下或2～3組3下。這兩種選擇都會在例20-5中說明（只說明蹲舉）。

假使運動者沒有實施輕蹲舉日且在週四做了大重量蹲舉，那可以將週五的訓練移到週六早上，以在兩次訓練之間創造出更多空間。若情況是這樣，那麼運動者實際上可以將訓練排程設定為能允許他的上肢推動作以每週三日的方式進行AB輪替（週一、週四、週六排程），同時還能維持每週兩日的蹲舉和硬舉頻率，如例20-6。

例 20-5：有輕蹲舉日選擇的 4 日初學者 1 型

週一	週四
蹲舉 225×5×3	蹲舉 210×5 **或** 蹲舉 210×3×2

例 20-6：4 日初學者 1 型連同 3 日上肢推動作輪替

週	週一	週二	週四	週六
1	蹲舉 3×5 臥推 3×5	爆發上膊 5×3 滑輪下拉 3×10 **或** 反手引體向上	蹲舉 3×5 推舉 3×5	硬舉 1×5 臥推 3×5
2	蹲舉 3×5 推舉 3×5	爆發上膊 5×3 滑輪下拉 3×10 **或** 反手引體向上	蹲舉 3×5 臥推 3×5	硬舉 1×5 推舉 3×5

4日初學者2型（分項）變體。此模型將所有下肢動作放到同一日，並將所有上肢動作放在另一日。對於身體的各個部位，這種選擇能容許最長的恢復，因為在連續的訓練日中，肌群之間的重疊性是最小的。但潛在的缺點是，在同一日訓練兩個上肢推動作，會由於第一個動作產生的疲勞，迫使第二個進行的訓練動作進步較慢。但以整個課表來看，這並不是一個太大的問題。我們會建議推舉為該日的第二個訓練動作，讓運動員以臥推來展開上肢訓練。我們發現臥推影響推舉的程度比推舉影響臥推少，這很可能是因為推舉比臥推更讓三頭肌筋疲力竭，且一旦三頭肌沒力，在該次訓練中有效執行臥推的所有希望都將消散。光是這原因，先做臥推（第一）後做推舉（第二）就很合理。此外，在大重量臥推後，也就是在訓練中的一開始先執行較重的臥推，對於較輕的推舉來說，神經系統將會是「準備」狀態，即使三角肌與三頭肌可能有些許疲勞，但推舉較輕的重量應該還是能做得不錯。

訓練日的次序是可互換的，有些人會發現，即便沒有直接的重疊性，由蹲舉和硬舉所產生的全身性疲勞，會持續到次日上肢訓練並產生負面影響。在這種情況下，於週一、週四訓練上肢，週二、週五訓練下肢是完全可以接受的。若學員尚有時間和精力，上背的訓練動作如反手引體向上、滑輪下拉或反式划船，可以增加到上肢訓練日或下肢訓練日的結尾。

例 20-7：基礎 4 日初學者 2 型模型

週一	週二	週四	週五
蹲舉 3×5	臥推 3×5	蹲舉 3×5	臥推 3×5
硬舉 1×5	推舉 3×5	硬舉 1×5	推舉 3×5

例 20-8：納入輕蹲舉日和爆發上膊的 4 日初學者 2 型

週一	週二	週四	週五
蹲舉 3×5	臥推 3×5	輕蹲舉 2×3	臥推 3×5
爆發上膊 5×3	推舉 3×5	硬舉 1×5	推舉 3×5

上面為 2 型 4 日模組的兩個不同範例，例 20-7 較適合相對新的長青初學者，他們不訓練爆發上膊，且能以每週訓練兩次完成處方中四個主動作的所有組數和次數，並能良好恢復，這是所有 4 日初學者課表中操作起來最簡單的。

例 20-8 說明了一位適合 40 多歲初學運動者的訓練方法，他已增長了足夠肌力，也獲得了足夠經驗，因此週四的輕蹲舉日有其必要，此外他很積極地訓練爆發上膊。如同之前所述，若運動者使用輕蹲舉日，那麼在同一日訓練硬舉就很合理。

4 日初學者 3 型變體。對於大部分的長青運動員來說，在訓練中使用固定重量的訓練組數是整體課表中最困難的元素之一，尤其是蹲舉。蹲舉要花時間熱身，且訓練組間需要較長的休息時間。從大重量訓練組產生的疲勞，總是會影響當日的第二和第三個訓練動作。3 型 4 日課表變體讓運動員在四個訓練日中的其中兩日完全專注在蹲舉上，這麼做的額外好處是節省待在訓練中心的時間。訓練者應能夠在一小時內執行完蹲舉的熱身與全部三個訓練組。這同時會使蹲舉日變得相當短，可顯著減少推拉日（上肢推和硬舉）在訓練中心所花的時間。

這種做法不僅對於很多人更為方便，而且較短的訓練時間可以讓全身性的恢復更為容易，對於多數長青運動員來說，這是一項重要的考量。缺點則是與 1 型變體一樣，相較於在蹲舉的同日硬舉，來自前一日蹲舉的痠痛與僵硬會使次日的硬舉更為困難。

以下是 3 型結構一些變化的說明，例 20-9 是最簡單的訓練方法。

例 20-10 說明了 3 型結構的兩個修正。第一，減少 5% 負荷的輕蹲舉日於週四實施，這能減少訓練時間，因此允許運動者於該週放入額外的推舉或臥推。第二，週五的訓練被移動到週六，設定成「週二、週四、週六」的推系列排程。蹲舉的所有大重量訓練組留在週一，運動員可以仔細徹底暖身，並在訓練組間依照所需盡可能休息。

若打算實施 4 日訓練計畫，訓練者可以試驗這三個模組，最能配合學員個人恢復能力的模組將會是最正確的選擇 —— 尤其要考量的是對大重量蹲舉的個別反應。其他因素還包含了學員對推舉與臥推頻率的喜好（每週兩次或三次），以及訓練排程和個人生活、工作時間的相容性。對許多人來說，在訓練中心的時間非常珍貴，若在特定的日子僅能分配大概一小時左右來訓練，那麼相較於標準 3 日模組，每週 4 日的訓練計畫會是個節省時間的極好替代方案。

例 20-9：基礎 4 日初學者 3 型模型

週一	週二	週四	週五
蹲舉 3×5	臥推 3×5 硬舉 1×5	蹲舉 3×5	推舉 3×5 硬舉 1×5

例 20-10：納入輕蹲舉的基礎 4 日初學者 3 型

週	週一	週二	週四	週六
1	蹲舉 3×5	臥推 3×5 硬舉 1×5	輕蹲舉 2×3 推舉 3×5	臥推 3×5 硬舉 1×5
2	蹲舉 3×5	推舉 3×5 硬舉 1×5	輕蹲舉 2×3 臥推 3×5	推舉 3×5 硬舉 1×5

納入奧林匹克式舉重的 2 日模組

帶著一定程度的猶豫和不安，我們在此呈現包含奧林匹克舉重在內的減頻訓練。這樣的訓練方式，適合有能力並願意訓練和忍受奧林匹克式變化動作的長青運動員使用，但我們不得不***再次***重申，這種長青運動員***相當稀少***。任何年過四十的運動員都必須***非常謹慎***地使用奧林匹克式變化動作，且這樣的謹慎意識必須逐年倍增。有些長青運動員能從訓練奧林匹克式變化動作中獲得極大的樂趣和自信，而其實只有極少數人可以達到令人印象深刻的進步。不過，運動者和教練必須清楚知道，將這些動作加入到課表中會有哪些益處與相對的傷害風險。

對於健康的一般運動處方來說，奧林匹克式舉重不是必要的成分，而將其融入長青運動員的生活中更像是對於運動或嗜好的追求，如網球、攀岩或柔道。若沒有這些運動你會活不下去，那就做吧（像本書作者 Sullivan 一樣），即使你很確定沒有這些運動你也***可以***活下去。

了解上述警語之後，以下是針對身體素質和運動能力較好之訓練者的三種不同範例模型。他們的年齡很可能低於 60 歲（但不一定），且希望在 2 日課表中嘗試奧林匹克爆發動作的變化。我們假設該學員在輕重量爆發上膊與爆發抓舉中的安全運動表現上已經足夠熟練，並希望能訓練這***兩個***動作。

例 20-11：納入奧林匹克式舉重的 2 日模型

週	週一	週四
1	蹲舉 3×5 臥推 3×5 硬舉 1×5	蹲舉 3×5 推舉 3×5 爆發上膊 5×3
2	蹲舉 3×5 臥推 3×5 硬舉 1×5	蹲舉 3×5 推舉 3×5 爆發抓舉 5×2

例 20-12：硬舉減頻並納入奧林匹克式舉重的 2 日模型

週	週一	週四
1	蹲舉 3×5 臥推 3×5 硬舉 1×5	蹲舉 3×5 推舉 3×5 爆發上膊 5×3
2	蹲舉 3×5 臥推 3×5 爆發抓舉 5×2	蹲舉 3×5 推舉 3×5 硬舉 1×5
3	蹲舉 3×5 臥推 3×5 爆發上膊 5×3	蹲舉 3×5 推舉 3×5 爆發抓舉 5×2

例 20-13：拉系列動作減頻，並納入奧林匹克式舉重的 2 日模型

週	週一	週四
1	蹲舉 3×5 臥推 3×5 硬舉 1×5	蹲舉 3×5 推舉 3×5 滑輪下拉 3×8
2	蹲舉 3×5 臥推 3×5 爆發上膊 5×3 *或* 爆發抓舉 5×2 *或* 爆發上膊 3×3 *和*爆發抓舉 3×2	蹲舉 3×5 推舉 3×5 滑輪下拉 3×8

在例 20-11 中，為了持續鍛鍊訓練者拉系列動作的絕對肌力，安排他繼續做每週一次的大重量硬舉，而爆發上膊與爆發抓舉僅作為輕重量拉系列變化動作在每週輪替。有些長青運動員會決定只專注在一個奧林匹克式動作上，而有關節炎的肩膀可能無法在抓舉時正確接槓。在這種情況下，訓練者每週四可以只做他選擇的那一個奧林匹克式舉重動作。

隨著學員的肌力增長，且硬舉的恢復變得更為費力，他可以把每週一次的大重量硬舉換成每三次訓練做一次大重量硬舉。若他希望繼續學習和練習兩種奧林匹克式舉重，他可以如例 20-12 中所示，將下肢拉系列動作設定成簡單的三日輪替課表，並將其依序分布在每週兩日的訓練排程中。

在例 20-13 中，該學員的髖部和下背每週只能忍受一次從地板拉起的下肢拉動作（硬舉或奧林匹克式舉重），但他仍然希望訓練上膊或抓舉。***這種情況迫使訓練者必須審慎評估訓練項目的優先順序***。但若他對於訓練奧林匹克式舉重仍保持熱忱，這個模型大概會是適合的。該運動員每次的大重量硬舉將間隔一週，且以每週輪替的方式訓練上膊和／或抓舉；若兩種動作都要做，每一個動作所執行的訓練組不可超過 2 ～ 3 組（上膊 3 下，抓舉 2 下）。

結束初學者訓練計畫（減量）

如前章節末所提到的，只要有效執行任何初學者訓練計畫，最終將會產生出一定程度的肌力，讓施加的訓練壓力超過恢復能力，到下次訓練前都無法恢復。到達這種階段之後，年過六十的長青運動員可減少訓練量和增加恢復時間，把初學者訓練計畫稍微拉長，但並不會像在較年輕的運動員身上那樣有效。在最多 3 ～ 6 個月的初學者訓練後，大部分長青運動員將會需要較長的組間休息，平均分攤超負荷並讓壓力—恢復—適應循環在更多次的訓練下發生。此時長青運動員已成為中階者，他的課表會在章節 22 ～ 24 中討論。

Chapter

21

年過七十的初學者與補救型課表變體

The Novice Over 70 and Remedial Variants

針對年過七十的運動者及特別孱弱或失能者的初學者課表，必定會是所有課表中最為保守的，這些課表在保持高訓練強度的同時，會使用較少的總訓練量並減少訓練頻率。本章將探討兩週三日和每週一日的減頻訓練模型。對於因虛弱而沒有辦法做到足夠深度的蹲舉，以及有肩關節活動度限制而必須排除槓鈴蹲舉和推舉者，本章也提供了補救型課表供選擇。

第八個十年的初學者

處於第八個十年以上的運動者，會相當依賴謹慎且保守的課程設計，對恢復因素、預防過度訓練與預防傷害要有兢兢業業的態度。由於晚期的多因性合成代謝阻抗，身體更容易產生有害的發炎反應，以及伴隨在一個人 70 多、80 多和 90 多歲時，其生活中多種多樣的壓力（食慾不振、時睡時醒，對於過去、現在和未來的焦慮），他們的恢復能力是鈍化的。

身為 70 多歲的人很***辛苦***，但***通常***會比無法活到 70 歲好。

身為 70 多歲的運動者***非常***辛苦，但***永遠***會比沒有訓練更好。

如同以往，對正處於第八個十年以上的人，以及失能或身體狀況類似的運動員而言，課表的修正將專注在減少訓練量、維持強度、達到最佳恢復、極度合理且審慎地增加負荷，以及強調運動員***可以***做什麼，而不是他不能做什麼。通過適當的課程設計，小心選擇訓練動作以及細心周到的教學，這些族群中的運動員可以安全實現、維持肌力與肌肉量的最佳增長，也能非常有效改善他們的身體功能及生活品質。

我們再次承認，以十年為單位將運動者分類，本質上相當武斷，且訓練的狀況永遠因人而異。一位年過七十的人完全有可能以標準 3 日準初學者進程開始訓練。不過，這些長青運動員中，大多數需要的恢復會比這種排程所能提供的更多，且就算他們一開始有能力忍受以 3 日課表開始訓練，可能也會很快感到疲乏。頻率減少的課表（第 20 章）更有可能從一開始就使運動員良好吸收並持續進步，對於 70 多歲或 80 出頭的完全初學者來說，這是個非常合理的選擇。課表的發展就如同轉換到有輕蹲舉日或減少蹲舉日數的課表一樣，很快就會有必要將硬舉頻率降低到每週一次以下的課表。

即使如此，在 2 日課表中，這些運動員中的很多人會馬上發現，他們變得強壯到可以把超過他們恢復能力的訓練壓力施加在自己身上，此時就會需要更為保守的減頻模式。***兩週三次模型***比 2 日課表更加保守，亦可以用於能忍受 2 日課表，但已經開始無法每次訓練都產生適應的運動員身上。而 1 日模型則是所有課表中最保守的，可以讓非常高齡的運動員產生肌力和／或維持肌力。

課表 4A：兩週三日初學者

訓練 A	**訓練 B**
蹲舉 3×5	蹲舉 3×5
臥推 3×5	推舉（或臥推）3×5
硬舉 1×5	硬舉 1×5

處　　方：輪替訓練 A 和 B，學員會在兩週內訓練三次，如：第 1 週＝ AB，第 2 週＝ A，第 3 週＝ BA，第 4 週＝ B，以此類推。標記方式為組數 × 次數。

合適年齡：＜ 50：個別判斷　50 ～ 59：個別判斷　60 ～ 69：可以　＞ 70：可以

針對因恢復或排程考量而無法執行 3 日課表，且有固定排程需求的運動員。

適用時機：如有必要，或許可以在訓練初始或初學者進程中的任何時刻開始採用。

兩週三日初學者模型

兩週三日的課表結構可用於訓練初始，但更常是在學員以其他更為積極的訓練方式開始訓練之後，再使用此課表來維持進步。兩週三日的結構也可以針對正在從受傷或疲勞中恢復的運動員，當作短期的解決辦法來使用。在大約一個月左右的減頻訓練後，訓練者將重拾能量、恢復體力，並回到更加積極的訓練課表。

兩週三日模型的運動處方是在兩週的時間框架內，將主要的槓鈴訓練動作各訓練三次。其主要變體有兩種，第一種是一系列的 3 日全身訓練，運動者只需要約每 4 ～ 5 日去訓練中心一次，如課表 4A 所示。當運動者因為某些限制而只能訓練少量動作時，這種方法會特別有效，例如，當學員因為肩關節活動度的限制而無法做出推舉時，課表中就不會出現跟臥推輪替的推系列動作。比起每週訓練臥推 2 ～ 3 次的課表，在兩週三次的範本中，每次訓練之間所延長的休息日數，會使臥推更容易持續進步（例 21-1）。

課表 4B 是最近開發出的兩週三日課表變體，屬於一種「上肢及下肢（分項）」結構，同樣在兩週內維持三次訓練頻率的課表。雖然每次的訓練時間縮短很多，但會使運動者去到訓練中心的次數更為頻繁。對於不想 4 ～ 5 日都不去訓練中心的人來說，是個很好的選項（不回到訓練中心這件事可能太誘惑人了！），此種課表對於因恢復或生活因素而對全身性訓練感到吃力的人而言，也會是個不錯的選擇。

在第一週，下肢將會訓練兩次，上肢訓練一次。在第 2 週，訓練模式會調換。

上背的訓練如滑輪下拉或反式划船，能以每週 1 ～ 2 次的頻率加在上肢或下肢訓練日中。

例 21-1：兩週三日課表（無推舉）

週	週一	週三	週五
1	蹲舉 3×5 臥推 3×5 硬舉 1×5 滑輪下拉 3×10	—	蹲舉 3×5 臥推 3×5 硬舉 1×5 滑輪下拉 3×10
2	—	蹲舉 3×5 臥推 3×5 硬舉 1×5 滑輪下拉 3×10	—
3	蹲舉 3×5 臥推 3×5 硬舉 1×5 滑輪下拉 3×10	—	蹲舉 3×5 臥推 3×5 硬舉 1×5 滑輪下拉 3×10

課表 4B：兩週三日初學者分項

週	週一	週三	週五
1	蹲舉 3×5 硬舉 1×5	臥推 3×5 推舉 3×5	蹲舉 3×5 硬舉 1×5
2	臥推 3×5 推舉 3×5	蹲舉 3×5 硬舉 1×5	臥推 3×5 推舉 3×5

處　　方：輪替第 1 週和第 2 週。標記方式為組數 × 次數。

合適年齡：< 50：個別判斷　50-59：個別判斷　60-69：可以　> 70：可以

針對無法執行 3 日全身性課表，或因調節恢復或排程考量而有固定排程需求的運動員。

適用時機：如有需要，或許可以在訓練初始或初學者進程中的任何時刻開始採用。

一日訓練計畫

在合適的槓鈴負重且恢復因素都適當調節的情形下，無論年齡或身體狀況，大部分長青初學者都能適應高於每週一次的訓練頻率。在理想的情況下，對於長青運動員的長期訓練來說，兩週三日的課表結構會是最低的訓練頻率，不過，有些原因使訓練頻率不得不更低。某些非常高齡或失能的運動者可能無法忍受高於每週一次的訓練頻率。另外，訓練頻率也必須取決於各種實際考量：排程、交通、教練是否有空等等。

每週訓練一次的課表，是假設該訓練者虛弱且體能狀況不佳，他們在活動度、恢復能力和訓練動作忍受度上，很可能受到年齡的限制。這種情況下的指導原則是，***在每週一次的有限訓練時間裡，必須盡可能獲得最高的回報***。這需要堅定不移地把訓練著重在***訓練者能做得好的動作上***。每週一日的課表不允許我們把時間浪費在矯正訓練者永遠都不需要專精的動作，教練和運動員必須辨認訓練者能良好執行的全身性多關節訓練動作，並把時間和努力奉獻在這些動作上。

若情況允許，重點應放在蹲舉、臥推和硬舉。在主要訓練動作之中，這些動作的負荷最大，且能夠對最大量的肌肉施加壓力，而奧林匹克式舉重則很明顯必須排除。若一個虛弱且體能不佳的學員每週只做一次拉系列動作，那此動作應該為硬舉。當然，對於較年長的長青運動員來說，推舉是非常有用且應該被納入課表的動作——但前提是運動員可以正確執行動作。這個族群中的許多人無法正確或甚至安全執行推舉，對於他們來說，想要更快速地進步（因此有更大的回報）可以著重在臥推訓練。若該次訓練中還有時間，將滑輪下拉等上肢拉系列訓練動作放在課表中是很有幫助的，但是 3 ～ 4 個動作通常是時間和精力所能允許的極限。對於高齡或體能不佳的運動員來說，硬舉對闊背肌和背部會有很大的訓練量，所以，若滑輪下拉必須跳過不練，也不會有太大的影響。

注意在課表 4C 的訓練中，蹲舉使用重量遞增組（ascending sets）（參考第 17 章）來累積訓練量。該訓練的前四組為低到中強度，而最後兩組為等重訓練組。臥推使用標準 3 組 5 下的等重訓練組在此處仍是很有效益的。硬舉則執行 1 組 5 下的訓練組，和一組降低 5 ～ 10% 重量的降低重量組（back-off sets），此處增加的降低重量組彌補了該課表中總訓練量的不足。課表 4C 的假設是該訓練者由於肩膀活動度限制而無法做大重量推舉，因此推舉的處方為輕重量的 2 組 8 下，並全心全意專注於最理想的動作姿勢和技術。對於提升肩膀力量和健康來說，這是臥推和推舉訓練量的最佳比例，將推舉訓練減少到只有兩組還能為學員保留一些時間，因為當課表進行到這裡時，訓練者可能會覺得想沖個澡。若在四個基本槓鈴動作後還有時間和精力，可以用幾組滑輪下拉、反式划船或二頭彎舉來結束這一次的訓練。

課表 4C：每週一日

修正版訓練
蹲舉 6×5（重量遞增組）
臥推 3×5
硬舉 1×5，1×5（降低重量組）
推舉 2×8
滑輪下拉 2 ～ 3×8 ～ 10

處　　方：每週執行一次修正版的訓練，著重在學員能忍受且做得好的動作上；排除不能忍受且做不好的動作。標記方式為組數 × 次數。

合適年齡：< 50：不可　50-59：不可
60-69：個別判斷　> 70：個別判斷

針對非常高齡或體能不佳，且無法參與 3 日課表或其他減頻課表中的運動員。

適用時機：如有必要，或許可以在訓練初始或之後的任何時刻開始採用。

補救型蹲舉課程設計

到目前為止，讀者已經很明白「蹲舉」是本書中所有課表的基石，但是，當訓練者第一日連比槓鈴蹲舉還輕得多的完整動作範圍徒手蹲舉都做不到時，該怎麼辦呢？這是所有訓練長青運動員的教練都會遭遇的常見問題。訓練者無法蹲舉時，要實施以蹲舉為基底的肌力訓練課表是很困難的。

許多訓練者都以為他們無法在沒有輔助的情況下蹲下並站起，是因為他們不夠***柔軟***。事實上，學員無法完成夠深的徒手蹲舉，***很少***是柔軟度和活動度的問題，真正的原因幾乎都是肌力。其實學員就是不夠強壯，無法靠自己的力量下到「洞」裡（指蹲舉底部）再回來。這是因為許多學員已經非常多年——或者幾十年——沒有要求他們的身體進入到蹲舉姿勢，在他們成年後的大部分生命中，大量使用手臂輔助來把自己從椅子上推起來或拉起來。

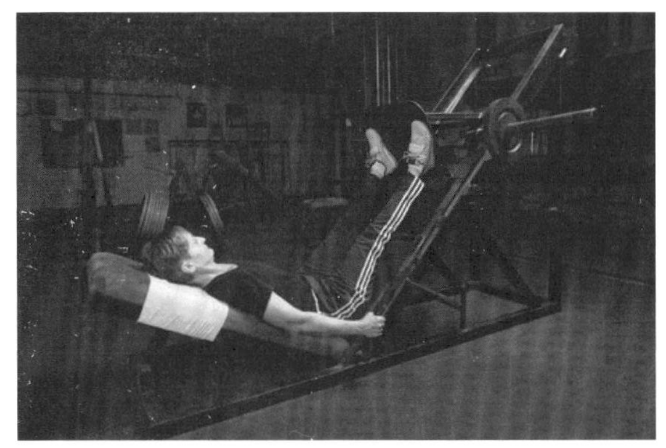

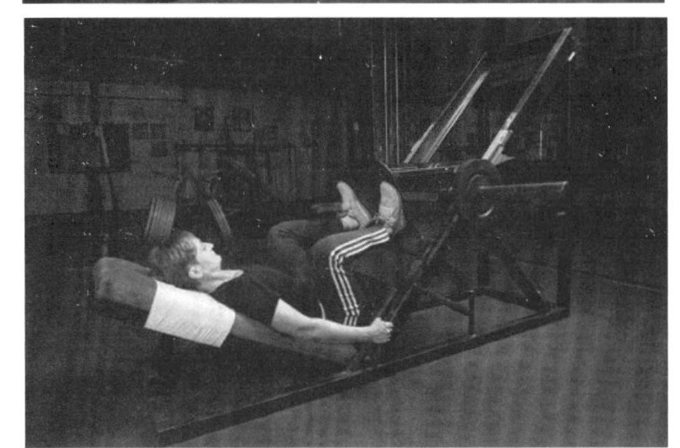

圖 21-1 使用腿推舉。

所以，我們該如何引領長青運動員從沒有能力完成一下徒手蹲舉，到能完成好幾組的槓鈴蹲舉？有許多種不同的方法可以處理這種情況。

方法 1：腿推舉

這個方法是假設有腿推舉機器可以使用（第 13 章），大部分的商業健身俱樂部都會有一臺這樣的機器，若可能的話，該器械最好是經常被稱為「站姿腿推機（hip sled）」的機器，或是能讓訓練者斜躺 45 度角的腿推舉機。

腿推舉將以每組 10 下來完成，腳掌位置和腳趾外轉的角度則是盡可能模仿蹲舉（圖 21-1）。在課表第一日，訓練者應該以輕重量做 3 組 10 下的腿推舉，之後的每一次訓練都會增加負重，直到學員能以相當於他們自身體重的負荷完成 3 組 10 下的訓練量。在每一次的訓練加重大約 10 ～ 20 磅通常是可行的。但只有在沒有手部輔助，且每一下反覆次數都能以該機器所能允許的安全最大深度，也就是盡可能深（屈髖）地完成，此方法才會有效。我們發現，一旦訓練者能以自身體重完成 3×10 的腿推舉，他們就有能力用非常輕的槓鈴蹲舉 1 組 5 下。

在標準的兩週三日初學者課表中，腿推舉將完全取代蹲舉並在該日成為第一個訓練動作，目標是能完成 3 組 10 下。例 21-2 說明了如何為了這些運動員修改完全初學者課表（2A）。

例 21-2：使用腿推舉當作蹲舉補救

週一	週三	週五
腿推舉 3×10	腿推舉 3×10	腿推舉 3×10
臥推 3×5	推舉 3×5	臥推 3×5
硬舉 1×5	硬舉 1×5	硬舉 1×5

方法 2：部分活動範圍蹲舉

許多運動員沒有腿推舉機器可用，在這種情況下，部分活動範圍蹲舉（partial range-of-motion, PROM）可用漸進的方式訓練運動員的活動範圍，藉此達到足夠深度。這種方式的進步訣竅是使用度量，光憑「眼睛」目測深度並對著運動者大吼「再蹲下去一點」是沒有用的，必須要有個機制來精準測量、追蹤、和調整每次訓練中蹲舉的深度。

PROM 選項 1：箱上蹲。這個方法使用高度為 12 ～ 18 英寸的增強式訓練跳箱。只要使用的東西夠牢固和穩定，且能良好支撐訓練者的體重（圖 21-2），其他的牢固平面，如堆成一疊的厚包膠槓片也可以拿來使用。另外還需要一片 ½ 或 ¾ 平方英寸的夾板或厚橡膠軟墊，尺寸應大到能讓訓練者坐在上面，但必須小到能整齊地放在箱子上。

在第一日，將木板或軟墊放在箱子（或其他替代物）上製造出穩固的平臺，並為訓練者複製出大約為四分之一蹲的高度，接著讓學員下蹲到箱子上，當屁股輕輕碰到箱子然後馬上站起來，這個訓練動作會以 1 組 5 下的方式重複。如果覺得輕鬆，可以拿掉一或兩塊軟墊，再讓學員以這個增加的深度做另一個 1 組 5 下。這種如「滴定」般的方式會一直重複，直到學員感到有難度，但仍能以

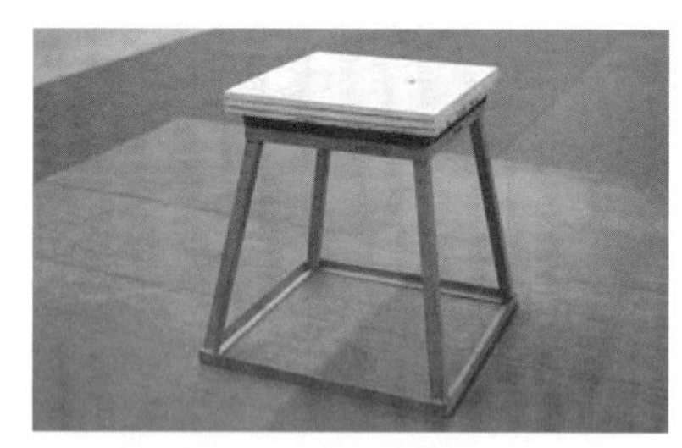

圖 21-2　PROM 選項 1：箱上蹲。*左*，一個牢固的增強式訓練跳箱或以包膠槓片堆疊起來的穩定平面再加上軟墊或木板，能為訓練者提供一定程度的信心和安全，同時也允許了蹲舉深度的「滴定」與進程。*下*，在第一日，運動員以能做到的深度進行蹲舉，一旦運動者在某個特定深度變得更為強壯，就拿掉一層坐墊，直到她能下蹲到低於水平的高度。

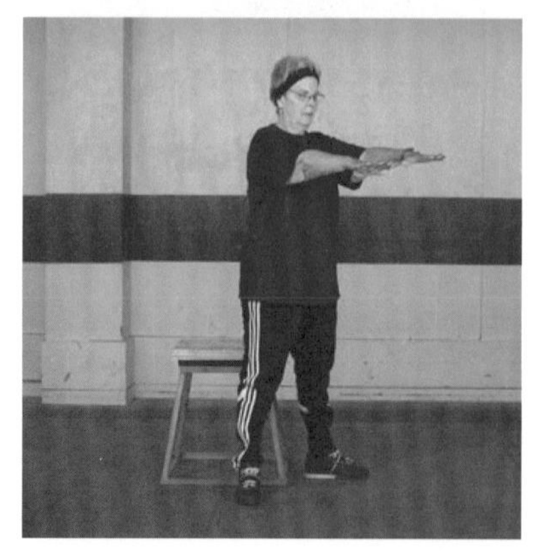

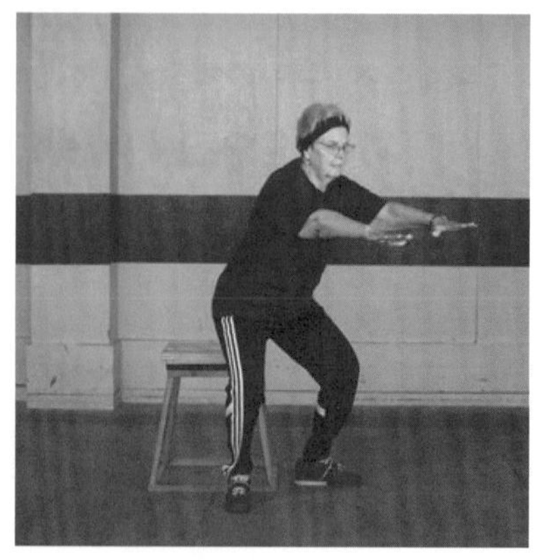

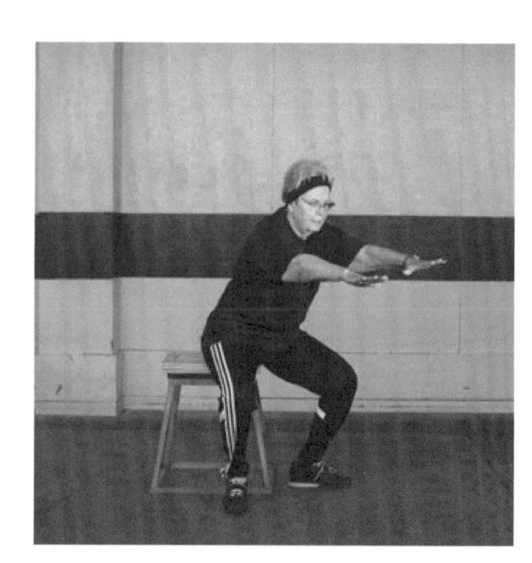

好的姿勢完成 1 組 5 下，接著在這個高度完成 3 組 5 下。在下一次的訓練中，學員會回到這個高度做另外三個訓練組，但這次，下蹲的深度會稍微增加，保持負荷（體重）固定並增加下蹲深度（逐次增加），而不是在槓上加重做全活動範圍的蹲舉。這可能看似乏味無趣（的確是乏味無趣沒錯），但每次訓練所增加的深度都是貨真價實的進步，即使深度只增加一點點，也會使蹲舉變得困難很多。這種根據蹲舉深度（而不是增加重量或反覆次數）的方式，亦可實現「可量化線性進程」。這個過程會持續下去，直到訓練者達到足夠的肌力水準，能以良好姿勢下蹲到低於水平的高度並完成 3 組 5 下。

使用這個方法必須極度小心，以確保運動員不會發展出對箱子的依賴性，千萬不要讓訓練者坐在箱子上或是在箱子上休息，而深度增加時，他們會很想要這麼做。更重要的是，不要讓訓練者用暫停、身體前後搖擺和慣性來完成反覆次數。若訓練者必須坐到箱子上並利用身體擺盪的慣性才能離開箱子，箱子的高度就不應該再降低了。允許訓練者做出「前後搖擺箱上蹲」，那麼幾乎保證這個方法的任何進步都無法轉移到沒有箱子的一般蹲舉。想要進步到一般的蹲舉訓練，運動員必須展現出能讓自己在完整控制下下蹲的能力，也就是讓屁股非常輕地碰觸到箱子表面然後馬上回到站姿，***箱子僅只是用來當作深度的標記***。站距、腳掌外轉角度、背角、膝外推，都要盡可能模仿背蹲舉的力學機制，且為了回歸到一般背蹲舉，在這個補救型訓練的過程中，必須教導學員如何用髖部發力。

PROM 選項 2：在蹲舉架內使用彈力帶。這是避免因使用箱上蹲而養成的潛在問題和不良習慣的最好方式，就是把彈力帶以水平的方式綁在蹲舉架的立柱之間（圖 21-3）。彈力帶可以發揮標記深度的作用，但並未堅固到能讓學員坐在上面（若他們試圖這麼做，最終會坐在地面上，建議教練提醒學員這點）！綁在架子上的彈力帶可以直接往下移動，直到到達適當的深度，這樣就不必在每一次訓練使用軟墊或木板來增加深度。若蹲舉架上面的孔洞間距為 1 英寸，那麼只要在每一次訓練將深度往下移一個洞就很有效；若蹲舉架的孔距為 3 英寸，則將孔距除以 2，並在隔一次的訓練中，把彈

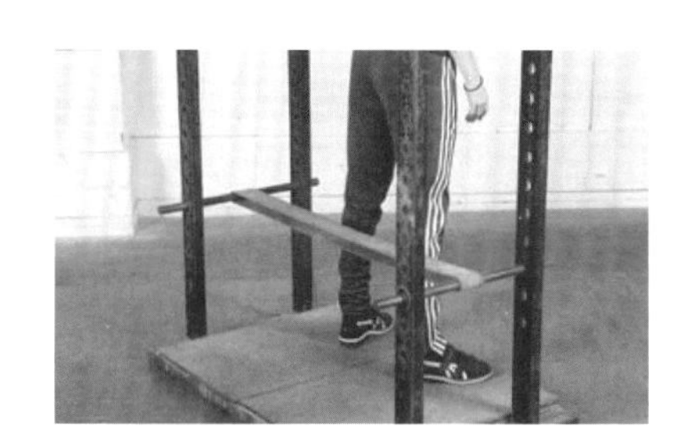

圖 21-3 PROM 選項 2：彈力帶蹲舉。彈力帶會被設置在蹲舉架的立柱之間 ***（左）***，這樣一來就和 PROM 選項 1 一樣達到蹲舉深度的「滴定」和進程，但不為訓練者的體重提供支撐。一旦訓練者在某個特定深度變強壯，彈力帶就會被往底板調降 ***（下）***，迫使運動員蹲得更低，直到能下蹲到低於水平的高度。

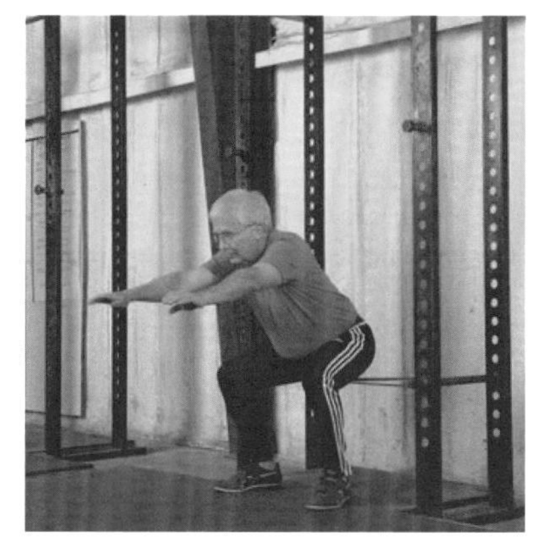

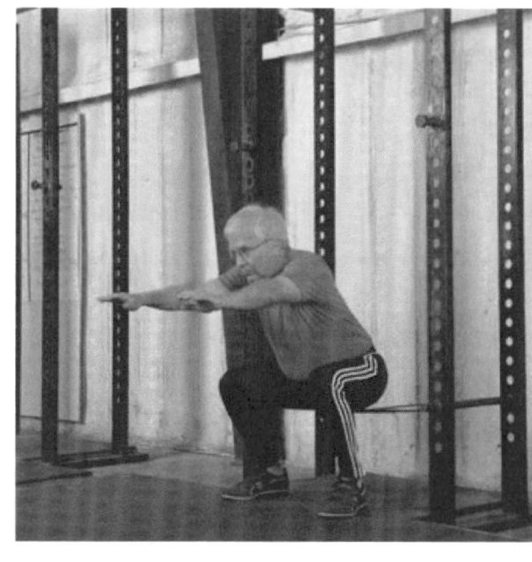

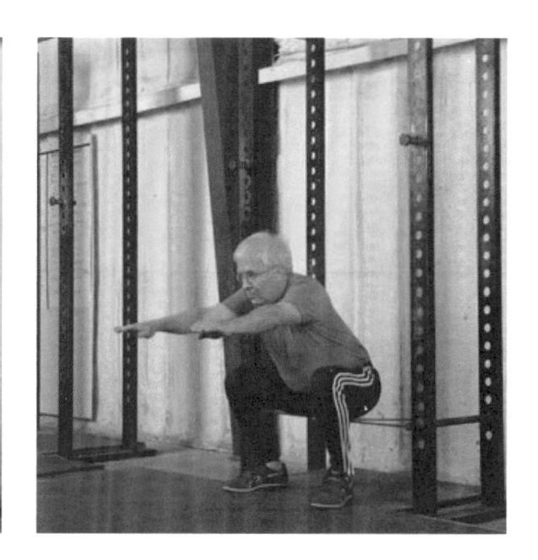

力帶設定在兩個孔洞之間即可 —— 對於這個方法來說，3 英寸的深加幅度通常太大。只要訓練者能以這個方法蹲舉到足夠的深度，嘗試用非常輕的槓鈴做背蹲舉應該會是安全的。

我們想要強調的是，不論是用哪一個 PROM 選項進步到背蹲舉的訓練者，在一開始都必須使用***非常輕的槓鈴***，從困難的徒手蹲舉直接跳到 45 磅（20 公斤）的背蹲舉太過於急躁。第一日應以 15 ～ 25 磅的槓鈴開始，若有需要，可將反覆次數從 5 下降到 3 下，再用 2 ～ 3 次的訓練將反覆次數建立回來，之後再在槓鈴上加重應該就是安全的了。

在現有的 PROM 蹲舉選項中，我們發現使用彈力帶的方法更加可靠，這兩種方法都有效，但在箱子上學習蹲舉所伴隨的問題較多，且從箱上蹲轉移到背蹲舉未必能很順利。使用彈力帶不會有對箱子安全性產生依賴的問題。但從另一方面來看，使用箱子的方法方便且不受場地限制，許多閱讀本書的人都會使用這個方法，但不是為了自己，而是為了指導、幫助年長的朋友或家庭成員。讀者可能是也可能不是有經驗的教練，且該位年長的朋友或家庭成員，或許沒有意願或能力置身於設備齊全的訓練中心，此時就能將箱上蹲的方法帶給這個人，況且，即使是未經專業訓練的肌力教練，也能使用該方法「執教」。箱上蹲是虛弱或體能不佳訓練者為槓鈴蹲舉做準備的最常見方法，但箱上蹲本身也可以當作訓練目標。

讓我們來思考一位無法出門年長女士的例子。她生活的大部分時間都花在「坐著」上，她很難從一個房間走到另一個房間，因為要站起來對她來說實在太困難了。教導她使用箱上蹲，直到她可以完成低於水平的徒手蹲舉，***將會徹底改變這位女士的人生***。一開始她可能甚至無法完成幾下高的四分之一蹲（如果是這樣的話），但若是我們能讓她進步到可以坐到低於水平的深度，並發力克服她的自身體重讓自己站起來，甚至能完成幾組 5 下甚至 1 組 10 下，她將會注意到身體素質和日常生活功能都有著顯著的改善。而且一旦她見識到了漸進式阻力訓練的威力，她也許會更願意重新考慮前往訓練中心這個安全又簡單的方法，畢竟潛在報酬非常巨大。

硬舉在蹲舉補救型課表中的重要性

如果訓練者必須使用其中一個蹲舉補救型課表，那麼硬舉的重要性就會被放大，因為腿推和 PROM 蹲舉是非常股四頭肌主導（膝主導）的動作，缺少了全活動範圍蹲舉中必須參與的後側鏈。在此情況下，硬舉的快速進步就有至高無上的重要性，在初學者進程的前面幾週，訓練者應在每一次訓練都要試著做硬舉，硬舉肌力的增加及相對應的腿後肌群與豎脊肌群的肌力改善，跟上述蹲舉補救型課表中的任何一個方法都有著同樣的重要性。

增加蹲舉補救型動作的反覆次數

對於許多高齡或虛弱的訓練者來說，尤其是肩關節活動度特別差的人，要從徒手蹲舉轉移到任何形式的槓鈴蹲舉可能是遙不可及的。倘若情況如此，就可以也應該將硬舉列為課表中的第一優先。對這些運動員來說，在當次訓練中，硬舉將會是該日第一個訓練動作，而蹲舉補救型動作或是腿推則可以稍後再完成。

舉例來說，一位肩關節活動度極差且體重過重的 80 多歲女性學員，也許永遠都無法進步到槓鈴蹲舉，對她來說最好的情況可能是低於水平的啞鈴（酒杯式）箱上前蹲。啞鈴蹲舉有一個重大缺點，就是維持啞鈴位置的能力會限制訓練的負重，當啞鈴變得更大更重，會使情況變得更為棘手。

假設 15 磅的啞鈴已是這位訓練者的能力上限，一旦她用這個重量完成 3 組 5 下，進程中的下一步可能就只是在維持重量的情況下增加反覆次數，保守的方式大概是每 1 ～ 2 週在每組增加一個反覆次數。可以想像的，經過幾週和幾個月的訓練課程後，該訓練者能建立起用 15 磅啞鈴完成好幾組 15 個反覆次數的箱上蹲，這種進步可以為該訓練者的日常生活帶來巨大的好處。

例 21-3 說明納入次數進程的蹲舉補救型課表，並假設該運動者每週訓練兩次（週一和週五）。

例 21-3：納入次數進程的蹲舉補救型課表

週	週一	週五	週	週一	週五
1	24 吋箱上蹲 3×5	23 吋箱上蹲 3×5	8	16 吋箱上蹲 3×6（＋ 15 磅啞鈴）	16 吋箱上蹲 3×6（＋ 15 磅啞鈴）
2	22 吋箱上蹲 3×5	21 吋箱上蹲 3×5	9	16 吋箱上蹲 3×7（＋ 15 磅啞鈴）	16 吋箱上蹲 3×7（＋ 15 磅啞鈴）
3	20 吋箱上蹲 3×5	19 吋箱上蹲 3×5	10	16 吋箱上蹲 3×8（＋ 15 磅啞鈴）	16 吋箱上蹲 3×8（＋ 15 磅啞鈴）
4	18 吋箱上蹲 3×5	17 吋箱上蹲 3×5	11	16 吋箱上蹲 3×9（＋ 15 磅啞鈴）	16 吋箱上蹲 3×9（＋ 15 磅啞鈴）
5	16 吋箱上蹲 3×5（低於水平的蹲舉）	16 吋箱上蹲 3×5（＋ 5 磅啞鈴）	12	16 吋箱上蹲 3×10（＋ 15 磅啞鈴）	16 吋箱上蹲 3×10（＋ 15 磅啞鈴）
6	16 吋箱上蹲 3×5（＋ 8 磅啞鈴）	16 吋箱上蹲 3×5（＋ 10 磅啞鈴）			
7	16 吋箱上蹲 3×5（＋ 12 磅啞鈴）	16 吋箱上蹲 3×5（＋ 15 磅 * 啞鈴）			

其他補救型訓練計畫

一些年過六十的運動員就是無法進行某些槓鈴動作，尤其許多人會因為肩關節活動度太差而無法執行蹲舉和推舉，這種常見的限制會阻礙學員以任何背槓的位置來執行背蹲舉，或是有效率地將槓推舉過頭，而同樣的問題通常也嚴重限制了前蹲舉和推舉變化動作的操作。

這些訓練者的課表需要著重硬舉和臥推，且課表中所有其他東西都是為了補強這兩個動作。一張僅以兩個主要槓鈴動作為基礎的課表看似相當侷限（的確是這樣沒錯），但仍然屬於全身性訓練，且有使肌力大幅增加、保持肌肉量與肌肉功能的潛力。臥推訓練胸肌、三頭肌和三角肌；硬舉可有效訓練腿後肌、臀肌、股四頭肌、下背、上背、前臂和腹部肌群，這可是非常大的肌肉量，對活動度受限的運動員而言，光是提升這兩個動作的肌力就會帶來非常好的效果。

這些運動員需要硬舉、臥推專門課表（4D），並根據運動員的能力挑選一些能補強這兩個主訓練動作的補強訓練。

因為硬舉是此課表的重點，所以在下肢還精力充沛時，應該要第一個訓練。訓練者剛開始這個課表時，硬舉的訓練組可能會上看 3 組，因為此時重量尚輕。當槓鈴上的重量增加，訓練量會慢慢降到只剩一組。比起連同重槓鈴蹲舉一起每週訓練 2 ～ 3 次，許多學員將能夠以每週硬舉兩次的頻率維持更長時間，因為在此課表中的硬舉不需要和蹲舉去競爭身體有限的恢復資源。臥推是訓練中的第二個動作，通常能以每週 2 次 3 組同重量的方式維持。至於當日的第三個動作，則是由滑輪下拉與二頭彎舉輪替。

若可能的話，訓練者可在最後進行一些額外的下肢訓練。徒手蹲舉、啞鈴蹲舉或腿推舉都是很好的選項，因為這些訓練動作不是以較高的反覆次數開始，就是會進展到更高的反覆次數，因此最後才訓練這些動作是很合理的。

課表 4D：硬舉臥推專門課表

訓練 A	**訓練 B**
硬舉 1 ～ 3×5	硬舉 1 ～ 3×5
臥推 3×5	臥推 3×5
滑輪下拉 3×8 ～ 10	二頭彎舉 3×8
徒手蹲舉***或***啞鈴蹲舉***或***	徒手蹲舉***或***啞鈴蹲舉***或***
腿推舉 3×10	腿推舉 3×10

處方：輪替訓練 A 和 B。標記方式為組數 × 次數。

合適年齡：< 50：個別判斷　50 ～ 59：個別判斷　60 ～ 69：個別判斷　> 70：個別判斷

針對有顯著肩關節活動度問題，且無法安全及有效使用槓鈴做背蹲舉或過頭推舉的運動員。

適用時機：針對特定的運動員，在訓練的一開始就使用。

初學者課程的結束（第二次減量）

處於第八個十年以上的初學者使用兩週三日課表，***或許***可以進步到高度個人化的中階課表，但這通常需要更長的訓練期。

對於實行每週一次***適當***訓練處方的初學運動員來說，幾乎不會有進展到中階課表的能力或需求，對於這些非常高齡且恢復能力有限的運動員來說，隨著時間漸漸變化的個人化 1 日模組，將形成他們整個訓練生涯的主軸。對這些訓練者而言，度過訓練的最初階段，當他們像其他初學者一樣獲得肌力增加後（雖然更為緩慢），重點將是力量的***維持***，這對一位年齡 70、80 或 90 好幾的運動員來說是一項了不起的成就。

有時候訓練可以持續、恢復因素控制得好、學員的訓練表現也特別好。這些美好的時光能提供運動員和教練一個機會，趁機增加一些負重並藉此獲得小幅進步。每一個小進步都是成功，且都需要持續奉獻與訓練方能守成。有些時候，恢復狀況可能因為食慾不振或新服用的藥物而減退，訓練會因生病而中斷，生活中許多不可掌控的事情皆有可能讓肌力難以維持。此時可能會發生退步，而運動員面對的挑戰就是把該有的程度補回來。

有著決心和運氣，運動員將得以堅持下去，或至少不要在這一年輸掉更多，***這就是進步***。講白了，若是活得夠久，每一位運動員都必須非常努力才能勉強維持不退步的狀態，而此時的他就是最堅韌、最勇敢且最盡心盡力的運動員。

Chapter

22

中階長青運動員

The Intermediate Master

要完整實現初學者肌力訓練，需要一段很長的時間，以及對訓練變項更為複雜的操控方能持續進步。中階訓練的特徵是持續的用蹲舉、推舉、硬舉和臥推，以及更為自由地使用補強訓練（但只在有需要時）。此階段的進步較為緩慢，但課程設計會更加個人化且針對特定的運動表現為目標。中階的課程設計同時操控了訓練強度和訓練量，創造出更複雜且更持久的超負荷事件，其中德州模式（Texas Method）的架構就是一個很好的例子。至於次數進程技術（repetition progression technique）是從一個訓練週期到另一個訓練週期時，以固定重量但增加反覆次數來保持進步，在本章將有詳盡的說明。

中階者的過渡

一旦學員進入良好執行的初學者進程尾聲時，他就無法在每次訓練的每個動作上展現出運動表現的進步，進步速度必定減緩，這並不是因為學員失去了恢復能力，而是因為他製造壓力的能力增加了。這會迫使訓練的恢復間隔變得更長，必須更小心地管理。訓練者在這個階段所能展現出的運動表現進步，最多就是每週一次，所以課表必須反應這個新的現實情況，除了調整訓練強度，也要調整訓練量，並以這種方式讓幾次訓練之後才展現出運動表現的進步，而不是在每一次訓練後就有所進步。訓練者吸收訓練壓力或展現肌力增長的「高強度日」會與「低強度日」互相輪替，為了恢復與適應，在目前較長的恢復間隔中必須使用低強度日，能促進身體恢復並使學員保持精力充沛。這種設計將肌力增長的展現限制在每週一次，並採用了訓練強度與訓練量的波動，根據定義，它已不再是初學者課表，此時，這位運動員為中階者。

對長青運動員來說，這個過渡會較快發生。年輕訓練者的肌力與肌肉成長上限比長青者高得多，年輕運動員那令人羨慕且不應得的身體素質能快速增加肌肉，使之長得更壯，因此課程設計的每個階段（初學者、中階者、進階者）都會比較長。此外，年輕運動者確實可以利用過多的熱量來轟炸自己，將新的肌肉量強制充填到身體裡，他的身體很清楚要拿這些額外的食物來做什麼 —— 增加很多的肌肉，他的代謝系統會將遇到的所有有機物質一絲不留轉換成收縮性組織。而長青運動員代謝系統的合成性代謝則較不旺盛。雖然長青運動員仍然需要額外的熱量，但若一位 50 歲或 60 多歲的長青運動員吃得和年輕運動員一樣多，他的身體會把這些多的東西轉換成***一些***肌肉……和很多的腹部脂肪、鼻毛及耳朵軟骨。所有的肌力體能教練都曾遇過這個問題，就是年輕人不肯像個年輕人一樣好好吃東西，這通常是因為渴望「六塊肌」而被誤導，這樣一來這個年輕人無論使用任何課表都不可能達到自己強壯的潛能。不幸的是，比起一位努力訓練且睪固酮多到可以游泳，然後吃的食物如垃圾般的 19 歲運動者，較年長的運動員與「拒絕吃足夠食物以讓身體恢復的瘦弱年輕人」有更多相同之處，但這位 19 歲的笨蛋卻能恢復得更好、睡得更好且沒有貸款或前列腺的問題需要擔心。因此初學者線性進程對於長青運動員來說，會隨著年齡而變短。

我們不得不指出，許多長青運動員甚至沒有辦法***到達***中階程度的課程，即使他們可以，可能也無法維持太久。與年輕訓練者相比，較年長的訓練者通常會錯過較多訓練時間。對於較年長的訓練者而言，重大疾病、外科手術、慢性疼痛、家庭和工作責任、度假、旅行與其他不可避免或理所當然讓訓練中斷的情況更為常見，而這種中斷必然造成運動表現衰退。對許多長青運動員來說，訓練因此變成一種良性循環，每次進步後都會有某種形式的中斷。這種運動員每次回到訓練時，都會回到新手課表的狀態，因為他的退訓練效應已到了一定的程度，此時每一次訓練的適當壓力將不再足以超過他的適應能力。這種「生活循環」會使許多長青運動員無法建立真正或持久的中階狀態，即使是短暫的暫停訓練，對較年長的訓練者來說也很容易形成大幅退步。因為流感而錯過一週的訓練，可能意味著光是回到退步前的程度，就需要 2 ～ 3 週的訓練。

對某些人來說這很令人沮喪，但重要的是要以長遠且正確的眼光來看待這一切。一位善用初學者進程的長青運動員很可能已經強壯到足以擺脫重大疾病，或是能夠與他的孫子到大峽谷遠足，抑或是有辦法與妻子到西班牙旅行。即使他在離開訓練中心之後停止了訓練，並發現他自己始終是個初學者，他也不會是個悲慘的人，他仍然可以隨著時間變得更強壯，當他不在訓練中心的時候，他能***把他的力量應用在生活當中***。人是為了生活而訓練，而不是為了訓練而生活。

即使如此，許多認真訓練的長青運動員還是***會***進步到中階狀態。弄懂基本線性進程之後的課程設計原理，對運動者和教練來說都是必要的。在初學者階段時一切都很簡單，每個訓練動作做個幾組 5 下，休息幾天，然後再加點重量重複這個過程即可。然而事情會從這裡開始變得複雜，在中階階段，必須用更複雜的方式去操控多個訓練變項。

中階課程設計原則

中階課程設計背後的結構與初學者一模一樣 —— 壓力－恢復－適應循環。透過使用較長期且更複雜的超負荷事件將這個循環拉長，可以開發出各種能配合運動員特殊需求的中階程度訓練課程。但是，在這個廣泛的範圍內，我們會發現一些不變的特徵，在設計這種課程時必須納入考量，這些特徵會在下個部分討論。

針對長青運動員的中階課程設計，也需要一些我們在初學者章節接觸過的原則，因為這些原則在此階段將更加重要：

1. **由於刻苦的訓練，長青運動員需要頻繁休息。**
2. **長青運動員對訓練量敏感。他們不會受益於（或甚至無法忍受）非常高的訓練量，或是在高百分比 1RM 所做的高訓練量。**
3. **長青運動員有強度依賴性。訓練強度減少時，他們會很快發生退訓練效應。**
4. **長青運動員需要保守地漸進式加重。這點比在初學者階段更為重要，重量的增加必須合理且有耐心。**

考慮到以上所有特徵後，現在我們要來詳細檢查中階課程設計的重點。

中階訓練建立在初學者基礎上

當初學者課表不再有效時，許多訓練者（年輕的和年長的）會開始抓頭想著接下來該怎麼做。對於下個訓練階段，他們面臨許多選擇（有些有用，有些則很愚蠢），而大多數人從未設定過具體的目標。在一陣混淆的旋風之中，他們得到了我們稱之為**慢性計畫跳躍（Chronic Program Hopping, CPH）**的疾病，這種行為上的障礙會影響所有年齡層的訓練者，且幾乎都是在中階程度時開始。經由檢查該運動者的訓練日誌（如果他有的話），這種疾病可以輕易診斷出來。大概每 6 ～ 8 週，「課表」就會無可奈何地換掉，運動員會開始一個新的課表，因為該課表看起來（很可能是在網路上看到的）感覺很不錯。而他們之所以選擇這個課表，是因為該課表打算利用一些華麗的新概念（肌肉混淆訓練法！廣域訓練法！選擇性雙相量子多維度肌細胞疊加訓練法！），或是該課表與他們當前訓練課表中經歷的一些特殊情緒或困難產生共鳴。

初學者對 CPH 相對免疫，因為此階段的訓練受到本身的限制，進步速度快且令人興奮，而且初學者課表每次訓練的應用和短期目標都相對一致。乏味與挫折是導致 CPH 綜合症發病的主要原因。訓練的新鮮感已消耗殆盡，進步變慢且更為困難，每次訓練都是一樣的老東西：蹲舉、硬舉、推舉、臥推。***訓練***中嚴峻的醫療現實會使運動者禁不起新方法誘人的吸引力，這些亮麗又花俏的新方法承諾新的訓練排程和新的訓練動作，以及運動者從未嘗試過、新的、詭異的組數和次數。

中階者更容易受到 CPH 的影響，因為在這個階段，課表的選擇數量開始擴大，有更多實驗與微調的空間，但個人化訓練和 CPH 之間有很大的差異。CPH 是個殺手，會浪費數月或甚至數年時間。身為一位長青訓練者，你沒有數月或數年的時間可以揮霍在無效的訓練計畫上，你也不具備能從龐大的課表設計錯誤中恢復的能力。

比起初學者課表，本書中所呈現的中階課表，能讓訓練更加個人化並針對特定目標，因為中階課表必須如此。所有的中階課表都代表著對初學者階段長期、合理的***延續***，不論該運動者的特定目標為何，訓練之主要目標仍然是***肌力***。中階課表必須能使運動者以初學階段建立的肌力為基礎達到無縫接軌的進步，並持續其長期發展。

較為緩慢的進步

不用說，中階運動者現在一定比自己是初學者時更強壯，現在他們以更接近基因上限的程度做訓練，且每一次訓練都會製造出更高程度的壓力。因此，如果不仔細注意所有的訓練變項，他們過度訓練的風險就會增加。在中階與進階階段時，犯錯空間比初學者階段時更小，課程設計錯誤的代價也更大。

在初學者課程設計章節中，我們看到了進階初學者可以用減少訓練量、增加恢復與納入輕重量日來操控課表以維持「線性」進步。這些其實都是進入中階課表的預兆，因此這裡並沒有明顯的分界線，訓練者不會睡一覺起來就從初學者變成中階者。再者，並非每個訓練動作都會以相同的速度進步。當蹲舉和硬舉進步到中階課表時，推舉和臥推還能維持好幾週的線性進步的情形並不罕見，反之亦然。若已經沒有進步且即將過渡到中階者，建議教練和運動員以一次一個動作、一週一次且只做出小部分改變的方式來設計課程。

一般目標 vs. 特定目標

一旦初學者效應結束，課表的設計就得更加個人化。***身為初學者，肌力訓練的目標皆是一般性的***，在少數幾個極有效率的訓練動作上發展出的一般性肌力基礎，將可以轉移到之後任何一個特定目標上。因此，初學者有個首要的長期目標 —— 在少數幾個非常基礎且全面性的訓練動作上變強壯。初學者還有個短期目標 —— 用比上一次訓練時再重一點點的重量，完成今日的訓練組。

在中階階段時，最重要的目標是一樣的 —— 在少數幾個非常基本的訓練動作上變強壯；但中階訓練者還多了一個「中階」目標，會隨著每次訓練而改變。為了開始新的訓練週期，每個訓練週期都會包含幾個用來增加肌力的訓練。在初學者階段，肌力隨著每次訓練增加是理所當然的，但身為中階者，肌力增加的展現是個事件，需要一週或可能兩週的訓練來實現。中階訓練更像是為了競賽而訓練，必然伴隨著全心投入、訓練複雜性、以及小心謹慎。

因此對於盡心盡力的長青運動員來說，有備賽經驗，包括經認證的力量競賽（健力和奧林匹克舉重），會是多麼可貴的事情。作者群絕對**不**強調所有長青運動員都必須參加比賽，但你應該要明白這樣做為何是強而有力的工具。即將來臨的比賽可以為你的訓練提供一些激勵、動力、影響和對自己的責任感，更重要的是，還能讓你專注。專注賦予每一次訓練目的和意義；專注也讓你更有效率地推進訓練課表，因為你知道你要去哪裡。其他目標也能提供專注 —— 為該年的訓練設定特定重量的反覆次數目標，為耗費體力的假期或運動項目做準備，熟悉某個需要體能的消遣活動，達到耗費體力職業的體能要求 —— 這些全部都能提供動力，並驅動中階程度課表的個人化與專注。

訓練動作的選擇與補強訓練

初學者、中階者和進階者都會使用同一組主要訓練動作：蹲舉、推舉、臥推和硬舉是所有階段中肌力訓練課程的心臟。初學者沒必要使用超過四個主要槓鈴訓練動作，只需要持續以每組 5 下來訓練這些動作，就能持續產生適應。不過，中階者確實有理由增加額外的訓練動作，並且替換一些主訓練動作。

輔助訓練和補強訓練的唯一目的就是使主訓練動作進步。真正的肌力訓練並不依賴「肌肉混淆」

之類的愚蠢概念，當我們在課表中或課表外輪替訓練動作時，不是為了要「混淆」肌肉。這種類型的訓練應被視為是達到目的的手段，而不是目的本身。最好的補強訓練就是盡可能模仿主要槓鈴訓練的動作——通常是槓鈴的多關節動作。

將關節或肌群孤立出來的訓練動作，尤其是高訓練量，對於較年長的訓練者來說可能很危險也幾乎沒有任何效果。對象是較年長的運動員時，將這種「健美式」訓練導引成真正肌肥大的可能性很低。儘管高訓練量造成災難性肌腹破裂的可能性相當低，但它確實存在，並且絕對存在如肌腱炎之類的發炎風險。高反覆次數的滑輪三頭肌下壓可用來增加三頭肌的訓練量，以促進臥推和推舉的進步，但是，在做任何孤立式訓練的時候，***所有***的壓力都會傳遞到單一關節上，即使是輕負荷也很容易造成發炎。而多關節訓練動作之所以優於單關節訓練動作，正是因為能將訓練負荷分布到多個關節上，若是要使用單關節動作，那麼訓練量應被限制在二到三個大重量訓練組。

量與強度的波動

例 22-1：使用反覆次數進程

週	週一（大重量日）			週四（輕重量日）		
1	**蹲舉** 135×5 165×5 195×5 215×5 **235×5**	**臥推** **205×5** 190×5×4	**硬舉** **285×5** 255×5	**蹲舉** 135×5 165×5 195×5 215×5×2	**推舉** **140×5** 130×5×4	**反手引體向上** 3 組
2	**蹲舉** 135×5 165×5 195×5 220×5 **240×3**	**臥推** **210×3** 192×5×4	**硬舉** **290×3** 260×5	**蹲舉** 135×5 165×5 195×5 220×5×2	**推舉** **142×3** 132×5×4	**反手引體向上** 3 組
3	**蹲舉** 135×5 165×5 195×5 220×5 **240×4**	**臥推** 210×4 195×5×4	**硬舉** **290×4** 260×5	**蹲舉** 135×5 165×5 195×5 220×5×2	**推舉** **142×4** 132×5×4	**反手引體向上** 3 組
4	**蹲舉** 135×5 165×5 195×5 220×5 **240×5**	**臥推** **210×5** 197×5×4	**硬舉** **290×5** 260×5	**蹲舉** 135×5 165×5 195×5 220×5×2	**推舉** **142×5** 132×5×4	**反手引體向上** 3 組

中階課程設計的特點，就是對主要訓練動作的組數和次數做出明確且針對性的操控。初學者課表把訓練量「鎖住」，在負荷增加時維持訓練量相對不變；中階課表需要更多的複雜度。對量和強度的操控，能建構出壓力—恢復—適應循環的超負荷事件。

次數進程的利用

長青運動員無法日復一日在極限邊緣進行訓練，***對長青運動員來說的最佳課表，是在極度困難的訓練中允許某些形式的減量，但又不劇烈降低強度這兩點之間抓到關鍵性的平衡***。

要抓到這個平衡的一種絕佳方式就是使用次數進程。次數進程是課程設計的一個元素，不需要每週都在槓上增加重量。使用這個方法時，槓上的重量會在2～3週內保持不變，但要增加反覆次數；每2～3週，槓上的重量增加後，則減少訓練組的反覆次數來達到平衡，如此便可滿足每週進程的中階準則——只不過是有時調整負荷，有時調整訓練量。這種類型的進程，能在增加更多負荷之前，

週	週一（大重量日）			週四（輕重量日）		
5	**蹲舉** 135×5 175×5 200×5 225×5 **245×3**	**臥推** **215×3** 200×5×4	**硬舉** 295×3 265×5	**蹲舉** 135×5 165×5 195×5 225×5×2	**推舉** **145×3** 135×5×4	**反手引體向上** 3組
6	**蹲舉** 135×5 175×5 200×5 225×5 **245×4**	**臥推** **215×4** 202×5×4	**硬舉** **295×4** 265×5	**蹲舉** 135×5 165×5 195×5 225×5×2	**推舉** **145×4** 135×5×4	**反手引體向上** 3組
7	**蹲舉** 135×5 175×5 200×5 225×5 **245×5**	**臥推** **215×5** 205×5×4	**硬舉** **295×5** **265×5**	**蹲舉** 135×5 165×5 195×5 225×5×2	**推舉** **145×5** 135×5×4	**反手引體向上** 3組
8	**蹲舉** 135×5 175×5 200×5 225×5 **250×3**	**臥推** **220×3** 207×5×4	**硬舉** **300×3** 270×5	**蹲舉** 135×5 165×5 195×5 225×5×2	**推舉** **148×3** 137×5×4	**反手引體向上** 3組

讓長青運動員有 2 ～ 3 週的時間去「品嘗」變重的負荷。這符合長青運動員依賴強度的特性，具有生理和心理上的益處。我們可以理解長青運動員（以及他們的教練！）會對每週在槓上增加重量感到擔心，但認知到槓上的重量在上一次訓練可以順利完成之後，次數進程模型能讓運動員和教練在進行接下來的訓練時更有信心，這麼做能讓訓練者更容易堅持訓練計畫、減少挫折、獲益更多。

次數進程本身不是課表，它比較像是課程設計技術，當作每週增加槓鈴重量的替代選項，可以和幾乎所有中階或高階課表一起使用。

上面的例 22-1 顯示了每週兩次全身性訓練的次數進程，為了方便說明，此處提出兩種累積訓練量的機制。蹲舉將會使用每組 5 下的重量遞增組，重量遞增組是累積訓練量的好方法（尤其是對較年長的長青運動員來說），而且能認識到長青運動員對訓練量相當敏感。在一組大重量訓練組之前，重量遞增組會先用輕重量與中重量做 4 ～ 6 組；調整重量遞增組可以增加或減少壓力總量。對臥推

例 22-2：高訓練量次數進程

週	週一（大重量日）			週四（輕重量日）		
1	**蹲舉** 275×5×3	**臥推** 225×5×3	**硬舉** 325×5	**輕蹲舉** 245×5×3	**推舉** 145×5×3	**反手引體向上** 3 組力竭
2	**蹲舉** 280×3×5	**臥推** 230×3×5	**硬舉** 330×3	**輕蹲舉** 250×5×3	**推舉** 150×3×5	**反手引體向上** 3 組力竭
3	**蹲舉** 280×4×4	**臥推** 230×4×4	**硬舉** 330×4	**輕蹲舉** 250×5×3	**推舉** 150×4×4	**反手引體向上** 3 組力竭
4	**蹲舉** 280×5×3	**臥推** 230×5×3	**硬舉** 330×5	**輕蹲舉** 250×5×3	**推舉** 150×5×3	**反手引體向上** 3 組力竭
5	**蹲舉** 285×3×5	**臥推** 235×3×5	**硬舉** 335×3	**輕蹲舉** 255×5×3	**推舉** 155×3×5	**反手引體向上** 3 組力竭
6	**蹲舉** 285×4×4	**臥推** 235×4×4	**硬舉** 335×4	**輕蹲舉** 255×5×3	**推舉** 155×4×4	**反手引體向上** 3 組力竭
7	**蹲舉** 285×5×3	**臥推** 235×5×3	**硬舉** 335×5	**輕蹲舉** 255×5×3	**推舉** 155×5×3	**反手引體向上** 3 組力竭
8	**蹲舉** 290×3×5	**臥推** 240×3×5	**硬舉** 340×3	**輕蹲舉** 260×5×3	**推舉** 160×3×5	**反手引體向上** 3 組力竭
9	**蹲舉** 290×4×4	**臥推** 240×4×4	**硬舉** 340×4	**輕蹲舉** 260×5×3	**推舉** 160×4×4	**反手引體向上** 3 組力竭
10	**蹲舉** 290×5×3	**臥推** 240×5×3	**硬舉** 340×5	**輕蹲舉** 260×5×3	**推舉** 160×5×3	**反手引體向上** 3 組力竭

和推舉來說，為了要累積訓練量，在主訓練組之後會使用降低重量組。這個次數進程模式用於該週的單一訓練中，此為完成該動作所有訓練量與訓練強度的範例。重量遞增組先強調訓練量再強調強度；降低重量組先強調強度再強調訓練量。這裡沒有將熱身組顯示出來，但要注意重量遞增組所需的熱身組數較少。

這個 8 週的假想課表顯示使用次數進程的訓練課程的概況，使用的是保守累積訓練量的兩種不同變化。每日的最大重量組（蹲舉的最後一組，臥推、推舉和硬舉的第一組）會在連續 3 週內維持相同重量，而訓練者每週在該重量增加一個反覆次數。每次完成新的 5RM 重量，下一週重量就增加 2 ～ 5 磅，但次數目標則降為 1 組 3 下，下一週是 1 組 4 下，最後一週是 1 組 5 下，這個過程會一直重複。此方法能使長青運動員在非常刻苦的訓練中有頻繁的喘息空間，並同時維持高強度。重量每增加一次，反覆次數就從 5 下降到 3 下，這為運動者的生理和心理都提供了極大的舒緩，***但從不減輕槓的重量***，以避免造成退訓練效應。

降低重量組的精確訓練量和強度，是運動者和教練的個人化選擇，這個範例中總共使用四組，但 2 ～ 3 組可能已足夠。一般來說，降低重量組的負荷會比訓練組少 5 ～ 10%，且會依照運動員和訓練動作而有所不同。較強壯的運動者與壓力較大的訓練動作，降低的重量較多；重量遞增組也必須採用滴定過程，運動員必須去實驗並找出平衡的正確總組數，以及這些組數的強度。而降低重量組的進程，同樣也是訓練者和教練根據每一週的訓練基礎所做的個人化選擇，若在做降低重量組時感到非常輕鬆，下週就沒理由不加重；若在做降低重量組時感到非常吃力，下週就可以重複同樣的重量。

高量次數進程。例 22-2 也遵循了前一個例子中所概述的同一組原理與進程，此處的差異是該日的訓練組會以較高訓練量完成 —— 在每一次的訓練皆以最大重量做 3 ～ 5 組，不使用重量遞增組與降低重量組。這個課表使用的變項較少，因此比第一個次數進程課表更簡單。另一方面，由於是用最高重量做的高訓練量，恢復上會更為費力。同樣的，這裡沒有列出熱身組。

例 22-2 中所示的次數進程，試圖將蹲舉、臥推和推舉的訓練量維持在大約 15 個總反覆次數，以每三週為一個週期來說，目標是能以設定的重量完成 3 組 5 下來結束這個週期，達成後的下週就在槓上增加 2 ～ 5 磅，但此時目標就不是 3 組 5 下，而是 5 組 3 下。雖然***總訓練量維持相同***，但用新重量做 3 下會比做 5 下簡單，這樣既能保持槓上的重量又可以維持總訓練量，同時讓長青運動員達到新的 3 組 5 下最大肌力後，在生理和心理上有一些喘息空間。在一個週期的第 2 週，槓重保持相同，用 4 組 4 下的方式完成 16 個反覆次數，這個每組額外多出的一下反覆次數將比前一週困難，但能為該週期最後一週新的 3×5 PR 鋪路。在此之前，學員已經在前面兩次的訓練中處理過這個重量，所以在心理和生理上應該都已經做好充分的準備。

每一次中階訓練都是更長期的超負荷事件的要素

這是中階課程設計一個不可更改的特徵。在初學者階段，每一次訓練都具有兩個功能：施加訓練壓力，並以運動表現增加的方式來展現對於前一次訓練的適應。整個壓力—恢復—適應循環的進程是從一次訓練到另一次訓練，且每一次的訓練都具有相同結構與功能。

中階訓練階段需要較長的訓練週期和超負荷事件來累積壓力，為了方便說明，我們可將每次訓練想像為循環中特殊階段的反應。這種方法可以多種形式呈現，也許最明確且最出名的課表結構就是德州模式。在大約一週的課程中仔細操控量和強度，製造出一次施加訓練壓力的訓練、一次促進有效恢復的訓練，和一次展現適應（運動表現）的訓練。在週期一開始施加的高訓練量會產生主要的訓練壓力；恢復訓練就如大家想的那樣，由低訓練量且低強度的組數構成；適應則會在該課表的第三天，以低訓練量且極高強度的方式展現。這意味著雖然該週期的「壓力」和「適應」階段不同，但這兩個階段都很困難，***且實際上構成了訓練壓力***。的確，壓力—恢復—適應循環的所有要素在整週裡都是可操作的。舉例來說，訓練者在下一個循環的第一次訓練若能以更高的訓練量操作更大的負荷，不僅帶來新的訓練壓力，也展現上個循環帶來的全新適應程度。為了方便說明，我們可以粗略將德州模式中的每一次訓練***想像為***與壓力—恢復—適應循環中的某一個特殊階段有些許連結。用這種方式去看待德州模式，強調了任何課表的基礎都是壓力—恢復—適應循環所形成的。但讀者應該理解，這只是一個用於說明的模式，其背後潛在的生物學現實當然更加複雜。

總之，德州模式非常耗費精力，並不適用於所有人，但許多 40 多歲或 50 多歲的長青運動員都能使用並且適應。此外，檢視德州模式的結構與應用具有高度啟發性，因為它能說明中階課程設計的許多原理，因此我們將在下一章把注意力放到這種課表及其變化上。

Chapter 23

德州模式

The Texas Method

德州模式是在一週裡進行三次訓練的經典中階計畫。***高量日***是以中等重量及高訓練量作為主要的訓練刺激；***恢復日***使用輕重量及低訓練量；***強度日***則以低訓練量展現肌力的提升。這種訓練法適用於將提升力量作為主要運動重點（而不是其他一些運動或專項目標），並且願意，也能夠在相當艱苦的計畫上進行訓練的中階長青者。其他中階計畫請參考第 24 章討論的訓練計畫。德州模式非常靈活，允許各種變化以持續進步，適用不同的訓練進度，並且讓長青運動員在恢復能力有限的情況下也能夠恢復。在討論德州模式的整體結構及如何開始之後，本章將繼續探討如何為高齡訓練者修改德州模式，以及如何解決進步停滯的問題。以下會詳細討論循環次數範圍、動態努力組和輔助訓練的使用，金伍德和灰鋼德州模式變化型將在本章結尾介紹。

「你們都可能會下地獄，而我會去德州。」 —— Davy Crockett

德州模式

德州模式是經典的中階訓練計畫，具有長期的成功紀錄和穩穩奠基於壓力─恢復─適應週期的合理結構。它靈活且易於執行，如果謹慎操作，將會帶來長期進步。只要微幅調整，很適合 60 歲以下（以及一些 60 歲以上）致力於規律大重量訓練的長青者。德州模式是一個每週漸進及負荷變化很好的範例 —— 此為中階課程設計的兩個特徵。

德州模式通常與標準初學者訓練計畫一樣是 3 日課表（週一／週三／週五），另外也有每週兩日或四日的課表，以及將週期延長到每個月三個週期，而不是四個週期的變化型。不管使用哪一種，該計畫的簡單結構皆可以讓初學者順利銜接到中階的課程。

德州模式的三個基本組成，反應了 Selye 提出的一般適應症後群之壓力—恢復—適應方程式。

超負荷事件從***高量日***開始，此時會產生主要的訓練壓力。一般來說，高量日會在週一，這使週一對於長青者來說，比對世界其他所有人更具挑戰性。毫無疑問，這是一週裡最困難的鍛鍊。透過中高強度***和***高訓練量產生的訓練壓力是非常高的壓力或「劑量」。此階段正需要這種程度的訓練壓力來強迫適應。這種壓力水準將超過學員在下一次訓練課之前恢復和適應的能力。

這讓我們必須使用***恢復日***，通常會在週三。對於必須在新手發展後期階段進行輕重量蹲舉日的訓練者來說，這相當熟悉（第 19 章）。但是，現在的概念是在艱難的訓練之間積極***促進***恢復，同時避免任何干擾適應高訓練量的壓力水準。恢復日的低強度、低訓練量可促進血液循環、消除肌肉疲勞，並在下一次大重量訓練課之前保持順暢的運動神經元路徑。它並不會妨礙恢復，反而刺激了高量日引發的持續性生物恢復。

強度日表現出對每個週期的適應性，通常在週五。強度日會展現目標肌力的提升，同時透過低訓練量來避免過度的壓力。強度日的每個動作通常只會有一個訓練組。這非常重要：與新手的發展不同，新手可以在每次訓練都顯示出新的力量水準並施加新的訓練壓力；在德州模式中，***每個訓練課都強調訓練週期的不同層面***。當然，強度日的負荷很重，也很艱苦，但不會像高量日的訓練量那麼累人，也不能影響到下週一新的、量更大的訓練壓力。

課表 5A 提供標準的德州模式範本。必須強調，***5A 的結構並非固定或通用***，而是一種高度靈活的模型，可以進行修改和客製，以滿足幾乎所有 60 歲以下中階運動者的需求。

以下列出的課表 5A 對於大多數 40 歲以下的訓練者是中階訓練很好的開始。第五個十年的運動者幾乎都需要對這個模型進行一些調整，而一個 50 多歲的運動者通常需要進行大幅的調整才能以德州模式進行有效的訓練。對於 60 歲以上的運動者來說，標準的德州模式通常不適合，雖說我們已經與 60 歲以上的學員合作，且透過***修改後***的德州模式取得卓越的進步。

在詳細研究如何於實務中使用和修改德州模式之前，我們希望強調德州模式的一些關鍵特性，教練和運動員在決定使用之前應該仔細考慮。

德州模式的重點在於強度日

每個訓練週期（標準的德州模式為一週）的目標就是要在強度日表現出提升的運動表現。另外兩天（高量和恢復）將會以達到這個目的為調整方針。將週一和週三的訓練想像成操縱機器上的訓練量和強度旋鈕，仔細校準壓力與恢復，以便在週五持續達到***表現提升***。後初學者訓練計畫的一個重要特徵，是強調將低訓練量作為衡量進步的主要指標。而保留高訓練量用於施加壓力（以相對高的強度）以創造肌力提升之必要條件。***整個星期的訓練重點是達到強度日目標***。

課表 5A：德州模式

	高量日	恢復日	強度日
第 1 週	蹲舉 5×5	蹲舉 2×5	蹲舉 1×5
	臥推 5×5	推舉 3×5	臥推 1×5
	硬舉 1×5	反手引體向上 3×8	爆發上膊 5×3
第 2 週	**高量日**	**恢復日**	**強度日**
	蹲舉 5×5	蹲舉 2×5	蹲舉 1×5
	推舉 5×5	臥推 3×5	推舉 1×5
	硬舉 1×5	反手引體向上 3×8	爆發上膊 5×3

處　　方：第 1 週和第 2 週交替進行。高量日的蹲舉和推系列動作為強度日目標重量的 85 ～ 90%。如上所示，恢復日的蹲舉和推系列動作是高量日目標重量的 80 ～ 90%，但要減少訓練量，以期在強度日達到適應及提高表現—從這個強度日到下一個強度日（週到週）的重量增加。以組數 × 次數來表示。

合適年齡：< 40：可以　40 ～ 49：可以　50 ～ 59：個別判斷　> 60：個別判斷

適用時機：在初學者訓練結束後開始。大多數長青者將一直使用特定版本的德州模式，或在初學者訓練（例如，在銜接之後）和德州模式之間交替。很少有長青者可以進入高階訓練。

德州模式非常痛苦

這是本書所有中階課表中最有壓力的。雖然訓練的性質改變了，但德州模式要求每週進行兩次非常艱難的訓練。高量日比強度日***壓力***更大，強度日比高量日***更重***……但***兩次***的訓練都很***艱難***。這是德州模式與本文其他方法之間的重要區別：本計畫每週排定兩次非常艱難的訓練，一次是高訓練量而另一次是高強度。這種結構非常高效 —— 適合能夠忍受和持之以恆的運動員。基於這個原因，德州模式被認為是「運動員的訓練計畫」，但這並不意味它僅適用於競技運動員。不過，對於一般為了健康訓練，或者從事其他體育活動因而讓恢復能力受限的中階長青者來說，德州模式可能過於困難。德州模式最適合 40 多歲或 50 多歲（有些 60 多歲）的長青者，他們的主要任務是嚴格的肌力訓練。這些訓練者應該以與面對訓練相同的努力來面對恢復。飲食、補劑、積極休息和睡眠都要特別小心監控，運動者也要避免因為持續痠痛而過度休息。

德州模式包羅萬象

這需要再說一次：它不是一個固定不變的訓練計畫。德州模式是一種通用結構，在該結構上可以進行各種不同的組數—次數和進步計畫。它可以修改以配合幾乎所有競技運動、專業或生活情境的訓練。更重要的是，多種訓練變項的可用性和用於操控這些變項的決定因素，意味著該計畫可透過精細的調整來達到持續進步。運動員必須保持準確的訓練紀錄，必須注意他們在訓練時和恢復期間的***感受***。教練必須經常檢查訓練日誌，並學會判斷運動者在訓練時的外觀和表現方式。優秀的運動員和教練要學會預測即將到來的停滯或運動表現退步。而這需要時間、經驗和客觀性。

開始德州模式

德州模式讓訓練者可以平穩的銜接到中階訓練，因為它與初階的訓練計畫表面上有相似之處，即具有相同的動作，每週三日的安排，並強調 5 下 1 組（至少在剛開始）。但是，該計畫不會簡單地從初學者訓練計畫停止的地方開始。以這種過分簡化的方式開始德州模式是貪心的訓練形式，並且會在計畫開始之前破壞本計畫的長期潛力。

建構蹲舉訓練計畫

教練和訓練者首先要確定初階計畫中最後完成的單組 5 下的重量。為了方便說明，我們假設最後的初學者訓練組是 275×5×3。這個重量做 1 組 5 下，將是德州模式第一週用於強度日訓練的重量 —— 代表此訓練週期的訓練量壓力適度減少。一個常見而且代價高昂的錯誤是在***高量日***以最後完成初學者訓練時的重量來進行。對於任何運動員來說，這都太過激進，更不用說是長青者了。這種方法將會導致訓練計畫開始後的幾週內出現進步停滯。

相反的，高量日的重量將會設定在第一次強度日目標重量的 90% 左右，並且以 5 組 5 下來進行。以 275×5 為目標的強度日訓練組來說，高量日的蹲舉目標就會是 250×5×5。恢復日的蹲舉重量為***高量日***的 90% 左右，訓練量大約一半，亦即恢復日的適當重量為 225×5×2。

德州模式裡推系列動作

在德州模式裡，推舉和臥推的課程設計可能比蹲舉更複雜，因為你很自然會希望在訓練計畫裡給推舉和臥推相同程度重視。多年來的標準建議是一週集中在推舉，一週集中在臥推，每週交替，如例 23-1 所示。

這種方法適用於年輕運動員，甚至對於 50 多歲和 60 多歲的人來說也是如此。但是我們發現，很多長青者在推系列動作使用這種經典德州模式課程後會出現進步停滯。我們認為這裡的罪魁禍首是長青者對強度的依賴。在推舉或臥推強度日的 5RM 之後，到下一次大重量訓練之前間隔超過十天。對於許多長青者而言，即使在中間排入輕重量日，也還是太久，無法維持強度。

本章末討論的灰鋼德州變體（例 23-17）將討論這個問題的解決方法。另一個可能也有效的解決方案，是選擇一個推系列的動作作為主要焦點並優先訓練該動作。對於大多數長青者來說，這個優先項目應該是臥推。不是因為臥推比推舉更優越或更有用。事實上，對於日常生活的基本效用和遷移效果來說，臥推肯定不會優於推舉。

例 23-1：德州模式中的標準推舉—臥推交替

週	週一	週三	週五
1	推舉 5×5	臥推 2×5	推舉 1×5
2	臥推 5×5	推舉 2×5	臥推 1×5

我們重視臥推有三個理由。首先，相較於大重量推舉對於臥推的幫助，大重量臥推更能驅使推舉提升，大重量臥推的訓練負荷對神經系統和肱三頭肌有顯著影響，兩者都能讓推舉進步 —— 讀者

必須知道，這種方法並***沒有***放棄推舉，這是非常明確的。

其次，臥推—推舉—臥推的設定可以更有效利用窄握式臥推。在設計訓練計畫時，輔助練習通常不是重點之一。不過，窄握式臥推帶來的正面效果能夠遷移到標準臥推和推舉上。窄握式臥推最有效的實施方式，是在強度日的臥推訓練後用於降重訓練。對於訓練量有限的大重量臥推組來說，非常適合在這個階段進行窄握式臥推。這時候的肘部已經熱開（對於年齡較大的運動者非常重要），神經系統已啟動，局部肌肉也不會過於疲勞。但這項訓練如果放在週間的輕重量日時效果較不佳。

第三，也是最關鍵的是，***在恢復日，推舉仍然可以做得很重***。推舉的 5 下限制組仍然比任何時候的臥推都還要輕。我們發現，恢復日的大重量推舉所產生的壓力，通常不會干擾強度日的臥推表現提高。

然而，精明的讀者會意識到，這種訓練方法本身有一個問題。運動者轉向中階計畫的原因是初學者計畫不再有效，初學者訓練計畫的很大一部分是 3×5 的公式。德州模式有效的一個原因是它改變了組數—次數策略來操控訓練量***和***強度。如果將推舉當作恢復日的推系列動作，最好先改變組數—次數策略，否則推舉會卡關。增加訓練量不是一個好主意。最好還是維持 15 下的***總次數***目標，但不是 3×5，目標是 4 組 3 ～ 4 下。這將產生 12 ～ 16 下總次數，但訓練者可以在槓鈴添加些微重量以保持進步朝正確方向進行。經過幾週或幾個月後，他可能可以順利回到 3×5。

這種方法不會讓運動者專注於長期臥推（或推舉）。運動員可以決定每幾個月更換一次優先項目。如果臥推要放在週間，那麼 5×3 的訓練組重量是合理的起點。

無論哪種方式，推系列動作在高量日和強度日的組數及次數的設計方法都和蹲舉一樣。在初學者訓練計畫上最後完成的 3×5 訓練將決定德州模式第一個強度日的起始重量，目標重量的計算方式也和蹲舉一樣：以強度日目標的 90%左右進行高量日訓練組，而恢復日重量則是高量日目標的 90%。

德州模式拉系列動作的課程設計

一開始，大多數長青者在用初學者訓練計畫的最後 1 組 5 下硬舉的重量，可以有良好表現。不過，德州模式的拉系列動作訓練計畫很有挑戰性，且通常需要高度個人化。對於長青者來說，有兩個潛在的困難。首先，奧林匹克式舉重對促進硬舉表現的作用不大，因為大多數長青者的爆發力有限。這代表長青者平常訓練奧林匹克式舉重時使用的硬舉最大肌力百分比會低於年輕的訓練者。低強度的爆發上膊或抓舉對於提升硬舉肌力的效果不佳。因此，大量的上膊或抓舉可能只會使長青者疲勞，實際上也干擾了硬舉表現的提升。

另一方面，一些運動員每週確實需要不止一次大重量硬舉來刺激新的進步。如果上膊和抓舉不能提供足夠的刺激，運動員將需要不同的策略來增加硬舉訓練量。對於年輕的運動員來說，一個很好的解決方案是在高量日的最後增加 2 ～ 3 組直腿硬舉（SLDL）。不擅長奧林匹克式舉重的強壯硬舉訓練者有時候會用這種辦法，畢竟輕重量的上膊或抓舉無法產生足夠的壓力，幫助他們面對 500 ～ 600 磅的硬舉。但是將 SLDLs 增加到長青者的例行訓練，會讓他們難以恢復，且會破壞硬舉表現。

然而，在大多數的情況下，實際的硬舉訓練量不是問題，而是執行頻率。長青運動員通常會在一週裡的某一天組合他們所有的「慢速拉系列動作」，一般來說也會做得更好。也就是在進行硬舉的主要訓練組之後進行額外的硬舉或硬舉變化組，只需 1 ～ 2 個額外的組數就可獲得必要的訓練量。如果使用傳統硬舉作為降重組，那麼減少 10 ～ 20% 的重量大概差不多。例如，運動者可能會將目標硬舉設定為 405×5，接著是 365×5×2 的降重組；壓力較小的方法是仍然使用 405 的訓練組，並以 365×5 和 335×5 作為降重組。

準確的降重組訓練量和準確的降重百分比因人而異，關於***究竟***要如何設定則沒有硬性規定。總之原則就是增加一些拉系列訓練，但不能讓運動者陷入恢復赤字。

動作混合

例 23-2 顯示一個 40 多歲的強壯女性長青者從初學者訓練銜接到德州模式，結束初學者線性進步後，她在接下來的一週銜接到德州模式。

雖然在這個例子中，沒有在恢復日和強度日進行上背部訓練，例如輔助反手、正手引體向上和反式划船。但訓練者可以決定將輔助訓練控制在他們偏好的一天。在高量日蹲舉和臥推的訓練負荷通常非常耗費精力又耗時，讓運動員幾乎沒有多於精力執行反手或正手引體向上。我們鼓勵運動員和教練嘗試多種編排，以找到最有效的方法。

前面範例中使用的方法非常適合作為德州模式的起點。但德州模式的***進展***遲早會變得複雜。基本編排不會永遠持續下去。事實上，它可能不會持續超過數週 —— 如果學員恢復良好，或許會持續幾個月。各年齡層訓練者最大的失誤之一，就是試圖長時間使用未經修改的德州模式範本。訓練者和教練應該記住，到目前為止的訓練過程中，主要訓練幾乎都使用了 1 組 5 下。大多數學員在沒有對訓練計畫進行有意義之修改的情況下，很快就會停滯不前。我們必須強調，這種修改***不會***以多次**重置**的形式出現 —— 減少負荷然後再次重新增加負荷 —— 因為這將導致與之前大致相同的停滯。要恢復進度，就必須修改訓練計畫的構架。

德州模式的修改

對德州模式的初步修改側重於調整強度日的組數—次數設定。到目前為止，訓練者一直在使用 1 組 5 下來展現強度日的適應程度。但隨著重量愈來愈重，每週都使用 5 下 1 組將使肌力持續提升變得愈來愈難以維持。

針對強度日課程設計的兩種替代方法：***重量突破及循環次數範圍***。

重量突破

這是兩種方法中較簡單的。當運動員再也無法做到 1 組 5 下，可增加槓鈴的重量，但一組只做 3 ～ 4 下。盡可能長時間地以 3 ～ 4 下為目標，同時繼續在每週增加重量。這模式將進入強度日，最重的重量做 2 下，而非 3 下，並在幾週或幾個月後，運動者將在強度日以（5×1）的多組 1 下展現適應程度。如果可以，運動員應在錯過任何重量調整前停止加重。在《***Practical Programming for Strength Training（暫譯：《肌力訓練實用編程》）***》中，建議學員將總訓練量保持在 5 ～ 6 下，儘管每 2 ～ 3 週的組數／次數會下降。意思是 3 下通常會做兩組，2 下會做 3 組，1 下會做 5 ～ 6 組。

例 23-2：初學者過渡到德州模式

初階線性進步的最後一週

週一	週一	週三
蹲舉 175×5×3	輕重量蹲舉 160×3×3	蹲舉 180×5×3
臥推 125×5×3	推舉 90×5×3	臥推 127×5×3
滑輪下拉 3×8 ～ 10	硬舉 230×5	反式划船 3×10

德州模式第一週

高量日	恢復日	強度日
蹲舉 165×5×5	蹲舉 150×3×3	蹲舉 180×5
臥推 115×5×5	推舉 85×5×3	臥推 127×5
硬舉 230×5	輔助式反手引體向上 3×8 ～ 10	反式划船 3×10

德州模式第 2 週

高量日	恢復日	強度日
蹲舉 170×5×5	蹲舉 155×3×3	蹲舉 185×5
推舉 86×5×5	臥推 117×5×3	推舉 91×5
硬舉 235×5	輔助式反手引體向上 3×8 ～ 10	反式划船 3×10

對於快 60 或 60 歲初的長青者來說，這可能不是最好的訓練方案，尤其是如果學員週一還在努力提高 5 組的訓練量。***在強度日使用等重組訓練法通常會壓倒長青者的恢復能力***。從我們的經驗看來，如果要在強度日使用等重組，則 3 ～ 5 下的總次數已然足夠，且耐受性良好。這個意思是 3 下 1 組（1×3）、2 下 2 組（2×2），以及 1 下 3 ～ 5 組（3 ～ 5×1）的等重組。持續在高量日提高訓練量的高齡長青者通常會使用單次組（1×3，2×2，1×1）這樣更保守的方法得到進步。

在例 23-3 中，50 多歲的長青者在強度日耗竭了她的進步。這個例子不僅說明長青者如何進行德州模式，還說明了她如何***重新開始並再次突破***。為方便說明，在此範例中僅使用蹲舉，儘管此策略可用於任何練習。

例 23-3 ***不是硬性規定***，也不是 50 幾歲女性運動員「典型」的反應表現。但它確實顯示了女性長青者的***潛力***，以及她如何在訓練中進步。

在第 1 週，她開始在高量日進行 4 組 5 下，並在強度日進行 1 組 5 下 —— 兩天之間的重量差約為 10%。我們在她的高量日中看到的變化將在稍後討論。可以說，對於這個年齡和肌力水準的訓練者來說，3 ～ 4 組已能提供***足夠***的壓力。恢復日重量減少不到 10%，訓練量減少到 2 組 3 下。運動員每週增加強度目標約為 2 磅，對於這個年齡的女性長青者來說是可接受的。

請注意，在前 12 週，每個強度日的重量都會增加，即使次數在第 12 週開始從 5 下掉到最重 165 磅 1 下。

隨著強度日難度增加，高量日的難度也增加，且運動員的主觀回饋通常會顯示出需要減少訓練量。在這個假定的24週計畫裡，運動者在整個週期中皆維持組數四組，目標次數則從5下降到3下。

這個例子中最重要的元素是在第12～14週（粗體）看到的，這時候運動員在強度日和高量日都達到相對限制，並在兩天都輕微降低負荷。第12週在強度日以1下最重達到頂點。這不是竭盡全力的1RM，而是***1下大重量***，意味著重量會依照狀況進行調整。

在接下來的高量日（第13週開始）減少了負荷，但是訓練量增加到4組5下。此外，強度日降低了20磅，但訓練者恢復了她的5下1組。在這兩天中，即使增加了訓練量，訓練者也應該感覺更輕鬆，而***她重新開始時的重量比她在本範例剛開始時多了5磅，且感覺更輕鬆***。在第14週，這將使她能夠在強度日增加5磅的重量，比正常情況更多。

例23-3的另一個重要特性，是女性長青者在高量日執行的訓練量會遠大於強度日。與男性運動員相比，女性運動員可以有效地吸收更多訓練量，且使用相對於她的強度日目標的更大重量。第27章將更詳細地討論這些問題。

循環次數範圍

此選項通常比重量突破法更有效。循環次數範圍是次數進程形式的一種，它使運動員更頻繁地接觸所有次數範圍的極限組，這對於防止德州模式停滯來說是至關重要的策略。常見的循環是以3週為一個週期，如範例23-4所示。運動者在3週內將強度目標從5下降到3下再降到1下。在第4週，運動者會再次開始循環，以稍重的重量重複此循環。為了說明方便，我們僅列出蹲舉。

例23-3：重量突破

高量日	恢復日	強度日
125×5×4	115×3×2	140×5
127×5×4	117×3×2	142×5
130×5×4	120×3×2	144×5
132×5×4	122×3×2	146×5
134×5×4	124×3×2	148×4
136×4×4	126×3×2	150×4
138×4×4	128×3×2	152×4
140×4×4	130×3×2	154×3
142×3×4	132×2×2～3	156×3
144×3×4	134×2×2～3	158×2
146×3×4	136×2×2～3	160×2
148×3×4	**138×2×2～3**	**165×1**
130×5×4	**120×3×2**	**145×5**
132×5×4	**122×3×2**	**150×5***
134×5×4	124×3×2	152×5
136×5×4	126×3×2	154×5
138×5×4	128×3×2	156×5

140×4×4	130×3×2	158×4*
142×4×4	132×2×2～3	160×4
144×4×4	134×2×2～3	162×3*
146×3×4	136×2×2～3	164×3
148×3×4	138×2×2～3	166×3
150×3×4	140×2×2～3	168×2*
152×3×4	142×2×2～3	170～180×1*

***rep PRs**

採用此循環會遇到的問題是，1 下大重量太常出現，而運動員的表現會停滯。如果呈現這種狀況，則應調整基本循環，使 1 下大重量的頻率變為每六週一次，透過 5 下和 3 下來進行。雖然進步會較緩慢，但對於使用德州模式的年輕運動員（包括一些較年輕的長青者）來說，這種方法非常有效。

然而我們發現，對於年長的長青者，簡單地將次數進程方案應用於強度日次數循環的複合方法效果很好。這種非常簡單的方法透過***減緩每週加重的比率***，同時提供展現表現提升的方法，使較年長的長青者可以更輕鬆地使用德州模式進行訓練。

例 23-5 僅以蹲舉為例全面說明此重要技術。請仔細研究。

使用此方案，運動員可以設定一個非常簡單的 3 週週期，即 5 下、3 下和 1 下，每個次數範圍之間的重量改變約為 5%。運動員經過最初 3 週後，就會使用完全相同的重量來循環，只需在每週的訓練中增加一個次數即可。5 下 1 組在下一個強度日變為 6 下 1 組，3 下變成 4 下，而 1 下變成 2 下。

直到模式完成，才增加重量。對於長青者來說，這是使該方法可長期持續的關鍵因素，因為他們的恢復和適應速度較慢。只有當運動者完成 6 下、4 下、2 下後，他才能增加槓鈴的重量，並重複 5 下、3 下、1 下的過程。

高量日調控

請記住，德州模式的重點是在保持***強度日表現持續進步***。如果在強度日沒有進步（並且已使用完善的進步系統），運動員和教練應檢視在高量日當天發生（或***未***發生）的情況。請記住，訓練量和強度是課程設計機器上的控制旋鈕，適當調整這些訓練變項才可確保穩定進步。如果正確執行高量日和恢復日，「德州模式」將是非常有用的訓練計畫，且可以持續很長時間。但是，運動員必須保持耐心，並持續願意微調訓練計畫，找出適合當前的訓練情況。高量日旋鈕就像烤箱上的溫度刻度盤一樣 —— 溫度太高，食物會被烤焦；溫度不夠，食物永遠都不會煮熟。校準高量日可能是德州模式成功的最大挑戰，尤其對於長青者更是如此。訓練量太大、重量太重，會使運動員無法在週五之前恢復；訓練量不夠、重量太輕，則無法充分刺激運動員適應並出現新的運動表現提升。運動員年齡愈大，這種平衡就愈關鍵。由於年齡較大的運動員比年齡較輕的運動者對訓練量更敏感，因此以錯誤的方向進行很容易導致訓練過度。

例 23-4：強度日循環次數範圍

高量日	**恢復日**	**強度日**
280×5×5	252×5×2	**315×5**
285×5×5	255×5×2	320×3
287.5×5×5	260×5×2	325×1
290×5×5	255×5×2	**320×5**
292.5×5×5	260×5×2	325×3
295×5×5	265×5×2	330×1
297.5×5×5	260×5×2	**325×5**
300×5×5	265×5×2	330×3
302.50×5×5	267.5×5×2	335×1

例 23-5：強度日循環的次數進程

高量日	**恢復日**	**強度日**
275×5×5	245×5×2	**305×5**
277×5×5	247×5×2	320×3
279×5×5	249×5×2	335×1
281×5×5	251×5×2	305×6
283×5×5	253×5×2	320×4
285×5×5	255×5×2	335×2
287×5×5	257×5×2	**310×5**
289×5×5	259×5×2	325×3
291×5×5	261×5×2	340×1
293×5×5	263×5×2	310×6
295×5×5	265×5×2	325×4
297×5×5	267×5×2	340×2

如果強度日有問題，運動員面臨的挑戰是判斷高量日的負荷是否合適。診斷的主要線索（一如往常，假設已有適當恢復）是運動者在強度日是否表現出停滯或退步。

停滯的意思是運動者能夠保持先前週期的成長，但卻在循環次數模型上無法進步；***退步***是更嚴重的情況，在這種情況下，運動員實際上在兩個強度日之間降低了運動表現。

強度日停滯表示在高量日時沒有產生足夠的訓練壓力。運動者應該在高量日的當天增加訓練量或負荷，或兩者同時增加。

如果運動員在高量日仍以 5×5 進行訓練，就沒有理由增加訓練量。在這種情況下，高量日負荷過輕的可能性更大。但負荷增加超過正常的 2 ～ 5 磅時，也容易使運動員卡關。在這種情況下，增加重量的同時可能需減少總訓練量。這可以很簡單，例如從 5×5 切換到 4×5 以適應負荷的增加。

另一方面，有時負荷是足夠的，但是總訓練量就是不夠。如果運動員使用調整訓練量的方法，那麼他可能需要增加訓練組的組數。不幸的是，沒有適用於每個訓練者的固定公式。教練和運動者必須對需要調整的變項做出有根據的猜測及調整，然後觀察結果。

如果運動員在強度日開始經歷實際的***退步***，罪魁禍首通常是高量日過度的壓力：訓練量太高、重量太重或兩者都有。高量日的 5 下應該和強度日的 5 下維持約 10 ～ 15%的重量調降。如果高量日的訓練組接近 5%的重量調降，則應減少負荷，否則運動者很快就會感到疲勞。例如一個退步的運動者，在高量日執行 335×5×5 的蹲舉後，強度日無法達到 350×5。由於重量調降不夠多，這位長青者應該減少他在高量日槓鈴上的負荷。運動員和教練不可輕易允許太小的重量調降持續太長時間。在德州模式裡，一週三次訓練課之間的負荷波動是非常重要的。

不過，在大多數情況下，造成疲勞的主要原因是訓練量過高。請記住，***長青運動員對訓練量敏感且相當依賴強度***，大部分調整會以減少總組數／次數的形式，而不是重量百分比調降。

德州模式在高量日使用的諸多訓練量減少策略，與「初學者線性進步」中使用的方法相似。

減少組數。

第一種策略是減少運動員在高量日當天的總組數。如果標準 5×5 方案產生的壓力太大，只需用相同負荷執行 3 組或 4 組 5 下。對於大多數長青者（以及許多年輕訓練者），標準的 5×5 訓練量累積方案最終會帶來過多的壓力。這種情況在年紀愈大或愈強壯的運動者身上愈常出現。運動者剛開始進入中階訓練時，3 組 5 下的訓練量可能不足以破壞體內平衡並促進適應，但這會改變，特別是對於長期得到實質性進步的訓練者。在大多數情況下，運動者會變得比剛開始訓練時更強壯（產生壓力的能力明顯提高），年紀也更大（恢復能力降低）。在年紀差不多增長一歲並且重量提高 100 ～ 300 磅時，一次 3×5 訓練組的大重量訓練也就不是以前的刺激可以比擬的了，這將會是一個壓力更大的訓練。

有些運動者偏好保留高量日的 5 組訓練組，但每組減少次數，以帶來更好的效果。運動員可以選擇進行 300×3×5 或 300×4×5 來代替 300×5×5。每組保持 3 ～ 5 下是高量日訓練的最佳選擇。該策略對於正在練習動作技術或可能正受到訓練傷害的長青者特別有效。如果運動者和教練在 1 組 5 下的最後幾下一直注意到不良動作型態，可減少次數／組數以防止狀態惡化。

在一定次數範圍內訓練

在一定次數範圍內訓練是將次數進程原則應用於高量日。大多數高量日的策略都依賴於等重組模式，目標是在多組中以相同的重複次數舉起一定的重量。等重組的架構非常費力，且需要較長的休息時間。所有年齡層的運動員通常都可以從次數範圍的訓練中受益，它可以透過減少每組之間的休息時間來縮短總訓練時數。減少組間休息，代表每組的次數可能需要減少 1 下或 2 下，因為此時運動員是在恢復不完全的狀態下訓練。一個絕佳的選擇是使用 4 組 4 ～ 6 下。***當他至少有一組做了 6 下時，運動員可以增加槓鈴的重量，並使每組次數都不少於 4 下***。這種系統類型的進步較不穩定，且相當依賴仔細的紀錄保存和日誌分析。例 23-6 說明了 8 週的進程的概況，每週確切的訓練量皆會有所波動。

降重組。

如果運動者希望維持嚴格的 5×5 方案，則可以嘗試使用降重組，以稍微減輕負荷。訓練組和降重組的次數可視情況調整。很多人喜歡只做一組最重訓練組，接著四組做降重組。例如 300×5；

285×5×4；亦有其他組合，例如兩個最重訓練組，接著 3 組降重組；或者是 3 組最重訓練組，接著兩組降重組，沒有固定模式。這種策略需要訓練者和教練進行仔細的觀察和微調。降重組容易引起嚴重的錯誤，是犧牲長青者依賴的強度，來保持較高的訓練量。降重組的重量不能比最重的訓練組少超過 5%。例如，如果運動員為了訓練量選擇進行兩組大重量訓練組和三個降重組，則選擇 280×5×2 搭配 225×5×3 是不恰當的。正確的目標應該是 280×5×2 搭配 265×5×3。

遞減組是降重組模式的一種變體。遞減組允許在每一組降一點重量，通常總共會使用 4 ～ 5 組。例 23-7 說明了這個方法。

例 23-6：在高量日進行一定次數範圍訓練

週	高量日
1	250×5，4，4，4
2	250×5，5，5，5
3	250×*6*，5，5，5
4	*255*×4，4，4，4
5	255×5，4，4，4
6	255×*6*，4，4，4
7	*260*×5，4，4，4
8	260×*6*，5，5，5

例 23-7：在高量日使用遞減組

熱身組：45×5×2，135×5，185×3，225×1，275×1，315×1，365×1

最重訓練組：405×5

遞減組：395×5，385×5，375×5，365×5

遞減組用於高量日的練習時，組和組之間重量會以小幅度減少，通常是 5 ～ 10 磅，精確數值會因人而異。只有從槓鈴上卸下足夠的重量，才能在動作技巧正確的前提下完成目標次數。

遞增組也是可以用在高量日的策略 —— 雖然它是高量日中最難調整到正確的方式。遞增組的問題在於，剛開始的 2 ～ 3 組「訓練組」通常沒有足夠的強度來破壞體內平衡並產生適應。遞增組方法中一開始的幾組，往往只是很累的暖身組而已。例 23-8 為遞增組的說明，與例 23-7 一樣，運動員以 405 作為最高目標，但在此他使用遞增組***往上到*** 405 來累積訓練量，而不是***從*** 405 ***往下***進行遞減組。

請注意這兩種方法之間重量變化的差異。遞減組比遞增組更具壓力，但同時，在運動員到達自己最重的訓練組之前，不至於過早疲勞。試圖以較小幅度的重量增加進行遞增組的效果不佳。如果例 23-8 中的運動員使用與例 23-7 相同的重量變化幅度執行遞增組，他在達到最重的訓練組之前將被徹底榨乾。即使他能夠做到 405×5，也會呈現悲劇的姿勢，甚至會出現失敗次數。

即使有適當的組間休息，遞增組模式也很難使用，這是我們最不推薦的高量日修改模式。唯一的例外是運動員剛好對訓練量非常敏感，就像快 60 歲或 60 多歲的運動員。遞增組使用的強度較小，產生的壓力也最小。如果運動員經常發現自己的身體恢復不足，在強度日中無法進步，則遞增組可能是合適的解決方案。

例 23-8：在高量日使用遞增組

熱身組：45×5×2，135×5，185×5，225×5

遞增組：275×5，315×5，365×5，385×5

最重訓練組：405×5

執行動態發力法

經過長時間的德州模式和其他中階訓練課程後，大多數運動員將達到身心停滯的狀態。進步變得困難，似乎沒有任何解決方法。一切感覺緩慢而沉重，整個星期的訓練重量都停滯不前。在這個時候，可以透過**動態發力組**來重振訓練計畫，這是以強度較低、速度較高的方式來執行槓鈴動作。動態發力法由傳奇健力教練 Louie Simmons 開發，是西岸槓鈴訓練法的一部分，可以輕易融合到傳統德州模式的架構中。中階長青者可使用動態發力組來代替高量日的 5 下 1 組；強度日計畫則保持不變 —— 集中於一組 5 下、3 下、2 下或 1 下的大重量組（請參見上方的「***在一定次數內訓練***」）。

對於尚未使用奧林匹克舉重變化動作的長青者，動態發力組明確加入了一個新因素，即***爆發力***，它是力量和速度的乘積。***爆發力就是肌力的快速展現***。傳統上，注重爆發力的槓鈴訓練包括了上膊、抓舉及其衍生動作（第 12 章）。但是，正如我們一直不斷提出的，由於與活動度、爆發力、壓力和受傷可能性有關，對於許多年長的訓練者而言，這些動作是相對禁忌的。大量的大重量抓舉確實會讓肩膀問題惡化，就像大量的上膊會對手腕和手肘不太友善一樣。也會因為在四分之一蹲的接槓位置受到大重量的槓鈴震動，對膝蓋造成影響。

不過，動態發力組***透過訓練者已經掌握的基本槓鈴動作***來整合專注於爆發力的動作，從而繞開了奧林匹克式舉重的特殊挑戰。因此，除非運動員可以在動作中表現出幾乎完美的動作結構，否則***不***應使用動態發力組。如果動作結構都沒問題，那麼蹲舉、推舉、硬舉和臥推都是適合使用動態發力法的動作。

像標準德州模式的高量日一樣，動態發力組會以高訓練量執行 —— 但使用的強度較低。運動者將進行 8 ～ 12 組***次大強度***的 3 下、2 下和 1 下，而組間休息通常很短暫。總次數約 20 ～ 30 下是動態發力訓練的合理訓練量。蹲舉則進行 10 ～ 12 組訓練，每組 3 下；推系列動作進行 8 ～ 10 組的訓練，每組 3 下；每次的組間休息約 1 分鐘。硬舉對 1 下的反應最好，總次數為 10 ～ 15 下，組間休息為 30 ～ 60 秒。

動態發力組的重點是槓鈴的速度，因此次數上限為 3 下。如果超過 3 下，槓鈴的速度可能會變慢。在動態發力組的過程中，訓練者必須專注在完整動作範圍內***盡可能快速***移動槓鈴。這需要運動

員***全神貫注*** —— 還有教練也是。如果運動員沒有每一下都盡可能快速移動槓鈴，這個方法就不會有效。緩慢移動較輕的重量進行多組 2 下並不會產生什麼壓力。但是，在短暫的組間休息狀態下，***盡可能快速***移動較輕的重量多組 2 下可產生強大的訓練壓力。

槓鈴速度不僅受到運動員的意志影響，也受到負荷這個關鍵因素影響。最佳重量可能需要幾次訓練才能確定。對於蹲舉，運動員應該要能夠***加速***負荷，使槓片在動作的頂部發出聲響，但重量也不能太輕，以免重量從他的背上飛走。如果是 1 組 2 下，則運動者 1RM 負荷的 70 ～ 80%通常是合適的。這對於硬舉來說也是合適的起始重量。而推舉和臥推則使用 1RM 的 60 ～ 70%會較為合適。

一如往常，這些百分比只是粗略的參考。槓鈴速度才是正確設定最重要的變項。在總組數 8 ～ 12 組中，運動員不應失去在完整動作範圍內加速負荷的能力。如果運動員在訓練的過程中槓鈴速度變慢，則代表負荷太重。運動員應該能夠在總次數 20 ～ 30 下的過程中保持較高的槓鈴速度，但他必須盡力集中精力來做到這一點。如果一個重量不需要花費太多精力和專心來加速，那麼重量可能太輕了。這樣的評估當然具有強烈主觀成分，但它很有價值，訓練者和教練應該花時間把它做好。

短暫的組間休息是動態發力法的重要成分。訓練者不止是透過槓鈴速度，還透過增加**訓練密度**來創造壓力，訓練密度代表所進行的訓練工作，與完成該訓練所花費的時間比率。在 20 分鐘內執行 8 組 3 下比在 60 分鐘內執行 8 組 3 下具有更高的訓練密度。由於次數少，每組產生的疲勞也更少。這表示與標準高量日相比，使用動態發力進行練習的學員，組間休息將減少到 1 或 2 分鐘，而不需要 5 ～ 10 分鐘。如果休息時間約為 5 分鐘，則大重量 5 下 5 組（總共 25 下）可能需要半小時以上才能完成；如果以最大速度移動進行相同的訓練量（2 下 12 組）可能僅需不到 15 分鐘就能完成。這是一個非常強大的新刺激，足以使運動員突破訓練瓶頸。

顯然，鑑於動態發力法的高訓練量和訓練密度，顯著的體能訓練成分就成為它的附加效益。短暫的組間休息和訓練的爆發力、高功率性質將引起心率增加和新陳代謝需求提高。訓練者進行此類訓練的時間愈長，他的體能就會愈好。

動態發力法的好處通常會以週期性的方式產生，而不是試圖在每週以線性的方式增加重量。如果我們確定訓練者有能力在 1RM 蹲舉的 70%到 75%之間保持適當的槓鈴速度，那麼我們就可以設定一個 3 週的週期，如例 23-9 所示。

從第 4 週開始，運動者將重量回到 70%，因為他可以將重量移動得比上一次***更快***。在每個週期進行 2 ～ 3 次之後，運動員可以在每週增加***些微***槓鈴重量。動態發力在課程設計上的挑戰，是使重量增加與槓鈴速度保持平衡的同時，還要監控週五的強度日訓練 —— 我們要強調的是，***這（強度日）仍然是訓練計畫的重點***。想要使用動態發力法的運動員在找到合適的平衡點之前，應該進行 3 ～ 6 個月的試驗，甚至可能需要長達一年的持續調整才能真正掌握該系統。

一旦學員掌握了這個方法，那麼在需要更複雜的課程設計之前，將動態發力組與 5 下 1 組的傳統訓練量組進行循環，可能是延長每週週間進步非常有效的機制。

由於 5 下 1 組是衡量力量的重要指標，建議在一年中多數時間的訓練，都將這種方法保留在中階訓練模型中。例 23-10 中的訓練計畫就是這樣做的。該訓練計畫分兩個階段進行，可以重複交替執行，以驅使穩定進步，同時使訓練計畫具有一定的多樣性。

第一階段包括標準的德州模式和修改版本以延長進步，這是較為困難的階段。這是由於速度慢、重量重以及辛苦的反覆次數在較高的訓練量中挑戰著每個學員，尤其是長青者。在幾個星期或幾個月的時間完成第一階段後，大多數運動員都會迎來第二階段。週一的訓練量仍然很高，但普遍***認為***從5組轉換為動態發力法比較輕鬆。執行5組訓練數週或數月後，訓練者現在可以將這種能力用於強度日上推動新的5RM。為了方便說明，本計畫硬舉的操作方式與蹲舉和臥推完全不同，但都遵循相同的原則。第一階段的硬舉放在週五。由於大重量的5×5蹲舉非常艱苦，因此在第一階段時週一沒有安排硬舉。取而代之的是，訓練者每週嘗試一個新的1組5下，並在5RM後透過1～2組降重組來累積訓練量。在第二階段中，訓練者會透過新的3下、2下和1下來增加硬舉及週期中的負荷。動態發力的硬舉則留在當週後面訓練，以保持總訓練量。

例23-9：在高量日使用動態發力組

第1週：70%	1RM×2×12
第2週：72.5%	1RM×2×12
第3週：75%	1RM×2×12

很難精確規畫這兩個階段之間的銜接。中階課程中，無論次數範圍，訓練者皆必須嘗試在每週出現新的運動表現提升。一旦每個階段出現停滯，訓練者就可以銜接到下一個階段，只要每週都有進步，就可以繼續執行。這有可能是短短的幾個星期或長達好幾個月。若執行正確，這個過程甚至會持續兩年。我們鼓勵訓練者在調整訓練計畫細節時要保持耐心。訓練量和強度都必須隨著時間仔細調整。

德州模式和動作變化

正如德州模式的組數和次數會停滯不前，動作的選擇也會停滯不前。一般而言，最好透過調整訓練量或強度來解決停滯的重量。這些調整可以應用於高量日或／和強度日。但有些時候，運動員會受限於某一動作，似乎沒有任何辦法可以使他再次突破。發生這種情況時，可能需要***輔助動作***來替換。輔助動作幾乎都是以槓鈴為主，在運動表現和負荷上盡可能地接近主要項目動作。取決於不同的動作，以及主要動作可能出現的退步程度，輔助動作可以在高量日或強度日作為替換。有時候輔助動作可能需要進行數週，或於短時間每2～3週循環一次。根據我們的經驗，輔助動作對臥推和硬舉最有幫助；推舉和蹲舉的反應似乎沒有那麼好，甚至根本沒有幫助。如果蹲舉和推舉停滯，透過操控訓練量、強度和頻率通常可帶來較好的效果。

例 23-10：在高量日交替標準德州模式和動態發力組

第一階段

高量日	**恢復日**	**強度日**
蹲舉 5×5	輕重量蹲舉 2×5	蹲舉—標準或次數進程
臥推 5×5	推舉 3×5	臥推—標準或次數進程
	反手引體向上 3×8	硬舉 1×5；1～2×5

第二階段

高量日	**恢復日**	**強度日**
蹲舉（DE）12×2	輕重量蹲舉 2×5	蹲舉 1×5
臥推（DE）10×3	推舉 3×5	臥推 1×5
硬舉 1×5 ***或*** 1×3 ***或*** 1×1	反手引體向上 3×8	硬舉（DE）10×1

硬舉的輔助動作。架上拉和直腿硬舉是硬舉的最佳輔助動作。如果硬舉正經歷明顯的退步，只需要每週一次，在強度日輪替架上拉和直腿硬舉，就可在 6 ～ 12 週的時間內完全取代硬舉。架上拉能讓訓練者承受比硬舉更重的負荷，並在豎脊肌上施加很大的壓力。架上拉以單組 3 ～ 8 下來進行訓練，也許還可以多一組輕很多的降重組。而架上拉帶來的壓力非常大，每週訓練的效果不好，幾乎一定要與其他拉系列動作輪替。

直腿硬舉的重量比架上拉或硬舉都輕得多，但能有效對腿後肌群產生巨大的壓力。因此，直腿硬舉對硬舉來說是相當有價值的輔助動作。但是***長青者在進行直腿硬舉時，必須特別謹慎***。因為直腿硬舉會使腿後肌群被拉緊，同時考驗著運動者保持下背伸展的能力。直腿硬舉應進行 1 ～ 3 組，每組 5 ～ 8 下。架上拉和直腿硬舉每週使用波動的訓練負荷，是使訓練者擺脫困境的理想選擇。訓練者每次練習都應將重點放在豎脊肌和腿後肌群上，以防硬舉退步。如果訓練者在這些練習中得到了正面效果，不妨將直腿硬舉和硬舉一起在每週的強度日輪換，每 3 週訓練一次。

臥推的輔助。如前所述，在強度日或高量日可以加入窄臥推作為替代動作。無論哪一種方式，好的策略是在標準臥推進行到最重的一組之後，用降重組來進行窄臥推。例如，在高量日的臥推訓練為 275×5，緊隨其後的窄臥推則為 245×5×4；在強度日，運動員的臥推可能是 295×2，接著用 265 進行一組 3 ～ 5RM 的窄臥推。窄臥推也可以與標準臥推輪換。較有效的輪替方式是一週進行 1 ～ 3 次等重組的標準臥推，下一週進行 1 ～ 3 次等重組的窄臥推。這種簡單的輪換可以使臥推持續進步數月之久。

例 23-11：基礎 4 日德州模式

週一（量）（強）	週二（量）	週四（強）	週五
臥推 5×5	蹲舉 5×5	臥推 1×5 硬舉 1×5	蹲舉 1×5

例 23-12：4 日德州模式—以臥推為主

週一（量）（強）	週二（量）	週四（強）	週五
臥推 5×5	蹲舉 5×5	臥推 1×5 推舉 4×4	蹲舉 1×5 硬舉 1×5

例 23-13：4 日德州模式—臥推＋推舉

週一（量）（強）	週二（量）	週四（強）	週五
推舉 1×5 臥推 5×5	蹲舉 5×5	臥推 1×5 推舉 5×5	蹲舉 1×5 硬舉 1×5

4 日德州模式

運動員和教練可能偏好將標準 3 日德州模式的訓練負荷分配到四天。通常這樣做是為了減少高量日訓練的時間或壓力。5×5 蹲舉和 8 ～ 10 分鐘的休息時間既費時又費力。在同一訓練日進行的任何其他動作都容易受到蹲舉量的疲勞影響。例 23-11 說明了一個為期四天的入門德州模式課表，是針對專注於蹲舉、臥推和硬舉的運動員設計的。

這種安排的主要的好處是可減少高量日的疲勞且縮短訓練時間，使他們更容易適應繁忙的日程安排。

而主要缺點是沒有真正的輕重量日。這可能是個問題，尤其是對於蹲舉來說。對於恢復有困難、受到姿勢困擾或有技術問題的人，輕重量蹲舉日很有幫助。如果訓練者已經習慣了週間輕重量蹲舉的恢復效果，如果取消輕重量蹲舉日，則他們在強度日的表現可能會不太理想。

在 4 日課表中的推系列進度通常必須經過嘗試錯誤。例 23-12 中的課表是以臥推作為主要的推系列動作。次要的推舉動作通常最適合強度日，因為與高量日相比，強度日累積的疲勞更少。

如果訓練者可以從訓練負荷中恢復過來，他就可以受益於在高量日和強度日都進行臥推和推舉。使用此方法時，很有可能必須為每個動作調整訓練量。

2 日德州模式

像 3 日初學者訓練計畫一樣，標準的 3 日德州模式可以再分散成兩天，也可以按練一休二的時間表進行。額外的休息日對於長期的進步可能至關重要，尤其是高齡的長青者。當訓練計畫的頻率降低時，如果要防止退步，強度必須在任何輕重量日略有上升。如果 3 日課表中的恢復日降重比率為 10%，則現在可能是 5%。如有必要，訓練者可以更改組數和次數方案以適應這種情況。例如，調降 5% 重量的恢復日可能會使用 3 組而不是 5 組。這樣可以保持槓鈴重量，又能減少每組的主觀（和實際）難度 —— 讓該次訓練更為簡單。對於使用這個方案的長青組，4 組 3 下是一個很好的恢復日方案。

例 23-14：2 日德州模式——練一休二結構

週一（量）
蹲舉 5×5
臥推 5×5
引體向上 3×6～8

週日（強）
蹲舉 3×2
臥推 3×2
硬舉 1×5

週六（恢）
輕重量蹲舉 4×3
推舉 3×5
反手引體向上 3×8～10

週五（量）
蹲舉 5×5
臥推 5×5
引體向上 3×6～8

週四（強）
蹲舉 1×5
臥推 1×5
硬舉 1×5

週四（恢）
輕重量蹲舉 4×3
推舉 3×5
反手引體向上 3×8～10

週三（量）
蹲舉 5×5
臥推 5×5
引體向上 3×6～8

週二（強）
蹲舉 2×3
臥推 2×3
硬舉 1×5

週一（恢）
輕重量蹲舉 4×3
推舉 3×5
反手引體向上 3×8～10

週日（量）
重啟週期

例 23-15：2 日德州模式——固定排程

週一（量）
蹲舉 5×5
臥推 5×5
引體向上 3×6～8

週日（強）
蹲舉 3×2
臥推 3×2
硬舉 1×5

週四（恢）
輕重量蹲舉 4×3
推舉 3×5
反手引體向上 3×8～10

週三（量）
蹲舉 5×5
臥推 5×5
引體向上 3×6～8

週六（恢）
輕重量蹲舉 4×3
推舉 3×5
反手引體向上 3×8～10

週五（量）
蹲舉 5×5
臥推 5×5
引體向上 3×6～8

週四（強）
蹲舉 1×5
臥推 1×5
硬舉 1×5

週二（強）
蹲舉 2×3
臥推 2×3
硬舉 1×5

週一（恢）
輕重量蹲舉 4×3
推舉 3×5
反手引體向上 3×8～10

週日（量）
重啟週期

例 23-14 說明了使用練一休二結構的 2 日德州模式變體。這個特定的訓練計畫將在強度日輪換蹲舉和臥推。

可以每週固定兩天使用相同的方法，例如週一／週四、週二／週五、週一／週五或週三／週六（例 23-15）。

金伍德德州模式

另一項為期兩天的德州模式選項已在金伍德肌力及體能訓練中心用來訓練 55 歲以上的訓練者很多年。這種變體維持每週第二天的訓練為輕重量日。在一週的第一天，訓練者每隔一週輪替高訓練量訓練和高強度訓練。在此特定版本中，硬舉可以在每週一進行，也可以與其他大重量的硬舉變化動作（例如，架上拉）交替進行。

例 23-16：金伍德德州模式

週一（量）
蹲舉 5×5
臥推 5×5
硬舉 1×5

週四（恢）
輕重量蹲舉 4×3
推舉 5×5
反手引體向上 3×8～10

週一（強）
蹲舉 3×2
臥推 3×2
硬舉 3×1

週四（恢）
輕重量蹲舉 4×3
推舉 5×5
反手引體向上 3×8～10

週一（量）
蹲舉 5×5
臥推 5×5
硬舉 1×5

週四（恢）
輕重量蹲舉 4×3
推舉 5×5
反手引體向上 3×8～10

週一（強）	**週四（恢）**
蹲舉 2×3	**輕重量蹲舉 4×3**
臥推 2×3	**推舉 5×5**
硬舉 3×1	**反手引體向上 3×8 ～ 10**
週一（量）	**週四（恢）**
蹲舉 5×5	**輕重量蹲舉 4×3**
臥推 5×5	**推舉 5×5**
硬舉 1×5	**反手引體向上 3×8 ～ 10**
週一（強）	**週四（恢）**
蹲舉 5×1	**輕重量蹲舉 4×3**
臥推 5×1	**推舉 5×5**
硬舉 3×1	**反手引體向上 3×8 ～ 10**

在例 23-16 中，硬舉在 1 組 5 下和一系列較重的單次組之間輪換。臥推被當作主要的推系列動作，但並非必須如此。推舉可以作為週一的動作，而週四是臥推，通常只需要中等訓練量，大約 15 下即可。

密西根孤星：灰鋼德州模式

最後，我們將介紹灰鋼肌力及體能訓練中心為長青運動員精心設計的德州模式。讀者將在此模式中發現本章討論過的許多主題，包括在高量日減少組數（4×5）。灰鋼德州模式是每週訓練兩天（週一／週五）的訓練方法，將訓練分散到整整 7 天（週一／週五／週一，而不是傳統計畫中的週一／週三／週五）。像標準的德州模式一樣，它在不同週期間輪換臥推和推舉，***但會在恢復日調整推系列動作***，透過「追求單次組」***來保持高強度***。如果臥推是該週期的主要推系列動作（在高量日和強度日進行訓練），則推舉就會放在恢復日。熱身後，運動員會進行一系列逐步加重的單次組，試著接近、達到或超過他以前的 1RM。嘗試進行三次或最多四次的單組，並且每一組增加的重量幅度很小 —— 在 1 ～ 2.5 磅之間。因此，灰鋼德州模式有一個不尋常的特徵，就是運動員常常可以在***恢復日***的推系列動作中獲得新的 PR。灰鋼變體可以與本章討論的任何一種德州模式變體一起使用，包括調整訓練量和強度日目標、加入動態發力組、循環次數範圍和輔助練習。

目前為止，讀者可能會因為此處介紹的德州模式範本其大量變化和調整而感到不知所措，這點情有可原。而閱讀本書的目的是尋找一種簡單、適合所有人的方法來進行訓練的讀者……嗯，他們已經***早就***放棄了。

我們對德州模式的討論一再強調，***對於認真的運動者，根本不存在***一體適用的訓練計畫，特別是中階水平的長青者訓練。正是因為德州模式的基礎結構可使用諸多有用的變化和調整，所以它如此強大和通用。有了這種結構、以及牢固掌握壓力－恢復－適應週期，並保守增加負荷，有天分且夠投入的中階運動員及教練可以根據需求，以德州模式為基礎來設計各自的計畫。這樣的方法可以在數月甚至數年內產生規律、穩定的進步。

例 23-17：灰鋼德州模式

週	高量日	恢復日	強度日
1	**週一** 蹲舉 4×5 臥推 4×5 爆發上膊或反手引體向上	**週五** 輕重量蹲舉 2×5 1 下大重量的推舉	**週一** 蹲舉 1×5 臥推 1×5 硬舉 1×5
2	**週五** 蹲舉 4×5 推舉 4×5 爆發上膊或反手引體向上	**週一** 輕重量蹲舉 2×5 1 下大重量的臥推	**週五** 蹲舉 1×5 推舉 1×5 硬舉 1×5
3	**週一** 蹲舉 4×5 臥推 4×5 爆發上膊或反手引體向上	**週五** 輕重量蹲舉 2×5 1 下大重量的推舉	**週一** 蹲舉 1×5 臥推 1×5 硬舉 1×5

然而，許多長青者無法以如此嚴格或艱苦的方式訓練。對他們而言，還有其他中階計畫選項，如下一章所述。

Chapter 24

重—輕—中及分項訓練計畫

Heavy-Light-Medium and Split Programs

重—輕—中訓練計畫可以讓壓力—恢復—適應循環分散於一週，產生一種相當多元的中階訓練方法，這種方法比德州模式方法更省力，因此更適合大多數的長青者。一些運動員用 2 日重—輕變化就可以取得進步。與德州模式類似，「重—輕—中」訓練計畫允許個人化並可針對不同的訓練目標調整，可以修改成許多種進步模式，包括循環次數、次數進程和「重量突破」。對於某些長青者，動態發力組是 HLM 方法的有效輔助。分項程序則是將訓練量分散在幾個較短的訓練中，對於針對恢復能力有實際考量的長青者而言，可能是必要的方法。

40 歲以上運動者的重—輕—中訓練系統

對於大多數中階長青者來說，重—輕—中（HLM）訓練系統是一種極好的方法。由已故的 Bill Starr 在他的經典著作《*The Strongest Shall Survive*（暫譯：最強生存者）》中普及，HLM 系統每週進行三次全身性訓練，產生不同層次的訓練壓力。Starr 最初是為大學競技運動員設計訓練計畫，這些運動員試圖在從事競技運動與在重訓室變得更強壯的過程之間取得平衡。Starr 必須設計肌力訓練計畫，以符合因經常訓練而痠痛、受傷和恢復不足的運動員。對於一個努力訓練的長青者來說，這可能聽起來很熟悉！ Starr 知道，運動員可以從經常接觸基礎的複合式槓鈴運動中受益匪淺，但每週最多只能進行一次最大負荷的訓練。其他訓練日需要較輕的負荷才能恢復，否則訓練和進度都會受到影響。

對於大多數不得不面對適應遲鈍和恢復過程的長青者而言，HLM 系統將比德州模式更好。兩種方法看起來非常相似，但它們的關鍵區別使得 HLM 的壓力減輕，恢復起來也更容易。

德州模式含有***重—輕—重***結構。雖然星期一和星期五的強度和訓練量各不相同，但兩次訓練都很***艱難***。在德州模式中，高量日必須重到足以推動週五的表現提升，並且在週五必須達到運動表現的提升，否則訓練計畫就必須修改以持續推動進步。

在 HLM 系統中，只有大重量日是高壓日，其他訓練日的超負荷事件造成的壓力較低或中等。輕重量日可做到動態恢復，促使血液進入疲勞的肌肉並刺激重塑過程。中等重量日會分散一週的訓練量，並非所有人都需要中等重量日，有些人能在重—輕結構上進步。但是，多數人都需要中等重量日來避免退訓練效應。運動員或許還沒有準備在週五有新的表現提升，但從週一的大重量日以後已經過了足夠的時間，如果不進行至少中等重量的訓練，就可能會退步。輕重量日的壓力不足以維持肌力增長，但中等重量日的壓力應該足夠。

在這種方法中，輕重量日和中等重量日可以被視為「維持日」：促進動態休息、練習動作模式。在這些訓練日裡，訓練者不需預期有新的表現提升，只要維持超負荷即可。在 HLM 系統中，大重量日是訓練計畫的重點。訓練計畫的構建和執行以及所有訓練變項的安排都是為了在大重量日中持續進步。

定義重、輕和中等重量

在***重***、***輕***和***中等重量***術語上存在不可避免的主觀性瑕疵。在實務中，這些術語很大程度上取決於教練和運動員的感覺以及運動員的實際表現。***大重量***可以定義為訓練者必須努力完成指定的重複次數，並很努力才能在這樣的負荷下維持姿勢。這種情況可以是 1 下或 1 組 5 下。***中等重量***是指訓練者感覺自己正在努力舉起重量以達到預定的訓練量，但沒有任何失敗的危險，而且每組的結尾階段都還有餘力。輕重量則是相當容易且姿勢完美，每一下都可以穩定地進行。

百分比調降使我們對訓練計畫有更量化的概念。輕重量和中等重量日的重量調降應基於運動員最近一次的 5 下***大重量***組。即使在大重量日將使用其他次數範圍，此數字仍可提供最有用的起點。經驗顯示，輕重量日的負荷比大重量日的負荷減少約 20%、中等重量日的負荷比大重量日的負荷少約 10%時，年輕運動員的表現都很出色。但是，大多數的長青者由於其特有的強度依賴性，在重量調降幅度這麼大的狀態下，可能有退訓練效應的風險。因此，如例 24-1 所示，重量調降的比例取決於不同的訓練族群。

基於以上考量，我們可以為長青運動員構建一個合理的 HLM 訓練計畫。如同德州模式，該訓練計畫將壓力—恢復—適應循環分散到多個訓練中，並且像德州模式一樣具有非常廣泛的用途，也可以進行修改。由於先前在德州模式檢驗中討論過的原因，我們的 HLM 模板（課表 6A）在大重量日和中等重量日使用臥推，並將推舉放在輕重量日。但必須強調的是，***推舉仍然以大重量來訓練***。隨著對課程設計愈來愈了解，再加上一點想像力，讀者可以輕鬆地看到如何修改該訓練計畫以增加對推舉的重視，或者確實滿足特定運動者狀況所指定的許多其他標準。

例 24-1：用於重—輕—中設計的強度調製

重	**輕**	**中**
蹲舉	蹲舉	蹲舉
250×5×5	220×5×2	235×5×3
	（－ 12%）	（－ 6%）

課表 6A：初學者課表

大重量日（M）	輕重量日（W）	中等重量日（F）
蹲舉 4×5	蹲舉 2×5（90%）	蹲舉 1～3×5（95%）
臥推 4×5	推舉 3×5	臥推 1～3×5（95%）
硬舉 1×5		反手引體向上 3×8～10

處　　方：按照指示執行訓練計畫，課表變化如文中所述。以組數 × 次數來表示。

合適年齡：< 40：個別判斷　40～49：可以　50～59：可以　> 60：個別判斷

適用時機：在初學者訓練終止時或在中階訓練期間開始。大多數長青者將無限期地使用 HLM 的某些變體，或者在初學者訓練（銜接後）和 HLM 之間交替進行。少數長青者可能會進展到高階訓練。

設定 HLM 訓練計畫

與德州模式或任何中階訓練計畫一樣，運動員的 HLM 訓練起點應比初學者階段的最後重量再低一些。大多數運動員是在疲勞加劇的狀態下結束初學者訓練，這時候可能必須進行輕微的減量，讓運動員在調整新訓練計畫時趕上恢復。

進入 HLM 訓練計畫的一種極佳方法是使用初學者訓練計畫結束時的大重量日重量，但要保持較低的訓練量。因此，如果運動者以 250 磅 3 組 5 下結束初學者訓練，則他可以 250 磅的大重量日目標開始進行 HLM 訓練，1 組 5 下、2 組 3 下或 3 組 3 下都可以。現在他可以推算出分別減少 10%和 5%的輕重量日和中等重量日，並進行調整。在開始之後的第一個大重量日雖僅有 1 組 5 下或 2 組 3 下，但運動者可以在接下來的幾週內提高自己的訓練量。一旦達到目標量，就可以開始每週增加強度。

在例 24-2 中，運動員從初學者訓練計畫的最後一週開始降低訓練量，同時在中階訓練計畫的第一週保持強度。在新計畫的第 2 週和第 3 週，他將以 4～5 組的總訓練組為目標，累積大重量日的訓練量。在第 4 週，運動員已妥善進入訓練計畫，這個時候就可以開始增加大重量日的訓練組強度。此外還要注意，運動者是否需要在中等重量日做相應的調整，將訓練減少一組，可幫助他適應大重量日所承受的壓力。

例 24-2：從初階的最後一週銜接到 HLM 中階計畫

週一	週三	週五
245×5×3	225×3×2（輕重量日）	250×5×3

重－輕－中

週	重	輕	中
1	250×5	215×5×2	235×5×3
2	250×5×3	215×5×2	235×5×3
3	250×5×4～5	215×5×2	235×5×3
4	255×5×4～5	220×5×2	240×5×2

組數和次數

驅動適應的壓力必須在大重量日發生，代表強度和訓練量需要適合此目的。每組的次數不必超過 5 ～ 6 下，可以降到 1 下以進行多組大重量組。在大重量日中，總訓練組可能高達 4 ～ 5 組。為簡化起見，可以將這些訓練組作為等重組執行，但在需要時，使用諸如降重組或遞減組之類的訓練量修改方案，來實現總訓練量目標而不會讓學員累死。在輕重量日裡，訓練者應進行 2 組 5 下或 3 組 3 下。兩者的總次數大致相同，應使用相似的負荷。

中等重量日會有 1 ～ 3 組，每組 5 下。在中等重量日中，比這更多的訓練量代表著強度可能不足以防止退訓練效應。中等重量日中若使用過高的訓練量可能會讓訓練者無法在 72 小時後的大重量日中表現出力量峰值。還有其他編排組數和次數的方法，但是為了簡單起見以及提供一些結構作為起點，這些建議對於大多數已達到真正中階狀況的長青者應該都能適用。

在嘗試這些建議數週之後，運動員可能會決定調整每個訓練日進行的組數和次數安排，並根據自己的需求調整訓練計畫。也許他在一開始的大重量日有 5 組，但是隨著槓鈴重量的增加而減少到剩下 3 組。或者，也許他在中等重量日的訓練計畫一開始有 3 組，而重量減少了 10%，但是幾週後，他會將中等重量日的訓練減少到 1 組，並只減輕 5%的重量。在這裡，我們再次看到保持紀錄和日誌回顧，以及大量訓練經驗和良好判斷的重要性。

動作選擇

Starr 在《*The Strongest Shall Survive*》中的原始訓練計畫裡只有三個動作 —— 蹲舉、臥推和爆發上膊。三個動作都在每週一、三、五進行 5 組 5 下。每次訓練之間的唯一區別是槓鈴的負荷 —— 根據「重—輕—中」的概念在一週內波動。在此我們為長青運動員設定了更多動作選擇。

蹲舉。蹲舉是在 HLM 系統上進行訓練計畫中最簡單的動作，且通常會從此類課表設計中受益最大，部分原因是蹲舉的技術本質。蹲舉很容易「姿勢變形」，但如同任何技術一樣，可以透過頻繁的練習得到改善。經常在輕、中負荷下蹲舉，可使年長且生活較為靜態的運動員有充足的機會練習動作，又不會讓他的恢復能力造成太大的壓力。取決於不同版本的計畫，我們的 HLM 計畫讓運動員在大重量日裡蹲 4 ～ 5 組 1 ～ 6 下。這些計畫可以用等重組來執行，也可以用壓力較小的變體來執行，其中包括降重組、遞增組或遞減組。

輕重量的蹲舉將進行 2 組 5 下或 3 組 3 下，重量比最後一組 5 下大重量組少 10 ～ 20%。中等重量日將使用 1 ～ 3 組 5 下，重量比最後一組 5 下大重量組少 5 ～ 10%。

推系列動作。一個為期三天的完整推系列訓練計畫包括臥推、推舉，接下來可選擇第三種動作，或在同一週間再次使用臥推或推舉，只是訓練量和強度會比較低一些。例 24-3 ～ 6 介紹了 HLM 推系列訓練計畫的四個變體。

在例 24-3 和 24-4 中，每週僅執行一種推系列動作。只有當運動員對這兩個動作其中一個有骨骼上的障礙時，才會使用此方法。如果沒有，他應該選擇兼顧推舉和臥推的推系列訓練計畫。如果每週只進行一種動作，則該動作的訓練量可能會略微增加。另請注意，以推舉為優先的計畫版本（例 24-6）不符合嚴格的重—輕—中順序。準確地說，它在一週中遵循了中—重—輕順序。與 HLM 結構稍微不同，它使訓練週更加平衡，而臥推會在兩個推舉日之間。

例 24-3：HLM 臥推單一計畫

重	**輕**	**中**
臥推 4×5	臥推 2×5（－ 10%）	臥推 3×5（－ 5%）

例 24-4：HLM 推舉單一計畫

重	**輕**	**中**
推舉 4×5	推舉 2×5（－ 10%）	推舉 3×5（－ 5%）

例 24-5：HLM 臥推優先計畫

重	**輕**	**中**
臥推 4×5	推舉 3～4×5	臥推 3×5（－ 5%）

例 24-6：HLM 推舉優先計畫

中	**重**	**輕**
推舉 4×5	臥推 3～4×5	推舉 3×5（－ 5%）

在《*Practical Programming for Strength Training*（*暫譯：《肌力訓練實用編程》*）》中，介紹了三種推系列動作的變化動作，對於年輕運動員在中等重量日都可以很好地執行。***借力推***是非常有用的大重量過頭動作變化，但由於可能會導致膝蓋受傷，因此對於長青者來說是相對禁忌的。而其他兩個動作，即窄臥推和上斜臥推，對於任何臥推及推舉姿勢和技巧都及格的長青者都非常有用。暫停臥推或過頭推舉也適合當作中等重量日的變化動作。

例 24-7：HLM 高頻率拉系列變化

重	**輕**	**中**
硬舉 1×5	爆發抓舉 3～5×2	爆發上膊 3～5×3

例 24-8：HLM 爆發上膊單一變化 A

重	**輕**	**中**
硬舉 1×5	爆發上膊 2～3×3（－ 5%）	爆發上膊 6×2

例 24-9：HLM 爆發上膊單一變化 B

中	**重**	**輕**
爆發上膊 6×2	硬舉 1×5	爆發上膊 2～3×3（－ 5%）

拉系列訓練計畫。在《*Practical Programming for Strength Training*（**暫譯：《肌力訓練實用編程》**）》中，安排了標準的 3 日下肢拉系列訓練計畫，使從地面開始的三個主要下肢拉系列動作（硬舉、爆發上膊和爆發抓舉）準確地放入重－輕－中結構。長青者最主要要顧慮的是從地板上拉起重量的總訓練量。***再說一遍***：許多長青者不能或不應該使用奧林匹克舉重及其變化動作過多的訓練計畫。但是，喜歡***並能承受***奧林匹克舉重變化動作訓練的長青者很適合執行例 24-7 所示的變化課程。

某些長青者能夠進行其中一種奧林匹克舉重變化動作，但無法訓練另一種。也許不好的肩膀會讓學員無法在抓舉時接槓，或者肢段比例及結構不適合做爆發上膊。在這種情況下，訓練者可以專注於一種奧林匹克舉重變化動作。運動員將同時調整訓練量和強度，使舉重動作的表現適合 HLM 系統結構。奧林匹克舉重的輕與中等重量日之間，重量調降百分比很小，在大多數的情況下，5%就夠了，最多 10%。許多運動員喜歡在奧林匹克舉重日之間進行硬舉，如例 24-8 ～ 11 的說明。

許多長青健力運動員在重－輕－中訓練計畫中表現出色，可以每週進行三天硬舉。但不是所有的訓練者，特別是長青者，都能對這種訓練計畫做出很好的反應，不過有些人發現把硬舉的訓練量分散到一整週裡既有效又可承受。關鍵變項是訓練量。硬舉必須保持在低量，否則任何訓練者（無論年齡大小）都無法從每週三次的硬舉訓練中恢復。大、輕和中等重量訓練之間的重量調降百分比，將比奧林匹克舉重動作之間的重量調降要大得多。高頻率的硬舉計畫應使用 10 ～ 20%的重量調降，且每次訓練只需要 1 組就夠了。在例 24-12 中進行了 1 組 5 下，但有一些長青運動員發現，高頻率的硬舉計畫若每組只做 1 下，會帶來很好的訓練效果。在 1 ～ 3 組 1 下之間都是合適的。

對於大多數運動者來說，更簡單的安排是在重、中等重量日做從地板上拉起重量的動作，而輕重量日則使用不會對下背施加壓力的上背拉系列動作。例 24-13 說明一個運動員想要同時進行上膊和抓舉的訓練計畫。

例 24-10：HLM 爆發抓舉單一變化 A

重	**輕**	**中**
硬舉 1×5	爆發抓舉 3×2（－ 5%）	爆發抓舉 6 ～ 8×1 ～ 2

例 24-11：HLM 爆發抓舉單一變化 B

中	**重**	**輕**
爆發抓舉 6 ～ 8×1 ～ 2	硬舉 1×5	爆發抓舉 3×2（－ 5%）

例 24-12：HLM 提高硬舉頻率變體

重	**輕**	**中**
硬舉 1×5	硬舉 1×5（－ 20%）	硬舉 1×5（－ 10%）

也許在初學者階段，許多長青者已經確定，每週多次做從地面拉起重量的動作並不是好的選擇。在這種情況下，運動員應放棄嘗試以重－輕－中的方式安排拉系列訓練計畫。反之，他們應該每週

只進行一次硬舉，並在一週的其他兩個時段進行壓力較小且專注在上背部的動作來訓練背部，例如反手引體向上或滑輪下拉。如例 24-14 所示，上述模式可以很容易加入以 HLM 模型為編排的蹲舉和推系列動作訓練計畫中。

這種類型的編排效果很好，因為大重量硬舉被放在輕重量蹲舉日。這使硬舉可以透過幾組輕重量蹲舉來熱身，而不會被好幾組大重量蹲舉搞到筋疲力盡。

例 24-13：HLM 上膊—抓舉交替計畫

週	重	輕	中
1	硬舉 1×5	反手引體向上 3×8	爆發上膊 3～5×3
2	硬舉 1×5	反手引體向上 3×8	爆發抓舉 3～5×2

例 24-14：HLM 低頻率拉系列變體

重	輕	中
蹲舉 4×5	蹲舉 2×5	蹲舉 3×5
臥推 4×5	推舉 4×5	窄臥推 3×5
引體向上	硬舉 1×5	反手引體向上

重—輕—中訓練系統進程

根據運動員的需求及對 HLM 初始訓練的反應，可以使用多種方法來持續進步和監控進度。我們可以透過對德州模式的研究來熟悉這些方法。

大重量日突破法

假設大重量日的訓練量目標是總組數 4 組。運動員將目標維持在 4 組，並每幾週逐步減少目標的反覆次數，直到達成 4 組 1 下的大重量組。到這個階段後，運動員可以決定採用其他方法或再次進行循環。例 24-15 以蹲舉為例，說明了這樣的進行過程。

在這種方法中，輕、中等重量日必須透過「感覺」，以個別基礎來進行，而不是以嚴格的百分比來進行。如有必要，可以維持相同重量 2～3 週，同時對組數—次數方案進行相應的調整。運動員必須記住，輕、中等重量日的目的是促進恢復並防止退訓練效應，而不會產生過度的新疲勞和壓力。在例 24-15 中，運動員在五週後將自己的輕重量日從 2×5 切換為 3×3；八週後，運動員的輕重量日負荷實際上已減少了一點。隨著大重量日的強度持續提升，運動員會減少中等重量日的訓練量，以在訓練計畫中維持大重量 5 下 1 組適度的強度，又不會讓中等重量日變得壓力太大。這種方法可以應用於任何訓練者，但是在此例中，不得將負荷和訓練量視為硬性規定。嚴格來說，以上只在說明這些訓練日可能的進步情況。

例 24-15：在 HLM 大重量日突破

重	輕	中
275x5x4	245x5x2	260x5x3
280x5x4	250x5x2	265x5x3
285x5x4	255x5x2	270x5x3
290x5,5,4,4	260x5x2	275x5x3
295x4x4	260x5x2	275x5x3
300x4x4	265x3x3	280x5x3
305x4x4	265x3x3	280x5x3
310x4,3,3,3	265x3x3	280x5x3
315x3x4	255x3x3	285x5x3
320x3x4	255x3x3	285x5x3
325x3,2,2,2	255x3x3	285x5x3
330x2x4	260x3x3	290x5x2
335x2x4	260x3x3	290x5x2
340x2,1,1,1	260x3x3	290x5x2
345x1x4	265x3x3	295x5
350x1x4	265x3x3	295x5

基礎循環程序

與德州模式一樣，運動員嘗試將重量突破一、兩次後，循環進程對於 HLM 結構很有用。

壓力的波動有助於帶來長期進步並防止停滯。通常循環僅應用於「大重量」動作，而輕重量及中等重量運動的訓練量則保持相對穩定，且負荷以非常保守的方式進展。一種非常有效的方法是 3 週的 5 下、3 下和 1 下週期。運動員每重複一個週期，槓鈴上的重量都比上一次同樣次數更重。如果一個次數範圍（例如 3 下）卡關，不要中止週期或重置，而是***繼續嘗試以 5 下和 1 下來得到進步***。這就是讓他***解脫卡關***的方法。循環次數範圍是獲得長期進步的強大工具。

例 24-16：HLM 基礎循環程序

週	重	輕	中
1	蹲舉 300x5x3 臥推 250x5x3 硬舉 375x5	蹲舉 270x5 推舉 175x5x3 爆發抓舉 120x2x3	蹲舉 285x5x2 臥推 235x5x2 爆發上膊 165x3x3
2	蹲舉 315x3x3 臥推 262x3x3 硬舉 395x3	蹲舉 270x5 推舉 185x3x3 爆發抓舉 120x2x3	蹲舉 285x5x2 臥推 235x5x2 爆發上膊 165x3x3

3	蹲舉 335x1x3 臥推 274x1x3 硬舉 420x1	蹲舉 270x5 推舉 176x5x3 爆發抓舉 120x2x3	蹲舉 285x5x2 臥推 235x5x2 爆發上膊 165x3x3
4	蹲舉 305x5x3 臥推 252x5x3 硬舉 380x5	蹲舉 275x5 推舉 186x3x3 爆發抓舉 122x2x3	蹲舉 290x5x2 臥推 240x5x2 爆發上膊 168x3x3
5	蹲舉 320x3x3 臥推 264x3x3 硬舉 400x3	蹲舉 275x5 推舉 177x5x3 爆發抓舉 122x2x3	蹲舉 290x5x2 臥推 240x5x2 爆發上膊 168x3x3
6	蹲舉 340x1x3 臥推 276x1x3 硬舉 425x1	蹲舉 275x5 推舉 187x3x3 爆發抓舉 122x2x3	蹲舉 290x5x2 臥推 240x5x2 爆發上膊 168x3x3
7	蹲舉 310x5x3 臥推 254x5x3 硬舉 385x5	蹲舉 280x5 推舉 178x5x3 爆發抓舉 125x2x3	蹲舉 295x5x2 臥推 245x5x2 爆發上膊 170x3x3
8	蹲舉 325x3x3 臥推 266x3x3 硬舉 405x3	蹲舉 280x5 推舉 188x3x3 爆發抓舉 125x2x3	蹲舉 295x5x2 臥推 245x5x2 爆發上膊 170x3x3
9	蹲舉 345x1x3 臥推 278x1x3 硬舉 430x1	蹲舉 280x5 推舉 179x5x3 爆發抓舉 125x2x3	蹲舉 295x5x2 臥推 245x5x2 爆發上膊 170x3x3
10	蹲舉 315x5x3 臥推 256x5x3 硬舉 390x5	蹲舉 285x5 推舉 189x3x3 爆發抓舉 128x2x3	蹲舉 300x5x2 臥推 250x5x2 爆發上膊 172x3x3
11	蹲舉 330x2x3 臥推 268x3x3 硬舉 410x3	蹲舉 285x5 推舉 180x5x3 爆發抓舉 128x2x3	蹲舉 300x5x2 臥推 250x5x2 爆發上膊 172x3x3
12	蹲舉 350x1x3 臥推 280x1x3 硬舉 435x1	蹲舉 285x5 推舉 190x3x3 爆發抓舉 128x2x3	蹲舉 300x5x2 臥推 250x5x2 爆發上膊 172x3x3
13	蹲舉 320x5x3 臥推 258x5x3 硬舉 395x5	蹲舉 290x5 推舉 181x5x3 爆發抓舉 130x2x3	蹲舉 305x5x2 臥推 255x5x2 爆發上膊 175x3x3
14	蹲舉 330x3x3 臥推 270x3x3 硬舉 415x3	蹲舉 290x5 推舉 191x3x3 爆發抓舉 130x2x3	蹲舉 305x5x2 臥推 255x5x2 爆發上膊 175x3x3
15	蹲舉 355x1x3 臥推 282x1x3 硬舉 440x1	蹲舉 290x5 推舉 182x5x3 爆發抓舉 130x2x3	蹲舉 305x5x2 臥推 255x5x2 爆發上膊 175x3x3

例 24-16 介紹了使用奧林匹克式舉重的 HLM 程序之基礎循環模式。這種結構適合 40 或 50 多歲的訓練者。

請注意，在第 11 週，運動員在蹲舉 330×3×3 中失敗，最後完成為 330×2×3。但這不會改變他下週的目標。在第 12 週和第 13 週，他仍用預設的目標重量嘗試 1 下和 5 下。在第 14 週中，他***再次***嘗試 330，終於達到了他設定 3 下的訓練量。

另外要注意的是，在此範例中，推舉只在兩種次數範圍內循環 —— 5 下和 3 下。即使推舉重量比較輕，但 1 下大重量並不適合作為 HLM 的輕重量日處方。

使用次數進程

在 HLM 系統中，有一種更為保守的進步方法，即對所有大重量動作都採取基礎的次數進程。同樣以增加次數來代替每週增加的槓鈴重量，但每週都維持相同負荷。恢復能力較差的長青運動員，可以於適應新增加的重量幾週後，再增加更多的重量。每次槓鈴增加重量時，訓練者都可以透過減少訓練量來緩解壓力。這樣大約每 4 週就可以減輕一些訓練量，而不需要減少負荷。

例 24-17：HLM 次數進程

週	重	輕	中
1	蹲舉 250x5x3 臥推 220x5x4 引體向上最大反覆次數 x3	蹲舉 220x5 推舉 155x5x4 硬舉 375x5	蹲舉 235x5x2 臥推 205x5x3 反手引體向上最大反覆次數 x3
2	蹲舉 255x3x3 臥推 223x3x4 引體向上最大反覆次數 x3	蹲舉 225x5 推舉 157x3x4 硬舉 380x3	蹲舉 240x5x2 臥推 205x5x3 反手引體向上最大反覆次數 x3
3	蹲舉 255x4x3 臥推 223x4x4 引體向上最大反覆次數 x3	蹲舉 225x5 推舉 157x4x4 硬舉 380x4	蹲舉 240x5x2 臥推 205x5x3 反手引體向上最大反覆次數 x3
4	蹲舉 255x5x3 臥推 223x5x4 引體向上最大反覆次數 x3	蹲舉 225x5 推舉 157x5x4 硬舉 380x5	蹲舉 240x5x2 臥推 208x5x3 反手引體向上最大反覆次數 x3
5	蹲舉 260x3x3 臥推 226x3x4 引體向上最大反覆次數 x3	蹲舉 230x5 推舉 160x3x4 硬舉 385x3	蹲舉 245x5x2 臥推 208x5x3 反手引體向上最大反覆次數 x3
6	蹲舉 260x4x3 臥推 226x4x4 引體向上最大反覆次數 x3	蹲舉 230x5 推舉 160x4x4 硬舉 385x4	蹲舉 245x5x2 臥推 208x5x3 反手引體向上最大反覆次數 x3
7	蹲舉 260x5x3 臥推 226x5x4 引體向上最大反覆次數 x3	蹲舉 230x5 推舉 160x5x4 硬舉 385x5	蹲舉 245x5x2 臥推 210x5x3 反手引體向上最大反覆次數 x3

8	蹲舉 265x2x3 臥推 230x2x4 引體向上最大反覆次數 x3	蹲舉 235x5 推舉 162x3x4 硬舉 390x3	蹲舉 250x5x2 臥推 210x5x3 反手引體向上最大反覆次數 x3
9	蹲舉 265x3x3 臥推 230x3x4 引體向上最大反覆次數 x3	蹲舉 235x5 推舉 162x4x4 硬舉 390x4	蹲舉 250x5x2 臥推 210x5x3 反手引體向上最大反覆次數 x3
10	蹲舉 265x4x3 臥推 230x4x4 引體向上最大反覆次數 x3	蹲舉 235x5 推舉 162x5x4 硬舉 390x5	蹲舉 250x5x2 臥推 212x5x3 反手引體向上最大反覆次數 x3
11	蹲舉 265x5x3 臥推 230x5x4 引體向上最大反覆次數 x3	蹲舉 235x5 推舉 164x3x4 硬舉 395x3	蹲舉 250x5x2 臥推 212x5x3 反手引體向上最大反覆次數 x3
12	蹲舉 270x3x3 臥推 232x3x4 引體向上最大反覆次數 x3	蹲舉 240x5 推舉 164x4x4 硬舉 395x4	蹲舉 255x5x2 臥推 212x5x3 反手引體向上最大反覆次數 x3
13	蹲舉 270x4x3 臥推 232x4x4 引體向上最大反覆次數 x3	蹲舉 240x5 推舉 164x5x4 硬舉 395x5	蹲舉 255x5x2 臥推 215x5x3 反手引體向上最大反覆次數 x3
14	蹲舉 270x5x3 臥推 232x5x4 引體向上最大反覆次數 x3	蹲舉 240x5 推舉 166x3x4 硬舉 400x3	蹲舉 255x5x2 臥推 215x5x3 反手引體向上最大反覆次數 x3
15	蹲舉 275x3x3 臥推 235x3x4 引體向上最大反覆次數 x3	蹲舉 245x5 推舉 166x4x4 硬舉 400x4	蹲舉 260x5x2 臥推 217x5x3 反手引體向上最大反覆次數 x3

通常，次數進程計畫適用於需要非常保守進度的高齡長青者使用。例 24-17 說明了這種方法如何應用於每週一次硬舉的長青者。

次數進程循環。雖然這種方法乍看似乎令人困惑且過於複雜，但它對於進步緩慢的高齡訓練者來說，是一種更有效、更可靠的方法。為了清楚起見，例 24-18 只用了大重量日的蹲舉來解釋這種方法。

在例 24-18 中，第一個 3 週週期由 5 下、3 下和 1 下組成。而第二個 3 週週期會重複上個週期的重量，但每週增加 1 下反覆次數。5 下變 6 下、3 下變 4 下、1 下變 2 下。只有在重複了整個過程之後，運動員才會開始增加重量，並且在第 7 週開始新的 5 下、3 下和 1 下循環。5 ／ 3 ／ 1 和 6 ／ 4 ／ 2 之間的交替效果非常好，雖然速度很慢。組數的確切數量因人而異，在此例中使用了 4 組，對於某些長青者而言，這訓練量可能太多了。必要時可以減少訓練組的數量來調整訓練計畫。

例 24-18：具有循環次數進程的 HLM

週		週	
1	250x5x3	12	275x2x3
2	260x3x3	13	260x5x3
3	270x1x3	14	270x3x3
4	250x6x3	15	280x1x3
5	260x4x3	16	260x6x3
6	270x2x3	17	270x4x3
7	255x5x3	18	280x2x3
8	265x3x3	19	265x5x3
9	275x1x3	20	275x3x3
10	255x6x3	21	285x1x3
11	265x4x3		

重—輕—中及動態發力訓練法

動態發力（DE）組是為長青者定制 HLM 系統的絕佳方法。和德州模式相比，使用 HLM 的運動員，在中等訓練量的中等重量日使用 DE 組時最成功。在 HLM 訓練計畫中，大重量日的高訓練量搭配 DE 組效果不佳，因為較輕的 DE 組不會像在德州模式中那樣被週五的大重量日抵消。大多數長青者每週至少需要推一次大重量，以免造成退訓練效應。儘管 DE 訓練肯定會產生強大的訓練壓力，但如果不與一週中其他較重的日子一起使用，則 DE 組所使用的重量太低，無法阻止長青者產生退訓練效應。基於這個理由，DE 組最適合中等重量日。

當我們使用 DE 組作為德州模式高量日的壓力來源時，我們建議總訓練量應高達 24 ～ 30 次總次數 —— 或10～12組2～3下。當我們在HLM系統的中等重量日使用時，不需要這麼大的訓練量，大約 6 ～ 8 組 2 ～ 3 下就夠了。和之前一樣，運動員和教練保有根據課程設計結果來調整訓練量的權利，如例 24-19。

例 24-19：包含動態發力組的 HLM

重	輕	中
蹲舉 5×3	蹲舉 5×2（－ 10%）	DE 蹲舉 2×8@70%
臥推 5×3	推舉 5×3	DE 臥推 3×8@65%
引體向上	硬舉 5×1	反手引體向上

2日變化：重—輕

對於某些長青者而言，減少中等重量日，使用2日變化可以持續進步。這對恢復能力較差的中階長青運動員，或從事其他高強度身體活動而會干擾3日課表的人很有用。重—輕訓練法可以在大重量日時進行硬舉；在輕重量日蹲舉時調降10%的重量，並交替使用臥推（大重量日）和推舉（輕重量日）。

重—輕變化可能會依照之前針對維持HLM進度的討論來調整，包括循環次數、重量突破和次數進程。動態發力組在這種方法中使用起來比較棘手，因為動態發力組最好在HLM的中等重量日使用，而此處我們已將中等重量日排除。如果在輕重量日使用DE組，在重—輕模式中***可能***會發揮作用，但是DE組需要較大的重量調降百分比，會使運動者面臨退訓練效應的風險。

課表6B：重—輕

大重量日（M）	**輕重量日（W）**
蹲舉4×5	蹲舉2×5（90%）
臥推4×5	推舉3×5
硬舉1×5	反手引體向上3×8～10

處　　方：必要時使用，變化如文中所述。以組數×次數來表示。

合適年齡：＜40：個別判斷　40～49：個別判斷　50～59：可以　＞60：可以

適用時機：在初學者訓練終止時或在中階訓練期間開始。大多數長青者將無限期地使用HLM的某些變化，或者在初學者訓練（銜接後）和HL之間交替進行。少數長青者可能會進展到高階訓練。

分項程序

每週兩到三天的全身訓練是安排訓練計畫最簡單的方法。全身訓練計畫迫使運動者只專注於最有效的多關節槓鈴動作，並產生最能有效推動良好適應的系統性壓力。

但是，正如在四天德州模式變化討論（第23章）中所指出的，我們有理由將訓練的架構分散成更獨立的成分。這些理由通常是關於訓練與生活之間的平衡。許多上班的成年人會發現，他們每天只能分配60～90分鐘進行肌力訓練計畫。對於其他人來說，每天進行兩個小時全身性高量日訓練是很困難的。

現在，體能訓練將成為許多中階後期訓練的重要組成部分——這是時間管理的另一個挑戰。大多數訓練者更喜歡將肌力訓練和體能訓練合併到同一次訓練。也就是槓鈴訓練需要在45～75分鐘內完成，然後再進行10～20分鐘的體能訓練。中階訓練階段也是訓練者對各種形式的輔助動作和主要動作變化，進行最多試驗的階段。

由於這些原因，許多中階者會發現標準課程設計分散在一週之內的分項程序很重要。

第 23 章介紹了中階學員初期可以使用的一種高效分項程序計畫。實際上，4 日德州模式變化就是分項程序。一個典型的分項德州模式是在星期一進行臥推或推舉的高量訓練，星期二進行蹲舉的高量訓練，星期四進行臥推或推舉的強度訓練，並以星期五為蹲舉和硬舉的強度日。

在這裡，我們介紹另外兩種分項程序模型：重—輕分項及每日分項計畫。兩者都是有效的中階長青課程架構。兩種模型皆於每週對每個動作施加一次訓練壓力。

重—輕分項計畫

不要和之前介紹的 HLM 重—輕變化（6B）混淆，重—輕分項計畫是一個為期四天的計畫，每天包含兩個主要動作 —— 一個重，一個輕。典型的設定是運動員在星期一進行大重量臥推和輕重量推舉，星期二進行大重量蹲舉和輕的拉系列動作，星期四進行大重量推舉和輕重量臥推，以及在星期五進行輕重量蹲舉和大重量硬舉。

輕重量動作的目的是促進恢復並保持神經路徑的刺激，以確保不會發生退訓練效應。***輕重量動作的目的並非產生主要壓力***，因此訓練量和強度都應該適中，運動員永遠不該在操作輕重量組時，接近技術崩解或失敗。

例 24-20 是一個為期 3 週的簡介，說明重—輕分項計畫。

此課表總共有四組，但長青者不一定需要以相同的重量進行四組，儘管在某些情況下可能可以四組都使用相同重量，例如該計畫的前幾週。但是正常情況下，訓練者只會在規定的重複範圍內執行一組訓練組，即 5 下或 3 下；之後執行 3 個降重組，比訓練組少 5%的重量 —— 或任何重量調降百分比，只要能使他們在所需的次數範圍內進行 3 組額外的訓練。此 3 組輕重量動作與最後一組 5 下大重量組相比，重量減少了 5 ～ 10%。在某些情況下，這可能非常接近該訓練者在大重量日用於降重組的重量。在有兩組硬舉的情況下，需要一個訓練組和一個重量調降為 5 ～ 10%的降重組。降重組應該和訓練組的次數相同，如果學員想突破，那可能需要增加 1、2 下。如果是 5 組 1 下，則通常在每一組（等重組）都會使用相同的重量。一些訓練者先執行最重的 1 下，之後接著進行 1 下 4 組稍微減輕重量的降重組，可能會表現得更好。

例 24-20：重—輕分項訓練法

週	週一	週二	週四	週五
1	推舉 3×5 輕重量臥推 3×5	蹲舉 4×5	臥推 4×5 輕重量推舉 3×5	輕重量蹲舉 3×5 硬舉 2×5
2	推舉 4×3 輕重量臥推 3×5	蹲舉 4×3	臥推 4×3 輕重量推舉 3×5	輕重量蹲舉 3×5 硬舉 2×3
3	推舉 5×1 輕重量臥推 3×5	蹲舉 5×1	臥推 5×1 輕重量推舉 3×5	輕重量蹲舉 3×5 硬舉 2×1

這是一個為期 3 週的訓練週期，並且不斷重複。從第 4 週開始，學員將以更重的重量重新回到每組做 5 下，重量要比上一個週期重一些。

顯然，這種結構允許各種形式的變化來維持進步，這裡有太多太多有待探討的問題。本文前面介紹針對重—輕—中系統的大部分大重量日課程設計選項，都可以應用於重—輕—中分項計畫。因為這些計畫的目標皆相同 —— 安排訓練週的所有變項，以便在大重量日鍛鍊中有所進步。這意味著兩件事：首先，每個動作的重負荷和訓練量必須有足夠大的壓力，在一週左右的時間內驅動適應，但壓力又不能大到在這段時間裡無法恢復。其次，輕負荷和訓練量必須有足夠的壓力，以防止在一週的時間內發生退訓練效應，但壓力也不能太大，否則會導致無法從大重量日的壓力中恢復過來。

了解以上說明之後，可以建立一些非常粗略的原則，來設計此類低頻率的訓練計畫。首先，大重量日的負荷通常需要限制 1 組在 1 ～ 6 下反覆之間。這是肌力發展的重量範圍，必須每週不斷產生新的力量表現水平，以使中階訓練者獲得最大的進步。另外也需要更大的訓練量才能達到完整的體內平衡破壞。可以透過多種方式來增加額外的訓練量：等重組、降重組和遞減組，都是累積訓練量的有用方法。在大重量日中，大多數的訓練者在 1 ～ 6 下範圍內需要至少兩組，但最多不會超過 5 組，方能建立有效的訓練計畫（其中包括 PR 訓練組、降重組、遞減組等）。

輕重量日的訓練將由 2 ～ 5 組（約 3 ～ 5 下）組成，與大重量日的負荷相比，減少了 5 ～ 20%。值得重申的是，輕重量訓練的重量調降百分比會隨動作和運動員的不同而變化。與較矮小的運動員和較輕的動作相比，較高大、強壯的長青者和較重的動作需要更大的重量調降。永遠記住，高齡長青者的輕重量日訓練若要有效，需要較小的訓練量，但強度必須較高。

每日分項訓練

每日分項訓練與重—輕分項相似。例 24-21 說明了一個典型計畫。

如果需要的話可以調整頻率，不一定要依循每週標準結構。「一日一項」在兩天訓練、一天休息的計畫表上效果非常好，這使學員每週在健身房訓練五天，而不是四天。排程也不需那麼頻繁，可以每週僅安排三天。健力專項運動員可以將計畫表減少到週一（蹲舉）、週三（臥推）和週五（硬舉），而推舉則退居輔助動作角色。同樣的，這種結構適用於多種變化和進度選擇。

循環線性漸進非常適合一天一項結構的課程設計方法，這與在德州模式中突破重量的強度日非常相似。這種方法看起來簡單明瞭，但需要運動員和教練的客觀及經驗。每個動作的負荷增加都獨立於計畫中的其他動作。這與常用的方法完全不同，常用的方法是同步增加所有主要動作的負荷。使用循環線性漸進的訓練者，將從針對肌力提升的反覆次數範圍開始。在訓練計畫剛開始時，6 下是一個不錯的選擇。這個過程從第 1 週開始，經過反覆試驗以確定可以完成 6 次的困難重量，接著非常小幅度地減輕重量，進行 1 ～ 2 次降重組。在第 2 週，運動員可以增加槓鈴的重量，並再次嘗試 1 組 6 下。接下來的幾週內，強度將增加而訓練量減小，直到訓練者做到 2 下或 1 下的最大重量。這時候再循環回到 6 下並重新開始這個過程，但要增加重量。

用這種方法，每個動作通常都在各自的時間線上進行。某些動作將需要很長的時間，從 6 下到 1 下進行 12 ～ 16 週；有些動作每 4 ～ 6 週就重複一次。重要的是，運動員將在這個過程中獲得新的 PR，結束時的重量會比上一個循環更重。在一天一項的情況下使用此方法可以重複執行這些循環，而計畫不會變得更複雜。這僅在訓練者達到一定程度的訓練經驗後才有用，這種程度的訓練者只透過一組特定動作就得到足夠大的訓練壓力。如果這麼做無法帶來進步，則需要更高頻率、更高訓練量的中階課程設計模型，例如德州模式或 HLM 系統。

例 24-22 是蹲舉、臥推和硬舉的每日分項計畫的 16 週簡介，並說明了這三個動作如何在不同的計畫表上進行。此範例僅供參考。

例 24-21：每日分項計畫

週一——臥推
週二——蹲舉
週四——推舉
週五——硬舉

經過德州模式的長期訓練後，這種類型的課程設計效果很好，但可能導致累積的系統性疲勞。此時切換到小量的課程設計可以消除一些疲勞。這邊我們看到了一點進階訓練計畫的影子。

例 24-22：每日分項的交錯進程

週一	週三	週五
蹲舉	臥推	硬舉
315x6	275x6	405x6
320x6	277x6	410x5
325x5	280x6	415x5
330x5	282x5	420x4
335x5	284x5	425x3
340x4	286x5	430x3
345x4	288x5	435x3
350x3	290x5	440x2
355x3	292x4	410x6*
360x3	294x4	415x6
365x2	296x4	420x5
325x6*	298x3	425x5
330x6	300x3	430x4
335x6	302x2	435x4
340x6	305x2	440x3
345x5	282x6*	445x3

* 新的週期開始

其他中階計畫

絕大多數的長青者能在分項程序、HLM 結構、德州模式或變化訓練計畫中長期進步。當然，還可以使用其他中階訓練計畫，包括在《*Practical Programming for Strength Training*（*暫譯：《肌力訓練實用編程》*）》中詳細介紹的訓練計畫。但這些計畫幾乎沒有針對 50 歲以上的長青者。網路隨意搜索取得大量可供選擇的訓練計畫更是如此，這種訓練計畫的一小部分***可能***適合中階長青者，但是大部分都不適合，少數甚至可能會直接導致進步停滯、退訓練效應或受傷。

在考慮選擇分項、HLM 或德州訓練以外的方案之前，訓練者和教練應該問他們自己幾個關鍵問題。中階長青者是否***真的***需要另一個訓練計畫，還是只是尋找「新事物」而出現了慢性計畫跳躍（CPH）症候群的早期症狀？該計畫是否能夠針對長青者的恢復遲鈍、強度依賴性和訓練量不耐性進行個別化和客製化？最重要的是，***該計畫是否反應了壓力－恢復－適應的結構***，並且是否在適當的時間間隔（約一週）內調整訓練量和強度來達到個別的訓練目標？沒有這些特性，就根本沒有計畫可言，只是另一個胡亂的垃圾訓練。

如果中階長青者無法在經過***正確***設計和調整的德州模式、HLM 訓練計畫或分項程序上得到長期進步，那確實是極其罕見的生物。***真正***超越中階範圍並需要更長時間和複雜課程設計的長青者更少，幾乎與獨角獸一樣少見。***這類不尋常的人主要是為了提高比賽成績而訓練，而不是為了健康和身體機能***。這樣的人屬於高階長青者。

Chapter 25

高階長青運動員

The Advanced Master

絕大多數的長青運動員永遠不會需要高階訓練課程。這種程度的訓練不是以健康或體能為目的，而是為了提升競賽時的運動表現。少數為了比賽而訓練的長青運動員，不應認為自己可以在沒有經過調整的情況下，採用年輕運動員的訓練計畫，因為此類計畫忽略了年長運動員對於訓練量敏感及強度依賴的原則。本章節會先檢視典型的進階訓練計畫，功能在於累積以及強化，隨後簡略介紹一個更適合長青運動員的選擇：前進兩步，倒退一步的訓練模式，並提供如何使用此方法為比賽做準備。我們強調沒有任何一種高階訓練模式是制式化的。在這個程度的訓練課程，一定要針對個別運動員和運動表現的目標進行精確的設計。

你並不屬於高階運動員

很抱歉，你並不是一名高階長青運動員。***而且你可能永遠都不是***。但這並不代表你不會變得強壯。如果你依照我們前面提供的運動和計畫來訓練，你***會***變強壯 —— 有可能非常強壯 —— 你一定會對自己的健康和體能表現感到驚訝。但對於***任何***年齡的運動員來說，能夠有無盡訓練時間可將中階訓練計畫的選項全部用盡的人真的很少見。

舉例來說，完成初學者進程、德州模式、經歷數個重—輕—中訓練法的變化，再進入分項計畫，若以週為單位來進展，這樣就可能需要花上***數年***的訓練時間。但是絕大部分的訓練者永遠無法達到這個理想狀況。我們為了生活而訓練，而生命總是充滿變數。家庭旅遊、生病、受傷、婚禮、離婚，或接獲大型工作案 —— 你的生活遲早***會***對訓練造成阻礙。實際上，幾乎所有長青運動員的訓練生涯都會不斷停止又不斷開始。

這並不代表中階長青運動員長期下來無法產生進步 —— 他可以，而且一定會。此處並非意指長青運動員可以對訓練過程中碰到的干擾感到放心且不在意，他們應該要盡可能地使訓練持續連貫。

但就算是最固執、最投入和孤獨的長青訓練者，訓練還是會出現中斷。因此可能永遠不會需要中階之後的訓練計畫，因為訓練者永遠不會發展出足夠可以採用高階訓練計畫的適應。

我們追隨銳普托的主張，他認為高階長青訓練者不僅出色，***更是力量型運動的競賽選手***，這表示他們能夠參與健力、奧林匹克舉重或是大力士比賽。只有投入這種競賽項目的人才能產生足夠的動力，願意做出犧牲以確保他的訓練***不***被外在活動干擾。這具有很重大的意義，不單只是對於訓練計畫，更是對於人生這場比賽 —— 健康地老化。力量型競技運動員是依照他們的訓練去規畫生活。家庭、朋友、事業，***甚至是個人健康***都擺在比賽後面。家庭旅遊只會安排在能夠方便取得槓鈴和蹲舉架的地點。當全家人都在海灘休息的時候，老爸又會出現在健身房。Baker 曾經訓練過一位選手，他忍受了三個月的嚴重牙疼，因為他拒絕進行口腔手術，深怕會錯失一週以上寶貴的比賽準備時間。

這不是為了健康而訓練。這也不是為了生活而訓練。***這是為了贏得獎盃而訓練***。

所以讓我們來釐清一下：作者永遠不會建議一位長青訓練者犧牲健康、安全、事業、旅行冒險，或是與親友相處的時間來避免錯失一次蹲舉的訓練。如果你很幸運並且夠努力，需要考慮進行高階訓練的話，這時你肯定健康、強壯且體能良好。你將會在對抗老化的退化效應上取得很大的領先。追求槓鈴的高階訓練進步是出於自己***想要*** —— 你***應該***做的，而你已經在做了。

高階訓練計畫的組織

「高階」這個用語可能會產生誤導，因為它似乎有***比較好***的意思。訓練者誤以為要追求「高階」的力量就必須進行「高階」訓練計畫。這是對於訓練計畫和運動員關係分類上非常根本的誤解。

記得我們在第 18 章提過的重要課題 —— 運動員和訓練計畫分類並不是以絕對肌力為依據。***初學***、***中階***和***高階***所指的是我們施以壓力、從壓力中恢復和產生運動表現進步的速度（表 25-1）。對於初學者來說，這樣的週期通常會花 48 ～ 72 小時，而且訓練計畫的設計非常簡單。對於中階訓練者來說，這個週期大約會花上一週，訓練計畫的設計也較為複雜。高階的訓練計畫設計則將壓力—恢復—適應的循環延長至一個月以上。這表示必須採用多種壓力的超負荷，亦需要更長的恢復時間，這兩者都得花上超過一週的訓練來完成。這並不是「比較好」。這代表的是更緩慢、更複雜，且更讓人討厭。真正高階的運動員在回顧初學者或是中階訓練時，就像是在回顧他的青春 —— 帶有些許惆悵。

高階的訓練計畫是非常客製化的。絕不可能編制出適合所有情形的制式高階訓練計畫。高階的訓練者必須對所有訓練變項的應用都非常精確 —— 訓練量、強度、恢復時間、營養、睡眠、營養補充品等等。高階運動員使用的訓練計畫是根據他們多年訓練紀錄的數據而設計。他們已經真正***進化***，使用適合自己的高階訓練計畫，這樣的規畫是由持續且詳細的紀錄架構而成，去蕪存菁，保留有助益的元素、捨棄沒有作用的部分。

	壓力	恢復	適應
初學	單次訓練。	2～3天的動態恢復。	運動表現將於每次訓練出現進步，同時也會對接下來的週期產生訓練壓力。
中階	在較長的期間內一次以上的訓練。	發生於整個超負荷事件的過程。	運動表現會在超負荷事件出現進步。
高階	在較長的期間內多次訓練累積。	依照訓練計畫而定。	運動表現會在超負荷事件出現進步。

儘管如此，還是能在這範圍內編制出一套非常概略的訓練計畫。在《***Practical Programming for Strength Training*（暫譯：《肌力訓練實用編程》）**》中，銳普托和貝克提供了幾個高階訓練計畫範例。這些計畫不僅有不同的變化且各有特色，可以歸類為兩種很有效的類型。這些方案利用了壓力—恢復—適應循環（這是當然的），延長了**累積**與**強化**的階段。比較普通的做法是長時間以高訓練量累積壓力，通常需要 4 ～ 6 週。接著在 1 ～ 3 週的降重修復之後進入低訓練量、持續增加負重的強化階段，這會持續 3 ～ 5 週。

這種結構中，有一種很有用的變化型，稱為前進兩步，倒退一步模式（TSFOSB）。前進兩步，倒退一步的方式也同樣依賴累積與強化，但是訓練時間會大幅縮短。在此課程設計下，累積、修復和強化（或是巔峰期）的所有階段都會在一個月內執行完畢。此做法與從開始到完成一個訓練週期要花上 2 ～ 3 個月的較標準做法完全不同。

對於長青者來說，我們強烈建議使用濃縮的前進兩步，倒退一步模式。為了了解背後的原因，必須先詳細檢視兩種模型。

金字塔模型是累積與強化的經典例子，也是用來描述高階訓練設計的絕佳方式。為了簡化說明，範例 25-1 將只列出蹲舉的部分。

累積階段的目的是要將訓練者帶到過度訓練的邊緣 —— 我們稱之為***功能性過負荷***。在這個時候，運動表現會因為數週大量訓練累積下來的疲勞，出現表現停滯或甚至衰退。在累積階段後的降重週可以讓訓練者擺脫累積的疲勞，接著繼續進行訓練頻率和訓練量大幅降低的強化階段。隨著疲勞消退，適應開始顯現，運動表現明顯提升。

對長青運動員來說，這種形式的訓練安排有兩個主要的缺點。兩者都會出現在累積階段，且皆會違反長青運動員訓練計畫的關鍵原則。

首先，這樣的模式沒有考慮到長青運動員對於***訓練量的敏感性***。累積階段在長時間的訓練區間內，以高頻率施以非常高的訓練量。如此安排會讓多數長青訓練者吃不消，尤其是在訓練的後面幾週，這時候每次訓練的負荷都會接近最大值。在這樣的做法之下，幾乎所有 50 歲以上的運動員都會從功能性過負荷變成過度訓練，並可能對整個訓練生涯帶來極大的傷害。***無論如何一定要避免過度訓練，尤其是長青運動員***。

明顯的解決方法似乎是很簡單地減少每次的訓練量，或是降低訓練頻率為每週只有兩次。但這並不是解決辦法，因為訓練計畫成功與否取決於訓練量引起的壓力累積。低訓練量、低頻率的訓練計畫沒有辦法給予高階運動員（更別提長青運動員了）足夠的訓練壓力 —— 亦無法產生理想的適應反應。

第二點，這樣的模式無法處理長青訓練者對於***訓練強度依賴***這一點。就算是有壓力的高訓練量訓練，沒有了頻繁的高強度負荷，長青訓練者很快就會失去產生高階力量的能力。對於較年輕的訓練者而言，4 ～ 6 週，五個較高強度的訓練組可以維持運動表現，甚至可以增加他在更高強度時的運動表現 —— 例如：競賽時的一次反覆最大肌力。對於長青訓練者來說，同樣的方法則會導致他們產出最大力量的能力衰退。

兩個問題最簡單的解決方式，就是同時縮短累積和強化階段的進行時間，而這終於帶我們進入前進兩步，倒退一步的訓練模式。

前進兩步，倒退一步的訓練模式

在前進兩步，倒退一步的訓練模式中，訓練者不會長時間接觸很高的訓練量，且每個月接觸最大肌力 90% 以上的重量至少一次，將整個負荷、降重和巔峰期濃縮為 4 週 —— 有條理的每月訓練模式。每一個週期本身都是完整的週期，但是一連串精心設計的 4 週週期可以堆疊成一個統合性訓練計畫，替即將到來的比賽做準備。

訓練計畫中「兩步」的部分代表為期兩週的負荷階段，相較之下，第一個模式需要花上 4 ～ 6 週的時間來完成；「退後一步」則代表在第 3 週時那為期一週的降重週，而緊接著的第 4 週則是表現週。

是否有注意到，我們下方所呈現的訓練模型結構相當簡略。以這個模式而言，我們沒有，也無法提供精確的組數、次數或是動作選擇，因為這種程度的訓練計畫，必須針對運動員個人以及競賽的特殊需求來量身打造。為期兩週的負荷期產生過度訓練的風險較小，而為期一週的降重期產生退訓練效應的風險也較小。但另一方面來看，在這種訓練結構下，運動表現的成長幅度也比較小。對於使用這個訓練模式的長青運動員來說，重量增幅大約是每個月 5 ～ 10 磅，可能甚至更少。

範例 25-1：8 週高階訓練計畫

累積階段（4 週）

週	週一	週三	週五
1	275×5×5	255×5×5	285×5×5
2	295×5×5	275×5×5	305×5×5
3	315×5×5	395×5×5	320×5×5
4	325×5×5	305×5×5	330×5×5

降重階段（一週）

週	週一	週四
5	295×3×3	315×3×3

強化階段（3 週）

週	週一	週四
6	335×3×3	345×3×3
7	355×3×3	360×3×3
8	365×3	375×2～3

前進兩步，倒退一步的訓練週期：一週接著一週

前進兩步，倒退一步訓練計畫中的第 2 週和第 4 週（主要的負荷和運動表現階段）對訓練者來說是所謂的「加分週」。訓練計畫就是圍繞這兩週來設計的，而第一週和第 3 週則是依照第 2 週和第 4 週的發展來規畫。

第一週是預備性負荷，通常稱作「基礎週」。如果有數個週期串聯，第一週通常會介於兩個辛苦的訓練週中間。這時就需要運動員操縱訓練量和強度來緩解壓力。因此，第一週具有恢復的功能，同時又為接下來的訓練週奠定基礎。

第 2 週是主要負荷。這是訓練週期中最有壓力的部分。強度降低了，但是調高了組數或反覆次數，訓練量與第一週相比高出許多。運動員在這個時期的主要目標是以多組數的等重訓練組來建立肌力，挑戰訓練量累積的極限，次數皆在 3 ～ 5 次反覆的範圍內，有時候會加上強度較低的降重組來補充。如果可能的話，運動員應該要在訓練量上挑戰個人的新紀錄；若無法做到，則降低重量至能夠控制的程度。***這個階段最主要的目標就是以運動員所能執行的最高強度，來完成每一次所設定的訓練量（組數 × 次數）***。

第 3 週是降重週。訓練的量與強度都減低了，但是強度並沒有降低到引起退訓練狀態。高階長青運動員於降重時，需要保持比年輕訓練者更高的強度。

第 4 週是表現週。運動員在表現週將專注在競賽項目上突破個人新紀錄，或至少達到強度在單次最大肌力 90% 以上的目標訓練量。對高階長青運動員而言，在一次週期的第 4 週以 90%或以上的強度來訓練是非常重要的。接觸這種強度的頻率若不夠，可能會削弱訓練者突破最大重量的能力。在表現週時一般採用 1 ～ 3 組、1 ～ 3 次反覆的訓練。

課表 7A：前進兩步，倒退一步

第 1 週：預備負荷 —— 中至高訓練量，中等強度。
第 2 週：主要負荷 —— 最高訓練量；在此條件下可以執行的最高強度。
第 3 週：降重訓練 —— 低訓練量、低強度。
第 4 週：運動表現 —— 極低訓練量、極高強度。

處　　方：依照競賽著重的部分與訓練者的能力有很高的變化性。在這個程度的訓練計畫必須要求個人化。應用的範例請見文章內容。

合適年齡：< 40：個別判斷　40～49：可以　50～59：個別判斷　> 60：特別留意

適用時機：使用在中階訓練已產生顯著進步且有意參與力量比賽的長青運動員身上。在競賽生涯結束後可以終止使用，以長期中階訓練計畫取而代之。

長青運動員的前進兩步，倒退一步健力訓練計畫

下面介紹的訓練計畫是以前進兩步，倒退一步模型為基礎所設計，已經廣泛用來替長青運動員準備健力比賽。以連續 3 個 4 週的前進兩步，倒退一步週期，建構出完整的 12 週訓練計畫。週期 1（即第一個月）以五次反覆的訓練組開始，到達 3 下最大重量。週期 2 以四次反覆的重量開始，到達 2 下最大重量。週期 3（或是賽前週期）以 3 次反覆的重量開始，到達 1 下等重組的最大重量，或測試 1RMs。

這是高階長青運動員安排訓練計畫的絕佳方法。這個方法能夠將訓練量和強度維持在適當的程度，又能產生足夠的變化讓訓練者在經歷一連串冗長和反覆的週期後不會感到乏味。

讓我們假設這名高階運動員能夠蹲舉 500 磅、臥推 350 磅、硬舉 545 磅、推舉 225 磅。第一個週期由固定的百分比開始，而之後的週期將會遵照這些數字來計算重量。一定要記得，百分比只是一個粗略的指導原則。真實情況下，每位訓練者在每週開始時的重量數字都會有所調整。與其專注在這個範例使用的百分比，***讀者應該學習的是如何在執行訓練週期的過程中去調控訓練量和強度***。

以目前的 1RM 作為基準：第 1 週：75%、第 2 週：80%、第 3 週：70%、第 4 週：90%

週期 1

週	**週一**	**週二**	**週四**	**週五**
1：預備負荷（4×5）	蹲舉 375×5×4 硬舉變化動作*或*奧林匹克式舉重	臥推 265×5×4 推舉或變化動作	硬舉 405×5×4 蹲舉或變化動作	推舉 170×5×5 窄臥推
2：主要負荷（5×5）	蹲舉 400×5×5 硬舉變化動作*或*奧林匹克式舉重	臥推 280×5×5 推舉或變化動作	硬舉 445×5×3 蹲舉或變化動作	推舉 180×5×5 窄臥推
3：降重（2×5）	蹲舉 350×5×2 硬舉變化動作*或*奧林匹克式舉重	臥推 245×5×2 推舉或變化動作	硬舉 385×5 蹲舉或變化動作	推舉 160×5×2 窄臥推
4：運動表現（3×3）	蹲舉 455×3×3 硬舉變化動作*或*奧林匹克式舉重	臥推 315×3×3 推舉或變化動作	硬舉 495×3 蹲舉或變化動作	推舉 205×3×3 窄臥推

在此訓練計畫中，每個項目或變化動作將每週訓練兩次。這包括了三個健力比賽項目（蹲舉、臥推、硬舉），加入推舉則是用來維持訓練的平衡。蹲舉、臥推及硬舉要盡可能在一週剛開始，訓練者相對有活力的時候進行訓練。之後，將會以較輕的重量再次訓練這些項目，或是依照個人身體結構和弱點進行變化動作訓練。每週訓練項目都要以規定的組數和反覆次數範圍來執行，除非有另外的備註。硬舉可以使用降重組來達到每次設定的訓練量。舉例，若設定 5×5 的訓練，訓練者可以執行一組大重量的五次反覆，接著減輕些微的負重，讓訓練者使用能夠控制的重量再進行 4×5 訓練。

若在最後一週沒有要進行比賽，運動員可以藉此機會模擬比賽的狀況來測試自己，並且延長減量時間讓身體休息。

為了方便說明，前述範例顯得非常死板、特定、仔細且精簡。***真正的高階訓練計畫是高度客製化的***，我們必須再次強調這一點。任何進行此訓練計畫的運動員，一定要有能力在概略且非特定的 TSFOSB 結構下靈活調整訓練計畫。***任何年齡***的高階訓練者都不該盲目遵守規定的組數和次數，或是死板的百分比。如果你到了這樣的水準，你也會***明白***應該進行哪些調整。

週期 2

週	**週一**	**週二**	**週四**	**週五**
1：預備負荷（4×4）	蹲舉 415×4×4 硬舉變化動作*或*奧林匹克式舉重	臥推 285×4×4 推舉或變化動作	硬舉 435×4×2 蹲舉或變化動作	推舉 185×4×4 窄臥推
2：主要負荷（5×4）	蹲舉 435×4×5 硬舉變化動作*或*奧林匹克式舉重	臥推 300×4×5 推舉或變化動作	硬舉 465×4×3 蹲舉或變化動作	推舉 195×4×5 窄臥推
3：降重（2×4）	蹲舉 385×4×2 硬舉變化動作*或*奧林匹克式舉重	臥推 275×4×2 推舉或變化動作	硬舉 415×4 蹲舉或變化動作	推舉 175×4×2 窄臥推
4：運動表現（3×2）	蹲舉 475×2×3 硬舉變化動作*或*奧林匹克式舉重	臥推 340×2×3 推舉或變化動作	硬舉 525×2 蹲舉或變化動作	推舉 200×2×3 窄臥推

週期 3

週	**週一**	**週二**	**週四**	**週五**
1：預備負荷（4×3）	蹲舉 425×3×4 硬舉變化動作或奧林匹克式舉重	臥推 305×3×4 推舉或變化動作	硬舉 475×3×2 蹲舉或變化動作	推舉 190×3×4 窄臥推

2：主要負荷（5×3）	蹲舉 465×3×5 硬舉變化動作或奧林匹克式舉重	臥推 325×3×5 推舉或變化動作	硬舉 505×3×3 蹲舉或變化動作	推舉 210×3×5 窄臥推
3：降重（2×3）	蹲舉 405×3×2 硬舉變化動作或奧林匹克式舉重	臥推 295×3×2 推舉或變化動作	硬舉 425×3 蹲舉或變化動作	推舉 180×3×2 窄臥推
4：運動表現—比賽週	**週二** 蹲舉 385×2×3 臥推 285×3×2	**週六—比賽日**		

Chapter 26

體能訓練

Conditioning

體能訓練也就是大家熟知的肌耐力訓練或「有氧訓練」，是完整的運動處方要素之一，能增強肌力訓練在代謝、心肺和運動表現的效益。與肌力訓練相比，體能訓練更加針對運動項目或職業特性，對多數運動員最好的訓練建議就是「做重量訓練以及你的專項運動」。對於進行低強度運動或只為了健康而訓練的長青運動員而言，這樣的處方是不夠的。檢視運動處方標準中的各種可用訓練模型後，我們發現高強度間歇訓練（HIIT）優於低強度、長距離慢速（LSD）運動。高強度體能訓練能於較短的時間內，提供低強度訓練所能帶來的健康效益，且較不會干擾力量訓練，亦能促進更全面的生物能量系統和運動表現適應。高強度間歇體能訓練有多種模式，本書作者群偏好雪橇訓練，因為它很簡單而且沒有離心的成分，同時也建議使用 Concept2 划船機、風扇車或是一般的飛輪車來做間歇訓練。衝刺、高衝擊的有氧運動、團體課、划船機和 Crossfit 並不適合作為一般運動處方。我們會於本章提供訓練計畫的建議，並檢視針對失能長青運動員所設計，以走路為主的體能訓練計畫作結。

體能訓練的重要性

回想一下，我們開給長青運動員的***完整***處方結合了肌力與體能兩項元素。最好的研究數據已證明，兩者一起執行比單獨執行任一種訓練更能夠改善健康和運動表現[1]。肌力在兩者之中較為重要，因為產生力量是所有體能表現的基礎——是***動作***的基礎。所有體能表現都取決於肌力。就像我們在第一部看到的，肌力訓練是最適合用來處理病態老化現象的運動。

但是肌力訓練只是達到目標的方法而非終點。目標是訓練出***生活***需要的力量：加入業餘的球隊、在落磯山脈滑雪，或是與心愛的人一起走步道爬山。肌力***永遠***都是必須的，但不足以確保你能夠進行並享受以上活動。好的肌力基礎固然很重要，但還是要補充適當的體能訓練，運動員方能運用肌力從事健身房外有意義的體能活動。

體能訓練有很多其他名稱：有氧運動、心肺運動、能量系統訓練（書呆子使用的說法）、耐力訓練，還有很多。能夠訓練體能的運動模式更是族繁不及備載 —— 慢跑、跑步、騎單車、拳擊課、階梯有氧、活動中心的快節奏 Zumba 課。在這麼多的選擇中，長青運動員到底要如何開始設計合適的體能計畫呢？

一如往常，這要看你想要達到的目標是什麼。一般大眾傾向將運動（而且一定是有氧或是心肺的運動）視為減重的方法。體能運動能幫助他們「燃燒」脂肪或是替吃進肚裡的高卡路里、低營養價值的垃圾食物還債，這種想法驅使幾百萬人像滾輪上的黃金鼠一樣永無止境地做有氧運動。的確，適當的運動處方會改善身體組成，包含減少軀幹及內臟脂肪。但若面對的問題是肥胖，90% 的問題是出在飲食上。***避免吃進***多餘的 1000 大卡比試著***燃燒***多餘的 1000 大卡有效太多了。

絕大部分的脂肪下降不是發生在健身房，***是在餐桌上發生的***。

對所有人來說這都是事實，而對長青運動員來說更是如此。單獨執行有氧訓練不止對長期身體組成進步無效，它的高訓練量和高頻率更會擊垮長青運動員。試圖去跑步將啤酒肚消掉會犧牲掉膝蓋、踝關節以及下背。情況更糟的話，如此大量的體能訓練甚至會危害肌力和肌肉的建立與養成，太不划算了。

體能訓練計畫的設計規範

恰當的體能計畫一定要從***健康與運動表現***的觀點下手，目的為提升心肺和代謝的健康並且強化體能：能夠應付生活及所處環境的體能需求。

換句話說，***體能訓練也是我們運動處方的一個成分***。我們在這邊採取的手法會與文中其他方法一致。在運動處方裡，體能訓練這個部分一定要符合我們所熟悉的規範：

一般體能運動處方規範

1. 我們的體能訓練一定要是**安全的**。
2. 我們的體能訓練一定要有**廣泛的治療窗口**。
3. 我們的體能訓練一定要**愈全面愈好**。
4. 我們的體能訓練一定要**明確且有效地對抗病態老化現象**，
   也應該要針對運動員所面對的個別需求。
5. 我們的體能訓練應該要**簡易且有效**。

安全地進行體能訓練

在我們運動處方的規範中，安全永遠是最重要的。體能訓練一定不能夠讓長青運動員暴露在不當的受傷風險之中，同時應能增強其他體能特性，而非使他們退步。這也包括了守護他們得來不易的肌力和肌肉量。保護的意義更延伸至確保訓練者能夠在***不受體能訓練的干擾***之下，有效地進行肌力訓練，應該要排除會明顯干擾肌力發展的訓練模式。

沒錯，結構正確的體能計畫除了能夠將干擾最小化，還能實際增強運動員有效進行肌力訓練的

能力。隨著長青運動員更加強壯，就需要更難的訓練來產生足夠的訓練壓力和適應（第 18 章）。體能訓練使運動員在面對更難的訓練時，身體不會無法負荷。體能訓練並不止是為了體態而訓練，也是為了***將身體調整到適合訓練的狀態***。

骨骼和關節的健康也要納入考量。有很多很好的活動都能發展心肺功能以及耐力，但是會對關節、肌腱和韌帶造成不必要的壓力。理想的體能訓練模式可以促進心肺功能的正面適應以及工作能力，同時也要對恢復帶來最小的干擾且盡可能產生最少的受傷和發炎反應。這樣的條件讓慢跑、跑步、武術類的有氧運動和其他高衝擊性的活動都顯得不太適合。有些人或許是出自於個人喜好和興趣熱愛選擇這些活動，這沒有關係。但是這些活動並不是***一般***運動處方體能訓練合適的候選項目。

為了符合安全這個條件，我們的一般體能訓練處方必須符合幾項規範。它的訓練量要低，才能降低干擾效應、將殘餘的疲勞最小化，並且避免過度訓練。它應該在最不需要技術水準的前提下結合低衝擊性、重複動作模式。例如，在室內健身腳踏車上踩踏板的動作模式，很簡單也不需要練習，不會讓運動員接觸無法預測或是衝擊性的力量，也不會給參與動作的關節帶來過多壓力。我們理想的體能訓練是能夠避開產生痠痛且干擾肌力訓練恢復的離心動作。這邊再強調一次，騎室內腳踏車是一個好的例子，推或拉雪橇也是。慢跑、跑步和衝刺則不符合我們的需求。能產生最少的痠痛，簡單、穩定、重複進行、低衝擊的運動就是最安全的選擇。

體能訓練的治療窗口

我們的體能訓練模式一定要結合廣泛的治療窗口，或是擁有不同的劑量範圍。在此處我們就遇上了一些困難。許多流行的體能訓練模式都不具備大範圍的強度調整選擇或是有效的訓練劑量。

體能訓練的選項大致上分為***低強度***（走路、慢跑、跑步）以及***高強度***（以衝刺、腳踏車、划船機、雪橇或壺鈴來進行的間歇訓練）。很明顯地，這種分類方式較為粗略，也可能有很大部分的重疊，但就我們的目的需求來說這已經足夠。如我們在第 3 章提過的，走路、跑步和其他低強度的方式無法符合一般運動處方的需求，部分原因是缺乏大範圍的強度選項，且高度依賴訓練量來操縱劑量的緣故。高訓練量和低強度的活動並不符合長青運動員的需要、無法訓練生物能量系統完整的範圍（第 4 章），並且會干擾肌力訓練。這些都是高強度體能訓練模式較為有用的原因。

然而，有些高強度模式也會出現類似的問題。以衝刺為例，衝刺的定義是用盡全力 —— 衝刺一定是要以接近極限的強度來進行，否則就不是真正的衝刺。幸好還是有幾個可以調節訓練強度的低訓練量、高強度體能訓練模式，我們會在之後進行討論。如此一來這些運動模式的治療窗口就被擴大，使我們能夠更精準地設計訓練劑量及計畫。

全方面的體能訓練

訓練計畫應該要盡可能具備廣泛效益，並且將訓練者在力量範圍的表現能力最大化，也要使他們愈來愈能夠應付重訓室中不斷增加的負重。這邊再一次強調，我們還是偏好高強度的模式，我們將以專項性及效應作為考量，於下方進行詳盡的檢視並提供解釋原因。

專項性以及有效性

針對健康為目的的體能訓練體能訓練無法產生顯著的肌力、爆發力、肌肉量、骨質密度或是活動度改善。但是在我們的槓鈴處方中，額外加上體能訓練可以增強肌力訓練抵抗病態老化現象的能力，也因此我們的體能訓練模式必須要符合這項標準。這不是個問題，***因為幾乎任何一種運動都能夠改善心血管或是代謝的健康***。歷經幾十年的研究已經證實，基本上任何一種體能活動多少都具備對抗病態老化現象、減低內臟脂肪、改善胰島素敏感性以及阻抗心血管疾病發展的成分。

然而體能訓練也會影響運動或是職業專項的表現，以及我們在人生這個戰鬥場上的表現。在這樣的考量之下，專項性會成為一個問題，而體能訓練模式的選擇也變得更加重要。

運動專項表現的體能訓練。美式足球大聯盟名人堂的跑鋒 Earl Campbell 出名的不止是因為他以驚人的速度和力量攻破敵對防守，還有他總是缺席 NFL 賽季開始時強制進行的兩英里體能測驗。在了解到這個測驗與比賽需求並沒有相關之後，他的傳奇教練 Bum Phillips 以經典的答覆回答了一位關心此議題的運動作家：「好吧，如果第四次進攻需要跑兩英里的話我一定會將他換下場的！」

Bum Phillips 了解運動項目中體能的角色以及對於體能要求的專項性。體能與肌力不同，肌力是最一般的生理適應，體能訓練則需要特別針對運動或是環境需求。所謂「運動專項肌力」根本就是胡扯，但是「運動專項體能」的概念就是真有這麼一回事了。以主要槓鈴動作來打造肌力基礎，能夠將其效益大量轉移到重訓室以內和以外的活動。蹲舉的重量上升 100 磅能讓你的硬舉更強，也會增強你跑、跳、進攻、舉重和做愛的能力，就看你眼前面對的是什麼需求。

體能的遷移則沒那麼穩固，尤其是已經來到高階體能水準的時候。對於完全新手來說，任何身體活動都會引起各項生理特質表現的總體進步，包括耐力的進步 —— 能夠持續一段短暫的時間。在經過這個短暫的蜜月期後，體能進步就變得比較需要運動專項表現的特殊性。游泳無法使跑步進步，騎單車不會幫助滑雪進步，當然這些都不可能讓你的蹲舉進步。

所以我們現在就有了一個有趣的矛盾。一方面，任何形式的體能訓練 —— 高或低強度 —— 似乎都能使我們的槓鈴處方更完整，也可以對抗病態老化現象。專項性在這邊不是問題。另一方面，運動項目或是職業可能對於體能就有非常高的特殊需求，當然也包括了人生這場比賽。

以格鬥選手的訓練為例。他的運動項目需要短（2 ～ 3 分鐘）回合、***非常***高強度的努力和高爆發力輸出。這類運動員肌力訓練中很常見也***很笨***的方法就是讓他用啞鈴打拳或是在腳踝負重來踢，再額外加上幾個伏地挺身和捲腹。他的體能訓練計畫則將重點放在 3 ～ 5 英里的跑步訓練。在這個錯誤的訓練手法之下，他的肌力訓練具有特殊性，模仿了運動項目中特有的動作再加上阻力來訓練。他的體能訓練則過度普遍，看起來似乎與他的運動項目完全無關，沒有什麼能比跑步更缺乏專項性了。

這完全就是一個適得其反的方法。與任何運動員一樣，格鬥選手的肌力訓練應該不太具有專項性—蹲舉、推舉、硬舉和上膊都能使他的肌力、爆發力、身體組成、平衡感、耐力和活動度產生進步，這是***所有***運動員都應該具備的***一般***體能特性。***但是他的體能訓練必須要能替他在拳擊場上所需的心肺代謝需求做準備***，而這是在田徑場上繞幾圈永遠無法做到的。跑步根本無法達到一場 3 分鐘格鬥的強度。事實上，幾乎所有運動項目的爆發力輸出需求都超過跑步：網球、排球、游泳、體操、足球、籃球、田徑，不勝枚舉。格鬥選手會需要更接近運動項目所需之爆發力需求的體能訓練模式。他應該結合衝刺、拉雪橇、高強度徒手訓練和其他類似的項目。***但是對他來說最有效的體能訓練將會來自運動項目中的高強度間歇訓練*** —— 拳擊練習、假想敵訓練以及大重量沙包訓練。

這樣看起來，肌力訓練應該會較有普遍性，而體能訓練應該會反應運動或專項的力量需求而具有特殊性。我們認為這對於運動或是專項所需的特殊表現來說是對的。

因此對大部分的運動員而言，肌力與體能的訓練計畫設計其實很簡單：***做重量然後練習你的運動項目***。

然而，若由生活所需的***整體體能***這個角度來看的話，情況就更複雜了。

交換位置。

我們來看看第二個例子，高爾夫球選手。仿照他運動項目的動作來進行肌力訓練很荒謬。我們不可能在初學者訓練計畫中，要這個可憐的傢伙揮舞 5 磅的球桿，然後開始一路增加到使用 150 磅的球桿……***因為這個做法太愚蠢了***。和所有運動員一樣，最適合的方式是以沒有專項性的槓鈴肌力訓練來鍛鍊肌力及爆發力。

另一方面，高爾夫球對於心肺代謝的需求相對非常低，即使選手真的自己背球具，而不像大部分北美高爾夫球選手一樣開著電動高爾夫球車在球場上閒晃。如慢跑、爬山的低強度訓練模式多多少少有模仿到這項「運動」[2] 的動作模式和力量需求，也能充分提供打高爾夫球所需要的體能。直接切入重點，其實***只要打高爾夫球***就能替他在高爾夫球場上所需的體能做準備了。

但是以上的做法都無法使他具備大於高爾夫球運動所需的爆發力輸出。

理解這一點是相當重要的，且讓我們假設格鬥選手執行低訓練量、高強度的體能訓練（有適當的運動特殊性）；而我們的高爾夫球員執行高訓練量、低強度的體能訓練（有適當的高爾夫球特殊性）。兩者在體能方面都對於個別運動項目相當適應。

現在我們來惡搞一下這些運動員，把他們放到對方的競技場上。所出現的結果將會非常有教育意義、慘烈並且有娛樂效果。

格鬥選手會打出一場非常糟糕的高爾夫球賽，最終可能會被永久禁賽而且很可能會對他採取法律行動。但是在球場上自己背球具對他來說沒有什麼困難。沒有錯，他不會樂在其中。他可能會累，他可能會腳痠，而且***高爾夫球運動帶來的高度刺激***可能讓他無法承受。但是他可以輕鬆應付高爾夫球場上的任何力量需求。

而我們的高爾夫球選手在競技場上會立刻被打趴，面對 MMA 或是自由搏擊的能量需求，他***完全無法招架***。第一輪才剛開始，或甚至在對手還沒把他的下顎打到眼窩之前，他就已經處於代謝極度耗盡以及嚴重的心肺不適狀態中了。

我們認為這也能反應人生這個競技場的情況。從事高強度運動項目及已適應高強度模式的運動員，已經準備好迎戰各式各樣的體能挑戰，也能夠應對各種爆發力需求。而從事低強度體能活動的運動員，則無法達到需要高爆發力輸出的體能挑戰。當然如果只是要他一直待在高爾夫球場上，對他而言這不會是一個問題。

對於對抗老化的運動者而言，***在人生這個競技場中會遇到的身體挑戰，並不止限於低爆發力需求那端的項目***。人生的競技場上沒有規則和預測。在這裡，運動表現所需求的強度、時間長度和頻率都不斷在改變。搬家日、逃跑的孫子、逃命、嚴重的病症，或是在天體海灘派對上無預期的被邀請去參加排球比賽，這些全部都超過高爾夫球所需的心肺代謝和爆發力需求。

構成我們日常生活的活動通常不會落在代謝需求的極端區域，而針對這些活動設計精準的訓練劑量和訓練進展也不容易。這就表示日常活動的訓練無法像針對運動項目有特殊性的體能訓練一樣，能夠兼具體能訓練和練習的雙重功能。

面對人生這個競技場時，「只要做重量再加上執行你的運動項目」這個建議就會出現問題，除非你的運動項目包含經常性的高強度訓練。但絕大多數的長青運動員不是橄欖球球員、格鬥選手或是體操選手。他們是會計師、醫師、老師還有祖父母。

因此，我們的一般運動處方必須是低訓練量、高強度的體能訓練的計畫，有時也稱為***GPP（一般體能準備計畫）***。這樣的計畫**以具有特殊性和有效性**來處理病態老化現象，同時也能夠**全面性**準備不同程度的爆發力需求。

體能訓練的簡化教練和訓練者在設計體能訓練計畫時往往太自作聰明。我們再重申一次，只要你的運動屬於高強度，而你也經常練習你的運動項目，那麼最好的體能策略就是去練習和執行你的運動項目，愈常練習愈好。

如果必須進行體能訓練，也應該要愈簡單、愈有時間效率愈好。這邊再提一次，低訓練量、高強度的訓練模式是成功的不二法門。如同我們在第一部討論過的，HIIT（高強度間歇訓練）就符合這些條件。在進行 HIIT 時，訓練者會交替進行短時間的極高強度努力與休息。腳踏車的間歇就是很典型的例子。在室內腳踏車上，設定中至高強度的阻力，運動員用盡全力踩踏大約 60 秒。這挺痛苦的。接著運動員會休息或是輕鬆踩踏 60 秒，再接著用全力衝刺 60 秒，又再接著休息。以這個模式重複進行 4 ～ 8 次。

這個方法已有大量研究，並與傳統的 LSD（慢速長距離）有氧訓練比較[3]。高強度訓練所帶來的心肺和運動表現適應，與持續的耐力訓練非常相似，在很多案例中甚至產生更好的適應。舉例說明，2009 年 Wisløff 等所進行的研究，以 90 ～ 95% 的最大心律進行四輪 4 分鐘的跑步，接著以 70% 的最大心律進行 3 分鐘的動態恢復，結果顯示比起慢速長距離跑步，心輸出量（心臟每次收縮所排出的總血液量）多出了 10% 的進步[4]。兩種模式下的攝氧總量非常相近。兩種模式都執行每週三天且持續八週的訓練。Gibala 等人也發現衝刺間歇訓練（一種 HIIT 的模式）能夠在極短的訓練時間內，產生與傳統耐力訓練相似的運動表現進步，包括肌肉的有氧能力、緩衝能力以及肝醣含量[5]。

尤其對想要減去脂肪的族群來說，HIIT 的另一項益處就是所謂的**運動後過耗氧量**（EPOC）。HIIT 能在訓練結束後提高攝氧量以及相關的能量利用，並且持續很長一段時間。提高的攝氧量以及熱量消耗，與恢復肌肉體內平衡所需的能量有關 —— 填飽能量儲存、排出反應的產物、修復微小創傷以及適應反應。如此「延長的燃燒」依靠的是氧化代謝偏好的燃料 —— 三酸甘油酯 —— 因此得以促使脂肪減少[6]。

至少到寫此書的今天為止，高強度間歇訓練似乎能夠產生所有 LSD 的益處，但是更簡單、更有效率而且劑量關係更為準確。對需要體能訓練的長青運動員來說，HIIT 完美地滿足了我們運動處方的規範。而剩下的就只有找出合適的 HIIT 模式了。

動作選擇

首選：Prowler 或是其他的雪橇體能訓練方面，我們強烈建議使用 Prowler 或其他的訓練雪橇。

雪橇原本是設計給美式足球選手使用的，最近已經開始變成主流，而且在強調自由重量的健身房和 Crossfit 訓練場也愈來愈流行。簡單來說，雪橇其實就是一個很重、底部打滑的平臺，訓練者需要將它推行一定的距離（圖 26-1）。

其中的挑戰當然就是雪橇並***不想***被推動。

雪橇是執行 HIIT 的理想工具，它符合了所有我們運動處方裡的規範。Prowlers 和其他的雪橇

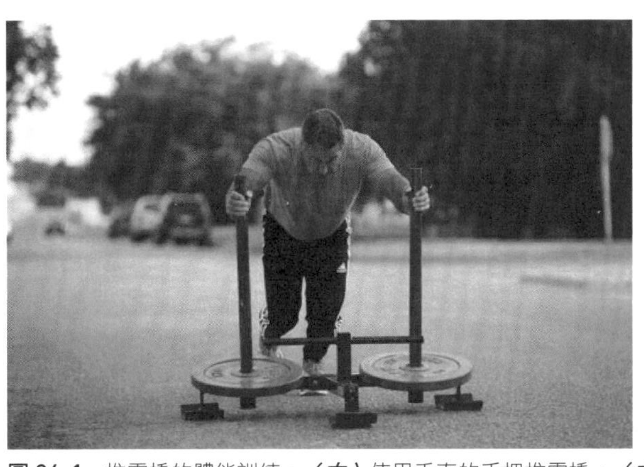
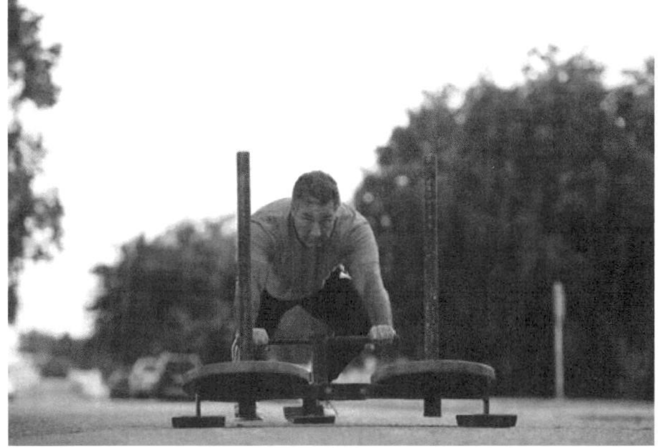

圖 26-1 推雪橇的體能訓練。***（左）***使用垂直的手把推雪橇。***（右）***使用水平的手把推雪橇。這個動作需要運動員將臀部維持在較低的位置，比使用直立手把推費力很多。

都很**安全**。推雪橇是在穩定表面上進行的低衝擊、重複運動活動，而且沒有離心的成分，代表它不會帶來延遲性肌肉痠痛。事實上，許多人表示像推雪橇這樣純粹向心的運動能夠幫助在大重量下肢訓練後，消除痠痛並改善恢復速度。

最常見的是訓練者以跑或衝刺的方式來推雪橇，雖然較年長的成年人（特別是年長的男性）或許得避免用衝刺的方式來推動負重很大的雪橇。有些傳聞說以衝刺方式推負重雪橇會拉傷小腿或是阿基里斯腱。若有這個顧慮，運動員可以簡單以走路的方式推雪橇。雖然不像衝刺那麼難，但做起來也不簡單。

雪橇，特別是結構像 Prowler（可以容納標準槓片）的，有著**很寬廣的治療窗口**，而且能夠以負重、速度、距離、恢復時間、訓練總量以及頻率來調整劑量，能以個別需求和能力建構合理的體能訓練計畫。運動員由一週一次、以慢速短距離無負重的雪橇推開始，逐漸進步到更長距離的大重量多次衝刺恢復間歇的訓練。訓練劑量也可以進一步以搭配心律控制的模式來調控，就像 Reynolds 和 Bradford 提出的模式[7]。

推雪橇能產生***全面性***的體能刺激，因為它屬於 HIIT 的一種形式，可以讓訓練者處於能量系統範圍中高功率、無氧那端。就如同其他形式的 HIIT，所產生的適應跨越所有能量系統，能夠同時改善「有氧」和「無氧」的能力。雖然在這個運動中，下肢很明顯是主要的引擎，但其實推雪橇時是從腳趾到手指間，整個動力鏈皆有參與 —— 對於運動員和做重量的人都相當理想。

推雪橇對於***抵抗病態老化現象很有針對性且有效***。因為它屬於 HIIT 形式，能夠改善胰島素敏感度和心血管健康，同時也能在過了完全新手和新手初期階段後，讓身體變強壯，以及改善有效訓練的能力。

最後，推雪橇相當***簡單且有效率***。所有 HIIT 模式都比 LSD 體能訓練來得有時間效率，也都被認為比較有趣，讓訓練者更願意完成訓練計畫。因此單就簡易程度來看，似乎沒有什麼可以比得上一週一或兩次，以 5 組或是 10 組間歇的方式在短距離間來回推動很重的雪橇。

雪橇的訓練可採用「大重量短距離」或「輕重量長距離」的方式進行。要達到最佳的體能水準，最好的方法是將兩項合併使用，或於每次訓練交替使用。

大重量的短距離衝刺每次只要使用 10 碼的增幅就能產生效果。距離較長的衝刺通常落在 40 ～ 60 碼之間，配合較輕的重量進行。若採用行走而非衝刺的方式來推雪橇，訓練時間通常是以時間而非距離來計算，例如：1 ～ 3 分鐘的訓練搭配 1 ～ 3 分鐘的恢復。

雪橇衝刺的組間休息時間則取決於訓練者個別的體能程度。剛剛開始訓練的新手需要比較長的組間休息時間。休息的時間應該監控，因為這是一個能有效操縱以改善訓練品質的變項，同時也能測量進步。訓練者可以透過增加負重、距離或訓練量（衝刺的次數）來產生進步。

例 26-1 說明雪橇訓練的簡易漸進模式。在此方法中，每週進行兩次推雪橇訓練，一次使用大重量短距離，一次使用小重量長距離。

第二個選擇：拉雪橇

拉雪橇是另一個很棒的選擇，而且它符合我們運動處方的原因與上面提過的推雪橇一模一樣。這個方法一直被視為體能訓練的基石，幾乎已經成為西岸槓鈴（Westside Barbell）的代名詞，是世界上眾多最強壯健力選手的訓練中心。西岸槓鈴的經營者 Louie Simmons 促使訓練者使用非常大的重量以高訓練量、節奏快速的訓練流程來鍛鍊。在西岸槓鈴，一個普通的週五訓練日，你可能會看到他們以 1RM 70 ～ 80% 的重量來完成 12 組非常有爆發性的動態發力組訓練，休息時間限制在 1 ～ 2 分鐘。若訓練者沒有相當好的體能，是無法維持這樣的速度、訓練量和重量的 —— 這就是所謂***適合訓練的身體狀態***。為了要達到這種程度的體能狀態，Simmons 採用高訓練量、高頻率的雪橇訓練相當多年，這個方法也已經傳遍全球的健身房。

範例 26-1

第一次訓練 **（短距離、大重量）**	**第二次訓練** **（輕重量、長距離）**
90 磅 ×10 碼 ×4	50 磅 ×50 碼 ×2
100 磅 ×10 碼 ×4	50 磅 ×50 碼 ×3
110 磅 ×10 碼 ×6	50 磅 ×50 碼 ×4
120 磅 ×10 碼 ×6	50 磅 ×50 碼 ×5
120 磅 ×10 碼 ×8	50 磅 ×60 碼 ×5
140 磅 ×10 碼 ×8	50 磅 ×50 碼 ×7
140 磅 ×10 碼 ×10	50 磅 ×40 碼 ×10
160 磅 ×10 碼 ×10	50 磅 ×50 碼 ×9
160 磅 ×15 碼 ×10	50 磅 ×50 碼 ×10
180 磅 ×15 碼 ×10	60 磅 ×50 碼 ×10

雪橇通常是由訓練者穿著連結繩子或鐵鍊的腰帶或肩帶來拉行（圖 26-2）。就像推雪橇一樣，拉也是純粹向心的動作，一樣不會產生痠痛。輕重量拉雪橇是大重量下肢訓練後加速恢復的絕佳方法。和推比較起來，拉的強度沒有那麼高。拉雪橇的訓練通常是以總進行時間來計算（例如：拉中等的重量 15 ～ 20 分鐘，中間沒有間斷），或是進行較長的間歇（50 ～ 100 碼的拉雪橇，穿插短時間的休息）。但與推雪橇一樣，重量、距離、休息時間和總訓練量都是可以調整來增加或減輕訓練劑量和特殊性。

拉雪橇與推雪橇比較之下確實是有些優勢。使用輕重量時，拉雪橇可以讓訓練者在進行動作時維持非常挺直的姿勢以及使用***較大***的步伐，對於腿後肌群的發展非常有幫助。對於蹲舉深度有困擾

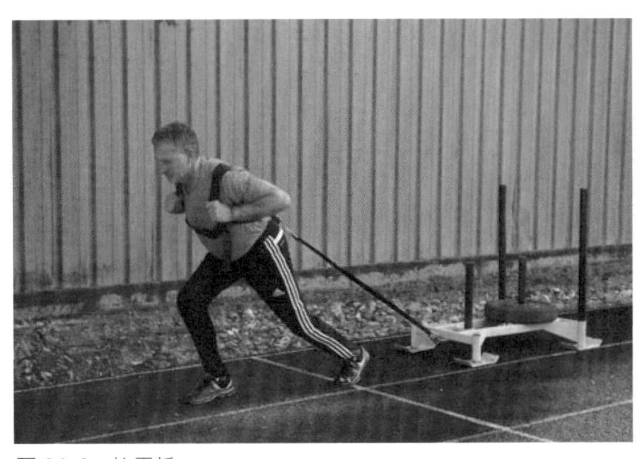
圖 26-2　拉雪橇。

的訓練者來說是很有用的變化式，因為他們的問題是後側動力鏈比較弱。拉雪橇能夠加強這些區域的訓練，且不會產生增加額外蹲舉和硬舉時會出現的強烈痠痛。

第二點，拉雪橇不像推雪橇那麼難。這不會影響拉雪橇的重要性。我們下面會看到在訓練計畫中，中等速度的體能訓練同樣很重要，且也能讓訓練者更堅持訓練計畫。不是每一次體能訓練都需要用最大的強度來進行。根據運動員及其訓練目標，以訓練間的動態恢復而言，選擇拉雪橇可能比推雪橇更加適合。

由於雪橇體能訓練的優異特性，以一般健康及功能為訓練目的的長青運動員不需要再進行其他大量、高反覆的下肢補強訓練。運動員可以專心執行大重量的蹲舉及硬舉，而對於下肢高次數的訓練需求則可以由推或拉雪橇的方式來滿足，也不會出現那些在慢跑、跑步，或是做了健身雜誌 DVD、網路影片和「戰鬥營」中隨意編排的訓練流程後所產生的痠痛、發炎、訓練干擾及延遲恢復的狀況。

第三選擇：划船機和固定式腳踏車

我們將這兩個不同項目放在一起，是因為相似的執行方式、代謝需求和效益。兩者都是以坐姿進行，皆有上下肢的參與。大部分運動員會覺得划船機比腳踏車困難。在強度高時兩項運動都相當有挑戰性。我們比較偏好 Concept2 划船機和 Airdyne 風扇腳踏車，但其實還有很多其他的選擇。風扇腳踏車加入了上肢的訓練，這樣來看它的優勢應該相當明顯了。固定式腳踏車對心肺系統的需求似乎較少，因為它缺少了上肢的成分，但對於體能訓練來說依然是很適合的選項。

划船機和腳踏車兩者都很**安全**，因為只是在穩定表面上進行低衝擊性且以向心訓練為主。兩者皆沒有腳踩地的成分，對於正在從特定下肢傷害中恢復的訓練者來說是絕佳的選擇。

兩者的**治療窗口都很廣**。調整強度、訓練量和其他訓練變項的機會皆與雪橇相似。訓練時間可以增加，但要將恢復時間維持在 1 分鐘；或者維持 1 分鐘的訓練，將恢復時間調降至 30 秒。腳踏車或划船機當然必須讓訓練者在強度上能有一定程度的調控。

兩種訓練方式都屬於 HIIT，都能產生**全面性**的體能刺激，而且兩者都是針對且能有效對抗病態老化現象，原因我們已經大篇幅詳述過了。

最後，兩種訓練方式都很**簡易且有效率**。一開始可以使用一個簡單的方式，採取一分鐘訓練，一分鐘恢復的模式，總共進行大約 10 ～ 15 分鐘。訓練者進階之後，能藉由採取更短的訓練時間，搭配更高的強度來取得進步。經典的 Tabata 間歇訓練計畫是由 20 秒的訓練區間伴隨 10 秒恢復時間構成，整個訓練過程重複進行八次。儘管它比較適合已經達到較高階體能水準的訓練者來執行，但這樣的訓練模組卻是相當有效率的。對於較年長、過重或是協調性很差的訓練者而言，腳踏車的學習曲線低很多而且乘坐上比划船機更為方便。若兩種器材都可使用，長青初學者或許應該從腳踏車開始。

還有：傳統的有氧器材

這個類別包括了隨處可見的跑步機、滑步機、登階機和相關的物種。這些物種棲息在大部分的商業健身機構、公司健身房、運動休閒中心，以及我們都見過的飯店裡可悲的「健身俱樂部」，許多自家健身房裡也有這些器材，有著各種尺寸、款式、品質及價位。在與推 Prowler 雪橇、拉雪橇、Airdyne 風扇腳踏車或是 Concept2 划船機來進行的間歇訓練相比之下，這些器材並沒有那麼有效，但是本書作者群也了解，較理想的訓練設備並不容易取得。不過這些傳統的有氧器材絕大部分都能於調整後加入訓練計畫中，作為 HIIT 的訓練。

跑步機處處可見。你們之中的一些人現在家裡某處應該也放了一臺，用來累積灰塵。跑步機最有用的功能就是能夠調整坡度。高坡度的跑步機行走對長青運動員來說是很好的運動。它與拉雪橇在很多方面有非常相近的效果。像雪橇一樣，坡度行走能夠設定一定的運動時間（15 ～ 20 分鐘），中間不間斷；或是以不同時間長度來執行間歇訓練。在變化訓練的難易度時，最有用的做法是控制傾斜的角度而非跑步機運轉的速度。這樣以傾斜為基礎的訓練方式最大的缺點就是對於年長者的膝蓋或許有些困難，因此在開始以跑步機為基礎的訓練計畫時必須經過一些測試及監控。跑步機的速度應該維持在中等速度，訓練者也需要避免以扶手支撐他們的體重，因為這樣一來訓練的難度（以及訓練刺激）就會降低。若維持平衡是一個問題的話，盡量使用最小的輔助支撐來維持。

登階機與跑步機相較之下使用量沒有那麼大，但是它大概是健身房裡最常被誤用的有氧器材。因為若以完整的動作範圍踩登階機，且手臂只給予最小的輔助支撐時，執行登階機運動是***極度困難***的。在這樣的方式下，體力大概只能維持幾秒鐘，特別是在剛開始訓練的階段。健身房的會員在登階機上通常都採取最小的動作範圍，可能只有 2 ～ 3 英寸，還會將幾乎所有體重都以扶手來支撐。若要使用這些器材，一定要正確地使用，這代表必須採取很短的訓練區間（大約只要 20 ～ 30 秒），配合至少 30 ～ 60 秒的恢復。可以依照訓練者的體力來決定，盡可能重複愈多次愈好。換句話說，這些器材最好的使用方式就是拿來做 HIIT 訓練。

當主要訓練變項是阻力而非速度時，滑步機就顯得相當實用。選擇低阻力高速度對訓練者來說較為容易，但此時正在進行的是低強度、更大的訓練量和更長時間的訓練 —— 全都是我們試圖避免的。滑步機訓練以 30 ～ 60 秒為一輪的高阻力訓練效果最好，再搭配 30 ～ 120 秒的完全休息或是以低阻力慢速踩踏的動態休息。一樣，這會依照訓練者的體力，盡可能重複愈多次愈好。

大部分現代的有氧器材都有自動設定「間歇」訓練的功能，但自動設定的功能也有優劣之分。不過所有器材都會有手動設定的功能，能夠建構個人化的間歇模式。

大部分的傳統有氧器材皆可安排在任何訓練課後使用一小段的時間（10 ～ 20 分鐘），或是作為休息日時的訓練。

不建議：跑步或是慢跑

跑步以及慢跑沒有達到我們運動處方的規範，因此我們不建議。雖然跑步和慢跑確實不是特別危險，但是這兩項運動屬於高衝擊且有非常明顯的離心成分，頻繁地在戶外環境中以不同的坡度進行，因此不如其他方法**安全**。這些活動會促進肌肉的痠痛及疲勞，而這將對長青運動員恢復的能力產生不利影響。這些訓練模式將無法避免地對長青運動員的腳踝、膝蓋和下背骨骼肌肉造成負面影響。

由於對訓練變項調控的影響程度不如其他體能訓練模式，跑步和慢跑的**治療窗口**相對狹窄。

跑步和慢跑屬於低強度訓練模式，缺乏產生**全面性**代謝及運動表現適應的能力。

與絕大部分的體能訓練相同，跑步和慢跑很明顯地也能對心血管帶來好處，並且能使體能表現產生進步。因此對於病態老化現象而言，跑步及慢跑可說是部分**有效**。然而在對抗不健康的衰老上，最重要且有全面效果的肌力訓練會被這兩項運動干擾，也讓這兩項運動無法符合我們的標準。長距離跑步的分解代謝及干擾效應最終會阻礙肌力訓練的進展（第4章）[8]。

跑步和慢跑確實是很**簡單的**活動項目，但幾乎沒有**效率**。如我們所見，HIIT的訓練模式只需使用跑步或慢跑總時間的一小部分，就能帶來跑步和慢跑所產生的健康及運動表現適應[9]。

如果你是長青運動員，對於跑步或其他類似的LSD運動很有熱情，我們會說：***這是你的運動***，這很棒。***做重量然後做你的運動***。在這樣的做法之下，你無法強壯到你所應該能夠達到的程度，但你還是會變強壯，你能夠做你想做的事，當你強壯的時候你能夠把想做的事做得更好。但我們還是不會推薦長青運動員把這些運動作為體能訓練放在一般運動處方中。

不建議：體適能團課、訓練營和其他垃圾團體訓練課

Zumba、Body Pump、Jazzercise、拳擊有氧和其他類似的團體課程依舊是很受歡迎的運動選項，特別是對於女性族群。但這些運動其實也沒有什麼神奇魔法——基本上就是為了活動而活動。如果你的目的是心跳加速和流汗，劇烈的團體課***可以***達到效果。但這些課程的訓練量和強度無法精準計算，且治療的指數很低，況且還結合了高訓練量和強調高反覆次數的離心動作，例如蹲舉和弓箭步等。更糟糕的是，這些運動課程中，有些會使用額外重量（啞鈴或是有填充物的「槓鈴」），以很差的姿勢進行高訓練量的訓練。大量的離心訓練（即便在以輕重量且只進行部分動作範圍）將會對大重量肌力訓練產生干擾。除此之外，許多這類型的團體課程一次就是完整的60～90分鐘。如果需要選擇團體課程的話，試著尋找30分鐘或更短時間且***沒有***大量離心動作的課程吧。但這個條件就幾乎把所有的團體課程都刪去了。

而剩下的項目若依照我們一般運動處方的規範也都會被淘汰。如果你真的很喜歡跳Zumba或是拳擊課，***就去吧***。但請做好痠痛以及肌力訓練受到干擾的準備。我們不建議長青運動員進行激烈的團體課程。

八百磅大猩猩：CROSSFIT

以系統而言，Crossfit所牽涉的範圍已經廣到無法清楚定義，因此也很難作為一般運動處方中的建議項目。Crossfit的訓練計畫依照個人技巧、專項及機構經營者及教練個別的訓練哲學而有所不同。部分Crossfit的健身房是由優質的教練營運，他們了解如何調整及改變長青運動員的訓練計畫。然而一般來說，Crossfit並不符合我們運動處方的標準，對於長青運動員來說也不是體能訓練的明智選擇，他們不需要在已經疲勞的狀態下進行高反覆次數的硬舉、高反覆次數的跳箱或是在限定時間內完成很重的抓舉。長青運動員不應該使用雙環來做雙槓撐體或是擺盪的引體向上。由經驗豐富、清楚狀況及謹慎的教練所操作的高度個人化之Crossfit訓練計畫，或許適合一些40幾歲的訓練者。但即便是最好的Crossfit訓練計畫，對於65歲的訓練者來說都不理想。

體能訓練計畫

在一些特定的運動計畫中，將肌力和體能訓練分別規畫在不同的階段或團塊，這是很常見的。舉例來說，部分的教練會建議在為滑雪旅行做準備訓練時，其中 4 ～ 6 週的團塊主要專注在肌力量發展，搭配極小部分的體能訓練。此肌力訓練團塊之後接著進行 4 ～ 6 週體能訓練團塊，以縮減肌力訓練來進行跑步、有氧器材或甚至是 HIIT 的訓練。這種方法的問題在於，肌力與體能在沒有訓練的時候都會急遽退步，尤其是長青運動員。若在 4 ～ 6 週後的實際活動上用不到透過訓練得到的力量，那麼在 4 ～ 6 週的肌力訓練團塊內，讓力量到達「頂峰」的做法其實就沒有太大的價值。

對於長青運動員，我們傾向使用**同步訓練**。同步訓練能同時訓練多項體能表現特質。進行同步訓練時，從頭到尾都不需急遽增加或減低肌力及體能訓練的相對訓練量或頻率。取而代之的是兩種訓練皆維持***相對***固定的訓練頻率。每項活動的頻率、量以及種類都會經過安排，使肌力和體能訓練得以進步。肌力的增長能加強運動員應付高強度體能訓練的能力；體能的進步則能促進在重訓室裡的訓練效果並提升訓練容量。

範例 26-2 描述了在訓練生涯中如何將體能訓練與不同種類肌力訓練計畫結合。***這並不是唯一的方式***，教練和訓練者必須遵照實際的限制、訓練目標和其他個別考量。在範例中的每一個計畫，我們都建議將雪橇訓練（推或是拉）或是 HIIT（使用飛輪車或是划船機）結合其中的方式。但是任何個案的特定體能訓練模式，都需要依訓練者的需求、教練的判斷以及器材的可及性來決定。

在完全初學者或是新手初學者階段時，並不一定要進行體能訓練，而且體能訓練也會干擾提升肌力必經的恢復過程。對於初學者來說，體能的進步來自於變強壯的過程。在初學者階段的大部分時期，通常也不需要進行體能訓練，但若將肌力與體能訓練結合，目的應為增強運動容量。一週一次的訓練就能達到效果，在週末進行比較理想，因為運動員會有最長的訓練恢復區間。

中階及高階訓練計畫則允許較頻繁的體能訓練，但是加入體能訓練的目的必須是***為了處理運動員的個別需求，而非只是把訓練計畫中的空檔塞滿***。運動員和教練必須給予動態休息及恢復一定的重視。任何會干擾訓練計畫進展，或是人生這場競技場上之表現的過度體能訓練都是禁忌。範例 26-2 說明訓練者在特定階段時，應該進行的體能訓練量之***上限***。對於很多長青運動員而言，所謂適量的體能訓練實際上是很少量的 —— 通常量會少***非常***多。

給極高齡和退訓練族群的體能訓練：走路的神奇魔法

對於較年長且體能較差的運動員，走路或許就能夠產生非常顯著且有價值的訓練壓力。依照訓練者個別的肌力與體能的衰退狀況，快走或許對於一些 40 幾及 50 幾歲的訓練者來說已經相當困難。請記住，所謂的訓練壓力就是指***任何***能夠擾亂體內恆定並產生有意義的生理適應的活動。對極度虛弱和／或體能不佳的族群來說，走路這個簡單的活動就能刺激短期的肌力發展（初學者效應）。但對多數人而言這也只是基礎體能計畫的最開始。許多較年長的人在面對包含大量步行的活動（逛街、戶外遠足）時，出現的是擔憂及恐懼。將肌力訓練結合每日快走能夠使他們更能面對且享受那些活動。最終，走路將會無法再對體內恆定產生干擾，而將成為日常生活的一項活動而非訓練刺激。這是好事。

走路是開始體能訓練計畫很好的方式，因為邏輯上它不存在任何限制。它不需要你去學習新的動作模式，也不需要使用什麼特殊器材。天氣也不構成障礙：大多數的大賣場或甚至是一些醫院裡都充斥著「踩街族」，他們會在安排好的時間集合然後在設施內遊走數圈。因為氣候能被控制，又有可短暫喘息的大量座位，應該是沒有什麼藉口不去走路了。

範例 26-2: 將體能訓練融入肌力訓練

2 日與 3 日完全初學者及新手初學者

無特定的體能訓練

3 日初學者

週一　肌力訓練
週二　休息
週三　肌力訓練
週四　休息
週五　肌力訓練
週六　**體能訓練**（高訓練量的雪橇）
週日　休息

3 日高階初學者

週一　肌力訓練
週二　休息
週三　肌力訓練加上輕中量蹲舉日、**體能訓練**（中等訓練量的雪橇）
週四　休息
週五　肌力訓練
週六　**體能訓練**（高訓練量的雪橇）
週日　休息

2 日初學者或中階訓練計畫

週一　肌力訓練
週二　動態恢復、**體能訓練**（HIIT）
週三　休息
週四　肌力訓練
週五　**體能訓練**（HIIT）
週六　**體能訓練**（HIIT）
週日　休息

3 日中階訓練計畫

週一　肌力訓練：訓練量日（TM）或大重量日（HLM）
週二　輕重量動態恢復、**體能訓練**（低訓練量、低強度的雪橇）
週三　輕重量全身肌力訓練、**體能訓練**（低訓練量、中等強度的雪橇）
週四　休息
週五　強度日或中強度全身肌力訓練、**體能訓練**（腳踏車或划船機 HIIT）
週六　**體能訓練**（高訓練量的雪橇）
週日　休息

4 日中階訓練計畫

週一　訓練量臥推／推舉
週二　訓練量蹲舉、**體能訓練**（低訓練量的 HIIT）
週三　動態恢復
週四　臥推／推舉強度訓練
週五　蹲舉／硬舉強度訓練、**體能訓練**（低訓練量的 HIIT）
週六　動態恢復、**體能訓練**（高訓練量的 HIIT）
週日　休息

走路不會帶來太多壓力，這是優點也是缺點。這代表一小段時間後，簡單地走***更多***路將無法再刺激體能產生進步。調整走路的量並不會帶來進步，而單單走更多路通常所能產生的價值亦有限。

訓練者反而應該要嘗試在設定的時間內將走路變得更有挑戰性。的確，走路的速度是可以***更快***一些。這不是一個壞主意，但是它到達極限的速度也很快，因為所能增加的速度也只有一定的程度，不然走路就會成為慢跑。找到一個有山坡、傾斜的坡道或街道的路線，或甚至一條很長的階梯，這樣的路徑是增加走路強度的好主意。理想中，在開始執行這種訓練時，長且平緩的山坡是最佳選擇，但通常訓練者在執行時都會從當地社區所有的東西開始。將山坡、斜坡和階梯加入走路固定路線的潛在缺點是從山坡或斜坡***向下***的部分。下坡通常比上坡更讓人不舒服，特別是上了年紀且有敏感膝蓋的訓練者。膝蓋吸收了身體在下坡時煞車的力量，這可能會增加關節的疼痛及發炎反應。若要將山坡、斜坡或是坡道加入訓練者的固定路線中，應該循序漸進，且要注意此活動對膝蓋、腳踝、髖部及下背的影響。

而沒有辦法找到山坡或是坡道的訓練者，在軀幹增加輕度負重是另一個可接受的方法。負重背心則是最適合這種辦法的裝備。理想的背心能夠平均分配前後重量、合身、有調整鬆緊的帶子，並且夠測量負重。負重背心的重量由最輕的 10 磅到超過 80 磅都有。為了腳掌、腳踝和膝蓋著想，訓練者應該從最輕的重量開始，依照整體的忍受度逐漸增加重量。穿著負重背心走路時，訓練者應該要小心注意他們的姿勢。站直、挺胸，維持下背稍微拱起。一旦開始出現疲勞就容易出現向前方低頭垂肩的狀況，這會對下背造成不當的壓力。完成第一天的負重背心行走訓練後，可以預期訓練者的腹肌、腹外斜肌和豎脊肌會出現一些痠痛。最嚴重的痠痛可能會出現在斜方肌。痠痛應該是中度的，而且在穿著背心訓練幾次後應該就不會再發生了。

農夫走路是另外一個負重行走的變化動作，雙手抓大重量（重量是相對於個人能力）以計算行走時間或距離的方式來進行。對於職業的大力士運動員來說，進行農夫走路時他們一隻手拿的重量會高達 250 磅。對於較年長且體能衰退的人，單邊負重由 10 ～ 20 磅或更輕的重量開始比較合適。農夫走路可作為較年長且體能衰退的人一個非常簡單的 HIIT 形式訓練入門，可以訓練耐力、體力以及握力，而很多人在老化的過程往往忽略握力的流失。農夫走路以間歇的方式執行，通常以距離計算。訓練者會行走選定的距離，例如大約 20 ～ 50 碼，接著將重量放下休息 1 分鐘左右。他會重複這個過程，使用對完成距離有挑戰性但不會握不住的重量，盡可能重複愈多趟愈好。

其他負重行走的方式我們幾乎都不建議。例如，背著有重量的背包可能不是好的訓練方法——雖然當背包客或許是一個需要訓練的活動項目。比較好的方式是像一件好的負重背心，能將重量平均分配在軀幹上。

在長距離行走時配上腳踝負重，是導致髕骨和髖屈肌肌腱病變的快速方法。我們不建議在走路時於雙腳增加負重。

設定走路計畫

若訓練者的體能衰退嚴重，應該從***短但是次數頻繁***的走路訓練開始。訓練者從每天最少 5 ～ 10 分鐘開始，但應以每週進行 5 ～ 6 天為目標。短時間但頻繁的走路訓練比走長距離或長時間，但是一週只進行 1 ～ 2 次的訓練來得好。時間短的訓練讓雙腳和下肢關節有更充裕的時間去適應這項活動；高頻率則能加速身體適應，但同時對於培養走路習慣也很關鍵。若長青運動員對開始運動計畫有心理和情緒上的掙扎，那麼頻率就是關鍵。只要有訓練的日子（即使是簡短的 10 分鐘走路）都是小小的勝利，而這能夠建立他們的信心和動力來面對將來更困難、更複雜的訓練。

對於任何人來說，如果走路對他來說都能構成訓練刺激，則他在肌力上一定屬於初學者。等到訓練者進步到較複雜的訓練時，以走路作為體能訓練的做法將不再合適。對大部分的初學者來說，經過幾週連續的每日走路訓練後，走路已不足以作為有效的體能刺激，***頂多只能當作動態休息***。要增加體能水準，勢必要進行強度更高的訓練模式。

範例 26-3 呈現的是給體能嚴重衰退者的一週訓練，在初學者肌力訓練計畫上再加上走路的訓練。在訓練者建立肌力與體能的同時，可增加走路的時間，而最終會由其他強度更高的訓練模式取代。要從無負重行走轉換項目時，以走路的方式拉或推輕重量的雪橇是很棒的方法。

範例 26-3：給長青者初學者的走路訓練計畫範例

週一　（早上）槓鈴訓練；（晚上）走路 10 ～ 15 分鐘

週二　走路 10 ～ 15 分鐘

週三　（早上）槓鈴訓練；（晚上）走路 10 ～ 15 分鐘

週四　完全休息

週五　（早上）槓鈴訓練；（晚上）走路 10 ～ 15 分鐘

週六　走路 20 ～ 30 分鐘

週日　完全休息

Chapter

27

女性長青運動員

The Female Master

和男性執行相同訓練動作和計畫的女性長青運動員，也能夠獲得和男性同樣的好處，但通常需要做些微幅的調整。女性運動員的力量、神經肌肉效率、爆發力和肌肉量都比男性來得少，上肢的肌力相較於下肢也比較小。但是另一方面，她們能以 1RM 重量的較大百分比完成多次數，恢復也比較快。總體來說也能承受較高的訓練頻率和訓練量。許多女性長青運動員可以完全依照此書中的訓練計畫執行。若有需要，女性長青運動員最常做的調整是在高訓練量壓力時，將 3 組 5 下反覆的訓練改為 5 組 3 下反覆的設計；在高強度、低訓練量時，將訓練組數由 5 組調整至 1 ～ 3 組，並提高硬舉的訓練量與頻率。槓鈴訓練最常被提出的疑慮是會帶給女性長青運動員「笨重」、男性化的外型和噁心的肥大肌肉，這完全是荒謬沒有根據的。因此在這個章節中，我們會嘲弄這些無稽之談。

最後才提但不代表不重要

我們以這個專屬女性長青運動員的簡短章節來總結這本書。但必須慎重釐清，本章的編排位置和內容簡短並***不是***在告訴讀者，我們在最後才考慮到女性長青運動員。反之，這是在告訴讀者，除了幾個小小的例外之外，女性長青運動員應該使用與男性***完全***相同的訓練方式，並且基於***完全***相同的原因。

確實，槓鈴訓練對所有老化的成年人都有助益，但女性長青運動員***特別***需要。生命是如此不公平，老化中的女性流失肌肉、骨質和力量的速度比男性快得多。以這個族群來說，對阻力訓練效益的需求更迫切且更易於察覺，很慶幸的是，肌力訓練在女性長青運動員族群中正愈來愈受歡迎，有時也受她們的醫生歡迎。

在這個章節中，我們會強調男性與女性運動員生理上的部分差異，以及可能對女性長青運動員造成的影響。但是我們更大的目標是向讀者強調，儘管對於部分女性來說需要些微的調整，但女性長青運動員的肌力訓練幾乎與男性完全相同，可以用相同的方式執行、朝同樣的目標前進，並且擁有相同的基礎結構。但是首先，我們必須先導正讀者的觀念，先排除槓鈴訓練對女性運動員常見且有害的迷思。

對於變壯的恐怖幻想

儘管有關肌力訓練對於女性益處的研究數據不斷成長，進行槓鈴訓練的女性長青運動員也不斷增加，我們還是得承認在普遍執行上，依然存有障礙。醫師、健身產業、傳統觀點，以及網路上大量的錯誤資訊，灌輸多數女性運動處方應該要與男性完全不同的概念，而這是個毫無根據的觀點。女性運動處方的答案通常是有氧，大量的有氧，加上少得可憐或完全沒有肌力訓練的成分。若有包含阻力訓練的話，必然是低強度和無止境的反覆次數，通常是使用迷你的粉紅色橡膠啞鈴，或是一些同樣愚蠢的方法。

這種形式的運動醫學對於女性長青運動員而言是***禁忌***，在第一部分已討論過大量研究數據。提倡這種訓練方法的人，所持的論點幾乎都沒有根據：誇大的受傷風險、毫無根據地主張重量訓練「對膝蓋不好」、「對背部有害」、重量訓練會「使你的血壓升高」或是「會讓你中風」這種未經證實的迷思，講都講不完。若這些反對肌力訓練的主張沒有成功勸退女性族群，那麼 YouTube 上的健身大師、雜誌和受到誤導的醫師就勝券在握了。他們只需要借助潛伏在每位淑女心中的恐懼：變壯這個纏繞心頭的恐懼。

對於老化中的人來說，生命到處充滿恐懼，但是***變壯***無疑是在惡夢排行榜上的第一名。經過為期數週或數個月的槓鈴訓練初學者階段後，女性長青運動員一天早上醒來，在浴室鏡子前，面對著嚇人的鬼怪：穿著女性睡衣的阿諾．史瓦辛格。她變成了一個肌肉肥大的怪物。她以前苗條纖細的身材現在被硬梆梆的肌肉線條弄得扭曲變形，而這身肌肉甚至好像會讓漫威超級英雄感到自卑。在她曾經光滑的皮膚上交叉著醜陋的紫色血管。她的胸部被明顯的胸肌取代，就像是有練健力的尼安德塔人。她的肩膀像大卡車一樣寬；她的臀部和青少年男生一樣窄。她的衣服都穿不下了，她的狗也怕她，她的老公和厭食症的祕書跑了，因為他抗拒、害怕這個與他同床的畸形生物。

當然，這是***她自作自受***：每個人都警告過她了。「重量訓練？妳會***變太壯***啦，艾倫！跟我一起去上皮拉提斯啦，親愛的。」但是，她聽不進去，艾倫***就是要***去舉大重量然後變強壯，所以她現在就得為自己糟糕的生活型態負責，她變得太壯了。她必須要接受它——但當然她的丈夫、小孩、朋友、員工以及寵物都不需要它。***變壯***是一條孤獨的道路，畢竟誰想要和穿著女性睡衣的史瓦辛格來往呢？

當然沒有人想，但是，它只是一個傳說中的怪物[1]。我們都可以從這個惡夢中醒來了，因為只不過是沒有事實根據的愚蠢幻想。幾乎每一位女性長青訓練者都可以，也應該要藉由肌力訓練增加肌肉量。當她的肌肉量增加時，她會感覺更好、運動表現更好、生活品質更好，而且她的***外表***肯定也會看起來更健康。在缺乏非常精確、長期、極端的訓練，以及搭配代謝合成的營養補充品（本文並不推薦或是討論任何一項營養品）之下，***變太壯***這種誇張的肌肥大惡夢對於女性長青運動員來說根本不可能。

生理上的差異

女性沒有男性那麼強壯。我們刻意避開任何有關文化、政治、有目的性的或是社會影響的討論，純粹陳述事實[2]。當然，有***部分***女性比***一些***男性強壯，但是只是表現型的差異。總體來說，女性體型較小、肌肉量較少，而且力量產出以及力量發展的速度都不及男性。影響的因素有幾個，包括休息狀態和訓後的睪固酮濃度比男性低得多[3]、較低的肌肉與肌纖維截面積[4]、II 型肌纖維相對少於 I 型肌纖維，以及肌纖維附著點角度（羽狀角度）較大。與男性相比，女性在爆發力產出和發力率上似乎較低，雖然這樣的差異在考量除脂體重後就會變少很多，至少部分原因可能是因為運動單位的徵召及啟動（***神經編碼***），再加上已經提過的荷爾蒙和結構上的差異。

徵召最大數目運動單位的能力對於兩性的訓練設計都有可能產生影響。完全初學者（不論年齡或是性別）尚未具備在單次訓練中產生大量訓練刺激的神經肌肉效率。所以一名初學者可以完成 3 組 5 下「很重的」蹲舉訓練。這名運動員可以在 48 ～ 72 小時內恢復，接著使用更大的重量再次進行 3 組 5 下的訓練。他們之所以有辦法這樣，並不是因為他們擁有超人般的恢復和適應能力，是因為他們還沒有能力產生無法恢復和適應的訓練壓力。

隨著初學者（再次提醒，不論年齡或性別）的力量以及經驗逐漸成長，他產生壓力的能力也提升。一開始，這主要（但***不是***完全）是因為神經肌肉效率的提升 —— 能夠在負重動作模式中徵召更多肌肉纖維的能力。後續的進步則主要是靠肌肉的成長。所以到了初學者階段後期，神經肌肉效率的進步以及收縮組織的成長，讓運動員能使用強度足夠挑戰恢復能力的訓練壓力。神經肌肉效率的進步、肌肉的成長和適應恢復的能力，這些都是由數個內部因素所控管，包括基因、年齡、原有的健康狀況，以及沒那麼重要的性別。

女性運動員，尤其是長青運動員，會發現神經肌肉效率和肌肉量增加的長期進步較困難且緩慢。因此，與男性長青運動員相比，女性長青運動員保有諸多初學者特質的時間更長。但這並不表示女性長青運動員就會停留在初學者階段比較久。只是***相較***之下吸收訓練壓力的能力較小，進而對訓練設計產生影響。對於女性運動員來說，了解這個概念有助於評估改變訓練設計的潛在效益。***越是依靠單一高壓力事件的訓練計畫，對女性運動員的效果越差***。反之，許多女性長青運動員都需要在每次訓練時有多重高壓力事件（即：多訓練組數），且每週要執行數次，即使是中階或是高階的訓練者也一樣。這與許多中階男性長青運動員形成對比，他們通常***可能***需要同時降低訓練量與訓練頻率。

訓練計畫的影響

雖然在上一個段落討論過的生理差異，使我們知道女性在力量和爆發力表現上，比起男性有較多的限制，但重要的是，兩性之間在肌肉組織生理方面的相似處遠遠多於差異，而女性長青運動員絕對可以採用壓力－恢復－適應的循環。雖說性別差異確實會影響長青運動員的***絕對***力量，但對於力量獲得***方式***的影響是非常小的。女性長青運動員會與男性運動者使用完全相同的方式訓練。她會進行相同的訓練計畫、採用相同的訓練動作，在初學者階段後期和進入中階訓練階段時，依照相同的建議調整訓練，對於恢復的因素給予一樣程度的重視。確實，我們的經驗指出大部分的女性長青運動員藉由此書中分享的訓練計畫，在***沒有做任何調整***之下有了極佳的進步。不過似乎還是有幾處能夠進行些微調整，來讓她們的訓練達到最佳效果。

我們觀察到，男性運動員五次反覆最大重量（5RM）大約落會在 1RM 的 85 ～ 88%，視所進行的訓練動作和訓練者而定。女性運動員方面，5RM 的肌力大約會比男性高出 10%。這代表女性運動員或許可以 1RM 95% 的重量來完成五次的反覆。再提醒一次，此完全取決於個人和動作，一般男性***也許能夠***以 1RM 95% 的重量完成兩次反覆。

若我們假設女性的神經肌肉效率較低（徵召的運動單位較少以及編碼的速率較慢），或許就能合理地將 1RM ／ 5RM 比率上的差異歸因為有訓練的男性運動員在 1RM 的試舉時，徵召了幾乎所有能使用的運動單位，而女性並沒有。因此，她能夠以較高比率的 1RM 重量來完成比男性更多的反覆次數。這對於訓練設計會產生幾個影響。

女性可以運用較少的反覆次數／組數達到有效的訓練

在中階或是初學者後期階段，女性運動員和教練可能***會***發現五次反覆的多組訓練已經不足以構成訓練壓力。還記得初學者效益嗎？——一開始訓練的時候任何合理的訓練刺激都能產生肌力適應，但只能維持很短暫的時間。然而，最終仍必須對此進行微調才能完全達到刺激—恢復—適應循環。因此，女性進行五次反覆的訓練組可能同等於男性進行十次反覆訓練組。相對於她的最大肌力，這樣的重量並不足以產生肌力的適應。

因此，當五次反覆的訓練進步速度開始減緩時，或許有必要調整為三次反覆的等重訓練組。進行三次反覆的等重訓練組時，絕大多數的男性運動員都會以超過 1RM 90% 的重量來訓練——這樣的方式對男性來說無法持續，大概數週就會開始出現退步。女性採用三次反覆的等重訓練組時，以 1RM 95% 的重量來訓練，只要每次訓練都維持保守進步，通常能夠持續數週或甚至數月之久。

對於女性中階訓練者，4 ～ 6 組的 3 下訓練能代替 5 下訓練模式的訓練量與壓力。若要以 3 次反覆來累積訓練量，那麼高強度訓練時就要以單次或是兩次最大反覆的等重訓練組進行。

一定要記得，3 次反覆的等重訓練組對女性而言，可能是使用高達她 1RM 95% 的力量。實際上來說，這可能僅僅是 5 ～ 10 磅或甚至更小的差異。一開始替高強度訓練選擇重量時（想像是德州模式的強度日），運動員和教練需要小心謹慎，別使用過大的重量。女性長青運動員或許有能力完成 135×3×5 的蹲舉，但是無法完成 155 磅的單次反覆。第一次嘗試高強度的訓練組時請保守地加重。

女性在組間以及每次訓練間的恢復速度較快

因為女性在訓練時產生的壓力較低，她們能夠也應該使用比男性更大的訓練量來進行每一次訓練。當初學者進行三次反覆的等重訓練組時，女性能夠順利完成 4 ～ 6 組訓練組。很幸運的是，許多女性訓練者甚至能夠以比男性完成 3 組 5 下反覆訓練更快的速度完成這些高組數訓練量。訓練中產生較低的壓力意味著能夠採用更短的組間休息時間。

根據我們的經驗，女性受到延遲性肌肉痠痛（DOMS）的影響也較低。延遲性肌肉痠痛主要是由離心動作產生的，而女性在這部分似乎具有生理和運動表現的優勢。較少的痠痛意味著女性通常能夠承受較高頻率的訓練，尤其是大重量訓練。女性長青者初學者與男性初學者相比，維持一週三次的訓練模式的時間更長；男性則是對於低頻率的訓練反應比較好。女性長青者初學者不會那麼早就需要在訓練週中間出現一個輕重量蹲舉日，在訓練計畫的後期，她也可以更頻繁地進行硬舉訓練。她可能會比同年齡的男性更適合較激進的德州模式。一週兩次的大重量訓練（一次強調訓練量、一次強調訓練強度）對於部分男性長青運動員可能有點超出負荷，重一輕和重一輕一中的訓練系統對他們比較有效。每週兩日大重量訓練對於許多女性長青運動員則比較有效。事實上，讓她們採用一週只有一次大重量的訓練計畫的話，她們甚至會出現退步。

拉系列動作訓練計畫

我們已經發現，兩性在訓練計畫上最大的差異，就在於硬舉。對於男性，特別是長青運動員，在初學者階段過後，設計大重量硬舉計畫時一定要非常小心謹慎，以避免過度訓練。

另一方面，女性在單次訓練對較高訓練量的硬舉反應似乎比較好，也能夠承受更高頻率的硬舉訓練。如同初學者初期一般，許多女性長青運動員能夠於一週進行多次硬舉訓練，而為了取得進步，她們可能也需要在每次訓練時進行多組硬舉訓練，就算是到了初學者後期和中階初期也是如此。在中階訓練階段，甚至能將 3 下的等重訓練組作為累積訓練量的方法，同一週的後幾天則以 1 下或 2 下來訓練。

較低的神經肌肉效率會影響爆發力輸出。對於所有運動員來說，爆發力輸出絕對是可以訓練的特質，畢竟某種程度上來說，力量也是爆發力的組成之一。然而，爆發力大大依賴運動員快速、且***幾乎是即刻***徵召大量肌肉的能力，這是一項幾乎完全靠基因決定的能力。這表示有運動天賦的男性徵召肌肉產生爆發性動作模式的能力，優於較沒有運動天賦的男性。這也表示年輕男性在展現爆發力上的效率優於較年長的男性，而男性又比女性有效率 —— 即使與很強壯的女性相比也是如此。

這會對槓鈴訓練造成哪些影響呢？就如我們不斷強調的，爆發性的動作，如爆發上膊和爆發抓舉，對於長青運動員肌力訓練的貢獻有限。對於多數長青運動員來說，這些動作是禁忌，且對於爆發式動作的貢獻亦相當有限。這些動作也不是拉系列訓練計畫中作為訓練量累積的最佳選擇。這些運動員根本沒有能力以足夠的重量執行上膊或抓舉，也無法將訓練效果遷移到硬舉。若女性長青運動員可以安全地進行爆發上膊和爆發抓舉，她可以將這些動作加入她的訓練計畫，但這純粹是因為她***想要***，而非需要。

爆發力的先天限制也會對動態發力訓練造成影響。雖然動態發力訓練組已經被證實適用於許多男性長青運動員，不過在一些特定的女性長青運動員身上可能不會有效。若要使用動態發力訓練組，女性可能得使用比男性大很多的負荷。一般來說女性長青運動員適合使用大約 1RM 85% 的負重來進行動態發力訓練 —— 可以確定的是重量不能少於 80%。

女性的上肢肌力較不足

這是很普遍的觀察，雖說有一部分訓練年輕女性運動員的人已經對此提出質疑。在受過良好訓練的女性身上可以發現，下肢與上肢間相對的肌力差異比較小。與男性相比之下，女性長青運動員在所有動作上的絕對力量確實比較小，這當然是真的。但她蹲舉與硬舉力量的***進步速度***通常與男性不相上下，兩性在這兩個動作的肌力成長曲線類似。然而以我們的經驗看來，女性長青運動員推舉與臥推的力量曲線會相對地較早產生分歧。女性能透過訓練使推舉和臥推有驚人的進步，但是訓練計畫通常需要考量到女性相對較弱的上肢肌力，同時也要做好這幾項動作進步會較緩慢的心理準備。

總體來說：女性長青運動員只有一*點點*不同

在本章的最後，我們再次強調女性長青運動員與男性間***並沒有多大不同***。女性會追求相同的訓練目標、採用相同的動作和訓練計畫。***如同先前討論***的一樣，她會由初學者訓練計畫（課表 2A，第 19 章）開始，接著與所有男性長青運動員一樣進步，直到必須為了訓練或是維持進步而調整。這類調整幾乎都是以稍微降低推系列動作的進步速度來操作，由 3 組 5 下反覆調整至 5 組 3 下反覆的訓練，並且／或者增加拉系列動作的訓練量或頻率。許多女性長青運動員都能夠在沒有進行***任何***調整的狀況下持續進步，或只需要在訓練生涯後期進行一項或兩項的些微調整。

不論在什麼情況下，基本原則都不會改變：規律的訓練，以長期逐漸進步的觀點來看待一般體適能特性的發展，正確地操作少數的多關節槓鈴動作，並認真看待恢復因素以及正確的紀錄和分析。最重要的是，運動員和教練必須將***所有***合理訓練處方的共同基本結構謹記在心：壓力—恢復—適應循環。

範例 27-1：女性長青運動員的初學者到中階訓練進程

第一階段：標準的初學者進程，5 下反覆的等重訓練組

	週一	週三	週五
第 1 週	蹲舉 45×5×3 臥推 45×5×3 硬舉 75×5	蹲舉 50×5×3 推舉 33×5×3 硬舉 85×5	蹲舉 55×5×3 臥推 47×5×3 硬舉 95×5
第 2 週	蹲舉 60×5×3 臥推 49×5×3 硬舉 105×5	蹲舉 65×5×3 推舉 35×5×3 硬舉 115×5	蹲舉 70×5×3 臥推 51×5×3 硬舉 120×5

第二階段：初學者進程，轉換為 3 下反覆的多組訓練

	週一	週三	週五
第 3 週	蹲舉 75×3×4 臥推 53×3×4 硬舉 125×3×2	蹲舉 80×3×4 推舉 37×3×4 硬舉 135×3×2	蹲舉 85×3×4 臥推 55×3×4 硬舉 140×3×2
第 4 週	蹲舉 90×3×4 臥推 57×3×4 硬舉 145×3×2	蹲舉 95×5×3 推舉 40×3×4 硬舉 150×3×2	蹲舉 100×3×4 臥推 60×3×4 硬舉 155×3×2

第三階段：轉換為中階，德州模式的訓練計畫

	週一	週三	週五
第 5 週	蹲舉 105×3×5 臥推 62×3×5 硬舉 160×3×2	輕重量蹲舉 95×3×2 推舉 42×3×4 滑輪下拉 4×8	蹲舉 115×2×2 臥推 68×2×2 硬舉 170×2
第 6 週	蹲舉 107×3×5 臥推 64×3×5 硬舉 163×3×2	輕重量蹲舉 97×3×2 推舉 44×3×4	蹲舉 117×2×2 臥推 70×2×2 硬舉 173×2

* 為了*方便說明*，只呈現了兩週的訓練計畫。

謝詞

感謝各位朋友、家人、同事、客戶，對本書的出版貢獻良多。

作者群首先要感謝的是我們的良師益友，馬克．銳普托，感謝您的支持，以及關於槓鈴訓練的指導。銳普托在肌力訓練領域深耕超過 35 年，知識與經驗非常豐富，多年下來我們從銳普托身上獲益良多。銳普托在肌力訓練文獻上的貢獻，正改變大眾對肌力訓練的想法。若沒有銳普托，就不會有這本書。

感謝史黛夫．布萊佛德（Stef Bradford）博士在本書內容和編輯上的指導，以及本書精美的設計，當然也感謝您為 Starting Strength 的種種付出。

感謝馬莉．康納佛（Mary Conover）護理師為本書整理索引，以及針對本書內容提出的寶貴建議。您的鼓勵和支持相當珍貴，在我們遇到困難、猶豫不決時給我們很大的幫助。非常感謝您。

感謝西馬．帕克（Simma Park）將蘇利文的素描草稿加工成精美的圖片；感謝喬丹．費根鮑姆（Jordan Feigenbaum）醫師針對恢復一章與營養一節的寶貴評論與建議；感謝約書亞．隆恩德斯（Joshua Lowndes）協助我們些改生物能量學一節。

當然也要感謝本書的第一批讀者以及他們提供的建議、批評、還有支持，讓本書得以順利出版：Margaret Moran、Chris and Dan Lauffer、Val and John Rosengren、Nicholas Racculia、Janet Spangler、M.S. Patterson、Bob Grant、Lt Col Christian “Mac” Ward、Paul Horn、Tom Campitelli、Chris Kurisko、Lesia McQuade、Jeff Taylor、Scott Freeman MD、Anthony Lagina MD、Blaine White MD、Will Morris DPT、John Petrizzo DPT、Steve Hill、以及 Nick Delgadillo。若有任何遺漏，在此先向您道歉。

最後我們要感謝所有客戶、朋友、家人，不管是否在身邊，你們這段時間的支持與陪伴，讓我們更有動力咬緊牙關完成這本書。

致謝詞若寫得不好，敬請見諒，但總得有人寫。

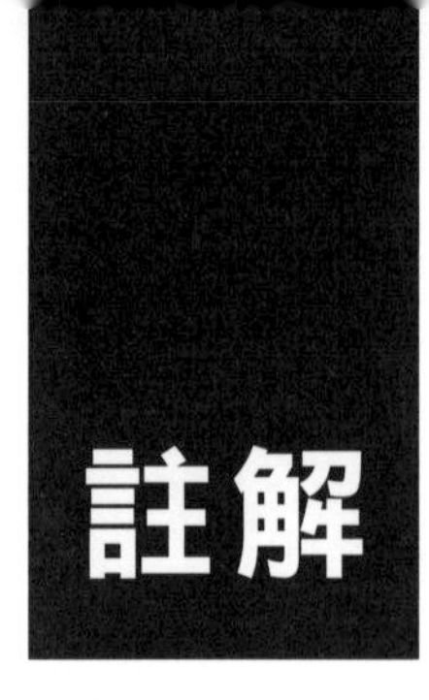

Chapter 1 —— 病態老化表現型

1. Fauci and Morens, "Perpetual Challenge of Infectious Diseases," 454-461.
2. Fulginiti, "The Millennium in Infectious Diseases"
3. Jones, Podolsky, and Greene, "The Burden of Disease" 2333-2338; Armstrong, Conn, Pinner, "Trends in Infectious Diseases," 61-66.
4. Kata, "Anti-vaccine Activists," 3778-3789; Gross, "A Broken Trust," e1000114; Eggerston, "Lancet Retracts 12-year-old Article."
5. Rana et al., "Cardiovascular Metabolic Syndrome," 218-232.
6. National Vital Statistics Report 2002.
7. National Vital Statistics Report 2002; Ogden et al., "Prevalence of Obesity"; Park et al., "The Metabolic Syndrome," 427-436.
8. Omran, "The Epidemiological Transition," 509-538; Mackenbach, "The Epidemiologic Transition Theory," 329-331.
9. Park et al., "The Metabolic Syndrome," 427-436; Johannson and Sundquist, "Change in Lifestyle Factors," 1073-1080; van Dam et al., "Combined Impact of Lifestyle Factors."
10. Gary Taubes, *Good Calories, Bad Calories.*
11. Penninx et al., "Metabolic Syndrome and Physical Decline," 96-102.
12. Rana et al., "Cardiovascular Metabolic Syndrome," 218-232; International Diabetes Federation, "IDF Consensus Worldwide Definition."
13. Ford, Giles, and Dietz, "Prevalence of Metabolic Syndrome," 356–359.
14. Rana et al., "Cardiovascular Metabolic Syndrome," 218-232.
15. Monteiro and Azevedo, "Chronic Inflammation in Obesity," 228-32.
16. Barzilay et al., "Insulin Resistance and Inflammation," 635-641; Ottenbacher et al., "Diabetes Mellitus as a Risk Factor," M658-M653.
17. Roger et al., "Heart Disease and Stroke Statistics," e18-e209.
18. Horwich and Fonarow, "Glucose, Obesity, Metabolic Syndrome," 283-293.
19. Kurella, Lo, and Chertow, "Metabolic Syndrome and Chronic Kidney Disease," 2134-2140.
20. Esposito et al., "High Proportions of Erectile Dysfunction," 1201-1203; Amidu et al., "Metabolic Syndrome and Sexual Dysfunction," 42-50; Riedner et al., "Central Obesity is an Independent Predictor," 1519-1523.
21. Rasgon and Jarvik L, "Insulin Resistance, Affective Disorders,"178-183.
22. Rana et al., "Cardiovascular Metabolic Syndrome," 218-232.
23. Grundy, "Obesity, Metabolic Syndrome, and Cardiovascular Disease," 2595-2600.
24. Rana et al., "Cardiovascular Metabolic Syndrome," 218-232; Horwich and Fonarow, "Glucose, Obesity, Metabolic Syndrome," 283-293; Grundy, "Obesity, Metabolic Syndrome, and Cardiovascular Disease," 2595-2600; Inelman et al., "Can Obesity be a Risk Factor," 147-55; Despres and Lemieux, "Abdominal Obesity and Metabolic Syndrome," 881-887; Campos, "The Obesity Myth"; Campos et al., "Epidemiology of Overweight and Obesity," 55-60; Kim and Popkin, "Understanding the Epidemiology of Overweight," 60-67; Rigby, "Commentary: Counterpoint to Campos et al.," 79-80; Stevens, McClain, and Truesdale, "Obesity Claims and Controversies," 77-78.

25. Rana et al., "Cardiovascular Metabolic Syndrome," 218-232; Mokdad et al., "Type 2 Diabetes Trends," 1278-1283.
26. Ferreira et al., "Development of Fitness, Fatness and Lifestyle," 42-48; Cho, Park H, and Seo, "Lifestyle and Metabolic Syndrome," 150-159; Lakka et al., "Sedentary Lifestyle, Poor Cardiorespiratory Fitness," 1279-1286; Panagiotakos et al., "Impact of Lifestyle Habits,"106-112.
27. The insulin-receptor-downregulation model is a simple one, and does not capture the complexity of what is going on. But it will do for our purposes.
28. Menon, Ram, and Sperling. "Insulin as a Growth Factor," 633-647; Pollak, "Insulin and Insulin-like Growth Factor Signaling," 915-928; Hill and Milner, "Insulin as a Growth Factor," 879-886.
29. Berg, Tymoczko, and Stryer. "Food Intake and Starvation Induce Metabolic Changes."
30. Endothelial cells.
31. Eghbalzadeh et al., "Skeletal Muscle Nitric Oxide Synthases."
32. Esposito et al., "High Proportions of Erectile Dysfunction," 1201-1203; Amidu et al., "Metabolic Syndrome and Sexual Dysfunction," 42-50.
33. Rana et al., "Cardiovascular Metabolic Syndrome," 218-232; Strasser, Arvandi, and Siebert, "Resistance Training, Visceral Obesity," 578-591.
34. Grundy, "Obesity, Metabolic Syndrome, and Cardiovascular Disease," 2595-2600.
35. Maury and Brichard,. "Adipokine Dysregulation," 1-16; Bozaoglu et al., "Chemerin is a Novel Adipokine," 4687-4694; Whitehead et al., "Adiponectin: A Key Adipokine," 264-280.
36. NNT, "Statin Drugs Given for 5 Years"; Mahdavi et al., "Dyslipidemia and Cardiovascular Disease," 157-158; Ray et al., "Statins and All-cause Mortality," 1024-1031.
37. Hooper et al. "Reduced or Modified Dietary Fat"; Siri-Tarino et al., "Saturated Fat, Carbohydrate, and Cardiovascular Disease," 502-509; Chowdury et al., "Dietary, Circulating and Supplemental Fatty Acids" 398-406.
38. Taylor et al. "Statins for Primary Prevention"; Abramson and Wright, "Lipid-lowering Agents Evidence-based?" 168-169; Teicholz, "Questionable Link between Saturated Fat and Heart Disease."
39. Grundy, "Obesity, Metabolic Syndrome, and Cardiovascular Disease," 2595-2600.; Strasser, Arvandi, and Siebert, "Resistance Training, Visceral Obesity," 578-591.
40. Dominguez and Barbagello, "Cardiometabolic Syndrome and Sarcopenic Obesity," 183-189.
41. den Heijer et al., "Type 2 Diabetes and Atrophy," 1604-1610; Convit, "Cognitive Impairment in Insulin Resistance," 31-35; Willette et al., "Insulin Resistance, Brain Atrophy," 443-449.
42. Blaum et al., "Obesity and the Frailty Syndrome," 927-934; Fried et al., "Frailty in Older Adults," M146-M157.
43. NNT, "Statin Drugs Given for 5 Years"; Abramson and Wright, "Lipid-lowering Agents evidence-based?" 168-9.
44. Thompson, Clarkson, and Karas, "Statin-associated Myopathy," 1681-1690.
45. Culver et al., "Statin Use and Risk of Eiabetes Mellitus," 144-152; Sattar et al., "Statins and Risk of Diabetes," 735-742.
46. Hajjar, Cafiero , and Hanlon, "Polypharmacy in Elderly Patients," 345-351.
47. O'Gara et al., "Management of ST-elevation Myocardial Infarction," e362-345.
48. Johannson and Sundquist, "Lifestyle Factors and Health," 1073-1080; van Dam et al., "Combined Impact of Lifestyle Factors."; Malik et al., "Impact of the Metabolic Syndrome," 1245-1250.
49. Batsis et al, "Normal Weight Obesity and Mortality," 1592-1598.

Chapter 2 —— 運動醫療

1 Berryman, "Exercise is Medicine," 195-201.

2. Sallis, "Exercise is Medicine and Physicians," 3-4.
3. Dornerman et al., "Effects of High-intensity Resistance Exercise," 246-251; Engelke et al., "Exercise Maintains Bone Density," 133-142; Kemmler et al., "Benefits of 2 Years of Intense Exercise," 1084-1091.
4. Hoffman, "Arthritis and Exercise," 895-810.
5. Kubo et al., "Effect of Low-load Resistance Training," 25-32; Bucchanna and Marsh, "Effects of Exercise on Properties of Tendons," 1101-1107.
6. Morrisey, Harman, and Johnson, "Resistance Training Modes," 648-660.
7. Brach et al., "Physical Function and Lifestyle Activity," 502-509.
8. Borghouts and Keizer, "Exercise and Insulin Sensitivity," 1-12.
9. Pedersen, "Muscles and their Myokines," 337-346; Pedersen, "Exercise-induced Myokines," 811-816.
10. Kavanagh, "Exercise in Cardiac Rehabilitation," 3-6; Myers, "Exercise and Cardiovascular Health," e2-e5; Shephard and Balady, "Exercise as Cardiovascular Therapy," 963-972; Morriss et al., "Vigorous Exercise in Leisure-time," 333-339; Bonanno and Lies, "Effects of Physical Training on Coronary Risk," 760-764.
11. Pollack et al., "Resistance Exercise in Individuals," 828-833.
12. Nied and Franklin, "Promoting and Prescribing Exercise," 419-426; Li and Siegrist, "Physical Activity and Risk of Cardiovascular Disease," 391-407; Sattelmair et al., "Dose-response Physical Activity," 789-795; Ahmed et al., "Effects of Physical Activity," 288-295.
13. Borghouts and Keizer, "Exercise and Insulin Sensitivity," 1-12; Albright et al., "Exercise and Type 2 Diabetes," 1345-1360; Stensvold et al., "Strength Training v Aerobic Training," 804-810; Strasser, Siebert, and Schobersberger, "Resistance Training in the Treatment of Metabolic Syndrome," 397-415.
14. Vega et al., "Effect of Resistance Exercise on Growth Factors," 982-986; Kraemer and Ratamess, "Hormonal Responses and Adaptations," 339-361.
15. Cotman, Berchtold, and Christie, "Exercise Builds Brain Health," 464-472.
16. Petrides et al., "Exercise-induced Activation of the HPA-axis," 377-383; Ciloglu et al., "Exercise Intensity and Thyroid Hormones," 830-834.
17. Loeser et al., "Aging and Oxidative stress," 2201-2209; Navarro-Yepes et al., "Oxidative Stress, Redox Signaling," 66-85; Wohlgemuth, Calvani, and Marzetti, "Autophagy and Mitochondrial Dysfunction," 62-70; Dai et al., "Mitochondrial Oxidative Stress in Aging," 6.
18. Beltran et al., "Explosive-type of Moderate Resistance Training," 759-772.
19. Radak et al., "Adaptation to Exercise-induced Oxidative Stress," 90-107; Fischer-Wellman and Bloomer, "Oxidative Stress and Exercise," 3805-3830; Radak et al., "Exercise Results in Systemic Adaptation," 3855-3869.
20. Ferris,Williams, and Shen, "Effect of Acute Exercise on serum BDNF," 728-734.
21. Qiang, "Beneficial Effects of Physical Exercise," 265-270.
22. Stener et al., "Exercise Increases Mitochondrial \Biogenesis," 1066-1071.
23. Aarsland et al., "Is Physical Activity a Preventive Factor" 386-395.
24. Cotman, Berchtold, Christie, "Exercise Builds Brain Health," 464-472; Lange-Aschenfeldt and Kojda, "Alzheimer's Disease, Cerebrovascular Dysfunction," 499-504; Ahlskog et al., "Physical Exercise as a Preventative," 876-884; Graff-Radford, "Can Aerobic Exercise Protect Against Dementia?" 2-6.
25. Hillman, Erickson, Kramer, Be Smart, Exercise Your Heart," 58-65; Cotman and Berchtold, "Exercise: A Behavioral Intervention," 295-301; Colcombe et al., "Aerobic Exercise Increases Brain Volume," 1166-1170.
26. Duncan et al., "Home-based Exercise Program," 2055-2060.
27. Ahlskog, "Does Vigorous Exercise have a Neuroprotective Effect," 288-294.
28. Voss et al. "Exercise, Brain and Cognition," 1505-1513.
29. ten Have, de Graaf, Monshouwer, "Physical Exercise and Mental Health Status," 342-348.

30. Hirano et al., "Influence of Regular Exercise," e158-e163; Potter et al., "Review of the Effects of Physical Activity," 1000-1011; Cooney et al., "Exercise for Depression"; Carek et al., "Exercise for Treatment of Depression," 15-28; Bridle et al., "Effect of Exercise on Depression Severity," 180-185; Danielson et al., "Exercise Treatment of Major Depression," 573-585; Kalitesi, "Exercise and Quality of Life," 54-56; Chrysohoou et al., "High Intensity, Interval Exercise Improves Quality of Life," 1303-1306.
31. Cornelissen et al., "Impact of Resistance Training on Blood Pressure," 950-958.
32. Oka et al., "Impact of a Home-based Walking and Resistance Training," 365-369.
33. Headley et al., "Resistance Training Improves Strength and Functional Measures," 355-364.
34. Cheema et al., "Progressive Resistance Training in Breast Cancer," 9-26.
35. Dunstan et al., "High-intensity Resistance Training Improves Glycemic Control," 1729-1736.
36. Singh, Clements, and Fiatarone, "Randomized Controlled Trial of Progressive Resistance Training," M27-M25.
37. Kelley, Kelley, and Tran, "Resistance Training and Bone Mineral Density," 65-77.
38. Lemmey et al., "High-intensity Resistance Training," 1726-1734.
39. Heyn, Abreu, and Ottenbacher, "Effects of Exercise on Elderly Persons," 1694-1704.

Chapter 3 —— 從處方到計畫：安全性和劑量調配

1. Smith, Schroeder, and Fahey, "Over-the-counter Medications for Acute Cough."
2. Guasch and Mont, "Exercise and the Heart"; Carter, Potter, and Brooks, "Overtraining Syndrome."
3. Jahnke et al., "Health Benefits of Qigong and Tai Chi," e1-e25.
4. Wayne et al., "Safety of Tai Chi?"
5. Pollock et al. "Resistance Exercise in Individuals," 828-833; Hamill, "Relative Safety of Weightlifting," 53-57; McCartney, "Responses to Resistance Training and Safety," 31-37.
6. Yongming, Cao, and Chen, "Similar Electromyographic Activities of Lower Limbs," 1349-1353; Saeterbakken and Fimland, "Muscle Force output and Electromyographic Activity," 130-136; Saeterbakken and Fimland, "Electromyographic activity and 6RM strength," 1101-1107.
7. These (SI) units are not used in the exercise science literature to express Intensity-Volume products (when they're expressed at all). I use this weird combination of units here for clarity and to simplify the discussion.
8. Paracelsus, *Die Dosis macht das Gift*. "The dose makes the poison."
9. Farinatti, Neto, and da Silva, "Influence of Resistance Training Variables."
10. Rippetoe and Baker, "*Practical Programming for Strength Training.*"
11. Kilgore and Rippetoe, "Redefining Fitness for Health and Fitness Professionals," 34-39.
12. Rippetoe and Baker, "*Practical Programming for Strength Training*"; Soleyn, "Training and Performance for the Novice."
13. Pleket, "On the Sociology of Ancient Sport," 29; Tilk, "Educational Narratives as a Pedagogical Paradigm."
14. Fries, Bruce, and Chakravarty, "Compression of Morbidity."

Chapter 4 —— 多做阻力；少做耐力：全面性訓練

1. Kraemer, Ratamess, and French DN, "Resistance Training for Health and Performance,"165-171.
2. Fuzhong et al., "Tai Chi and Fall Reductions," 187-194.
3. Lai et al., "Two-year Trends in Cardiorespiratory Function," 1222-1227.
4. Song et al., "Effects of Tai Chi Exercise," 2039-2044.
5. Smith et al., "Crossfit-based High-intensity Power Training," 3159-3172.

6. Koziris, "Sprint Interval Exercise for Fat Loss," 41-42; Shing et al., "Circulating Adiponectin Concentrations," 2213-2218.
7. Gibala et al., "Short-term Sprint Interval v Traditional Endurance Training," 901-911; Burgomaster et al., "Similar Metabolic Adaptations," 151-160.
8. Hickson, "Interference of Strength Development," 255-264; Wilson et al., "Concurrent Training: Meta-analysis," 2293-2307.
9. Hawley, "Molecular Responses to Strength and Endurance Training," 355-361; Vissing et al., "Differentiated mTOR but not AMPK Signaling," 355-366; Atherton et al., "Selective Activation of AMPK-PGC-1a," 786-788.
10. Knowles, "Enzyme-catalyzed Phosphoryl Transfer," 877–919; Wells, Selvadurai, and Tein, "Bioenergetic Provision of Energy," 83-90.
11. Huxley and Niedergerke, "Structural Changes in Muscle Contraction," 971–973; Huxley and Hanson, "Changes in the Cross-striations of Muscle," 973–976.
12. Tyska and Warshaw, "The myosin Power Stroke," 1–15.
13. In the ETS, electrons are transferred from one protein to another, and flow from a high-energy to a low-energy state, culminating in the "final electron acceptor," which is oxygen. The corresponding change in free energy is used to drive protons against their electrochemical gradient into the intermembrane space of the mitochondrion. Therefore, the electrical potential created by the ETS is a *hydrogen ion gradient*, literally a *proton voltage*. The proton current driven by this voltage is used to power the process of ATP synthesis.
14. The oxidative phosphorylation step cannot operate without oxygen, because without oxygen to serve as a sort of chemical "electrode" (technically, the final electron acceptor), there is no electron current, no voltage, and no ATP production. The Krebs cycle does not use oxygen directly, but it's linked to oxidative phosphorylation through the electron carriers, and so has an indirect but absolute oxygen requirement.
15. Kraemer, Ratamess, and French, "Resistance Training for Health and Performance," 165-171; Wikipedia, "Efficiency of ATP Production"; The actual yield of metabolism is less than this theoretical threshold, with as few as 32 or less ATPs/glucose; Brooks, Fahey, and Baldwin, *Exercise Physiology.*
16. Kraemer WJ, Ratamess NA, French DN. "Resistance Training for Health and Performance," 165-171.
17. Brooks, Fahey, and Baldwin, *Exercise Physiology*; Schulz, "Beta oxidation of Fatty Acids," 109-120.
18. The fragments from both beta oxidation and glycolysis enter the Krebs Cycle in exactly the same form: that of Acetyl CoA.
19. Brooks, Fahey, and Baldwin, *Exercise Physiology*; Hochachka, Neely, and Driedzic, "Integration of Lipid Utilization," 2009-2014.
20. Brooks, Fahey, and Baldwin, *Exercise Physiology*; Ellington, "Evolution and Physiological Roles," 289-325; This system is also called the ATP-CrP system or the immediate energy system. We will refer to it as the phosphagen system in this text.
21. Kraemer, Ratamess, and French, "Resistance Training for Health and Performance," 165-171.
22. Brooks, Fahey, and Baldwin, *Exercise Physiology*; Gollnick et al., "Enzyme Activity and Fiber Composition," 312-319.
23. Kraemer, Ratamess, and French, "Resistance Training for Tealth and Performance," 165-171; Wilson et al., "Endurance, Strength and Power Training," 1724-1729; Paddon-Jones et al., "Adaptation to Chronic Eccentric Exercise," 466-71; Staron et al., "Misclassification of Hybrid Fast Fibers," 2616-2622.
24. Kraemer, Ratamess, and French, "Resistance Training for Tealth and Performance," 165-171; Brooks, Fahey, and Baldwin, *Exercise Physiology*; Gollnick et al., "Enzyme Activity and Fiber Composition," 312-319.
25. Nilwik et al. "Decline in Skeletal Muscle Mass," 492-8; Deschenes, "Effects of Aging on Muscle Fiber Type," 809-824; Brunner et al., "Effects of Aging on Type II Muscle Fibers," 336-348; Doherty, "Aging and Sarcopenia," 1717-1727.
26. Reid and Fielding, "Skeletal Muscle Power," 4-12.

27. Nilwik et al. "Decline in Skeletal Muscle Mass," 492-8.
28. Verdijk et al., "Satellite Cells in Skeletal Muscle."
29. Frontera et al., "Strength Conditioning in Older Men," 1038-1044.
30. Thrash and Kelly, "Flexibility and Strength Training," 74-75; Beedlel, Jesee, and Stone, "Flexibility Characteristics Among Athletes," 150-154; Todd, "Myth of the Muscle-bound Lifter," 37-41.
31. Orr et al., "Power Training Improves Balance," 78-85; Holviala et al., "Effects of Strength Training on Muscle," 336-344; Judge et al., "Balance Improvements in Older Women," 254-262; A number of contrary studies are to be found on this point. Without exception, these studies used non-structural exercises and low-dose resistance training.
32. More correctly, the integration of proprioceptive and vestibular inputs.
33. Sequin and Nelson, "Benefits of Strength Training," 141-149; Treuth et al., "Effects of Strength Training on Body Composition," 614-620; Schwartz and Evans, "Effects of Exercise on Body Composition," 147-150.
34. Kraemer, Ratamess, and French, "Resistance Training for Health and Performance," 165-171
35. Alvehus et al., "Metabolic Adaptations in Skeletal Muscle," 1463-1471; Vincent et al., "Improved Cardiorespiratory Endurance," 673-678; Frontera et al., "Strength Training and VO_2max," 329-333; Hagerman et al., "Effects of High-intensity Resistance Training," B336-B346.
36. Ades et al., "Weight Training Improves Walking Endurance," 568-572; Anderson and Kearny, "Effects of Three Resistance Training Programs," 1-7; Hoff, Gran, and Helgerud, "Maximal Strength Training," 288-295; Paavoleinen et al., "Explosive-strength training improves 5-km," 1527-1533.
37. Kraemer, Ratamess, and French, "Resistance Training for Health and Performance," 165-171; Paavoleinen et al., "Explosive-strength Training Improves 5-km," 1527-1533.; Storen et al., "Strength Training Improves Running," 1089-1094; Sunde et al., "Strength Training Improves Cycling," 2157-2165.
38. Granata et al., "Training Intensity Modulates PGC-1a and p53"; Psilander, "Effect of Different Exercise Regimens."
39. Tabata et al., "Effects of Moderate-intensity Endurance," 1327-1330.
40. Wikipedia, "High-intensity Interval Training."
41. Gibala et al., "Short-term Sprint Interval," 901-911; Wikipedia, "High-intensity Interval Training."; Burgomaster et al., "Metabolic Adaptations During Exercise," 151-160; Medbo and Burgers, "Effect of Training on anaerobic Capacity," 501-507; Rodas et al., "Short Training Programme," 480-486; Laursen and Jenkins, "Scientific Basis for High-intensity," 53-73.
42. Aagaard and Andersen, "Effects of Strength Training on Endurance," 39-47.
43. Marcell, Hawkins, and Wiswell, "Leg Strength Declines with Age," 504-513.

Chapter 5 —— 特異性與有效性：你的生理勞工退休金

1. Everett, *Olympic Weightlifting for Sports*; Newton and Kraemer, "Developing Explosive Muscular Power," 20-31; Haff, Whitley, and Potteiger, "Explosive Exercise and Sports Performance," 13.
2. Radecki, "Pharmaceutical Sponsorship Bias," 435-8; Mendelson et al., "Conflicts of Interest in Cardiovascular," 577; Stamatakis et al., "Undue Industry Influences," 469.
3. Prasad et al., "A Decade of Reversal," 790-798; Altman, "Poor-quality Medical Research," 2765-2767; Cohn, "Medical Research: Good, Bad and the Underpowered," 15-16.
4. Kilgore, "Paradigm lost"; Sullivan, "Year in Strength Science 2011"; Sullivan, "Year in Strength Science 2012"; Sullivan, "Year in Strength Science 2013."
5. Tibana RA, Navalta J, Bottaro M, et al., "Eight Weeks of Resistance Training," 11-19.
6. Williams et al., "Resistance Exercise in Individuals," 572-584.

7. Rana et al., "Cardiovascular Metabolic Syndrome," 218-232.
8. Schaffler et al., "Adipose Tissue as an Inflammatory Organ," 449-467; Berg and Scherer, "Adipose Tissue, Inflammation, and Cardiovascular Disease," 939-949; Fontana et al., "Visceral Fat Adipokine Secretion," 1010-1013; Iacobellis and Barbaro, "Double Role of Epicardial Adipose," 442-445; Beavers et al., "Role of Metabolic Syndrome," 617-623.
9. Greiwe et al., "Resistance Exercise Decreases TNF-alpha," 475-482; Olson et al., "Changes in Inflammatory Viomarkers," 996-1003; Schmitz et al., "Strength Training for Obesity Prevention," 326-333; Hunter et al., "Resistance Training and Intra-abdominal Adipose," 1023-8; Ross et al., "Influence of Diet and Exercise," 2445–55.
10. Bruunsgaard et al., "Muscle Strength After Resistance Training," 237-241; Campbell et al., "Increased Energy Requirements," 167-175; Strasser, Arvandi, and Siebert, "Resistance Training, Visceral Obesity," 578-591.
11. Hurley and Roth, "Strength Training in the Elderly," 249-268; Stensvold et al., "Strength Training vs Aerobic Interval Training," 804-810.
12. Sundell, "Resistance Training is an Effective Tool."
13. Lehnen et al., "Changes in the GLUT 4 Expression," 10.
14. Kennedy et al., "Exercise Induces GLUT4 Translocation," 1192-1197; Rose and Richter, "Skeletal Muscle Glucose Uptake."
15. Ren et al., "Exercise Induces Rapid Increases in GLUT4," 14396-14401.
16. Hansen et al., "Increased GLUT-4 Translocation," 1218-1222; Christ-Roberts et al., "Exercise Training Increases Glycogen," 1233-1242.
17. Hutchinson, Summers, and Bengtsson, "Regulation of AMP-activated Protein Kinase," 291-310.
18. Youngren "Exercise and the Regulation of Blood Glucose."
19. Perseghin et al., "Increased Glucose Transport-phosphorylation," 1357-1362.
20. Erikkson, Taimela, and Koivisto, "Exercise and the Metabolic Syndrome," 125-135; Reed et al., "Effects of High- and Low-volume Resistance Exercise," 251-260; Croymans et al., "Resistance Training Improves Indices," 1245-1253; Malin et al., "Effect of Adiposity on Insulin Action," 2933-2941; Durak et al., "Randomized Crossover Study of Resistance Training," 1039-1043; Hansen et al., "Insulin Sensitivity after Maximal and Endurance Resistance Training," 327-334; Leenders et al., "Elderly Men and Women Benefit," 769-779; Conceicao et al., "Sixteen Weeks of Resistance Training," 1221-1228; Castaneda et al., "Randomized Controlled Trial of Resistance Exercise," 2335-41.
21. Marcus et al., "Comparison of Combined Aerobic," 1345–54.
22. Irvine and Taylor, "Progressive Resistance Exercise Improves," 237-246.
23. Soukup and Kovaleski, "Effects of Resistance Training," 307-312; Tzankoff and Norris, "Effect of Muscle Mass Decrease," 1001-1006; Erikkson, Taimela, and Koivisto, "Exercise and the Metabolic Syndrome," 125-153; American College of Sports Medicine, "Recommended Quantity and Quality of Exercise," 265-274.
24. Jurca et al., "Association of Muscular Strength with Metabolic Syndrome," 1849-1855; Wijndaele et al., "Muscular Strength, Aerobic Fitness," 233-240.
25. Strasser, Siebert, and Schobersberger, "Resistance Training in the Treatment of Metabolic Syndrome," 397-415.
26. Grontved et al., "Prospective Study of Weight Training," 1306-1312.
27. Castaneda et al., "Randomized Controlled Trial of Resistance Exercise," 2335-2341; Dunstan et al., "High-intensity Resistance Training," 1729-1736; Eves and Plotnikoff, "Resistance Training and Type 2 Diabetes," 1933-1941; Sparks, Johannsen, and Church, "Nine Months of Combined Training," 1694-1702.
28. Utomi et al., "Systematic Review and Meta-analysis of Training Mode."
29. Saltin and Astrand, "Maximal Oxygen Uptake in Athletes," 353-358.

30. Saltin and Astrand, "Maximal Oxygen Uptake in Athletes," 353-358; Laursen and Jenkins , "Scientific Basis for High-intensity Interval Training," 53-73; Saltin and Astrand, "Maximal Oxygen Uptake and Heart Rate," 353-358.
31. Hurley, Hagberg, and Goldberg, "Resistive Training Reduce Coronary Risk," 150-154; Vincent and Vincent, "Resistance Training for Individuals," 207-216.
32. Hurley, Hagberg, and Goldberg, "Resistive Training Reduce Coronary Risk," 150-154; Blumenthal, Siegel, and Appelbaum, "Failure of Exercise to Reduce Blood Pressure," 2098-2104; Habberg et al., "Effect of Weight Training on Blood Pressure," 147-151; Harris and Holly, "Physiological Response to Circuit Weight Training," 246-252.
33. Pescatello et al., "Exercise and Hypertension," 533-53; Sousa et al., "Long-term Effects of Aerobic Training"; Hefferman et al., "Resistance Exercise Reduces Arterial Pressure"; Moraes et al., "Chronic Conventional Resistance Exercise," 1122-1129; Cornellisen and Fagard RH, "Effect of Resistance Training on resting Blood Pressure," 251-259.
34. Artero et al., "Prospective Study of Muscular Strength," 1831-7.
35. Braith and Stewart, "Resistance Exercise Training," 2642-2650.
36. Vincent and Vincent, "Resistance Training for Individuals," 207-216; Vincent et al., "Homocysteine Levels Following Resistance Training," 197-203; Maeda et al., "Resistance Training Reduces Plasma Endothelin-1," S443-446; Nash et al., "Circuit Resistance Training Improves Lipid Profile," 2-9; Ho et al., "Effect of 12 weeks of Aerobic, Resistance or Combination," 704
37. Braith and Stewart, "Resistance Exercise Training," 2642-2650;
38. Chen, Zhu, and Zhang, "Combined Endurance-resistance Training."; Servantes et al., "Home-based Exercise Training," 45-57; Savage et al., "Effect of Resistance Training on Physical Disability," 1379-1386; Toth et al. Resistance training alters skeletal muscle structure," 1243-1259.
39. Smart, Dieberg, and Giallauria, "Intermittent v Continuous Exercise," 352-358.
40. Ghilarducci, Holly, and Amsterdam, "High Resistance Training in Coronary Artery Disease," 866-870.
41. White et al., "Brain Ischemia and Reperfusion," 1-33, 2000.
42. White and Sullivan, "Apoptosis," 1019-29; Renehan, Booth, and Potten CS, "What is Apoptosis," 1536-1538.
43. White and Sullivan, "Apoptosis," 1019-29.
44. Collins et al., Growth Factors as Survival Factors," 133-138.
45. Sanderson et al., "Insulin Activates PI3K-Akt," 947-58.
46. Letai, "Growth Factor Withdrawal and Apoptosis," 728-30. 2006; Russell et al., "Insulin-like Growth factor-I Prevents Apoptosis," 455-67.
47. Blackman et al., "Growth Hormone and Sex Steroid," 2282-2292.
48. Dupont-Versteegden, "Apoptosis in Muscle Atrophy," 473-81.
49. Janssen et al., "Healthcare Costs of Sarcopenia," 80-85; Fielding et al., "Sarcopenia" 249-256.
50. Marzetti and Leeuwenburgh, "Skeletal Muscle Apoptosis," 1234-8; Ferreira et al., "Evidences of Apoptosis," 601-11.
51. Sharafi and Rahimi, "Effect of Resistance Exercise," 1142-1148; Peterson, Johannsen and Ravussin. "Skeletal Muscle Mitochondria and Aging.".
52. Whitman et al., "Contributions of the Ubiquitin-proteasome Pathway," 437-46.
53. Nelson et al., "High-intensity Strength Training,"1909-1914.
54. Larsson, "Histochemical Characteristics of Human Skeletal Muscle," 469-471; Nilwik et al. "Decline in Skeletal Muscle Mass," 492-8
55. Phillipou et al., "Type 1 Insulin-like Growth Factor," 208-18; Kostek et al., "Muscle Strength Response to Training," 2147-2154; Boonen et al., "Musculoskeletal Effects of IGF-1/IGF Binding Protein-3," 1593-1599.

56. Janssen et al., "Healthcare costs of Sarcopenia," 80-85; Munzer et al., "Growth Hormone and Sex Steroid," 3833-41; Liu et al., "Safety and Efficacy of Growth Hormone," 104-15.
57. Munzer et al., "Growth Hormone and Sex Steroid," 3833-41; Liu et al., "Safety and Efficacy of Growth Hormone," 104-15.
58. American College of Sports Medicine Position Stand, "Recommended Quantity and Quality of Exercise," 975-991; Banz et al., "Effects of Resistance v Aerobic Training," 434-440; Hurley and Roth, "Strength Training in the Elderly," 249-268.
59. Nilwik et al. "Decline in Skeletal Muscle Mass," 492-8.
60. Liu and Latham, "Progressive Resistance Strength Training"; Pederson et al., "Resistance Exercise for Muscular Strength," 226-237.
61. Marques et al., "Multicomponent Training with Weight-bearing Exercises," 117-29.
62. Serra-Rexach et al., "Short-term, Light- to Moderate-intensity Exercise," 594-602; Liu and Latham, "Progressive Resistance Strength Training."
63. Singh et al., "Study of Mental and Resistance Training," 873-880.
64. Brooks, Fahey, and Baldwin, *Exercise Physiology.*
65. Pollock et al., "AHA Science Advisory," 828-833.
66. Pescatello et al., "ACSM Position, Exercise and Hypertension," 533-553.
67. Sigal et al., "Physical Activity/exercise and Type 2 Diabetes," 2518-2539.

Chapter 6 —— 簡單又高效：從黑鐵到灰鋼

1. Smith et al., "Crossfit-based High-intensity Power Training," 3159-3172.

Chapter 7 —— 鐵元素

1. Rippetoe, "Knee Wraps."
2. Reynolds and McNeely, "Barbell Safety."
3. Hamilton, Woodbury, and Harper, "Arterial, Cerebrospinal and Venous Pressure," 42-50; Prabhakar et al., "Intracranial Pressure During Valsalva," 98-101; Niewiadomski et al., "Effects of a Brief Valsalva,"145-157.
4. Vlak et al., "Rupture of Intracranial Aneurysms," 878-1882.
5. de Rooij et al., "Incidence of Subarachnoid Hemorrhage," 1365-1372; Haykowsky, Findlay, Ignaszeski, "Aneurysmal Subarachnoid Hemorrhage," 52-55; Matsuda et al., "Precipitating Aneurysmal Subarachnoid Hemorrhage,"55-29.
6. Sullivan, "The Valsalva and Stroke."
7. Ibid.

Chapter 8 —— 蹲舉簡介

1. Hartmann, Wirth, and Kluseman, "Analysis of the Load on Knee Joint," 993-1008.
2. Hartmann et al., "Squatting depth on Jumping Performance," 3243-61; Rippetoe, *Starting Strength: Basic Barbell Training.*
3. Rippetoe, *Starting Strength: Basic Barbell Training.*
4. Rippetoe and Bradford, "Active Hip 2.0: Director's Cut."
5. Clemente, *Anatomy: Regional Atlas of the Human Body.*

6. Ibid.
7. Ibid.
8. Ibid.
9. Hartmann, Wirth, and Kluseman, "Analysis of the Load on Knee Joint," 993-1008; Hartmann et al., "Squatting depth on Jumping Performance," 3243-61.

Chapter 10 —— 推舉簡介

1. Feigenbaum, Goodmurphy, and Scheider, "Gripping Matters"
2. Zuckerman et al., "Interobserver Reliability of Acromial Morphology," 286-7; Chang et al., "Shoulder Impingement," 497-505; Ozaki et al., "Tears of the Rotator Cuff" 1224–30.

Chapter 11 —— 臥推簡介

1. Lombardi and Troxel, "US Deaths and Injuries," S203; Hamill, "Relative Safety of Weightlifting," 53-57.

Chapter 12 —— 爆發上膊與爆發抓舉簡介

1. Hamill, "Relative Safety of Weightlifting," 53-57; Calhoon and Fry, "Injury Rates and Profiles," 232-238.
2. Most of the American weightlifting coaches who read this just had an aneurysm.

Chapter 15 —— 適應

1. Selye, "Syndrome Produced by Diverse Nocuous Agents," 32.
2. Selye, "Physiology and Pathology of Exposure to Stress"; Szabo, Taeche, and Somogyi, "Legacy of Hans Selye," 472-478.
3. Kraemer and Ratamess, "Fundamentals of Resistance Training"; Rippetoe and Baker, *Practical Programming for Strength Training*; Verkoshansky, "General Adaptation Syndrome and its Applications."
4. Matveev, "The Problem of Periodization."
5. That would seem to be rather missing the point.

Chapter 16 —— 恢復：被遺忘的訓練變項

1. Churchward-Venne, Breen, and Phillips, "Alterations in Muscle Protein Metabolism,"199-205.
2. Davis and Aykroyd, *Coneheads: The Life and Times of Beldar Conehead.*
3. Eknoyan, "Average Man and Indices of Obesity," 47-51; Schneider et al., Predictive Value of Measures of Obesity," 1777-85.
4. Dickinson, Volpi, and Rasmussen, "Exercise and Nutrition to Target Protein Synthesis," 216-223.
5. Bilsborough and Mann, "Dietary Protein Intake," 129-152; Kreider and Campbell, "Protein for Exercise and Recovery," 13-21.
6. Schoenfeld, Aragon, and Krieger, "Effect of Protein Timing."
7. Taubes, "What if it's All Been a Big Fat Lie?"; Harcombe et al., "Evidence from Randomised Controlled Trials"; Schwab et al., "Effect of the amount and type of dietary fat"; Hooper et al., "Reduced or Modified Dietary Fat"; Siri-Tarino et al., "Association of Saturated Fat with Cardiovascular Disease," 535–546.
8. Kris-Etherton, Harris, and Appel, "Fish Consumption, Fish Oil, Omega-3 Fatty Acids," 2747-2757.
9. Tartibian, Maleki, and Abbasi, "Effects of Ingestion of Omega-3 Fatty Acids," 115-119.

10. Lenn et al., "Effects of Fish Oil and Isoflavones,"1605-1613.
11. Pittas et al., "Vitamin D and Calcium in Diabetes."
12. Grant and Holick, "Benefits and Requirements of Vitamin D," 94-111; Erikson and Glerup, "Vitamin D Deficiency and Aging," 73-77; Holic, "High Prevalence of Vitamin D Inadequacy," 353-373.
13. Tang et al., "Calcium in Combination with Vitamin D," 657-666; Bunout et al., "Vitamin D Supplementation," 746-752; Dawson-Hughes et al., "Calcium and Vtamin D supplementation," 670-676; Stockton et al., "Effect of Vitamin Supplementation on Muscle Strength," 859-871.
14. Palmer, "Coffee is Neither Good nor Bad."
15. Higdon and Frei, "Coffee and Health," 101-123; Ranheim and Halverson, "Coffee Consumption and Human Health," 274-284.
16. Del Coso et al., "Effects of a Caffeine-containing Energy Drink," 21; Duncan et al., "Acute Effect of a Caffeine-Containing Energy Erink," 2858-2865.
17. Mora-Rodriguez et al., "Caffeine Ingestion Reverses the Circadian Rhythm," e33807.
18. Duncan and Oxford, "Effect of Caffeine Ingestion," 178-85.
19. Smits, Pieters, and Thien. "Role of Epinephrine in Effects of Coffee," 431-437; Nehlig and Debry, "Caffeine and Sports Activity," 215-223.
20. Maughan and Griffin, "Caffeine Ingestion and Fluid Balance," 411-420; Wemple, Lamb, and McKeever, "Caffeine vs. Caffeine-free Sports Drinks," 40-46; Grandjean et al., "Effect of Beverages on Hydration," 591-600.
21. Zuniga et al., "Creatine Monohydrate Loading," 1651-1656; Jagim et al., "Buffered Form of Creatine"; Spradly et al., "Ingesting a Pre-workout Supplement," 28; Favero et al., "Creatine but not Betaine Supplementation."
22. Tarnopolsky and Safdar, "Potential Benefits of Creatine and Conjugated Linoleic Acid," 213-27.
23. Zuniga et al., "Creatine Monohydrate Loading," 1651-1656.
24. Jagim et al., "Buffered Creatine Does not Promote Greater Changes."
25. Panel members, "Opinion on Food Additives," 1-12; Gualano et al., "Effects of Creatine Supplementation on Renal Function," 33-40; Kreider et al., "Long-term Creatine Supplementation," 95-104.
26. Sawka et al., "Exercise and Fluid Replacement," 377-90.
27. Mendias, Tatsumi, and Allen, "Role of Cyclooxygenase-1 and -2," 497-500.
28. Novak *et al.*, "COX-2 Inhibitor Reduces Skeletal Muscle Hypertrophy," R1132-1139.
29. Mikkelson *et al.*, "NSAID Infusion Inhibits Satellite Cell," 1600-11; Trappe et al., "Effect of Ibuprofen and Acetaminophen," E551-56.
30. Trappe *et al.*, "Acetaminophen and Ibuprofen on Skeletal Muscle Adaptations," R655-62.
31. Sullivan , "Stopping Spread of Misinflammation."
32. Takahashi, Kipnis, and Daughaday, "Growth Hormone Secretion During Sleep," 2079–90.

Chapter 17 —— 課程的設計與執行的要素

1. ***Intensity*** has become a contentious term in exercise science circles, in our opinion unnecessarily so. Some have argued that the term is confusing or vague. It is true that *intensity* as applied to strength training and *intensity* as applied to running or swimming or sprinting will denote different quantities. But in each circumstance, *intensity* will always be more-or-less proportional to the athlete's power output, as opposed to the total amount of work (volume) in an exercise bout. We find the term useful, in part precisely because it *can* be applied to a diverse range of training situations. So we're not confused at all.

2. Campos et al., "Muscular Adaptations in Resistance-training Regimens," 50-60.
3. Carpinelli and Otto RN, "Strength Training," 73-84; Baggenhammar and Hansson, "Repeated Sets or a Single Set," 154-160.

Chapter 19 —— 長青初學者

1. Rippetoe, *Starting Strength: Basic Barbell Training.*
2. Rippetoe and Baker, *Practical Programming for Strength Training.*
3. Evagrio, *Gli Otto Spiriti Malvagi*, 11-12.
4. Some Masters over 50 may be able to train in the power variants of the Olympic lifts. This is an individual matter to be decided (judiciously!) by coach and trainee. Intermediate athletes may also train power with dynamic effort sets, described in the Intermediate Chapters .

Chapter 26 —— 體能訓練

1. Ho et al., "12 weeks of Aerobic, Resistance or Combination," 704; Marcus et al., "Comparison of Combined Aerobic and High-force Eccentric Resistance," 1345–54; Sparks, Johannsen, and Church, "Nine Months of Combined Training," 1694-1702.
2. The question of whether golf is a "sport" or a "game" is a point of perennial contention. We're not going to go there.
3. Gibala, "Molecular Responses to High-intensity Interval Exercise," 428-32; Helgerud et al., "Aerobic High-intensity Intervals," 665-71.
4. Wisløff, Ellingsen, and Kemi, "High-intensity Interval Training," 139-46.
5. Gibala et al., "Sprint Interval v Traditional Endurance," 901-911.
6. LaForgia, Withers, and Gore, "Effects of Exercise Intensity and Duration," 1247-1264; Skelly et al., "High-intensity Interval Exercise Induces 24-h Energy Expenditure," 845-848.
7. Reynolds and Bradford, "Death by Prowler."
8. Hickson, "Interference of Strength Development," 255-264; Wilson et al., "Concurrent Training: Meta-analysis," 2293-2307; Hawley , "Molecular Responses to Strength and Endurance Training," 355-361; Vissing et al., "Differentiated mTOR but not AMPK Signaling," 355-366; Atherton et al., "Selective Activation of AMPK-PGC-1a or PKB-TSC2-mTOR," 786-788.
9. Koziris, "Sprint Interval Exercise for Fat Loss," 41-42; Shing et al., "Adiponectin Concentrations and Body Composition," 2213-2218; Gibala et al., "Sprint interval v Traditional Endurance," 901-911; Burgomaster et al., "Metabolic Adaptations During Exercise," 151-160.

Chapter 27 —— 女性長青運動員

1. At least, we sincerely hope so.
2. Murray et al., "Shoulder Motion and Muscle Strength," 268-273; Lindle et al., "Age and Gender Comparisons of Muscle Strength," 1581-1587; Frontera et al., "Cross-sectional Study of Muscle Strength," 644-650.
3. Kraemer et al., "Endogenous Anabolic Hormonal and Growth Factor Responses," 228-235.
4. Claflin, Larkin, and Cederna, "Effects of High- and Low-velocity Resistance Training," 1021-1030.

詞彙表

Accumulation（累積）：在高階訓練計畫的階段，於多次訓練中使用高強度的大訓練量，以達到超負荷的效果。

Actin（肌動蛋白）：肌肉組織中的一種蛋白質。肌動蛋白（細肌絲）和肌凝蛋白（myosin）（粗肌絲）相互滑動會產生與肌肉收縮相關的蛋白質肌絲。

Active Hip（髖關節主動動作）：正確執行低背槓蹲舉（蹲舉）的關鍵。股骨外旋和外展避免大腿前側擠壓到腹部組織，並且促進徵召大量下肢、臀部和脊椎旁的肌肉組織。

Active Rest（動態休息）：在非訓練日的非正式、低強度身體活動。見第 16 章細節和範例。

Adaptation（適應）：面對環境和其他壓力源的狀況時，生物體會表現出代謝、結構和行為的改變。適應在壓力—恢復—適應循環（Stress-Recovery-Adaptation Cycle）中，是由正確施加的超負荷所刺激，並會發生於運動員從訓練壓力中恢復的時期。

Adipokine（脂肪激素）：一種由脂肪組織來的訊號分子（荷爾蒙或細胞激素（cytokine））。

ADP：二磷酸腺苷（Adenosine diphosphate）。使用 ATP 為生命作用提供能量後，會失去末端磷酸而變成 ADP。ADP 必須由肌酸磷酸系統或是分解代謝食物能量來「充填（recharged）」，以維持組織中的 ATP 濃度。

Advanced（高階）：已經超越中階者（intermediate）程度訓練的運動員，需要更長的時間才能進步（以月為單位）。這個名詞也能指涉高階運動員使用的訓練計畫。

Advanced Novice（高階初學者）：在初學者訓練計畫中已經有足夠進步的運動者，需要加入輕蹲舉日以及其他的調整，以備過渡到中階者狀態前能維持初學者的進步。

Aerobic（有氧）：從食物基質中獲取能量以利用氧氣的新陳代謝。也大略用於描述主要提供低功率、反覆性運動所需能源的新陳代謝。

Amino Acids（胺基酸）：一群形成蛋白質基本結構的含氮有機物分子。

AMPK-Akt Switch（AMPK-Akt 開關）：對於生物干擾效應所假設的分子機制。在這個模型中，阻力訓練主要啟動 Akt-mTOR 途徑使肌肉肥大和肌力增加；耐力訓練主要啟動 AMPK 途徑，可以增加粒線體生物合成和改善氧化效率，但會分解更多的肌肉蛋白質。一個途徑會抑制另一個，而相較於肌力，同步訓練（concurrent training）較有利於「有氧」表現型。

Anabolism（合成代謝）：累積較大分子和組織質量的新陳代謝。和分解代謝（catabolism）相反。

Anabolic Resistance（合成代謝阻抗）：長青者所特有的多重因素狀態，新組織的成長和增加，尤其是肌肉和骨骼，對於訓練、休息和營養的刺激*相對*較無效。

Anaerobic（無氧）：非直接使用氧氣從食物基質中獲取能量的新陳代謝。也可以（不精確的）指主要以非氧化作用將能量傳遞至肌肉過程的高強度身體活動（運動）。

Anthropometry（人體測量學）：測量和描述人體尺寸的差異，也可以指差異本身。人體測量學的個別差異會對適當執行槓鈴運動產生重大影響。相反的，不論人體測量學的差異，槓鈴運動可以適度展現人體動作，與使用機械為主的運動形成強烈對比。

Apoptosis（細胞凋亡）：為了因應各種外在和內部的壓力和觸發所引發的一種複雜、受調節的細胞自我毀滅過程。也稱計畫性細胞死亡或「細胞自殺」。

Ascending Sets（重量遞增組）：隨著執行的組數依次加重負荷，最後在單一目標組執行高強度。可以依計畫作為熱身或是訓練組的變化。要和等重組（sets across）做區別。

Athlete（運動員）：在本書中，我們明確且刻意擴張了「運動員」的定義，包含任何為了逐漸***發展***和改善一般身體素質（General Fitness Attributes）而從事長期、有計畫的***訓練***者。

ATP：三磷酸腺苷（Adenosine Triphosphate）。在所有生命系統裡中介能量交換的高能分子。ATP 由腺苷（adenosine）跟核糖（ribose sugar）所組成，再附著於磷酸鏈上。最後一個或末端磷酸處於高能狀態。食物中的能量必須被轉換成 ATP 才能被細胞使用。

Back Squat（背蹲舉）：槓鈴扛在背上的蹲舉運動，可用高槓（高槓蹲舉）或低槓（蹲舉）位置。

Back-Off Sets（降低重量組）：在高強度訓練組後用較低強度來執行的組數。減重組用較輕的重量，對於累積訓練量和改善技巧非常有用。

Balance（平衡感）：一般身體素質之一。靜態或動態地在重心上方維持位置穩定的能力。

Bench Press（臥推）：運動員仰躺在長凳上的槓鈴運動，槓先置於肩關節上方，將槓下降到胸部後再將其推回。臥推的變化型按其改變來命名（例如啞鈴臥推）。

Beta Oxidation（β 氧化）：一系列氧化游離脂肪酸的生物化學反應，會產生乙醯輔酶 A（acetyl Co-A）和電子載體。這些產物可在 Krebs 循環（Krebs Cycle）和電子傳遞鏈中用於有氧生成 ATP。

Bioenergetics（生物能量學）：在生命體中能量轉換的研究。

Biomarker（生物標記）：可測量某些生物狀況或條件的指標或替代標記。

Body Composition（身體組成）：一般身體素質之一，大多粗略以除脂體重（無脂肪）與脂肪的比例來表示。

Bodybuilding（健美）：經由阻力訓練、自我虐待和半飢餓等相當奇怪的方式來追求理想（通常是怪異的）體格。不建議長青者使用。

Bracketing（交叉）：一種營養策略，主要是在訓練期間攝取更高熱量密度（「澱粉」）的碳水化合物，而其他時間則限制碳水化合物的攝取量。

Bulking-Up（變壯）：無辜且被誤導的女性會有一種可怕預期，覺得為了健康和體適能而參加合理的槓鈴訓練計畫，會讓她們得到古怪、肥大、荒謬的男性體格。這種現象從未實際發生，但的確為不訓練提供了一個方便的藉口。

Capacity（容量）：在討論生物能量學中，我們使用容量這術語來表示特定能量系統持續傳遞能量的能力。粒線體（低功率，「有氧」）能量系統具有高容量；細胞質（高功率，「無氧」）能量系統只有低容量。

Carbohydrate（碳水化合物）：含有由碳、氫和氧的有機分子，主要的巨量營養素之一。碳水化合物的例子有糖、澱粉和醇類。

Catabolism（分解代謝）：一種新陳代謝狀態，其中大分子和組織被分解，將食物能量提供給生物體。

Cerebrovascular Disease（腦血管疾病）：在供應腦部組織血流的動脈中，累積粥狀硬化斑塊為特徵的退化性狀況。這種情況下容易罹患腦梗塞或中風。

Chronic Program Hopping（慢性計畫跳躍）：一種常見的行為異常，運動員以很英勇的方式不斷改變訓練目標、計畫、運動項目和其他的訓練變項，但最終會悲慘地一事無成。可以藉由檢視訓練紀錄來輕鬆診斷出此症狀。

Circuit Training（循環訓練）：一種受歡迎但被誤導的訓練方式。以環形的路徑方式從一個運動（通常是機械式的）移到另一個運動，目的是同時訓練肌力和耐力，中間的休息極短。不推薦給絕大多數的長青運動員。

Circus（馬戲團）：在商業健身房裡可以看到在小丑車中的不稱職私人教練，用槓鈴、機械、啞鈴做出富有娛樂及反效果，又非常危險的蠢事。

Clean（上膊）：將重量從地板一次拉起到肩膀的槓鈴運動。奧林匹克舉重的兩個競技動作之一，上膊之後接著上挺（jerk），將槓高舉過頭並用完全伸直的手臂來支撐（***挺舉***〔the clean and jerk〕）。

Collars（卡扣）：夾在槓鈴的槓袖上用來固定槓片的夾子。除了臥推外，建議所有的槓鈴運動都要使用。

Concurrent Training（同步訓練）：同時加強針對肌力的阻力訓練和針對體能的耐力訓練，試圖逐步發展這兩個素質。有氧的慢長距離（long slow distance）（LSD）同步訓練似乎會對肌力呈現出生物及實務上的有害干擾；用高強度間歇訓練（HIIT）來進行同步訓練則可帶來體能上的好處而不會產生干擾。

Conditioning（體能）：這個詞的意思是「使事物進入理想的使用狀態」。在健身的領域裡，這個術語一般是指為了持久力或耐力的訓練。這種訓練可用許多形式來執行，主要分為兩大類：高強度、低訓練量（如高強度間歇訓練，HIIT）和低強度、高訓練量（如慢長距離運動，LSD）。

Coronary Artery Disease（冠狀動脈疾病）：在供應心肌血流的動脈中，累積粥狀硬化斑塊的疾病。這種情況下容易罹患心肌梗塞或心臟病發作。

Creatine, Creatine Phosphate（肌酸，磷酸肌酸）：磷酸肌酸是在肌肉、大腦和腎臟中發現的小分子含氮物質，可儲存高能磷酸，在高強度運動時可以快速補充 ATP。由肝臟和腎臟合成，也可以從飲食和／或市售肌酸補充產品來攝取。注意不要和肌酸酐（creatinine）這種蛋白質分解代謝後的含氮廢物產生混淆。

Crossfit（混合健身）：一種非常流行的高強度爆發力和體能訓練，特點是這種訓練模式難以符合壓力—恢復—適應結構。本書作者群不推薦長青者使用這種訓練形式。

Cue（提示）：教練給運動員的口頭、碰觸或手勢訊號以促進動作的適當表現。

Deadlift（硬舉）：將重量由地板用手拉起，到雙腿伸直呈站立姿勢的槓鈴運動。

Detraining（退訓練效應）：訓練被干擾而導致之前發展的身體素質逐步退化的情況。

Diabetes（糖尿病）：來自希臘文的「甜尿」。依胰島素的病理狀況分為胰島分泌和胰島素訊號傳導被阻斷兩種，皆會導致血清中的葡萄糖升高和一系列的全身性併發症。第一型或幼發型糖尿病（juvenile onset diabetes）是由於胰島細胞受損而無法產生胰島素。第二型糖尿病通常發生在成年，與肥胖和代謝症候群（metabolic syndrome）有關，肇因於胰島素訊號的紊亂。

Diagnostic Angles（診斷角度）：特定槓鈴動作在特定階段的人體測量角度展現。例如，適當準備硬舉的運動者將展現一組他特有的髖關節、背部、膝關節和踝關節的人體測量角度。

DOMS：延遲性肌肉痠痛（Delayed onset muscle soreness），在大重量肌力訓練後 1 ～ 2 天常出現的現象。

Dynamic Effort Sets（動態發力組）：低訓練量、高爆發力組的槓鈴動作（通常是蹲舉和臥推）以低強度但非常高的速度來進行。詳見第 23 章的指示和用法。

Dyslipidemia（血脂異常）：血清中脂肪和膽固醇濃度（以脂蛋白〔lipoproteins〕的形式）的一系列病況和異常（通常是濃度升高）。血脂異常是代謝症候群的一種病徵，大多數醫學權威都認為這會促使冠狀動脈疾病的惡化。

Electron Transport Chain（電子傳遞鏈）：一系列位於粒線體內膜的酶和載體蛋白（carrier proteins）依序從 NADH 和 FADH 2 轉移高能電子到氧。在這個過程中釋放的能量會用於創造質子梯度（proton gradient）（「電壓」）以驅動 ATP 生成。

Endocrine（內分泌）：由無管道器官和組織所產生的荷爾蒙（訊號分子）。

Endurance（耐力）：個人從事持續性身體活動的一般身體素質。有氧耐力或「持久力」和最大攝氧量（VO_2max）及心肺功能密切相關。

Enzyme（酶）：減少反應過程中的活化能量以催化（促進）生物化學反應的生物分子。

EPOC：運動後過耗氧量（Excess Post-Exercise Oxygen Consumption）。運動停止後仍維持高度的氧氣消耗，表示可延長增加能量的耗用。

Exercise（運動）：任何形式的身體活動（physical activity）。

Exercise Order（運動順序）：指定該依序做哪些動作的訓練變項。

Fitness（體適能）：生物體為適應環境需求的能力和準備。

Force（力）：在力學中，力會影響有質量物體運動（加速）的交互作用。肌力（strength）是產生力量以對抗阻力的能力。

Frailty（衰弱）：長期公認為功能失調老化的特徵，包括現有各種概念模型和衰弱評量，但很單純的是，衰弱的人就是容易受傷的人。衰弱是病態老化表現型的關鍵。

Frequency（頻率）：在訓練計畫中對特定動作或訓練指定重複率的訓練變項。例如每週三次，每個月一次等。

Front Squat（前蹲）：一種蹲舉的變化型，把槓扛在前三角肌上。特點是垂直的背部、開放的髖關節角度（hip angle）和閉合（較小）的膝關節角度（knee angle）。

General Adaptation Syndrome（一般適應症候群）：Hans Selye 提出之生物體對於壓力產生可變反應的經典模型。

General Exercise Prescription（一般運動處方）：通常適用於長青族群的運動處方，優點有符合安全準則、廣泛的治療窗口、對身體素質有全面性影響，以及能針對且有效對抗病態老化表現型，簡單有效率。

General Fitness Attributes（一般身體素質）：對生物體的能力和準備會產生正面影響的身體特徵，以達到其生命和環境的身體需求。不同的作者都曾或多或少提出這些素質項目。在本書中，我們使用***肌力（strength）***、***爆發力（power）***、***耐力（endurance）***、***活動度（mobility）***、***平衡感（balance）***和***身體組成（body composition）***等術語來表示這些素質。更多詳情請參閱詞彙表中的各個術語。

Genetic Potential（基因潛力）：個體基因對於身體表現的限制。

Glucose（葡萄糖）：一種簡單的六碳糖。碳水化合物幾乎完全以葡萄糖的形式分解代謝。

Glucose Transporter（葡萄糖運輸蛋白）：允許葡萄糖穿越過細胞膜，從血清進到細胞內部的蛋白質。葡萄糖運輸蛋白可能因胰島素刺激而反應，或以不依賴胰島素的方式運作，例如在運動時的骨骼肌。

Glycogen（肝醣）：碳水化合物在肌肉和肝臟組織的一種儲存形式，有時被稱為「動物澱粉」。肝醣是葡萄糖分子的分支鏈結（聚合物）。

Glycolysis（醣解）：碳水化合物代謝的一個階段，葡萄糖被分解成較小的片段以釋放化學能。一分子葡萄糖進行醣解作用將產生 2 分子 ATP、2 分子丙酮酸（pyruvate）和 2 分子的 NADH（電子載體）。

Growth Factor（生長因子）：能夠刺激細胞生長、增殖、癒合、分化和存活的類固醇或胜肽荷爾蒙。例如胰島素、類胰島素生長因子 -1（IGF-1）、人類生長激素（HGH）和睪固酮（testosterone）。

Gym（健身房）：有身體訓練器材設施的地方。

Heart Failure（心臟衰竭）：一種結構、流體動力或是新陳代謝的紊亂阻礙了心臟維持心輸出量和組織灌流的能力。心臟衰竭最常見的原因是冠狀動脈疾病、高血壓和瓣膜疾病。

High-Bar Squat（高槓蹲舉）：背蹲舉的變化型，相對於低槓蹲舉（蹲舉），高槓蹲舉將槓鈴置於較高的位置，扛在斜方肌上，特點是較垂直的背角、更開放的髖部角度和更閉合（較小）的膝角。

HIIT：高強度間歇訓練（High-Intensity Interval Training），短時間非常高強度運動和短暫休息互相交替的一種體能訓練形式。

Homeostasis（恆定狀態）：生命體維持穩定的身體、生物化學和功能狀況的能力。例如，生物體將 pH 值、溫度和 ATP 濃度維持在非常窄的範圍內，除非壓力擾亂一個或多個變項。

Hooks（掛鉤）：把槓鈴固定在架上的可移動器具。

Hyperglycemia（高血糖）：血清中含有高濃度血糖（「高血糖」〔high blood sugar〕）。

Hypertension（高血壓）：血壓升高。

Hypertrophy（肥大）：組織的生長和累積。

IGF-1：類胰島素生長因子 -1（Insulin-like Growth Factor I），重要的胜肽生長因子。 IGF-1 和類似分子可促進組織生長，包括肌肉生長，並抑制細胞凋亡（apoptosis）或「細胞自殺」。

Inflammation（發炎反應）：對於有害或壓力的刺激，生物體或組織其複雜且有時不當的生物反應。

Insulin（胰島素）：胜肽生長因子和調節荷爾蒙，最知名的作用是調節葡萄糖轉運到細胞內。胰島素也對細胞的生長和存活有重要影響。

Insulin Resistance（胰島素阻抗）：組織對胰島素刺激的相對不敏感狀態。胰島素阻抗造成的嚴重影響程度，可以從相對輕微無症狀的疾病到全面發作的糖尿病。

Intensification（強化）：高階訓練計畫的階段，以低訓練量的方式在多次訓練中持續增加重量，以顯示出肌力適應。

Intensity（強度）：功率輸出或動作難度的指標。在肌力訓練的領域裡，強度是指運動者所舉起相對於所能負荷最大重量的比例。

Intensity-Dependence（強度依賴）：長青運動員的一個重要的特徵。長青者比年輕運動員需要更常接受高強度負荷以維持肌力。

Interference（干擾）：同步進行肌力和有氧耐力訓練，最終會逐漸造成無法維持肌力增強的現象，甚至可能會導致肌力喪失。***生物***干擾效應已經在許多研究和統合分析中觀察到，儘管其潛在機制，甚至該效應存在與否仍然有點爭議。***實務上***干擾效應經常被體適能專家所觀察到。更多細節請參閱第 4 章。

Intermediate（中階）：已足夠強壯的運動員，能夠產生無法在 48 ～ 72 小時（在下一次健身之前）內恢復的訓練壓力。中階運動者需要更複雜和延長的訓練週期，一般是一星期以上。這個名詞也指涉中階者所使用的訓練計畫。

Interset Rest（組間休息）：指定組間恢復時間的訓練變項。對實現即時訓練目標是必要的。

Krebs Cycle（克式循環）：一系列在粒線體內的生物化學反應，乙醯輔酶 A（acetyl Co-A）（由丙酮酸或脂肪酸形成）被分解，產生 ATP、二氧化碳和高能電子。

Lactate（乳酸）：醣解的最終產物之一。乳酸是一種有機酸，有多種代謝途徑，取決於生物體的能量需求。許多人將乳酸誤認為廢棄物和肌肉痠痛的根源，但兩者都不正確。乳酸是許多組織類型的能量來源，而研究已證實乳酸不是肌肉痠痛的原因。

Ligament（韌帶）：連接骨骼與骨骼的結締組織。

Limit set（限制組）：接近運動員表現能力邊緣極限的訓練組。

Linear Progression（線性進步）：線性進步發生在每次訓練都能持續增加超負荷。

Low-Bar Squat（低槓蹲舉）：槓扛在肩胛棘正上方來執行的槓鈴背蹲舉。在本書中，我們主張的標準訓練，即是這種類型的蹲舉執行到大腿略低於水平位置，我們將此動作稱為**蹲舉**。

LSD：慢長距離運動（Long Slow Distance exercise）：跑步、越野滑雪或騎自行車以及其他耐力運動。

Macronutrient（巨量營養素）：一類化學成分相似的物質，組成日常飲食攝取的重要成分。蛋白質、碳水化合物和脂肪皆是巨量營養素。

Masters Athlete（長青運動員）：在本書裡，我們將長青運動員定義為：任何一位 40 歲以上長期從事且精心規畫體育訓練的人，目的是提升健康狀態與身體素質。

Membrane（細胞膜）：在生物學裡，細胞膜指的是包裹胞器與細胞間質的雙層磷脂膜。細胞膜是構成生物體的基礎。

Metabolic Syndrome（代謝症候群）：一系列的生理性失調，包括肥胖、內臟脂肪增加、高血壓、高血糖、高血脂。全身性炎症常常與代謝症候群有關，但不在此症候群的定義裡面。代謝症候群與糖尿病、心血管疾病、中風、老年虛弱等疾病的發展有高度相關。

Metabolism（代謝）：維持生物體恆定之生化作用的總稱。

請參照合成代謝（anabolism）與分解代謝（catabolism）。

Micronutrient（微量營養素）：人體所需的膳食成分，雖然需要的量極小，但對於健康至關重要。通常可以分為「維生素」（維生素 B12、維生素 D 等）以及「礦物質」（鈣、鎂、鋅等）。

Mitochondrion（粒線體）：多層膜摺疊狀的胞器，負責許多重要的代謝作用，包括能製造 ATP 的克氏循環與氧化磷酸化等。

Mobility（活動度）：一項身體素質。在本書中，這個術語包括了柔軟度、敏捷度以及協調性。

Moment（力臂）：在物理學上，此為距離與物理量（力）的組合。物理性力量（physical force）的力臂又稱為力矩（torque），是力及其延伸線與支點的最短距離（力矩臂或槓桿臂）的乘積，使力量繞著支點旋轉。

Motor Neuron（運動神經元）：發出控制訊號至各種組織與器官的神經元（神經細胞）。Alpha 運動神經元會活化肌肉細胞，發送訊號使其收縮。

Motor Unit（運動單位）：由一個 Alpha 運動神經元以及所有其負責啟動（神經支配）的肌纖維所組成。同一個運動單位裡的肌纖維都是同一種肌纖維類型。當一個運動單位活化時，與其相關的所有肌纖維都會活化及收縮。在脊椎動物中，肌肉收縮的力量是由多個運動單位在同一次動作裡被神經徵召驅動所構成，這個能力可以透過訓練改變。

Muscle（肌肉）：一種軟組織，其中收縮蛋白（肌凝蛋白與肌動蛋白）排列成階梯狀結構，這可使細胞膜上的動能產生細胞收縮（縮短），這個詞也意指由肌纖維組織構成的獨立結構，例如：肱二頭肌、肱三頭肌、腓腸肌等。

Muscle fascicle（肌束）：包在結締組織鞘裡面的肌纖維（肌肉細胞）。骨骼肌通常是由大量的肌束所構成。

Muscle Fiber（肌纖維）：肌肉細胞。其學名為 myocytes，一般俗稱 Muscle cells。肌肉細胞是細長、多核的細胞，具有蛋白絲構成的精密層狀結構，使其能在受到特定刺激時收縮。

Myocyte（肌細胞）：肌肉細胞的學名。可參見肌纖維（Muscle Fiber）。

Myofibril（肌原纖維）：為建構肌纖維（肌肉細胞）的一種成分。肌原纖維是由一捆肌絲所構成；肌絲由肌動蛋白—肌凝蛋白所構成，此結構使肌肉得以運動。

Myofilament（肌絲）：由肌動蛋白與肌凝蛋白構成的絲狀結構。對肌肉組織的功能至關重要。

Myokine（肌肉激素）：一種訊號分子（荷爾蒙或細胞激素），由肌肉細胞所分泌。

Myosin（肌凝蛋白）：肌肉組織中的一種蛋白質。肌動蛋白（細絲）與肌凝蛋白（粗絲）構成肌絲，兩種蛋白彼此滑動形成肌肉收縮。

NADH：一種高能的電子載體，在分解代謝過程中產生，能攜帶由代謝過程中產生的高能電子。NADH 可以將這些電子傳遞到粒線體中的電子傳遞鏈以產生 ATP。

Novice（初學）：初學的運動員，通常在 48 ～ 72 小時內，就可以從一次訓練壓力裡恢復並且適應。這個詞也指涉這種運動員使用的訓練計畫。

Novice Effect（初學者效應）：對未經訓練的人而言，幾乎所有身體壓力都能產生一系列身體素質進步，包括肌力。因此一名完全初學者會發現：散散步亦會增加其蹲舉的力量。初學者效應能帶來進步的持續時間，剛好可以讓一些業者促銷無效的訓練課程以及一些無效的運動商品。

NSAID（非類固醇抗發炎藥）：Nonsteroidal Anti-Inflammatory Drug 非固醇類消炎藥物之簡稱。NSAID 透過抑制產生發炎訊號的酶來減少發炎反應。常見的NSAID包括布洛芬（ibuprofen）、萘普生（naproxen）以及阿斯匹靈（aspirin）。

Nucleus（細胞核）：在比細菌更進化的生物體細胞內都能找到的胞器。細胞核內含遺傳物質（DNA），DNA 決定了細胞架構以及細胞功能。

Obesity（肥胖症）：因體脂肪累積過量，對健康以及身體功能產生負面影響的一種病症。

Osteopenia（骨質缺乏症）：一種病症，特徵為低骨質密度，為骨質疏鬆症（osteoporosis）的前兆。骨質疏鬆症是由於骨質密度流失太多，導致骨性疲勞以及病理性骨折。

Overload Event（超負荷事件）：特定的訓練壓力，或是訓練項目的總壓力破壞了人體的恆定狀態。應用於壓力—恢復—適應週期（Stress-Recovery-Adaptation Cycle）的（壓力）訓練週期，並可編入訓練計畫裡以逐步使表現進步。

Overtraining（過度訓練）：一種不良狀態：當過度的訓練壓力累積至一定程度，使運動員脫離壓力—恢復—適應循環，進入 Selye 的第三階段，造成耗竭。

Oxidative Phosphorylation（氧化磷酸化）：在粒線體發生的代謝過程中，來自醣解（glycolysis）、克式循環（Krebs cycle）、脂肪酸降解（fatty-acid breakdown）或其他過程的高能量電子，與氧結合產生質子「電壓」，為 ATP 的產生提供動力。

Phosphagen（磷酸原）：能量由高能量磷酸鹽（highenergy phosphate）直接傳遞給細胞，和／或讓細胞再度充能而不涉入代謝的能量系統。使用已經存在細胞內的 ATP，通過磷酸肌酸系統（creatine phosphate system）立即使 ATP 再生，並且使用腺苷酸激酶（adenylate kinase，未於本書說明）建構磷酸原系統（phosphagen system）。又稱為***基質層級磷酸化（substrate-level phosphorylation）***系統或是***立即能量系統***。

Phosphate（磷酸鹽）：由一個磷和四個氧原子組成的化合物。磷酸化合物可提供轉移生化過程的化學能，例如 ATP 和磷酸肌酸（creatine phosphate）。

Plates（槓片）：鐵、塑膠或其他材質（較少見）所做成的圓盤。用來裝載在槓鈴上增加負重。

Platform（舉重臺）：堅固的板狀結構，由膠合板或其他耐用材質所製成，可能全部或部分包覆重橡膠層或是乙烯材質層。要進行槓鈴動作時，可將槓鈴置於其上並（或）讓運動員站在上面。

Polypharmacy（多重用藥）：患者服用一大堆不同種類的藥物，而其中許多藥物（甚至多數）是不必要的甚至是有害的，此為一種疾病。在工業化的社會中很氾濫。

Power（功率／爆發力）：肌力的第一產物。技術上來說，功率是每單位時間內的作功（P ＝ W ／ t），或是速度與力量的乘積（P ＝ Fv）。

Power Clean（爆發上膊）：上膊動作的一種變化版本（在奧林匹克式舉重動作中，上膊為挺舉項目的部分動作）。在爆發上膊的版本裡，我們在四分之一蹲（高蹲姿）的姿勢接槓，而不是以前蹲舉的最低點或是分腿姿勢接槓。

Power Rack（框式蹲舉架）：也有人稱為籠式蹲舉架。其剛硬的結構使槓鈴動作可以安全地在其中執行。要執行臥推或是最大重量的蹲舉而沒有保護者時，框式蹲舉架會派上用場。

Power Snatch（爆發抓舉）：抓舉的一種變化版本（抓舉為奧林匹克式舉重的一項競技項目）。在爆發抓舉的版本，我們在四分之一蹲（高蹲姿）的姿勢接槓，而不是在全蹲或是分腿姿勢接槓。

Powerlifting（健力）：一種競技運動，運動員試圖在一次試舉中盡其所能地舉起最大的重量。其中分為蹲舉、臥推、以及硬舉。總名次取決於三項的最佳成績之總和。

Practice（專項競技）練習：專注於逐步性的發展並提高運動表現或專業技能的練習。我們依照馬克・銳普托的論述，區分練習（practice）和訓練（training）的差別：肌力和耐力等一般身體素質，可透過訓練來進步；而三周半跳、西洋劍、標槍投擲、揮棒等技術則透過練習來進步。練習和訓練不一樣，訓練的目的是提升一般身體素質。

Press（推舉）：一項槓鈴動作，以站姿將槓鈴從雙肩前舉到過頭位置。不同的推舉會因動作型態而產生不同效果（如坐姿推舉、啞鈴推舉等）。

Programming（課表編排）：隨著時間的推移對課表上的訓練變項進行精確並且合理的變動，以逐步發展特定的健康屬性與表現素質。

Program Templates（課表模板）：在本文中，基本的課表架構稱之為課表模板。這些架構並非一成不變，而是課表的基礎架構，以建構大量不同的個別化差異課表，來滿足運動員的需求以及特定的訓練情況。

Progressive Overload（漸進式超負荷）：在訓練中逐步增加身體壓力來讓身體素質產生適應性的進步。請另參閱壓力—恢復—適應循環（Stress-Recovery-Adaptation cycle）與超負荷事件（Overload Event）。

Protein（蛋白質）：一種生物分子，由一串胺基酸鏈組成，且由遺傳訊息決定其特定序列。蛋白質在體內可作為傳遞訊號分子、身體結構組成、酶、代謝調節劑和抵禦成分等其他功能。

Pull（拉）：指任何一個槓鈴從地板上舉起（拉起）的運動，包括硬舉、上膊以及抓舉。

Pyruvate（丙酮酸）：醣解的最終產物之一。丙酮酸是一種有機酸，具有多種代謝途徑，取決於該生物體的能量需求。

Rank Novice（完全初學者）：未經訓練的人，訓練生涯才剛開始。

Recovery（恢復）：壓力—恢復—適應循環的一部分，在這個階段，恆定狀態的破壞被修正，而生物體對於壓力的承受能力得以恢復或進步。從訓練的脈絡來看，訓練週期中超負荷事件帶來的壓力，可透過動態休息、睡眠、營養等因素來幫助恢復。

Recovery Interval（恢復間隔）：一項訓練變項，指的是每兩次訓練的間隔時間，通常以日為單位。

Reduced Frequency Model（降低頻率模型）：一種降低訓練頻率的課表編排方法，通常是降低訓練量（Volume）以滿足特定運動員的身體需求或是器材上的限制。

Repetition Progression（Rep Progression）（反覆次數進程）：使運動員隨著時間提高一項動作的反覆操作次數，慢慢達到提升表現的課表安排方法。方法是用跟之前相同的重量，但增加反覆次數，之後再增加重量。有關更詳細的細節和其變化版本，請參見第 22、23 和 24 章。

Repetition Totals（總次數進展方法）：允許運動員隨著時間提高訓練總反覆次數，慢慢達到提升表現的課表安排方法，可用於執行多組訓練中。對引體向上、反手引體向上和其他輔助動作的總體進步是特別有用的。詳細訊息請參見第 13 章。

Rest Interval（組間休息）：一種訓練變項，指組與組間或是每個體能訓練回合間的休息時間。

Safety Pins （保護槓）：很重的金屬柱，可插入框式蹲舉架中並且調整高度。其作用是保護訓練者，避免動作失敗時槓鈴壓到訓練者。

Sarcomere（肌小節）：屬於收縮單位，是在肌肉細胞內精細排列的一束肌原纖維。肌肉細胞因肌小節收縮而產生收縮。

Sarcopenia（肌少症）：肌肉組織與肌力的退化性流失，與老化有關。

Sets Across（一次完成單一動作）：必須將每一個訓練動作的每一組正式訓練組都完成，才能進行下一個訓練動作。在本書中列出的每一張課表，都是一次完成一個動作，例如運動員應完成所有蹲舉的訓練組，才能進行推舉。

Sick Aging Phenotype（病態老化表現型）：一種病態老化的症候群，症狀包括代謝症候群、肌少症、骨質疏鬆症、衰弱症以及多重用藥。詳見第 1 章。

Sick Fat（病態脂肪）：請參閱 Visceral Fat 內臟脂肪。

Sleep Hygiene（睡眠衛生）：一組練習、習慣、環境準備條件，目的是促進規律、持續、健康、且能使身體恢復的睡眠，以達到最佳恢復效果。

Snatch（抓舉）：一項競技運動。將槓鈴自地面迅速舉起至過頭姿勢，運動員的手肘必須在一次動作裡完全伸直，為奧林匹克式舉重兩項競技項目之一。

Specificity（專項性）：指特定壓力所產生特定適應的相對趨勢。

Speed of Movement（動作速度）：一項訓練變項，規定執行動作的相對速度，如動態發力組。

Split Routine（分部位課表）：一種課表安排方法。將上半身訓練與下半身訓練編入不同的訓練課程。

Spotter（保護者）：負責緊盯著運動者，並且在運動者無力推起一次動作的狀況下給予協助的人。在常規練習中，通常只有當運動者需要在框式蹲舉架外執行板凳臥推時，才會需要保護者。硬舉和推舉無法也不需要被保護。至於要用安全的方法保護蹲舉者，則不是那麼容易（請參閱鋭普托著作的*《肌力訓練聖經》*）。

Squat（蹲舉）：操作者的手上或身體負重，下蹲使臀部位置降低後再站起的一個動作。

Stage I（第一階段）：Selye 的一般適應症後群的第一階段——「*震盪期*」，在這個階段中，外來的環境壓力破壞了生物體的恆定狀態。對應於「壓力—恢復—適應循環」的壓力階段（超負荷事件）。

Stage II（第二階段）：Selye 的一般適應症候群的第二階段——「*阻抗期*」，在這個階段中，生物體透過發展多重的生物反應來回應來自第一階段的外來壓力。如果第一階段的壓力仍在生物體的適應範圍內，則第二階段將會恢復體內恆定，並且在短暫的時間內，生物體會變得比以前更強壯。第二階段包括「壓力—恢復—適應循環」的恢復和適應階段。

Stage III（第三階段）：Selye 的一般適應症候群的第三階段——「*耗竭期*」（或稱*崩潰期*），如果第一階段的壓力超出生物體的適應範圍，則體內恆定的破壞將導致系統性的慢性紊亂，疾病，痛苦或死亡。 從運動員的角度來看，這對應於過度訓練的情況。

Standard Teaching Progression（標準教學進程）：用於教授槓鈴動作的固定方法或「腳本」，省略無關緊要的細節，盡量以最少的時間達到好的表現與動作，並開始導入有用的提示語，以及時修正並達到最好的動作品質。本書中所有主要的槓鈴動臥標準教學進程已經由鋭普托開發與改良，請參閱其著作*《肌力訓練聖經》*。

Steroid（類固醇）：廣泛且具多樣性的類分子結構，分子結構特徵擁有「固醇類環狀結構（steroid ring）」。膽固醇（Cholesterol）、糖皮質激素（glucocorticoid hormones）、性荷爾蒙（sex hormones）和合成代謝激素（anabolic hormones）都是類固醇分子，會影響多種生物功能。

Strength（肌力）：產生力量以對抗外部阻力的能力。

Stress（壓力）：「壓力—恢復—適應循環」的組成部分，會破壞體內恆定。在持續訓練的狀況下，超負荷事件（Overload Event）會提供必要的身體壓力，令人體產生適應性反應。

Stress-Recovery-Adaptation Cycle（壓力—恢復—適應循環）：所有合理的身體訓練之基本結構。其過程為：施加訓練壓力（超負荷事件）—恢復—向上適應，並且一再重複此過程。

Structural Exercise（結構動作）：為了達成我們理想的目的，槓鈴動作應對脊柱和髖部施加訓練壓力。意思就是在站姿狀態下進行的動作。

Sumo Deadlift（相撲式硬舉）：一種硬舉的變化版本。運動員以寬站姿執行硬舉，握槓位置在兩腿之間，並且以相對較垂直的背部執行硬舉。幾乎從不納入運動處方裡。

Syncope（暈厥）：一種短暫、自我限制機制造成的意識與本體感覺喪失（一種虛弱的感覺）。

Tendon（肌腱）：一種結締組織結構，連接肌肉與骨骼。

Texas Method 德州模式：一種中階的課表安排模型，在同一週中安排「高量訓練」、「恢復型訓練」、「高強度訓練」三天課表，其總體壓力造成超負荷事件。

Therapeutic Window（治療窗口）：安全產生治療反應的藥物劑量範圍。通常定義為最小有效劑量到最小毒性劑量的範圍。

Thrashabout（垃圾訓練）：非結構性的運動回合，包含大量動作、大汗淋漓、扭傷與拉傷、大吼大叫、大聲歡呼與自我鼓勵，但沒有合理操作訓練變項以實現身體素質的長期漸進性進步。最常出現在私人教練課、DVD 運動影片以及「綜合體能訓練」團體課中（boot camps）。

Training（訓練）：一種有明確且合理結構形式的動作，在長期訓練計畫中操縱訓練變項，旨在使一項或多項身體素質進步。

Training Density（訓練密度）：指一項訓練課表與完成時間之比例。在 30 分鐘內完成 3 組 5 下的訓練密度，比在 60 分鐘內完成 3 組 5 下的訓練密度更高。

Transfer（訓練遷移效果）：透過訓練一項以上的身體素質，以獲得有意義的表現進步。例如，如果肌力訓練提高了角力選手對抗對手的能力，我們可以說肌力訓練有效遷移至其對抗對手的能力。

Triglyceride（三酸甘油酯）：由甘油和脂肪酸組成的複雜分子，為人體脂質的儲存形式。

Type I Fibers（Ⅰ型肌纖維）：具有相對較小的橫截面積、較低的輸出功率、較低的肌力，但具有較好的有氧能力。

Type IIa Fibers（Ⅱa 型肌纖維）：具有相對較大的橫截面積、中高程度的輸出功率、中高程度的肌力以及中高程度的有氧能力。

Type IIx Fibers（Ⅲx 型肌纖維）：具有最大的橫截面積、最高的輸出功率、最大的肌力，但有氧能力最差。

Uprights（直柱）：框式蹲舉架或是臥推板凳結構中的垂直梁柱。

Visceral Fat（內臟脂肪）：累積在內臟周圍的脂質（脂肪組織）。過高的內臟脂肪，與代謝症候群和心血管疾病密切相關。

Visceral Obesity（內臟型肥胖）：由內臟組織的過度累積所形成。

VO_2（攝氧量）：生物體攝取以及使用氧氣的速率。計算方法為每分鐘內每一公斤體重消耗的氧氣毫升數。

VO_2max（最大攝氧量）：氧氣被輸送到組織的最大可持續速率。最大攝氧量與有氧能力密切相關，通常被認為是心血管功能和健康的參考值。

Volume 訓練量：一種「量性」的概略同義詞。在肌力訓練的課表編排中，訓練量（Volume）指的是該次訓練所執行的反覆次數總量。

Volume-Sensitivity（訓練量敏感性）：長青運動員的一項重要特性。與年輕運動員不同的是，長青運動員無法從很高的訓練量獲得相同的好處。而且，長青族群面對過高的訓練量，更容易產生過度訓練。

Warm-up Sets（暖身組）：負重輕但逐步加重的非正式訓練組，讓運動者在正式訓練組前做好準備。

Weightlifting（Olympic）奧林匹克式舉重：一項力量型競技運動。運動員在一次動作中盡其所能地舉起最大的重量，分為抓舉與挺舉（抓舉＋

上膊）兩個項目。兩項的最佳成績的總和決定其總排名。

Work（功）：在力學中，功（W）指的是力量（force）乘以距離（distance）W = Fd。

Work Interval（訓練區間）：一項訓練變項，係指訓練動作的持續時間。最常使用在 HIIT（高強度間歇訓練）中。

Work sets（正式訓練組）：在訓練過程中提供主要的訓練壓力的訓練組。正式訓練組會產生預設的訓練量與訓練強度，運動者必須在***今日***將其完成，以推動後續的訓練。

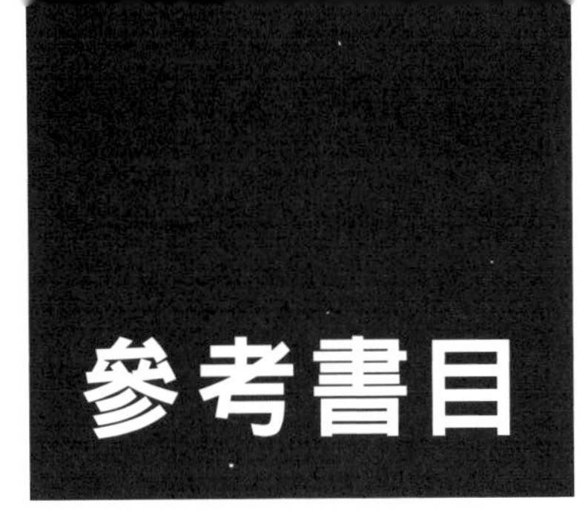

Aagaard P, Andersen JL. Effects of strength training on endurance capacity in top-level endurance athletes. *Scand J Med Sci Sports* 2010;20:39-47.

Aarsland D, Sardahaee FS, Anderssen S, et al. Is physical activity a potential preventive factor for vascular dementia? A systematic review. *Aging Mental Health* 2010;14(4):386-395.

Abramson J, Wright JM. Are lipid-lowering agents evidence-based? *Lancet* 2007;369(9557):168-169.

Ades PA, Ballor DL, Ashikaga T, et al. Weight training improves walking endurance in healthy elderly persons. *Ann Intern Med* 1996;124(6):568-572.

Ahlskog JE, Geda YE, Graff-Radford NR, Peterson RC. Physical exercise as a preventative or disease-modifying treatment of dementia and aging. *Mayo Clinic Proced* 2011;86(9):876-884.

Ahlskog JE. Does vigorous exercise have a neuroprotective effect in Parkinson disease? *Neurology* 2011;77(3):288-94.

Ahmed H, Blaha MJ, Nasir K, et al. Effects of physical activity on cardiovascular disease. *Am J Cardiol* 2012;109(2):288-295.

Albright A, Franz M, Hornsby G, et al. American College of Sports Medicine Position Stand. Exercise and type 2 diabetes. *Med Sci Sports Exerc* 2000;32(7):1345-1360.

Altman D. Poor-quality medical research: what can the journal do? *JAMA* 2002;287:2765-2767.

Alvehus M, Boman N, Soderlund K, et al. Metabolic adaptations in skeletal muscle, adipose tissue, and whole-body oxidative capacity in response to resistance training. *Eur J Appl Physiol* 2014;114(7):1463-1471.

American College of Sports Medicine Position Stand. The recommended quantity and quality of exercise for developing and maintaining cardiorespiratory and muscular fitness and flexibility in healthy adults. *Med Sci Sports Exerc* 1998;30:975-991.

American College of Sports Medicine. The recommended quantity and quality of exercise for developing and maintaining cardiorespiratory and muscular fitness in healthy adults. *Med Sci Sports Exerc* 1990;22:265-274.

Amidu N, Owiredu WKBA, Alidu H, et al. Association between the metabolic syndrome and sexual dysfunction among men with clinically diagnosed diabetes. *Diabetology Metab Synd* 2013;5:42-50.

Anderson T, Kearny JT. Effects of three resistance training programs on muscular strength and absolute and relative endurance. *Res Quart Exerc Sport* 1982;53(1):1-7.

Armstrong GL, Conn LA, Pinner RW. Trends in infectious diseases mortality in the United States during the 20th century. *JAMA* 1999;281(1):61-66.

Artero EG, Duck-chul L, Ruiz Jr, et al. A prospective study of muscular strength and all-cause mortality in men with hypertension. *JACC* 2011;57(18):1831-7.

Atherton PJ, Babraj J, Smith K, et al. Selective activation of AMPK-PGC-1a or PKB-TSC2-mTOR signaling can explain specific adaptive responses to endurance or resistance training-like electrical muscle stimulation. *FASEB J* 2005;19(7):786-788.

Baggenhammar S, Hansson EE. Repeated sets or a single set of resistance training—a systematic review. *Adv Physioth* 2007;9(4):154-160.

Banz WJ, Maher MA, Thompson WG, et al. Effects of resistance versus aerobic training on coronary artery disease risk factors. *Exp Biol Med* (Maywood) 2003;228:434-440.

Barzilay JI, Blaum C, Moore T, et al. Insulin resistance and inflammation as precursors of frailty. The Cardiovascular Health Study. *Arch Intern Med* 2007;167(7):635-641.

Batsis JA, Sahakyan KR, Rodriguez-Escudero JP, et al. Normal weight obesity and mortality in the United States Subjects > 60 years of age (from the Third National Health and Nutrition Examination Survey). *Am J Cardiol* 2013;112(10):1592-1598.

Beavers KM, Hsu FC, Houston DK, et al. The role of metabolic syndrome, adiposity and inflammation in physical performance in the Health ABC Study. *J Gerontol Med Sci* 2013;68(5):617-623.

參考書目

Beedlel B, Jesee C, Stone MH. Flexibility characteristics among athletes who strength train. *JSCR* 1991;5(3):150-154.

Beltran VMR, Dimauro I, Brunelli A, et al. Explosive-type of moderate resistance training induces functional cardiovascular and molecular adaptations in the elderly. *Age* 2014;36(2):759-772.

Berg AH, Scherer PE. Adipose tissue, inflammation, and cardiovascular disease. *Circ Res* 2005;96:939-949.

Berg, Jeremy M., John L. Tymoczko, and Lubert Stryer. *Biochemistry* (5th Ed), 2002. W. H. Freeman, New York.

Berryman JW. Exercise is medicine: a historical perspective. *Curr Sports Med Rpts* 2010;9(4):195-201.

Bilsborough S, Mann N. A review of issues of dietary protein intake in humans. *Int J Sport Nut ExercMetab* 2006; 16:129-152.

Blackman MR, Sorkin JD, Munzer T, et al. Growth hormone and sex steroid administration in healthy aged women and men. A randomized controlled trial. *JAMA* 2002;228:2282-2292.

Blaum CS, Xue QL, Michelon E, et al. The association between obesity and the frailty syndrome in older women: the women's health and aging studies. *J Am Ger Soc* 2005;53(6):927-934.

Blumenthal JA, Siegel WC, Appelbaum M. Failure of exercise to reduce blood pressure in patients with mild hypertension. *JAMA* 1991;266:2098-2104.

Bonanno JA, Lies JE. Effects of physical training on coronary risk factors. *Am J Cardiol* 1974;33(6):760-764.

Boonen S, Rosen C, Bouillon R et al. Musculoskeletal effects of the recombinant human IGF-1/IGF binding protein-3 complex in osteoporotic patients with proximal femoral fracture: a double-blind, placebo-controlled study. *J Clin Endocrinol Metab* 2002;87:1593-1599.

Borghouts LB, Keizer HA. Exercise and insulin sensitivity: a review. *Int J Sports Med* 2000;21(1):1-12.

Bozaoglu K, Bolton K, McMillan J, et al. Chemerin is a novel adipokine associated with obesity and the metabolic syndrome. *Endocrinology* 2007;148(10):4687-4694.

Brach JS, Simonsicki EM, Kritchevsy S, et al. The association between physical function and lifestyle activity and exercise in the health, aging and body composition study. *J Am Geriat Soc* 2004;52(4):502-509.

Braith RW, Stewart KJ. Resistance exercise training: its role in the prevention of cardiovascular disease. *Circulation* 2006;113:2642-2650.

Bridle C, Spanjers K, Patel S, et al. Effect of exercise on depression severity in older people: systematic review and meta-analysis of randomized controlled trials. *Br J Psych* 2012;201:180-185.

Brooks GA, Fahey TD, Baldwin KM. *Exercise Physiology: Human Bioenergetics and Its Applications* (4th Ed). 2005; McGraw Hill, New York, NY.

Brunner F, Schmid A, Sheikhzadeh A, et al. Effects of aging on Type II muscle fibers: a systematic review of the literature. *J Aging Physical Act* 2007;15:336-348.

Bruunsgaard H, Bjerregaard E, Schroll M, Pedersen BK. Muscle strength after resistance training is inversely correlated with baseline levels of soluble tumor necrosis factor receptors in the oldest old. *J Am Geriatr Soc* 2004;52(2):237-241.

Bucchanna CI, Marsh RL. Effects of exercise on the biomechanical, biochemical and structural properties of tendons. *Comp Bioch Physiol A* 2002;133(4):1101-1107.

Bunout D, Barrerra G, Leiva L, et al. Effects of vitamin D supplementation and exercise training on physical performance in Chilean vitamin D-deficient elderly subjects. *Exp Geront* 2006;41(8):746-752.

Burgomaster KA, Howarth KR, Phillips SM, et al. Similar metabolic adaptations during exercise after low volume sprint interval and traditional endurance training in humans. *J Physiol* 2008;586.1:151-160.

Calhoon G, Fry AC. Injury rates and profiles of elite competitive weightlifters. *J Athl Train* 1999;34(3):232-238.

Campbell WW, Crim MC, Young VR, Evans WJ. Increased energy requirements and changes in body composition with resistance training in older adults. *Am J Clin Nutr* 1994;60:167-175.

Campos ER, Luecke TJ, Wendeln HK, et al. Muscular adaptations in response to three different resistance-training regimens: specificity of repetition maximum training zones. *Eur J Appl Physiol* 2002;88:50-60.

Campos P, Suguy A, Ernsberger P, et al. The epidemiology of overweight and obesity: public health crisis or moral panic? *Int J Epidem* 2006;35(1):55-60.

Campos P. *The Obesity Myth: Why America's Obsession with Fat is Hazardous to Your Health.* 2004, Gotham-Penguin.

Carek PJ, Laibstain SE, Carek SM, et al. Exercise for the treatment of depression and anxiety. *Int J Psych Med* 2011; 41(1):15-28.

Carpinelli RN, Otto RN. Strength training. *Sports Med* 1998;26(2):73-84.
Carter JG, Potter AW, Brooks KA. Overtraining syndrome: causes, consequences and methods for prevention. *J Sport Human Perf* 2014;2(1).
Castaneda C, Layne JE, Munoz-Orians L, et al. A randomized-controlled trial of resistance exercise training to improve glycemic control in older adults with type 2 diabetes. *Diabetes Care* 2002;25:2335-2341.
Castaneda C, Layne JE, Munoz-Orians L, et al. A randomized controlled trial of resistance exercise training to improve glycemic control in older adults with type 2 diabetes. *Diabetes Care* 2002;25(12):2335-41.
Chang EY, Moses DA, Babb JS, Schweitzer ME. Shoulder impingement: objective 3D shape analysis of acromial morphologic features. *Radiology* 2006; 239:497-505.
Cheema B, Gaul CA, Lane K, Singh MAF. Progressive resistance training in breast cancer: a systematic review of clinical trials. *Br Ca Res Treat* 2008;109(1):9-26.
Chen Y, Zhu M, Zhang Y. Combined endurance-resistance training improves submaximal exercise capacity in elderly heart-failure patients: a systematic review of controlled trials. *Int J Cardiol* 2012;http://dx.doi.org/10.1016/j.ijcard.2012.09.114.
Cho KY, Park H, Seo JW. The relationship between lifestyle and metabolic syndrome in obese children and adolescents. *Korean J Pediatr Gastroenterol Nutr* 2008;11(2):150-159.
Chowdury R, Warnakula S, Kunutsor S, et al. Association of dietary, circulating and supplemental fatty acids with coronary risk: a systematic review and meta-analysis. *Ann Intern Med* 2014;160(6):398-406.
Christ-Roberts CY, Pratipanawatr T, Pratinpanawatr W, et al. Exercise training increases glycogen synthase activity and GLUT4 expression but not insulin signaling in overweight nondiabetic and type 2 diabetic subjects. *Metabolism* 2004;53(9):1233-1242.
Chrysohoou C, Pitsavos C, Tsitsinakis G, et al. High intensity, interval exercise improves quality of life, ventricular diastolic function, ergometric capacity and psychological status of patients with chronic heart failure: a phase III randomized clinical trial. *J Am Coll Cardiol* 2014;63:12-S:1303-1306.
Churchward-Venne TA, Breen L, Phillips SM. Alterations in human muscle protein metabolism with aging: Protein and exercise as countermeasures to offset sarcopenia. *Biofactors* 201;40(2):199-205.
Ciloglu F, Peker I, Pehlivan A, et al. Exercise intensity and its effects on thyroid hormones. *Neuroend Lett* 2005; 26(6):830-834.
Claflin DR, Larkin LM, Cederna PS. Effects of high- and low-velocity resistance training on the contractile properties of skeletal muscle fibers from young and older humans. *J Appl Physiol* 2011;111:1021-1030.
Clemente CD. *Anatomy: Regional Atlas of the Human Body* (6th Ed). 2010 Lippincott, Williams and Wilkins, Baltimore, MD.
Cohn B. Medical research: the good, the bad and the underpowered. *Emerg Phys Monthly* 2014;21(1):15-16.
Colcombe SJ, Erickson KI, Scaif PE, et al. Aerobic exercise training increases brain volume in aging humans. *J Gerontol A Biol Sci Med Sci* 2006;61(11):1166-1170.
Collins MK, Perkins GR et al. Growth factors as survival factors: regulation of apoptosis. *Bioessays* 1994;15(2):133-8.
Conceicao MS, Bonganha V, Vecchin FC, et al. Sixteen weeks of resistance training can decrease the risk of metabolic syndrome in healthy postmenopausal women. *Clin Intervent Aging* 2013;8:1221-1228.
Convit A. Links between cognitive impairment in insulin resistance: an explanatory model. *Neurobiol Aging* 2005; 26(1):31-35.
Cooney GM, Dwan K, Greig CA, et al. Exercise for depression. *Cochrane Database Syst Rev* 2013; doi: 10.1002/14651858.CD004366.pub6
Cornelissen VA, Fagard RH, Coeckelberghs E, Vanhees L. Impact of resistance training on blood pressure and other cardiovascular risk factors: a meta-analysis of randomized controlled trials. *Hypertension* 2011;58:950-958.
Cornellisen VA, Fagard RH. Effect of resistance training on resting blood pressure: a meta-analysis of randomized controlled trials. *J Hypertension* 2005;23(2):251-259.
Cotman CW, Berchtold NC, Christie LA. Exercise builds brain health: key roles of growth factor cascades and inflammation. *Trends Neurosci* 2007;30(9):464-472.
Cotman CW, Berchtold NC. Exercise: a behavioral intervention to enhance brain health and plasticity. *Trends Neurosci* 2002;25(6):295-301.

參考書目

Croymans DM, Paparisto E, Lee MM, et al. Resistance training improves indices of muscle insulin sensitivity and β-cell function in overweight/obese, sedentary young men. *J Appl Physiol* 2013;115:1245-1253.

Culver AL, Ockene IS, Balasubramanian R, et al. Statin use and risk of diabetes mellitus in postmenopausal women in the women's health initiative. *Arch Int Med* 2012;172(2):144-152.

Dai DF, Chiao YA, Marcinek DJ, et al. Mitochondrial oxidative stress in aging and healthspan. *Long Healthspan* 2014;3:6.

Danielson L, Noras AM, Waern M, Carlsson J. Exercise in the treatment of major depression: a systematic review grading the quality of the evidence. *Physioth Theory Pract* 2013;29(8):573-585.

Dawson-Hughes B, Harris SS, Krall EA, et al. Effect of calcium and vitamin D supplementation on bone density in men and women 65 years of age or older. *New Engl J Med* 1997;337:670-676.

de Rooij NK, Linn FHH, van der Plas JA et al. Incidence of subarachnoid hemorrhage : a systematic review with emphasis on region, gender, age and time trends. *J Neurol Neurosurg Psychiatry* 2007;78:1365-1372.

Del Coso JD, Salinero JJ, Gonzalaz-Milan CG, et al. Dose response effects of a caffeine-containing energy drink on muscle performance: a repeated-measures design. *J InternatSoc Sports Nutr* 2012;9:21.

den Heijer T, Vermeer SE, van Dijk EJ, et al. Type 2 diabetes and atrophy of temporal lobe structures on brain MRI. *Diabetologica* 2003;46:1604-1610.

Deschenes MR. Effects of aging on muscle fiber type and size. *Sports Med* 2004;34(12):809-824.

Despres JP, Lemieux I. Abdominal obesity and metabolic syndrome. *Nature* 2006;444:881-887.

Dickinson JM, Volpi E, Rasmussen BB. Exercise and nutrition to target protein synthesis impairments in aging skeletal muscle. *Exerc Sport Sci Rev* 2013;41(4):216-223.

Doherty TJ. Aging and sarcopenia. *J Appl Physiol* 2003;95(4):1717-1727.

Dominguez LJ, Barbagello M. The cardiometabolic syndrome and sarcopenic obesity in older persons. *J Cardiomet Synd* 2007;2(3):183-189.

Dornerman TM, McMurray RG, Renner JB, Anderson JJ. Effects of high-intensity resistance exercise on bone mineral density and muscle strength 40-50 year-old women. *J Sports Med Phys Fit* 1997;37(4):246-251.

Duncan MJ, Smith M, Cook K, James RS. The acute effect of a caffeine-containing energy drink on mood state, readiness to invest effort, and resistance exercise to failure. *JSCR* 2012;26(10):2858-2865.

Duncan MJ,Oxford SW. The effect of caffeine ingestion on mood state and bench press performance to failure. *JSCR* 2011;25(1): 178-85.

Duncan P, Richards L, Wallace D, et al. A randomized, controlled pilot study of a home-based exercise program for individuals with mild and moderate stroke. *Stroke* 1998;29:2055-2060.

Dunstan DW, Daly RM, Owen N, et al. High-intensity resistance training improves glycemic control in older patients with Type 2 diabetes. *Diabetes Care* 2002;25(10):1729-1736.

Dupont-Versteegden EE. Apoptosis in muscle atrophy: relevance to sarcopenia. *Exp Gerontol* 2005;40(6):473-81.

Durak EP, Jovanovic-Peterson L, Peterson CM. Randomized crossover study of effect of resistance training on glycemic control, muscular strength, and cholesterol in type I diabetic men. *Diabetes Care* 1990;13:1039-1043.

Eggerston L. Lancet retracts 12-year-old article linking autism to MMR vaccines. *CMAJ* 2010;182(4):doi:10.1503/cmaj.109-3179.

Eghbalzadeh K, Brixius K, Bloch W, Brinkmann C. Skeletal muscle nitric oxide (NO) synthases and NO-signaling in "diabesity"— What about the relevance of exercise training interventions? *Nitric Oxide* 2013;doi:10.1016/j.niox.2013.2009

Eknoyan G. AdopheQuetelet (1796-1874)—the average man and indices of obesity. *Nephrol Dial Transplant* 2008;23(1):47-51.

Ellington WR. Evolution and physiological roles of phosphagen systems. *Ann Rev Physiol* 2001;63:289-325.

Engelke K, Kemmler W, Lauber D, et al. Exercise maintains bone density at spine and hip EFOPS: a 3-year longitudinal study in early postmenopausal women. *Osteoporosis Int* 2006;17:133-142.

Erikkson J, Taimela S, Koivisto VA. Exercise and the metabolic syndrome. *Diabetalogica* 1997;40:125-135.

Erikson EF, Glerup H. Vitamin D deficiency and aging: implications for general health and osteoporosis. *Biogerontology* 2002;3:73-77.

Esposito K, Giugliano F, Martedi E, et al. High proportions of erectile dysfunction in men with the metabolic syndrome. *Diabetes Care* 2005;28(5):1201-1203.

Evagrio Pontico, *Gli Otto Spiriti Malvagi*, trans., Felice Comello, Pratiche Editrice, Parma, 1990, p.11-12.

Everett G. *Olympic Weightlifting for Sports.* 2012; Catalyst Athletics Inc.

Eves ND, Plotnikoff RC. Resistance training and type 2 diabetes. *Diabetes Care* 2006;29(8):1933-1941.

Farinatti P, Neto AGC, da Silva NL. Influence of resistance training variables on excess postexercise oxygen consumption: a systematic review. *ISRN Physiol* 2013; http://dx.doi.org/10.1155/2013/825026.

Fauci AS, Morens DM. The perpetual challenge of infectious diseases. *N Engl J Med* 2012;366:454-461.

Favero S, Roschel H, Artioli R et al. Creatine but not betaine supplementation increases muscle phosphoryl-creatine content and strength performance. *Amino Acids* 2011;epub ahead of print.

Feigenbaum J, Goodmurphy C, Scheider C. Gripping matters: Anatomy 501 for the press. 2013 The Aasgaard Company. http://startingstrength.com/article/gripping_matters

Ferreira I, Twisk JS, van Mechelen W et al. Development of fitness, fatness and lifestyle from adolescence to the age of 36 years. Determinants of the metabolic syndrome in young adults: the Amsterdam Growth and Health Longitudinal Study. *Arch Intern Med* 2005;165(1):42-48.

Ferreira R, Neuparth MJ, Vitorino R, et al. Evidences of apoptosis during the early phases of soleus muscle atrophy in hindlimb suspended mice. *Physiol Res* 2008;57:601-11.

Ferris LT, Williams JS, Shen CL. The effect of acute exercise on serum brain-derived neurotrophic factor levels and cognitive function. *Med Sci Sports Exerc* 2007;39(4):728-734.

Fielding RA, Vellas B, Evans WJ, et al. Sarcopenia: an Undiagnosed condition in Older Adults. Current consensus definition: Prevalence, Etiology and Consequences. International Working Group on Sarcopenia. *J Am Med Dir Assoc* 2011;12(4):249-256.

Fischer-Wellman KH, Bloomer RJ. Oxidative stress and exercise in cardiopulmonary and metabolic disorders. *Systems Biology of Free Radicals and Antioxidants* 2014;Springer Berlin Heidelberg 3805-3830.

Fontana L, Eagon JC, Trujillo ME, et al. Visceral fat adipokine secretion is associated with systemic inflammation in obese humans. *Diabetes* 2007;56(4):1010-1013.

Ford ES, Giles WH, Dietz WH. Prevalence of metabolic syndrome among US adults: findings from the third National Health and Nutrition Examination Survey. *JAMA* 2002;287(3):356–359.

Fried LP, Tangen CM, Walston J, et al. Frailty in older adults: Evidence for a phenotype. *J Gerontol A Biol Sci Med Sci* 2001;55(3):M146-M157.

Fries JF, Bruce B, Chakravarty E. Compression of morbidity 1980-2011: a focused review of paradigms and progress. *J Aging Res* 2011; http://dx.doi.org/10.4061/2011/261702

Frontera WR, Hughes VA, Lutz KJ, Evans WJ. A cross-sectional study of muscle strength and mass in 48-72-yr-old men and women. *J Appl Physiol* 1991;71(2):644-650.

Frontera WR, Meredith CN, O'Reilly KP, et al. Strength conditioning in older men: skeletal muscle hypertrophy and improved function. *J Appl Physiol* 1988;65(3):1038-1044.

Frontera WR, Meredith CN, O'Reilly KP, Evans WJ. Strength training and determinants of VO_2max in older men. *J Appl Physiol* 1990;68:329-333.

Fulginiti V. The millennium in infectious diseases: Focus on the last century 1900-2000. *Medscape Gen Med* 2000;2(1): http://www.medscape.com/viewarticle/408050_3

Fuzhong L, Harmer P, Fisher KJ, et al. Tai Chi and fall reductions in older adults: a randomized controlled trial. J *Gerontol Biol Sci* 2005;60(2):187-194.

Ghilarducci LEC, Holly RG, Amsterdam EA. Effects of high resistance training in coronary artery disease. *Am J Cardiol* 1989;65(14):866-870.

Gibala MJ, Little JP, van Essen M, et al. Short-term sprint interval versus traditional endurance training: similar adaptations in human skeletal muscle and exercise performance. *J Physiol* 2006;575.3;901-911.

Gibala, M. 2009. Molecular responses to high-intensity interval exercise. *App Phys Nut Metab* 2009;34(3):428-32.

Gollnick PD, Armstrong RB, Saubert IV, et al. Enzyme activity and fiber composition in skeletal muscle of untrained and trained men. *J Appl Physiol* 1972;33(3):312-319.

Graff-Radford NR. Can aerobic exercise protect against dementia? *Alzh Res Therapy* 2011;3(6):2-6.

參考書目

Granata C, Oliveira RSF, Little JP, et al. Training intensity modulates changes in PGC-1a and p53 protein content and mitochondrial respiration, but not markers of mitochondrial content in human skeletal muscle. *FASEB J* 2015; fj-15.

Grandjean AC, Reimers KJ, Bennick KE, Haven MC. The effect of caffeinated, non-caffeinated, caloric and non-caloric beverages on hydration. *J Am CollNutr* 2000;19(5):591-600.

Grant WB, Holick MF. Benefits and requirements of vitamin D for optimal health: a review. *Alt Med Rev* 2005; 10(2):94-111.

Greiwe JS, Cheng B, Rubin DC, et al. Resistance exercise decreases skeletal muscle tumor necrosis factor alpha in frail elderly humans. *FASEB J* 2001;15(2):475-482.

Grontved A, Rimm EB, Willet WC, et al. A prospective study of weight training and risk of type 2 diabetes in men. *Arch Int Med* 2012;172(17):1306-1312.

Gross L. A Broken Trust: Lessons from the Vaccine–Autism Wars. *PLoS Biol* 2009;7(5): e1000114.

Grundy SM. Obesity, metabolic syndrome, and cardiovascular disease. *J Clinic Endocrin Metab* 2004;89(6):2595-2600.

Gualano B, Ugrinowitsch C, Novaes RB, et al. Effects of creatine supplementation on renal function: a randomized, double-blind, placebo-controlled clinical trial. *Eur J App Physiol* 2008;103(1):33-40.

Guasch E, Mont L. Exercise and the heart: unmasking Mr. Hyde. *Heart J* 2014;doi:10.1136/heartjnl-2014-305780

Habberg JM, Ehsani AA, Foldring O, et al. Effect of weight training on blood pressure and hemodynamics in hypertensive adolescents. *J Pediatrics* 1984;19:147-151.

Haff G, Whitley A, Potteiger J. A brief review: explosive exercise and sports performance. *Strength and Cond J* 2001; 23(3):13.

Hagerman FC, Walsh SJ, Staron RS, et al. Effects of high-intensity resistance training on untrained older men. I. Strength, cardiovascular and metabolic responses. *J Gerontol A Biol Sci Med Sci* 2000;55A(7)B336-B346.

Hajjar ER, Cafiero AC, Hanlon JT. Polypharmacy in elderly patients. *Am J Ger Pharm* 2007;5(4):345-351.

Hamill BP. Relative safety of weightlifting and weight training. *JSCR* 1994;8(1):53-57.

Hamilton WF, Woodbury RA, Harper HT. Arterial, cerebrospinal and venous pressure changes in man during cough and strain. *Am J Physiol* 1944;141(1):42-50.

Hansen E, Landstad BJ, Gundersen KT, et al. Insulin sensitivity after maximal and endurance resistance training. *JSCR* 2012;26(2):327-334.

Hansen PA, Noite LA, Chen MH, Holloszy MO. Increased GLUT-4 translocation mediates enhanced insulin sensitivity of muscle glucose transport after exercise. *J Appl Physiol* (1985)1998;85(4):1218-1222.

Harcombe Z, Baker JS, Cooper SM, et al. Evidence from randomised controlled trials did not support the introduction of dietary fat guidelines in 1977 and 1983: a systematic review and meta-analysis. *Open Heart* 2014;doi:10.1136/openhrt-2014-000196

Harris KA, Holly RG. Physiological response to circuit weight training in borderline hypertensive subjects. *Med Sci Sports Exerc* 1987;19:246-252.

Hartmann H, Kluseman WK, Dalic J, et al. Influence of squatting depth on jumping performance. *J Strength Cond Res* 2012;26(12):3243-61.

Hartmann H, Wirth K, Kluseman M. Analysis of the load on knee joint and vertebral column with changes in squatting depth and weight load. *Sports Med* 2013;43(10):993-1008.

Hawley JA. Molecular responses to strength and endurance training: are they compatible? *Appl Physiol Nut Metab* 2009;34:355-361.

Haykowsky MJ, Findlay JM, Ignaszeski MD. Aneurysmal subarachnoid hemorrhage associated with weight training: three case reports. *Clin J Sport Med* 1996;6(1):52-55.

Headley S, Germain M, Mailloux P, et al. Resistance training improves strength and functional measures in patients with end-stage renal disease. *Am J Kidney Dis* 2002;40(2):355-364.

Hefferman KS, Yoon ES, Sharman JE, et al. Resistance exercise training reduces arterial reservoir pressure in older adults with prehypertension and hypertension. *Hyperten Res* 2012;Epub ahead of print.

Helgerud, J., et al. Aerobic high-intensity intervals improve VO_2max more than moderate training. *Med Sci Sports Ex* 2007;39(4):665-71.

Heyn P, Abreu BC, Ottenbacher KJ. The effects of exercise training on elderly persons with cognitive impairment and dementia: a meta-analysis. *Arch Phys Med Rehab* 2004;85(10):1694-1704.
Hickson RC. Interference of strength development by simultaneously training for strength and endurance. *Eur J Appl Physiol* 1980;45:255-264.
Higdon JV, Frei B. Coffee and health: A review of recent human research. *Crit Rev Food SciNutr* 2006;46(2):101-123.
Hill DJ, Milner RDG. Insulin as a growth factor. *Pediatr Res* 1985;19:879-886.
Hillman CH, Erickson KI, Kramer AF. Be smart, exercise your heart: exercise effects on brain and cognition. *Nature Rev Neurosci* 2008;9:58-65.
Hirano A, Suzuki Y, Kuzuya M, et al. Influence of regular exercise on subjective sense of burden and physical symptoms in community-dwelling caregivers of dementia patients: a randomized controlled trial. *Arch Geront Geriat* 2011;53(2):e158-e163.
Ho SS, Dhaliwal SS, Hills AP, Pal S. The effect of 12 weeks of aerobic, resistance or combination exercise training on cardiovascular risk factors in the overweight and obese in a randomized trial. *BMC Public Health* 2012;12:704.
Hochachka PW, Neely JR, Driedzic WR. Integration of lipid utilization with Krebs cycle activity in muscle. *Federation proceedings* 1977;36(7):2009-2014.
Hoff J, Gran A, Helgerud J. Maximal strength training improves aerobic endurance performance. *Scand J Med Sci Sports* 2002;12(5):288-295.
Hoffman DF. Arthritis and exercise. *Prim Care* 1993;20(4):895-810.
Holic MF. High prevalence of vitamin D inadequacy and implications for health. *Mayo ClinProc* 2006;81(3):353-73.
Holviala JHS, Sallinen JM, Kraemer WJ, et al. Effects of strength training on muscle strength characteristics, functional capabilities, and balance in middle-aged and older women. *JSCR* 2006;20(2):336-344.
Hooper L, Summerbell CD, Thompson R, et al. Reduced or modified dietary fat for preventing cardiovascular disease. Cochrane heart group 2012; doi:10.1002/14651858.CD002137.pub3
Horwich TB, Fonarow GC. Glucose, obesity, metabolic syndrome and diabetes: relevance to incidence of heart failure. *J Am Coll Cardiol* 2010; 55:283-293.
Hunter GR, Bryan DR, Wetzstein CJ, et al. Resistance training and intra-abdominal adipose tissue in older men and women. *Med Sci Sports Exerc* 2002 Jun;34(6):1023-8.
Hurley BF, Hagberg JM, Goldberg AP. Resistive training can reduce coronary risk factors without altering VO_2max or percent body fat. *Med Sci Sports Exerc* 20;150-154.
Hurley BF, Roth SM. Strength training in the elderly. *Sports Med* 2000;30:249-268.
Hurley BF, Roth SM. Strength training in the elderly: effects on risk factors for age-related diseases. *Sports Med* 2000; 30:249-268.
Hutchinson DS, Summers RJ, Bengtsson T. Regulation of AMP-activated protein kinase activity by G-coupled protein receptors: potential utility in treatment of diabetes and heart disease. *Pharmacol Therap* 2008;119(3):291-310.
Huxley AF, Niedergerke R. Structural changes in muscle during contraction: interference microscopy of living muscle fibres. *Nature* 1954;173(4412):971–973.
Huxley H, Hanson J. Changes in the cross-striations of muscle during contraction and stretch and their structural interpretation. *Nature* 1954;173(4412):973–976.
Iacobellis G, Barbaro G. The double role of epicardial adipose tissue as pro- and anti-inflammatory organ. *Horm Metab Res* 2008;40(7):442-445.
Inelman EM, Sergi G, Coin A, et al. Can obesity be a risk factor for elderly people? *Obesity Rev* 2003;4(3):147-55.
International Diabetes Federation. The IDF consensus worldwide definition of the metabolic syndrome. *IDF Communications* 2006;http://www.idf.org/webdata/docs/IDF_Meta_def_final.pdf
Irvine C, Taylor NF. Progressive resistance exercise improves glycaemic control in people with Type 2 diabetes mellitus: a systematic review. *Aust J Physiotherapy* 2009;55:237-246.
Jagim AR, Oliver JM, Sanchez A, et al. A buffered form of creatine does not promote greater changes in muscle creatine content, body composition, or training adaptations than creatine monohydrate. *J Int Soc Sports Nut* 2012;9(43).

參考書目

Jahnke R, Larkey L, Rogers C, et al. A comprehensive review of health benefits of Qigong and Tai Chi. *Am J Health Prom* 2010;24(6):e1-e25.

Janssen I, Shepard DS, Katzmarzyk PT, Roubenoff R. The healthcare costs of sarcopenia in the United States. *J Am Geriatrics Soc* 2004;52(1):80-85.

Johannson SE, Sundquist J. Change in lifestyle factors and their influence on health status and all-cause mortality. *Internat J Epidem* 1999;28:1073-1080.

Jones DS, Podolsky SH, Greene JA. The burden of disease and the changing task of medicine. *N Engl J Med* 2012; 366:2333-2338.

Judge JO, Lindsey C, Underwood M, Winsemius D. Balance improvements in older women: effects of exercise training. *Physical Therapy* 1993;73(4):254-262.

Jurca R, Lamonte MJ, Barlow CE, et al. Association of muscular strength with metabolic syndrome in men. *Med Sci Sports Exerc* 2005;37(11):1849-1855.

Kalitesi EvY. Exercise and quality of life. *Trakya Univ Tip Fak Derg* 2010;27(S1):54-56.

Kata A. Anti-vaccine activists, Web 2.0, and the postmodern paradigm—An overview of the tactics and tropes used online by the anti-vaccination movement. *Vaccine* 2012;30(25):3778-3789.

Kavanagh T. Exercise in cardiac rehabilitation. *Br J Sports Med* 2000;34:3-6.

Kelley GA, Kelley KS, Tran ZV. Resistance training and bone mineral density in women: a meta-analysis of controlled trials. *Phys Med Rehab* 2001;80(1):65-77.

Kemmler W, Lauber D, Weineck J, et al. Benefits of 2 years of intense exercise on bone density, physical fitness, and blood lipids in early postmenopausal osteopenic women. *Arch Intern Med* 2004;164(10):1084-1091.

Kennedy JW, Hirschman MF, Gervino EV, et al. Acute exercise induces GLUT4 translocation in skeletal muscle of normal human subjects and subjects with type 2 diabetes. *Diabetes* 1999;48:1192-1197.

Kilgore, L., & Rippetoe, M. (2007). Redefining Fitness For Health and Fitness Professionals. *J Ex Phys Online*, 2007;10(2),34-39.

Kim S, Popkin BM. Commentary: Understanding the epidemiology of overweight and obesity – a real global public health concern. *Int J Epidem* 2006;35(1):60-67.

Knowles JR. Enzyme-catalyzed phosphoryl transfer reactions. *Ann Rev Biochem* 1980;49: 877–919.

Kostek MC, Delmonico MJ, Reichel JB, et al. Muscle strength response to strength training is influenced by insulin-like growth factor 1 genotype in older adults. *J Appl Physiol* 2005;98:2147-2154.

Koziris LP. Sprint interval exercise for fat loss: good return on investment. *Strength and Cond J* 2013;35(5):41-42.

Kraemer WJ, Gordon SE, Fleck SJ, et al. Endogenous anabolic hormonal and growth factor responses to heavy resistance exercise in male and females. *Int J Sports Med* 1991;12:228-235.

Kraemer WJ, Ratamess NA, French DN. Resistance training for health and performance. *Curr Sports Med Rep* 2002; 1(3):165-171.

Kraemer WJ, Ratamess NA. Fundamentals of resistance training: Progression and exercise prescription. *Med Sci Sports Exerc* 2004;36(4):674-688.

Kraemer WJ, Ratamess NA. Hormonal responses and adaptations to resistance exercise and training. *Sports Med* 2006; 35(4):339-361.

Kreider RB, Campbell B. Protein for exercise and recovery. *Physician Sports Med* 2009;37(2):13-21.

Kreider RB, Melton C, Rasmussen CJ, et al. Long-term creatine supplementation does not significantly affect clinical markers of health in athletes. *Mol Cell Biochem* 2003;244(1-2):95-104.

Kris-Etherton PM, Harris WS, Appel LJ. AHA Scientific Statement: fish consumption, fish oil, omega-3 fatty acids, and cardiovascular disease. *Circulation* 2002;106:2747-2757.

Kubo K, Kanehisa H, Miyatani M et al. Effect of low-load resistance training on the tendon properties in middle-aged and elderly women. *Acta Physiol Scand* 2003;178(1):25-32.

Kurella M, Lo JC, Chertow GM. Metabolic syndrome and the risk for chronic kidney disease among nondiabetic adults. *J Am Soc Nephrol* 2005;16:2134-2140.

LaForgia J, Withers RT, Gore CJ. Effects of exercise intensity and duration on the excess post-exercise oxygen consumption. *Journal of Sports Science* 2006;24(12):1247-1264.

Lai JS, Lan C, Wong MK, Teng SH. Two-year trends in cardiorespiratory function among older Tai Chi Chuan practitioners and sedentary subjects. *J Am Geriatr Soc* 1995;43(11):1222-1227.

Lakka TA, Laaksonen DE, Lakka HM, et al. Sedentary lifestyle, poor cardiorespiratory fitness, and the metabolic syndrome. *Med Sci Sports Exerc* 2003;35(8):1279-1286.

Lange-Aschenfeldt, Kojda G. Alzheimer's disease, cerebrovascular dysfunction and the benefits of exercise: From vessels to neurons. *Exp Gerontol* 2008;43(6):499-504.

Larsson L. Histochemical characteristics of human skeletal muscle during aging. *Acta Physiol Scand* 1983;117:469-71.

Laursen PB, Jenkins DG. The scientific basis for high-intensity interval training. *Sports Med* 2002;32(1):53-73.

Leenders M, Verdijk LB, van der Hoeven L, et al. Elderly men and women benefit equally from prolonged resistance-type exercise training. *J Gerontol* 2012;68(7):769-779.

Lehnen AM, De Angelis K, Markoski MM, D'Agord Schaan B. Changes in the GLUT 4 expression by acute exercise, exercise training and detraining in experimental models. *J Diabet Metab* 2012;S:10.

Lemmey AB, Marcora SM, Chester K, et al. Effects of high-intensity resistance training in patients with rheumatoid arthritis: a randomized controlled trial. *Arthritis Care Res* 2009;61(12):1726-1734.

Lenn J, Uhl T, Mattacola C, et al. The effects of fish oil and isoflavones on delayed onset muscle soreness. *Med Sci Sports Exerc* 2002;34(10):1605-1613.

Letai A. Growth factor withdrawal and apoptosis: the middle game. *Mol Cell* 2006;17;21(6):728-30.

Li J, Siegrist J. Physical activity and risk of cardiovascular disease—a meta-analysis of prospective cohort studies. *Int J Environ Res Public Health* 2012;92(2):391-407.

Lindle RS, Metter EJ, Lynch NA, et al. Age and gender comparisons of muscle strength in 655 women and men aged 20-93 yr. *J Appl Physiol* 1997;83(5):1581-1587.

Liu CJ, Latham NK. Progressive resistance strength training for improving physical function in older adults. *Cochrane Database of Systematic Reviews* 2009, Issue 3. Art No: CD002759.

Liu H, Bravata DM, Olkin I, et al. Systematic review: the safety and efficacy of growth hormone in the healthy elderly. *Ann Intern Med* 2007;146(2):104-15.

Loeser RF, Gandhi U, Long DL, et al. Aging and oxidative stress reduce the response of human articular chondrocytes to insulin-like growth factor 1 and osteogenic protein 1. *Arth Rheum* 2014;66(8):2201-2209.

Lombardi VP, Troxel RK. US deaths and injuries associated with weight training. *Med Sci Sports Exerc* 2003; 35(5):pS203.

Mackenbach JP. The epidemiologic transition theory. *J Epidemiol Community Health* 1994;48:329-331.

Maeda S, Miyauchi T, Iemitsu M, et al. Resistance exercise training reduces plasma endothelin-1 concentration in healthy young humans. *J Cardiovasc Pharmacol* 2004;44:S443-446.

Mahdavi H, Kim JB, Safarpour S, et al. Dyslipidemia and cardiovascular disease. *Curr Op Lipid* 2009;20:157-158.

Malik S, Wong ND, Franklin SS, et al. Impact of the metabolic syndrome on mortality from coronary artery disease, cardiovascúlar disease, and all causes in United States adults. *Circulation* 2004;110:1245-1250.

Malin SK, Hinnerichs KR, Echtenkamp BG, et al. Effect of adiposity on insulin action after acute and chronic resistance exercise in non-diabetic women. *Eur J Appl Phsyiol* 2013;113:2933-2941.

Marcell TJ, Hawkins SA, Wiswell RA. Leg strength declines with advancing age despite habitual endurance exercise in active older adults. *JSCR* 2014;28(2):504-513.

Marcus RL, Smith S, Morrell G, et al. Comparison of combined aerobic and high-force eccentric resistance exercise with aerobic exercise only for people with type 2 diabetes mellitus. *Phys Ther* 2008;88(11):1345–54.

Marques EA, Mota J, Machado L, et al. Multicomponent training program with weight-bearing exercises elicits favorable bone density, muscle strength, and balance adaptations in older women. *Calcif Tissue Int* 2011;88(2):117-29.

Marzetti E, Leeuwenburgh C. Skeletal muscle apoptosis, sarcopenia and frailty at old age. *Exp Gerontol* 2006;41(12):1234-8.

Matsuda M, Watanabe K, Saito A, et al. Circumstances, activities and events precipitating aneurysmal subarachnoid hemorrhage. *J Stroke Cerebrovasc Dis* 2007;16(1):55-29.

Maughan RJ, Griffin J. Caffeine ingestion and fluid balance: a review. *J Human Nutr Diet* 2003;16(6):411-420.

參考書目

Maury E, Brichard SM. Adipokine dysregulation, adipose tissue inflammation and metabolic syndrome. *Mol Cell Endocrin* 2010;314(1):1-16.

McCartney N. Acute responses to resistance training and safety. *Med Sci Sports Exerc* 1999;32(1):31-37.

Medbo JI, Burgers S. Effect of training on anaerobic capacity. *Med Sci Sports Med* 1990;22(4):501-507.

Mendelson TB, et al. Conflicts of interest in cardiovascular clinical practice guidelines. *Arch Intern Med* 2011; 171(6):577.

Mendias CL, Tatsumi R, Allen RE. Role of cyclooxygenase-1 and -2 in satellite cell proliferation, differentiation and fusion. *Muscle and Nerve* 2004;30(4):497-500.

Menon, Ram K., and Mark A. Sperling. Insulin as a growth factor. *Endocrinol Metab Clin N Amer* 1996;25(3): 633-47.

Mikkelson UR, Langberg H, Helmark IC, et al. Local NSAID infusion inhibits satellite cell proliferation in human skeletal muscle after eccentric exercise. *J ApplPhysiol* 2009;107:1600-11.

Mokdad AH, Ford ES, Bowman BA et al. Type 2 diabetes trends in the US: 1990-1998. *Diabetes Care* 2000;23:1278-1283.

Monteiro R, Azevedo I. Chronic inflammation in obesity and the metabolic syndrome. *Nutr Metab Cardiovasc Dis* 2004;14(5):228-32.

Moraes MR, Bacurau RFP, Casarini DE, et al. Chronic conventional resistance exercise reduces blood pressure in stage 1 hypertensive men. *JSCR* 2012;26(4):1122-1129.

Mora-Rodriguez R, Pallares JG, Lopez-Samanas A, et al. Caffeine ingestion reverses the circadian rhythm effects on neuromuscular performance in highly resistance-trained men. *PLOS One* 2012;7(4):e33807.

Morrisey MC, Harman EA, Johnson MJ. Resistance training modes: specificity and effectiveness. *Med Sci Sports Exerc* 1995;27(5):648-660.

Morriss JN, Chave SPW, Adam C et al. Vigorous exercise in leisure-time and the incidence of coronary artery disease. *Lancet* 1973;301(7799):333-339.

Munzer T, Harman SM, Sorkin JD, Blackman MR. Growth hormone and sex steroid effects on serum glucose, insulin, and lipid concentrations in healthy older women and men. *J Clin Endocrinol Metab* 2009;94(10);3833-41.

Murray MP, Gore DR, Gardner GM, Mollinger LA. Shoulder motion and muscle strength of normal men and women in two age groups. *Clin Ortho Rel Res* 1985;192:268-273.

Myers J. Exercise and cardiovascular health. *Circulation* 2003;107:e2-e5.

Nash MS, Jacobs PL, Mendez AJ, Goldberg RB. Circuit resistance training improves the atherogenic lipid profile of persons with chronic paraplegia. *J Spinal Cord Med* 2001;24:2-9.

Nash MS, Mendez AJ, Goldberg RB. Circuit resistance training improves the atherogenic lipid profiles of persons with chronic paraplegia. *J Spinal Cord Med* 2001;24(1):2-9.

National Vital Statistics Report 2002;50:15, September 16, 2002.

Navarro-Yepes J, Burns M, Anandhan A, et al. Oxidative stress, redox signaling and autophagy: cell death versus survival. *Antiox Redox Signal* 2014;21(1):66-85.

Nehlig A, Debry G. Caffeine and sports activity: a review. *Int J Sports Med* 1994;15(5):215-223.

Nelson ME, Fiatorone MA, Morganti CM, et al. Effects of high-intensity strength training on multiple risk factors for osteoporotic fractures: a randomized controlled trial. *JAMA* 1994;272:1909-1914.

Newton R, Kraemer W. Developing explosive muscular power: implications for a mixed methods training strategy. *Strength and Cond* 1994;16(5):20-31.

Nied RJ, Franklin B. Promoting and prescribing exercise for the elderly. *Am Fam Phys* 2002;65(3):419-426.

Niewiadomski W, Pills W, Laskowsak D, et al. Effects of a brief Valsalva maneoeuvre on hemodynamic response to strength exercise. *Clin Physiol Funct Imaging* 2012;32:145-157.

Nilwik R, Snijders T, Leenders M, et al. The decline in skeletal muscle mass with aging is mainly attributed to a reduction in type II muscle fiber size. *Exp Gerontol* 2013;492-8.

NNT, Statin Drugs Given for 5 Years for Heart Disease Prevention (Without Known Heart Disease) http://www.thennt.com/nnt/statins-for-heart-disease-prevention-without-prior-heart-disease

Novak ML, Billich W, Smith SM, et al. COX-2 inhibitor reduces skeletal muscle hypertrophy in mice. *Am J PhysiolRegulIntegr Comp Physiol* 2009;296:R1132-1139.

O'Gara PT, Kushner FG, Ascheim DD, et al. 2013 ACCF/AHA Guideline for the management of ST-elevation myocardial infarction : A report of the American College of Cardiology Foundation/American Heart Association Task Force on Practice Guidelines. *Circulation* 2013;127(4):e362-345.

Ogden CL, Carroll MD, Kit BK, Flegal KM. Prevalence of obesity in the United States, 2009-2010. NCHS Data brief 2012, No. 82.

Oka RK, De Marco T, Haskell W, et al. Impact of a home-based walking and resistance training program on quality of life in patients with heart failure. *Am J Cardiol* 2000;85(3):365-369.

Omran AR. The epidemiological transition: a theory of the epidemiology of population change. *Milbank Q* 1971; 49:509-538.

Orr R, deVos NJ, Singh NA, et al. Power training improves balance in healthy older adults. *J Gerontol Med Sci* 2006; 61(1):78-85.

Ottenbacher KJ, Ostire GV, Peck MK, et al. Diabetes mellitus as a risk factor for hip fracture in Mexican American older adults. *J Gerontol Med Sci* 2002;57A:M658-M653.

Ozaki J, Fujimoto S, Nakagawa Y, et al. Tears of the rotator cuff of the shoulder associated with pathological changes in the acromion. A study *in cadavera*. *J Bone Joint Surg Am* 1988;70:1224–30.

Paavoleinen L, Hakkinen K, Hamalainen I et al. Explosive-strength training improves 5-km running time by improving running economy and muscle power. *J Appl Physiol* 1999;86:1527-1533.

Paddon-Jones D, Leveritt M, Lonergan A, Abernethy P. Adaptation to chronic eccentric exercise in humans: the influence of contraction velocity. Eur *J Appl Physiol* 2001;85:466-71.

Palmer B. Shut Up and Sip. Coffee is neither good nor bad for you. Now you may go. http://www.slate.com/articles/health_and_science/medical_examiner/2015/06/is_coffee_good_or_bad_for_you_the_answer_is_neither.html

Panagiotakos DB, Pitsavos C, Chrysohoou C, et al. Impact of lifestyle habits on the prevalence of the metabolic syndrome among Greek adults from the ATTICA study. *Am Heart J* 2004;147(1):106-112.

Panel members. Opinion of the Scientific Panel on food additives, flavourings, processing aids and materials in contact with food (AFC) on a request from the Commission related to creatine monohydrate for use in foods for particular nutritional uses. *EFSA Journal* 2004;36:1-12.

Paracelsus (Phillippus Aureolus Threophastus Bombastus von Hohenheim). *Die Dosis macht das Gift*. "The dose makes the poison." 1538; *Dritte Defensio*.

Park YW, Shankuan Z, Palaniappan L, et al. The metabolic syndrome: Prevalence and associated risk factor findings in the US population from the Third National Health and Nutrition Examination Survey, 1988-1994. *Arch Intern Med* 2003;163(4): 427-436.

Pedersen BK. Exercise-induced myokines and their role in chronic diseases. *Brain Behav Immun* 2011;25(5):811-816.

Pedersen BK. Muscles and their myokines. *J Exp Biol* 2011;214:337-346.

Pederson MD, Rhea MR, Sen A, Gordon PM. Resistance exercise for muscular strength in older adults: a meta-analysis. *Ageing Res Rev* 2010;9(3):226-237.

Penninx BWJH, Nicklas BJ, Newman AB, et al. Metabolic syndrome and physical decline in older persons: results from the health, aging and body composition study. *J Gerontol: Med Sci* 2009;64A(1):96-102.

Perseghin,G, Price,TB, Petersen,KF, et al. Increased glucose transport-phosphorylation and muscle glycogen synthesis after exercise training in insulin-resistant subjects. *N Engl J Med* 1996;335:1357-1362.

Pescatello LS, Franklin BA, Fagard R, et al. American College of Sports Medicine position stand: Exercise and hypertension. *Med Sci Sports Exerc* 2004;36(3):533-53.

Peterson CM, Johannsen DL, Ravussin E. Skeletal muscle mitochondria and aging: a review. *J Aging Research* 2012; http://dx.doi.org/10.1155/2012/194821

Petrides JS, Mueller GP, Kalogeras KT, et al. Exercise-induced activation of the hypothalamic-pituitary-adrenal axis: marked differences in the sensitivity to glucocorticoid suppression. *J Clin Endocrin Met* 1994;79(2):377-383.

Pittas AG, Lau J, Hu FB, Dawson-Hughes B. The role of vitamin D and calcium in type 2 diabetes: a systematic review and meta-analysis. *J ClinEndocrinMetab* 2013;http://dx.doi.org/10.1210/jc.2007-0298

Phillipou A, Halapas A, Maridaki M, Koutsilieras M. Type 1 insulin-like growth factor receptor signaling in skeletal muscle regeneration and hypertrophy. *J Musculoskelet Neuronal Interact* 7(3);208-18, 2007.

參考書目

Pleket, H. W. "On the Sociology of Ancient Sport." *Sport in the Greek and Roman Worlds: Greek Athletic Identities and Roman Sports and Spectacle* 2 (2014): 29.

Pollack ML, Franklin BA, Balady GJ, et al. Resistance exercise in individuals with and without cardiovascular disease: benefits, rationale, safety and description. AHA Science Advisory. *Circulation* 2000;101:828-833.

Pollak M. Insulin and insulin-like growth factor signaling in neoplasia. *Nat Rev Cancer* 2008;8(12):915-928.

Pollock ML, Franklin BA, Balady GJ, et al. Resistance exercise in individuals with and without cardiovascular disease: Benefits, rationale, safety and prescription. An advisory from the Committee on Exercise, Rehabilitation, and Prevention, Council on Clinical Cardiology, American Heart Association. *Circulation* 2000;101:828-833.

Potter R, Ellard D, Reese K, Thorogood M. A systematic review of the effects of physical activity on physical functioning, quality of life and depression in older people with dementia. *Int J Geriatr Psych* 26(10):1000-1011.

Prabhakar H, Bithal PK, Surl A, et al. Intracranial pressure changes during Valsalva manoeuvre in patients undergoing a neuroendoscopic procedure. *Minim Invas Neurosurg* 2007;50:98-101.

Prasad V, Vandross A, Toomey C, et al. A decade of reversal: An analysis of 146 contradicted medical practices. *Mayo Clin Proc* 2013;88(8):790-798.

Psilander N. The effect of different exercise regimens on mitochondrial biogenesis and performance. (Dissertation). Karolinska Institutet, Stockholm, Sweden.

Qiang MA. Beneficial effects of moderate voluntary physical exercise and its biological mechanisms on brain health. *Neurosci Bull* 2008;24(4):265-270.

Radak Z, Hart N, Marton O, Koltai E. Regular exercise results in systemic adaptation against oxidative stress. *Systems Biology of Free Radicals and Antioxidants* 2014; Springer Berlin Heidelberg 3855-3869.

Radak Z, Taylor AW, Ohno H, Goto S. Adaptation to exercise-induced oxidative stress: from muscle to brain. *Exerc Immun Rev* 2001;7:90-107.

Radecki R. Pharmaceutical sponsorship bias influences thrombolytic literature in acute ischemic stroke. *West J Med* 2011;12(4):435-8.

Rana JS, Nieuwdorp M, Jukema JW, Kastelein JJ. Cardiovascular metabolic syndrome – an interplay of obesity, inflammation, diabetes and coronary heart disease. *Diab Obes Metab* 2007;9:218-232.

Ranheim T, Halverson B. Coffee consumption and human health—beneficial or detrimental? Mechanisms for effects of coffee consumption on different risk factors for cardiovascular disease and type 2 diabetes mellitus. *Mol Nutr Food Res* 2005;49(3):274-284.

Rasgon N, Jarvik L. Insulin resistance, affective disorders, and Alzheimer's disease: review and hypothesis. *J Gerontol Med Sci* 2004;59A:178-183.

Ray KK, Seshasai SR, Ergou S, et al. Statins and all-cause mortality in high-risk primary prevention: a meta-analysis of 11 randomized controlled trials involving 65,229 participants. *Arch Intern Med* 2010;170(12):1024-1031.

Reed ME, Ben-Ezra V, Biggerstaff KD, Nichols DL. The effects of two bouts of high- and low-volume resistance exercise on glucose tolerance in normoglycemic women. *JSCR* 2012;26(1):251-260.

Reid K, Fielding R. Skeletal muscle power: a critical determinant of physical functioning in older adults. *Exerc Sport Sci Rev* 2012; 40(1):4-12.

Ren JM, Semenkovich CF, Gulve EA, et al. Exercise induces rapid increases in GLUT4 expression, glucose transport capacity, and insulin-stimulated glycogen storage in muscle. *J Biol Chem* 1994;269:20:14396-14401.

Renehan AG, Booth C, Potten CS. What is apoptosis, and why is it important? *BMJ* 2001;322(7301):1536-1538.

Reynolds M, Bradford S. Death by prowler. 2011 The Aasgaard Company. http://startingstrength.com/article/death_by_prowler

Reynolds M, McNeely W. Barbell Safety. 2014 The Aasgaard Company. http://startingstrength.com/article/barbell_safety

Riedner CE, Rhoden EL, Ribeiro EP, Fuchs SC. Central obesity is an independent predictor of erectile dysfunction in older men. *J Urol* 2006;176(4 Pt1):1519-1523.

Rigby N. Commentary: Counterpoint to Campos et al. *In J Epidemiol* 2006;35(1):79-80.

Rippetoe M. *Starting Strength: Basic Barbell Training* (3rd Ed). 2011 The Aasgaard Company, Wichita Falls, TX.

Rippetoe M. Knee Wraps. 2011 The Aasgaard Company. http://startingstrength.com/video/platform_knee_wraps

Rippetoe M, Baker A. *Practical Programming for Strength Training* (3rd Ed). 2013 The Aasgaard Company, Wichita Falls, TX.

Rippetoe M, Bradford S. Active hip 2.0: The director's cut. 2010 The Aasgaard Company. http://startingstrength.com/article/active_hip_2

Rodas G, Ventura JL, Cadefau JA, et al. A short training programme for the rapid improvement of both aerobic and anaerobic metabolism. *Eur J Appl Physiol* 2000;82:480-486.

Roger V, et al. Heart disease and stroke statistics-2011 Update. *Circulation* 2011;123:e18-e209.

Rose AJ, Richter EK. Skeletal muscle glucose uptake during exercise: How is it regulated? *Physiology* 2005; 20:doi:10.1152/physiol.00012.2005.

Ross RJ, Rissanan H, Pedwek J, Clifford P, Shagge L. Influence of diet and exercise on skeletal muscle and visceral adipose tissue in men. *J Appl Physiol* 1996;81:2445–55.

Russell JW, Windebank AJ, Schenone A, Feldman EL. Insulin-like growth factor-I prevents apoptosis in neurons after nerve growth factor withdrawal. *J Neurobiol* 15;36(4):455-67, 1998.

Saeterbakken AH, Fimland MS. Electromyographic activity and 6RM strength in bench press on stable and unstable surfaces. *JSCR* 2013;27(4):1101-1107.

Saeterbakken AH, Fimland MS. Muscle force output and electromyographic activity in squats with various unstable surfaces. *JSCR* 2013;27(1):130-136.

Sallis RE. Exercise is medicine and physicians need to prescribe it. *Br J Sports Med* 2009;43:3-4.

Saltin B, Astrand PO. Maximal oxygen uptake and heart rate in various types of muscular activity. *J Appl Physiol* 1967; 23:353-358.

Saltin B, Astrand PO. Maximal oxygen uptake in athletes. *J Appl Physiol* 1967;23:353-358.

Sanderson TH, Kumar R, Sullivan JM et al. Insulin activates the PI3K-Akt survival pathway in vulnerable neurons following global brain ischemia. *Neurol Res* 2009;31(9):947-58.

Sattar N, Preiss D, Murray HM, et al. Statins and risk of incident diabetes: a collaborative meta-analysis of randomized statin trials. *Lancet* 2010; 375(9716):735-742.

Sattelmair J, Pertman J, Ding EL, et al. Dose-response between physical activity and risk of coronary heart disease: a meta-analysis. *Circulation* 2011;124:789-795.

Savage P, Shaw AO, Miller MS, et al. Effect of resistance training on physical disability in chronic heart failure. *Med Sci Sports Exerc* 2011;43(8):1379-1386.

Sawka MN, Burke LM, Eichner ER, et al. American College of Sports Medicine position stand. Exercise and fluid replacement. *Med Sci Sports Exerc* 2007;39(2):377-90.

Schaffler A, Muller-Ladner U, Scholmerich J, Buchler C. Role of adipose tissue as an inflammatory organ in human diseases. *Endocrine Rev* 2013;27(5):449-467.

Schmitz KH, Jensen MD, Kugler KC et al. Strength training for obesity prevention in midlife women. *Internat J Obesity* 2003;27:326-333.

Schneider HJ, Friedrich N, Klotsche J, et al. The predictive value of different measures of obesity for incident cardiovascular events and mortality. *J Clin Endocrin Metab* 2009;95(4):1777-85.

Schoenfeld BJ, Aragon AA, Krieger JW. The effect of protein timing on muscle strength and hypertrophy: a meta-analysis. *J Internat Soc Sports Nut* 2013;10:53: doi: 10.1186/1550-2783-10-53.

Schulz, H. Beta oxidation of fatty acids. *Biochimica et Biophysica Acta* (BBA)-Lipids and Lipid Metabolism 1991; 1081(2):109-120.

Schwab, U; Lauritzen, L; Tholstrup, et al. Effect of the amount and type of dietary fat on cardiometabolic risk factors and risk of developing type 2 diabetes, cardiovascular diseases, and cancer: a systematic review. *Food Nutr Res* 2014; 58. doi:10.3402/fnr.v58.25145

Schwartz RS, Evans WJ. Effects of exercise on body composition and functional capacity in the elderly. *J Gerontol Med Sci* 1995;50A:147-150.

Selye H. A syndrome produced by diverse nocuous agents. *Nature* 1936;138:32.

Selye H. The physiology and pathology of exposure to stress, a treatise based on the concepts of the general-adaptation-syndrome and the diseases of adaptation. 1950; ACTA Medical Publishers, Montreal.

Sequin R, Nelson ME. The benefits of strength training for older adults. *Am J Prev Med* 2003;24(3):141-149.

參考書目

Serra-Rexach JA, Bustamante-Ara N, Hierro Villarán M, et al. Short-term, light- to moderate-intensity exercise training improves leg muscle strength in the oldest old: a randomized controlled trial. *J Am Geriatr Soc* 2011;59(4):594-602.

Servantes DM, Pelcerman A, Salvetti XM, et al. Effects of home-based exercise training for patients with chronic heart failure and sleep apnoea: a randomized comparison of two different programmes. *Clin Rehab* 2012;26:45-57.

Sharafi H, Rahimi R. The effect of resistance exercise on p53, caspase-9, and caspase-3 in trained and untrained men. *JSCR* 2012;26(4):1142-1148.

Shephard RJ, Balady GJ. Exercise as cardiovascular therapy. *Circulation* 1999;99:963-972.

Shing CM, Webb JJ, Driller MW et al. Circulating adiponectin concentrations and body composition are altered in response to high-intensity interval training. *JSCR* 2013;27(8):2213-2218.

Sigal RJ, Kenny GP, Wasserman DH, Castaneda-Sceppa C. Physical activity/exercise and type 2 diabetes. *Diabetes Care* 2004;27:2518-2539.

Singh MAF, Gates N, Saigal N, et al. The study of mental and resistance training (SMART) study—resistance training and/or cognitive training in mild cognitive impairment: a randomized, double-blind, double-sham controlled trial. *JAMDA* 2014;15:873-880.

Singh NA, Clements KM, Fiatarone MA. A randomized controlled trial of progressive resistance trianing in depressed elders. *J Gerontol A Biol Sci Med Sci* 1997;52A(1):M27-M25.

Siri-Tarino PW, Sun Q, Hu FB, et al. Meta-analysis of prospective cohort studies evaluating the association of saturated fat with cardiovascular disease. *Am J Clin Nut* 2010;91(3):535–546.

Siri-Tarino PW, Sun Q, Hu FB, Kraus RM. Saturated fat, carbohydrate, and cardiovascular disease. *Am J Clin Nutr* 2010;91(3):502-509.

Skelly LE, Andrews PC, Gillen JB, et al. High-intensity interval exercise induces 24-h energy expenditure similar to traditional endurance exercise despite reduced time commitment. *App Physiol Nut Metab* 2014;39(7):845-848.

Smart NA, Dieberg G, Giallauria F. Intermittent versus continuous exercise training in chronic heart failure: A meta-analysis. *Int J Cardiol* 2011;166(2):352-358.

Smith MM, Sommer AJ, Starkoff BE, Devor ST. Crossfit-based high-intensity power training improves maximal aerobic fitness and body composition. *JSCR* 2013; 27(11):3159-3172.

Smith SM, Schroeder K, Fahey T. Over-the-counter (OTC) medications for acute cough in children and adults in ambulatory settings. *The Cochrane database of systematic reviews* 8:CD001831.doi:10.1002/14651858.CD001831

Smits P, Pieters G, Thien T. The role of epinephrine in the circulatory effects of coffee. *Clin Pharm Therap* 1986; 40(4):431-437.

Soleyn N. Training and performance for the novice athlete. 2014 The Aasgaard Company. http://startingstrength.com/article/training_performance_for_the_novice_athlete

Song R, Lee EO, Lam P, Bae SC. Effects of tai chi exercise on pain, balance, muscle strength, and perceived difficulties in physical functioning in older women with osteoarthritis: a randomized clinical trial. *J Rheum* 2003;30(9):2039-2044.

Soukup JT, Kovaleski JE. A review of the effects of resistance training for individuals with diabetes mellitus. *Diabetes Educ* 1993;19(4):307-312.

Sousa N, Mendes R, Abrantes C, et al. Long-term effects of aerobic training versus combined aerobic and resistance training in modifying cardiovascular disease risk factors in elderly men. *Geriatr Gerontol Int* 2013;13(4):928-935.

Sparks LM, Johannsen NM, Church TS. Nine months of combined training improves ex vivo skeletal muscle metabolism in individuals with type 2 diabetes. *J Clin Endocrinol Metab* 2013;98:1694-1702.

Spradly BD, Crowley KR, Tai CY, et al. Ingesting a pre-workout supplement containing caffeine, B-vitamins, amino acids, creatine and beta-alanine before exercise delays fatigue while improving reaction time and muscular endurance. *Nutr Metab* 2012;9:28.

Stamatakis E, et al. Undue industry influences that distort healthcare research, strategy, expenditure and practice: a review. *Eur J Clin Invest* 2013;43(5):469.

Staron RS, Herman JR, Schuencke MD, et al. Misclassification of hybrid fast fibers in resistance-trained human skeletal muscle using histochemical and immunohistochemical methods. *JSCR* 2012:26(1);2616-2622.

Stener JL, Murphy A, McClellan JL, et al. Exercise training increases mitochondrial biogenesis in the brain. *J Appl Physiol* 2011;111:1066-1071.
Stensvold D, Tjonna AE, Skaug EA, et al. Strength training vs aerobic interval training to modify risk factors of metabolic syndrome. *J Appl Physiol* 2010;108:804-810.
Stevens J, McClain JE, Truesdale KP. Commentary: Obesity claims and controversies. *In J Epidemiol* 2006;35(1): 77-78.
Stockton KA, Mengerson K, Paratz JD, et al. Effect of vitamin supplementation on muscle strength: a systematic review and meta-analysis. *Osteoporosis* 2011;22:859-871.
Storen O, Helgerud J, Stoa EM, Hoff J. Maximal strength training improves running economy in distance runners. *Med Sci Sports Exerc* 2008;40(6):1089-1094.
Strasser B, Arvandi M, Siebert U. Resistance training, visceral obesity and inflammatory response: a review of the evidence. *Obesity Rev* 2012;13:578-591.
Strasser B, Siebert U, Schobersberger W. Resistance training in the treatment of metabolic syndrome. A systematic review and meta-analysis of the effect of resistance training on metabolic clustering in patients with abnormal glucose metabolism. *Sports Med* 2010;40(4):397-415.
Sullivan JM. The year in strength science. 2011 The Aasgaard Company. http://startingstrength.com/article/the_year_in_strength_science_2011
——The year in strength science. 2012 The Aasgaard Company. http://startingstrength.com/article/the_year_in_strength_science_2012
——The year in strength science. 2013 The Aasgaard Company. http://startingstrength.com/article/the_year_in_strength_science_2013
——Stopping the spread of misinflammation. 2012 The Aasgaard Company. http://startingstrength.com/article/inflammation_sullivan
——The Valsalva and stroke: Time for everyone to take a deep breath. 2012 The Aasgaard Company. http://startingstrength.com/article/the_valsalva_and_stroke
Sunde A, Storen O, Bjerkaas M, et al. Maximal strength training improves cycling economy in competitive cyclists. *JSCR* 2010;24(8):2157-2165.
Sundell J. Resistance training is an effective tool against metabolic and frailty syndromes. Advances Prev Med 2001; doi:10.4061/2011/9846833.
Szabo S, Taeche Y, Somogyi A. The legacy of Hans Selye and the origins of stress research: A retrospective 75 years after his landmark brief "letter" to the Editor of Nature. *Stress* 2012;15(5):472-478.
Tabata I, Nishimura K, Kouzaki M, et al. Effects of moderate-intensity endurance and high-intensity intermittent training on anaerobic capacity and VO_2max. *Med Sci Sports Exerc* 1996;38(10):1327-1330.
Takahashi Y, Kipnis D, Daughaday W. Growth hormone secretion during sleep. *J Clin Invest* 1968;47(9):2079–90.
Tang BMP, Eslick GD, Nowson C, et al. Use of calcium in combination with vitamin D supplementation to prevent fractures and bone loss in people aged 50 years and older: a meta-analysis. *Lancet* 2007;370(9588):657-666.
Tarnopolsky MA, Safdar A. The potential benefits of creatine and conjugated linoleic acid as adjuncts to resistance training in older adults. *Appl Physiol Nutr Metab* 2008;33(1):213-27.
Tartibian B, Maleki B, Abbasi A. The effects of ingestion of omega-3 fatty acids on perceived pain and external symptoms of delayed onset muscle soreness in untrained men. *Clin J Sports Med* 2009;19(2):115-119.
Taubes G. *Good Calories, Bad Calories*. 2007 Random House LLC.
Taubes G. What if it's all been a big fat lie? New York Times 2002 July 7.
Taylor F, Ward K, Moore TH, et al. Statins for the primary prevention of cardiovascular disease. *Cochr Database Syste Rev* 2011;19(1):CD004816.
Teicholz T. The questionable link between saturated fat and heart disease. http://online.wsj.com/news/articles/SB10001424052702303678404579533760760481486
ten Have M, de Graaf R, Monshouwer K. Physical exercise and mental health status: findings from the Netherlands Mental Health Survey and Incidence Study (NEMESIS). *J Psychosom Res* 2011;71(5):342-348.
Thompson PD, Clarkson P, Karas RH. Statin-associated myopathy. JAMA 2003;289(13):1681-1690.
Thrash K, Kelly B. Flexibility and strength training. *JSCR* 1987;1(4):74-75.

參考書目

Tibana RA, Navalta J, Bottaro M, et al. Effects of eight weeks of resistance training on the risk factors of metabolic syndrome in overweight/obese women – "A Pilot Study." *Diabet and Met Syndr* 2013;5:11-19.

Tilk, Maria. "Educational Narratives as a Pedagogical Paradigm: the Epics of Homer." *Acta Paedagogica Vilnensia* 32 (2014).

Todd T. Historical perspective: The myth of the muscle-bound lifter. *Natl Strength Cond J* 1985;7(3):37-41.

Toth MJ, Miller MS, VanBuren P, et al. Resistance training alters skeletal muscle structure and function in human heart failure: effects at the tissue, cellular and molecular levels. *J Physiol* 2012;590.5:1243-1259.

OlsonTP, Dengel DR, Leon AS, Schmitz KH. Changes in inflammatory biomarkers following one year of moderate resistance training in overweight women. *Internat J Obesity* 2007;31:996-1003.

Trappe TA, Carroll CC, Dickinson JM, et al. Influence of acetaminophen and ibuprofen on skeletal muscle adaptations to resistance exercises in older adults. *Am J PhysiolRegulIntegr Comp Physiol* 2011;300(3):R655-62.

Trappe TA, White F, Lambert CP, et al. Effect of ibuprofen and acetaminophen on post-exercise muscle protein synthesis. *Am J Physiol Endocrinol Metab* 2001;282: E551-56.

Treuth MS, Ryan AS, Pratley RE, et al. Effects of strength training on total and regional body composition in older men. *J App Physiol* 1994;77(2):614-620.

Tyska, Matthew J.; Warshaw, David M. The myosin power stroke. *Cell Motility and the Cytoskeleton* 2002;51(1):1–15.

Tzankoff SP, Norris AH. Effect of muscle mass decrease on age-related BMR changes. *J Appl Phyisol* 1977;43: 1001-1006.

Utomi V, Oxborough D, Whyte GP, et al. Systematic review and meta-analysis of training mode, imaging modality and body size influences on the morphology and function of the male athlete's heart. *Heart* 2013(3); epub ahead of print.

van Dam RM, Li T, Spiegelman D, et al. Combined impact of lifestyle factors on mortality: prospective cohort study in US women. *BMJ* 2008;337:a1400, doi:10.1136/bmj.a1440

Vega SR, Knicker A, Hollman W, et al. Effect of resistance exercise on serum levels of growth factors in humans. *Horm Metab Res* 2010;42(13):982-986.

Verdijk LB, Snijders T, Drost M, et al. Satellite cells in human skeletal muscle; from birth to old age. *Age* 2013; doi: 10.1007/s11357-013-9583-2

Verkoshansky, "General adaptation syndrome and its applications in sport training. 2012 http://www.cvasps.com/wp-content/uploads/2012/04/GAS-NV-2012.ppt.

Vincent KR, Braith RW, Bottiglieri T, et al. Homocysteine levels following resistance training in older adults. *Prev Cardiol* 2003;6:197-203

Vincent KR, Braith RW, Felman RA, et al. Improved cardiorespiratory endurance following 6 months of resistance exercise in elderly men and women. *Arch Int Med* 2002;162(3):673-678.

Vincent KR, Vincent HK. Resistance training for individuals with cardiovascular disease. *J Cardiopulm Rehab* 2006; 25:207-216.

Vissing K, McGee SL, Farup J, et al. Differentiated mTOR but not AMPK signaling after strength vs. endurance exercise in training-accustomed individuals. *Scand J Med Sci Sport* 2013;23(3):355-366.

Vissing K, McGee SL, Farup J, et al. Differentiated mTOR but not AMPK signaling after strength vs. endurance exercise in training-accustomed individuals. *Scand J Med Sci Sport* 2013;23(3):355-366.

Vlak MHM, Rinkel GJE, Greebe P, et al. Trigger factors and their attributable risk for rupture of intracranial aneurysms. *Stroke* 2011;42:878-1882.

Voss MW, Nagamatsu LS, Liu-Ambrose T, Kramer AF. Exercise, brain and cognition across the life span. *J Appl Physiol* 2011;111:1505-1513.

Wayne PM, Berkowitz DL, Litrownik DE, et al. What do we really know about the safety of Tai Chi? A systematic review of adverse event reports in randomized trials. *Arch Phys Med Rehab* 2014; doi: 10.1016/ j.apmr. 2014. 05.005.

Wells GD, Selvadurai H, Tein I. Bioenergetic provision of energy for muscular activity. *Ped Resp Rev* 2009;10(3): 83-90.

Wemple RD, Lamb DR, McKeever KH. Caffeine vs. caffeine-free sports drinks: effects on urine production at rest and during prolonged exercise. *Int J Sports Med* 1997;18(1):40-46.

White BC, Sullivan JM, DeGracia DJ, et al. Brain ischemia and reperfusion: molecular mechanisms of neuronal injury. *J NeuroSci* 2000;179(S 1-2):1-33.

White BC, Sullivan JM. Apoptosis. *Acad Emerg Med* 1988;5(10):1019-1029.

Whitehead JP, Richards AA, Hickman IJ, et al. Adiponectin: a key adipokine in the metabolic syndrome. *Diab Obes Metab* 2006;8(3):264-280.

Whitman SA, Wacker MJ, Richmond SR, Godard MP. Contributions of the ubiquitin-proteasome pathway and apoptosis to human skeletal muscle wasting with age. *Pflugers Arch* 2005;450:437-46.

Wijndaele K, Duvigneud N, Matton L, et al. Muscular strength, aerobic fitness and metabolic risk syndrome risk in Flemish adults. *Med Sci Sports Sci* 2007;29:233-240.

Wikipedia. Efficiency of ATP production. https://en.wikipedia.org/wiki/Cellular_respiration#Efficiency_of_ATP_production

Wikipedia. High-intensity interval training. http://en.wikipedia.org/wiki/High-intensity_interval_training

Willette AA, Guofan X, Johnson SC, et al. Insulin resistance, brain atrophy, and cognitive performance in late middle-aged adults. *Diabetes Care* 2012;36(2):443-449.

Williams MA, Haskell WL, Ades PA, et al. Resistance exercise in individuals with and without cardiovascular disease: 2007 update. A scientific statement from the Amercian Heart Association Advisory Council on Clinical Cardiology and Council on Nutrition, Physical Activity and Metabolism. *Circulation* 2007;116:572-584.

Wilson JM, Loenneke JP, Jo E, et al. The effects of endurance, strength and power training on muscle fiber type shifting. *JSCR* 2012:26(6);1724-1729.

Wilson JM, Marin PJ, Rhea MR, et al. Concurrent training: a meta-analysis examining interference of aerobic and resistance exercises. *JSCR* 2012;26(8):2293-2307.

Wisløff, U., Ellingsen, Ø.,& Kemi, O. J. High-intensity interval training to maximize cardiac benefits of exercise training? *Ex Sport Sci Rev* 2009;37(3):139-46.

Wohlgemuth SE, Calvani R, Marzetti E. The interplay between autophagy and mitochondrial dysfunction in oxidative stress-induced cardiac signaling and pathology. *J Mol Cell Biol* 2014;71(6):62-70.

Yongming L, Cao C, Chen X. Similar electromyographic activities of lower limbs between squatting on a Reebok Core Board and ground. *JSCR* 2013;27(5):1349-1353.

Youngren JF, Exercise and the regulation of blood glucose. http://diabetesmanager.pbworks.com/w/page/17680187/Exercise%20and%20the%20Regulation%20of%20Blood%20Glucose

Zuckerman JD, Kummer FJ, Cuomo F, Greller M. Interobserver reliability of acromial morphology classification: an anatomic study. *J Shoulder Elbow Surg* 1997;6:286-7

Zuniga JM, Housh TJ, Camic CL, et al. The effects of creatine monohydrate loading on anaerobic performance and one-repetition max strength. *JSCR* 2012;26(6):1651-1656.

作者介紹

強納森 · 蘇利文

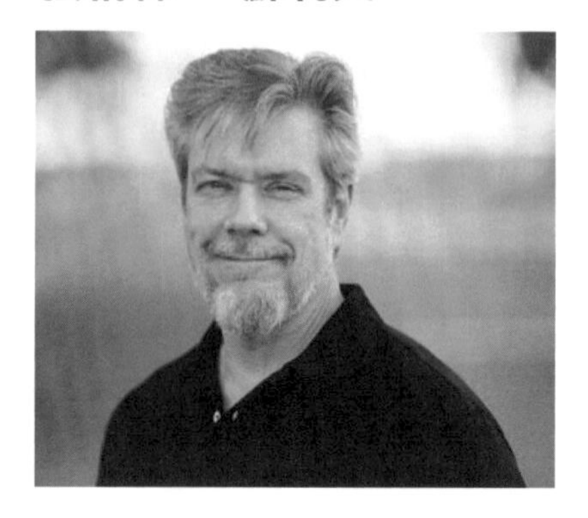

強納森 · 蘇利文(醫學博士、Starting Strength 認證教練)是美國密西根州法明頓灰鋼訓練中心(Greysteel Strength Gym)的負責人,該訓練中心擁有 Starting Strength 的認證,致力於中老年人的槓鈴訓練。蘇利文醫師為五十歲以上的中老年人,開設小型團體槓鈴訓練課程,也曾經在韋恩州立大學(Wayne State University)/ 底特律醫療中心(Detroit Receiving Hospital)擔任急診醫學副教授。底特律醫療中心屬於一級創傷中心,蘇利文醫師曾在該單位服務二十餘年,負責病患照護、教學、以及研究。2012 年退休後,蘇利文醫師擔任心肺腦復甦實驗室(Cerebral Resuscitation Laboratory)的副主任,針對心臟停止、中風、創傷等神經元搶救與修復的分子機制進行基本研究。蘇利文醫師著有許多急診醫學和神經科學領域的研究論文、摘要、書籍,以及肌力訓練相關文章,詳見 www.startingstrength.com。蘇利文醫師數次擔任 Starting Strength 教練協會委員會成員,並協助推動 Starting Strength 認證教練續證機制。蘇利文醫師曾是美國海軍,擁有唐手道三段認證,並出版過科幻短篇故事。蘇利文醫師目前與妻子居住在美國密西根州的法明頓山,家裡有三隻不知好歹的貓,也有一塊林地,住著許多浣熊、臭鼬、負鼠、狐狸、蒼鷺、鴨子。關於蘇利文醫師的訓練網站與聯絡資訊,詳見 www.greysteel.org。

安迪 · 貝克

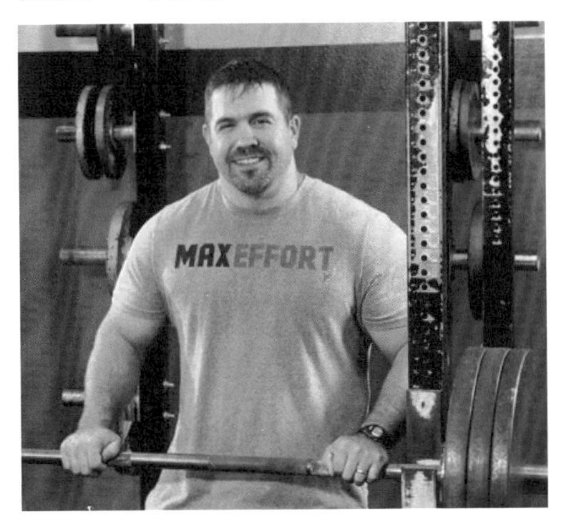

安迪 · 貝克（Starting Strength 認證教練）是德州金伍德肌力及體能訓練中心（KSC）的負責人。自從 2007 年創辦 KSC 以來，安迪致力於提供教練服務，客戶包括一級大學運動員、健力選手、以及想變強壯一般民眾。

安迪曾於美國海軍服役，並在 2003 至 2007 年參加伊拉克戰爭，經歷過許多戰役。安迪在服役時取得美國聯邦軍事學院的大學學位，主修健康與運動科學。安迪是 Starting Strength 認證教練，也與馬克 · 銳普托合著暢銷書籍《Practical Programming for Strength Training》（暫譯：《肌力訓練實用編程》）。

安迪也是美國天然肌力運動員協會（Natural Athlete Strength Association）的無裝、無用藥健力選手，在 2010 年贏得 NASA 的全國冠軍，在無裝健力比賽中以 198 磅的體重，達成蹲舉 529 磅、臥舉 380 磅、硬舉 562 磅的成績。安迪在德州金伍德長大，與妻子育有三名子女。

The Barbell Prescription: Strength Training for Life After 40
by Jonathon M. Sullivan & Andy Baker

Published by arrangement with The Aasgaard Company
through LEE's Literary Agency

槓鈴處方

出　　版／楓書坊文化出版社
地　　址／新北市板橋區信義路163巷3號10樓
郵政劃撥／19907596　楓書坊文化出版社
網　　址／www.maplebook.com.tw
電　　話／02-2957-6096
傳　　真／02-2957-6435
作　　者／強納森・蘇利文
　　　　　安迪・貝克
審　　定／何立安
　　　　　王啟安
翻　　譯／王啟安
　　　　　何宜勳
　　　　　吳峰旗
　　　　　吳肇基
　　　　　林靖倫
　　　　　陳柏瑋
　　　　　楊斯涵
企劃編輯／陳依萱
校　　對／鄭秋燕、周季瀅
港澳經銷／泛華發行代理有限公司
定　　價／980元
二版日期／2021年12月

國家圖書館出版品預行編目資料

槓鈴處方 / 強納森・蘇利文, 安迪・貝克 ; 王啟安, 何宜勳, 吳峰旗, 吳肇基, 林靖倫, 陳柏瑋, 楊斯涵譯. -- 初版. -- 新北市 : 楓書坊文化出版社, 2021.02　面；　公分

譯自 : The barbell prescription : strength training for life after forty

ISBN 978-986-377-651-2 (平裝)

1. 運動健康 2. 運動訓練 3. 老年

411.7　　109019416